Elisabeth Schramm

Interpersonelle Psychotherapie

Unter Mitarbeit von
Mathias Berger
Martin Bohus
Eva-Lotta Brakemeier
Petra Dykierek
S. Hedlund
Ute Nowotny-Behrens
Rolf Stieglitz
Nicola Thiel
Ingo Zobel

Elisabeth Schramm

Interpersonelle Psychotherapie

Mit dem Original-Therapiemanual von Klerman, Weissman, Rounsaville und Chevron

4. aktualisierte Auflage

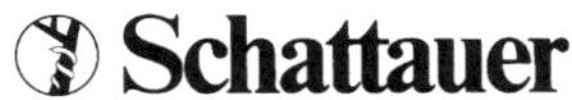
Schattauer

Prof. Dr. phil. Elisabeth Schramm
Klinik für Psychiatrie und Psychotherapie
Universitätsklinikum Freiburg
Medizinische Fakultät
Albert-Ludwigs-Universität Freiburg
Hauptstraße 5
D-79104 Freiburg

Bibliografische Information der Deutschen Nationalbibliothek
Die Deutsche Nationalbibliothek verzeichnet diese Publikation in der Deutschen Nationalbibliografie; detaillierte bibliografische Daten sind im Internet über http://dnb.d-nb.de abrufbar.

Besonderer Hinweis
Die Medizin unterliegt einem fortwährenden Entwicklungsprozess, sodass alle Angaben, insbesondere zu diagnostischen und therapeutischen Verfahren, immer nur dem Wissensstand zum Zeitpunkt der Drucklegung des Buches entsprechen können. Hinsichtlich der angegebenen Empfehlungen zur Therapie und der Auswahl sowie Dosierung von Medikamenten wurde die größtmögliche Sorgfalt beachtet. Gleichwohl werden die Benutzer aufgefordert, die Beipackzettel und Fachinformationen der Hersteller zur Kontrolle heranzuziehen und im Zweifelsfall einen Spezialisten zu konsultieren. Fragliche Unstimmigkeiten sollten bitte im allgemeinen Interesse dem Verlag mitgeteilt werden. Der Benutzer selbst bleibt verantwortlich für jede diagnostische oder therapeutische Applikation, Medikation und Dosierung.

Schattauer
www.schattauer.de

Printed in Germany
Cover: Bettina Herrmann, Stuttgart
unter Verwendung eines Gemäldes von Edvard Munch: The Dance of Life © The Munch Museum/The Munch Ellingsen Group/VG Bild-Kunst, Bonn 2010
Gesetzt von Kösel Media GmbH, Krugzell
Gedruckt und gebunden von Friedrich Pustet GmbH & Co. KG, Regensburg
Lektorat: Dr. Katharina Ruppert
Projektmanagement: Dr. Nadja Urbani
ISBN 978-3-608-43258-9

Auch als E-Book erhältlich

Vorwort

Die Interpersonelle Psychotherapie (IPT) gehört zu den am besten untersuchten evidenzbasierten Therapieverfahren und ist entsprechend in wissenschaftlich fundierten Behandlungsleitlinien (z. B. zur Depression, Bulimie, Bipolarer Störung) als Behandlungsempfehlung aufgenommen. Die IPT stellt einen wirksamen Therapieansatz dar, der insbesondere auf Patientinnen und Patienten[1] zugeschnitten ist, deren Depression sich im Kontext zwischenmenschlicher oder psychosozialer Belastungen entwickelt hat. Viele Kollegen haben schon von der IPT und etwas über sie gelesen, wissen aber nicht, wie diese Methode angewendet werden kann. Dieses Buch wendet sich an sie sowie an Therapeuten, die IPT bereits kennengelernt haben und sich im vorliegenden Manual bei der Durchführung orientieren wollen.

Mit der 1996 erschienenen 1. Auflage des vorliegenden Buches wurde das Original-Therapiemanual zur »Interpersonellen Depressionstherapie« nach Klerman und Weissman zum ersten Mal in deutscher Sprache herausgegeben. Das Buch ist in unserer Arbeitsgruppe entstanden, die seit über 20 Jahren die IPT intensiv praktisch eingesetzt, beforscht, weiterentwickelt und an Kollegen vermittelt hat. Dank vieler Rückmeldungen unserer Leser wissen wir, dass sich unser Manual in der Praxis bewährt hat. 9 Jahre nach der 3. Auflage des Buches wurde der Inhalt nun grundlegend überarbeitet und auf den neuesten Stand gebracht. So werden hier die zahlreichen Modifikationen des Ansatzes für andere Störungsformen, Settings und Zeitrahmen beschrieben, die in den letzten Jahren untersucht und angewendet wurden. Auch ein fünfter Fokus »Arbeitsstress« wird eingeführt. Neben der praktischen Anleitung zur IPT stellt unser Buch die zentralen Grundlagen und das nötige Hintergrundwissen bereit. Kliniker mit Interesse an der Anwendung der IPT im Forschungskontext können gleichermaßen von der Lektüre profitieren wie Psychotherapeuten, welche die IPT in ihren klinischen Alltag integrieren wollen. Darüber hinaus findet der Therapeut hier natürlich auch Antworten auf die wichtigsten Fragen, die ihm beim Einsatz der IPT in der Praxis begegnen. Für eine umfassende Anwendung dieses Verfahrens wird im Anschluss an die Lektüre des Manuals die Teilnahme an einem Trainingsprogramm empfohlen.

Da ein Psychotherapieverfahren sowohl im Ausbildungsprozess als auch in seiner Anwendung den lokalen sprachlichen, gesellschaftlichen und kulturellen Gegebenheiten Rechnung tragen muss, war es ein besonderes Anliegen, dass dieses Buch bis auf die Übersetzung des Original-Manualteils (Teil II des Buches) eine eigenständige Monografie darstellt. Aus diesem Grund ist in den folgenden Kapiteln nicht nur die ursprüngliche, ambulante Form der IPT beschrieben, sondern auch der im deutschsprachigen Raum gebräuchliche und evaluierte Einsatz im stationären Behandlungsrahmen. Das Hauptanliegen unseres IPT-Manuals ist eine möglichst weite Verbreitung dieses effektiven, in der Praxis enorm nützlichen Therapieansatzes. Denn trotz der guten Wirksamkeitsnachweise und der Empfehlung in Behandlungsleit-

1 Im Buch wird aus Gründen der besseren Lesbarkeit überwiegend die männliche Form verwendet, was aber stets geschlechtsneutral gemeint ist, d. h. alle Menschen meint.

linien hat sich die IPT im deutschsprachigen Bereich bisher nur im stationären Setting gut verbreitet, während sie in der ambulanten Praxis noch wenig Anwendung findet. Dies liegt allerdings weder an mangelndem Interesse der Kliniker oder Patienten, noch an der Anwendbarkeit im ambulanten Rahmen, sondern an strukturellen Grundproblemen, wie in Deutschland Behandlungsmethoden zum Beispiel über Regelungen zu Richtlinienverfahren erstattungsfähig werden. Bereits im Jahr 2006 hat der Wissenschaftliche Beirat Psychotherapie auf der Grundlage der Wirksamkeitsnachweise die Relevanz der Methode für die Depressionsbehandlung in einem Gutachten anerkannt. Ein Antrag zur Überprüfung der IPT auf Nutzen, medizinische Notwendigkeit und Wirtschaftlichkeit für die vertragsärztliche Versorgung wird von den Antragsberechtigten beim Gemeinsamen Bundesausschuss jedoch aufgrund anderer Prioritäten bei der Methodenprüfung bisher erst für Herbst 2019 erwartet. Als evidenzbasierte Methode ist die IPT jedoch in Direktverträgen mit den größten Krankenkassen bereits erstattungsfähig.

In dem Buch werden die wichtigsten Fragen zu depressiven Erkrankungen und deren Behandlung beantwortet. Woran erkennt man eine klinische Depression? Welche Menschen sind dafür anfällig? Wie lange dauert eine depressive Episode? Was ist bei der Anwendung der IPT zu beachten? Ist dieses störungsorientierte Verfahren wirksamer als andere? Worin bestehen die Unterschiede zu anderen Therapieformen? Auf diese und viele weitere Fragen möchte das vorliegende Buch in vier Hauptteilen Antworten geben.

Der erste Teil gibt eine Einführung in die IPT und liefert gleichzeitig einen theoretischen und empirischen Rahmen für die Anwendung in der Praxis. Aktuelles Wissen über das Erkrankungsbild der Depression und die zur Verfügung stehenden Behandlungsverfahren helfen dem Therapeuten bei der Psychoedukation des Patienten.

Beim zweiten Teil handelt es sich um die deutsche Übersetzung eines Abschnitts des Original-Therapiemanuals von Klerman und Weissman, in dem die praktische Durchführung der IPT unter ambulanten Bedingungen beschrieben wird. Dabei wird die therapeutische Vorgehensweise in allen Problembereichen erläutert und an einem Fallbeispiel veranschaulicht. Daran schließt sich die Beschreibung eines stationären Behandlungsprogramms mit der IPT an.

Der dritte Teil beschäftigt sich mit speziellen Fragestellungen, die sich aus der praktischen Anwendung der IPT ergeben. Anhand eines Falles wird beschrieben, wie sich die IPT mit pharmakologischen Maßnahmen kombinieren lässt. In diesem Teil werden zudem Hilfestellungen zur Bewältigung schwieriger Therapiesituationen gegeben. Was ist beispielsweise zu tun, wenn sich der Zustand des Patienten verschlechtert, er suizidal wird, die Therapie abbrechen möchte, komorbide Störungen aufweist oder den Therapieprozess blockiert? Was ist zu beachten, wenn Angehörige in die Therapie einbezogen werden? Ein weiteres Kapitel dieses dritten Teils widmet sich der Rolle der Therapeut-Patient-Beziehung und der Persönlichkeit des Patienten in der IPT.

Im vierten Teil werden abschließend die Ausbildung und Aufgaben eines IPT-Therapeuten dargestellt.

Unser Anspruch an eine Neuauflage war es, neben der Aktualisierung des Wissensstandes die Anwendung dieser Therapieform in ihrer bestechenden Einfachheit möglichst praxisnah zu beschreiben. Die Einführung der IPT in den deutschsprachigen Raum beruht auf den Ideen von Mathias Berger, ohne dessen tatkräftige Unterstützung und Initiative dieses umfangreiche Vorhaben nicht möglich gewesen wäre. Hierfür gilt ihm mein besonderer

Dank. Ebenfalls bedanken möchte ich mich bei Ellen Frank, David Kupfer und Cleon Cornes, von denen ich während meiner Zeit in den USA das meiste über diese Therapieform lernen durfte. Nicht zuletzt gebührt Katharina Ruppert Dank für die äußerst engagierte und kompetente Lektorierung des vorliegenden Buches. Abschließend bedanke ich mich auch bei meiner Arbeitsgruppe, den Co-Autorinnen und -autoren und allen Patienten, die uns ihr Vertrauen geschenkt haben.

Freiburg, im Februar 2019
Elisabeth Schramm

Geleitwort

Vor über 40 Jahren wurde die Interpersonelle Psychotherapie (IPT) in den Vereinigten Staaten von Gerald Klerman und seiner Frau Myrna Weissman zur Behandlung unipolar depressiver Episoden entwickelt. Zwischenzeitlich wurde die Wirksamkeit dieser plausiblen und einfach zu erlernenden Methode nicht nur für diese Erkrankung, sondern auch für andere Störungsformen in zahlreichen Studien nachgewiesen. Entsprechend wird das Verfahren in nationalen und internationalen Leitlinien zur Behandlung depressiver Erkrankungen offiziell empfohlen. Trotz der überzeugenden wissenschaftlichen Belege für die Effektivität dieser Therapieform und dem großen Interesse der internationalen Fachwelt daran, ist das Verfahren in der klinischen Praxis noch wenig verbreitet. Die ungenügende Verbreitung ist ein Phänomen, das international jedoch nicht nur bei der IPT, sondern auch bei anderen evidenzbasierten Psychotherapieansätzen zu beobachten ist. Im vorliegenden Fall kommt möglicherweise noch erschwerend hinzu, dass die IPT keiner der im deutschsprachigen Raum anerkannten psychotherapeutischen Hauptrichtungen – d. h. der psychodynamischen Therapie, der kognitiven Verhaltenstherapie oder der systemischen Therapie – zuzurechnen ist. Gleichzeitig ist gerade die Unabhängigkeit dieses Ansatzes von traditionellen Schulen ein überzeugender und zukunftsweisender Vorzug der IPT. Die Methode orientiert sich an den Merkmalen eines bestimmten Störungsbildes und unterstreicht damit den heutigen Trend zur Ablösung von rigiden schulen-orientierten Vorgehensweisen.

Mit ihrem Fokus auf den zwischenmenschlichen Prozessen schließt die IPT eine Lücke innerhalb der gebräuchlichsten psychologischen Ansätze zur Behandlung der Depression, nämlich der kognitiven Verhaltenstherapie und den psychodynamischen Verfahren. Was das Ausmaß an Strukturiertheit betrifft, so liegt die IPT zwischen diesen beiden anderen Interventionen, ist jedoch durch die praxisnahe und pragmatische Vorgehensweise wesentlich leichter zu erlernen. Dieses Charakteristikum sollte die IPT eigentlich zur Topkandidatin nicht nur im deutschsprachigen Raum und anderen »westlichen« Ländern machen, sondern insbesondere auch in Ländern, deren Gesundheitswesen nicht so hoch entwickelt und mit weniger finanziellen Ressourcen ausgestattet ist. Weltweit betrachtet ist die Depression eines der ganz großen Gesundheitsprobleme unserer Zeit. Ein wissenschaftlich fundiertes, gut strukturiertes und mit vertretbarem Aufwand vermittelbares Therapieverfahren wie die IPT kann das Leiden wirklich sehr vieler Menschen lindern und unnötige Suizide verhindern. Darüber hinaus hat die IPT aber auch das Potenzial, einen enormen positiven volkswirtschaftlichen Effekt zu erzielen!

Das Buch von Elisabeth Schramm ist mehr als die Beschreibung eines Psychotherapieverfahrens. Vielmehr erhält die Leserin, der Leser hiermit ein State-of-the-art-Werk der Depressionsforschung im Hinblick auf Epidemiologie, Ätiopathogenese, Verlauf und unterschiedliche Therapiemöglichkeiten an die Hand. Die Synthese aus neuesten wissenschaftlichen Erkenntnissen zu neurobiologischen, psychologischen und interpersonellen Aspekten einerseits und Vermittlung konkreter Kompetenzen für den therapeutischen Alltag andererseits befähigt den IPT-Therapeuten, seine Patienten nach aktuellem Kenntnisstand zu informieren, zu beraten und zu behandeln. Entsprechend dem biopsychosozialen Krankheitsmodell, von dem die IPT ausgeht, gehört dazu selbstverständlich auch fundiertes Wissen über die biologischen Aspekte bezüglich Entstehung und Aufrechterhaltung der Erkrankung sowie über die aktuellen somatischen Therapiemöglichkeiten.

Dass sich die Depression im zwischenmenschlichen Feld abspielt und deshalb auch dort behandelt werden sollte, ist für Menschen auch unterschiedlichster Kulturen augenscheinlich. Deshalb scheint mir die IPT besonders geeignet, auch in »nicht-westlichen« Kulturen Verbreitung zu finden, aber natürlich auch in unserer Gesellschaft, die ja eine immer stärkere Durchmischung der Kulturen erlebt. Daraus ergeben sich übrigens auch neue und spannende Aufgaben für die Forschung, wie beispielsweise: Wie wirksam ist IPT bei depressiven Menschen, deren Beziehungspartner anderen Kulturen angehören?

In diesem Sinne wünsche ich dem Buch eine lebendige Rezeption in der Fachwelt und die Verbreitung und Nachhaltigkeit, die es verdient!

Zürich, im Juni 2010
Prof. Dr. Ulrich Schnyder
President, International Federation
for Psychotherapy (IFP)
President, International Society
for Traumatic Stress Studies (ISTSS)

Geleitwort zur 1. Auflage

Mit dieser ersten deutschsprachigen Einführung in die Interpersonelle Psychotherapie trägt Frau Schramm zu einer Entwicklung der Psychotherapie bei, die ich für sehr wünschenswert halte. Das Buch von Frau Schramm ist geeignet, zu einer Entideologisierung der Psychotherapie beizutragen. Die Interpersonelle Therapie läßt sich keiner der bestehenden Therapieschulen zuordnen, und das ist gut so. Sie hat zwar gewisse psychodynamische Wurzeln, aber das Vorgehen ist in vieler Hinsicht gerade das Gegenteil von dem, was von einer psychodynamischen Therapie üblicherweise erwartet wird. Im tatsächlichen Vorgehen bestehen eher Ähnlichkeiten mit dem problemlösungsbezogenen Vorgehen der Verhaltenstherapie, nicht aber in den inhaltlichen Erklärungsansätzen und Schwerpunktsetzungen. In der Schwerpunktsetzung auf den zwischenmenschlichen Beziehungen läßt sich eine Überschneidung mit systemorientierten Ansätzen erkennen, aber eine Zuordnung zu diesen Ansätzen würde weder der Interpersonellen Therapie noch den systemorientierten Ansätzen gerecht. Die Interpersonelle Therapie entzieht sich somit Versuchen zur Einordnung in eine der Schubladen der bestehenden Therapieformen. Sie will erklärtermaßen auch selbst keine neue Therapieform im Sinne der bestehenden Therapieschulen sein. Der ganze Ansatz ist vom Pragmatismus gekennzeichnet.

Der ausdrückliche Verzicht auf einen ideologischen Oberbau könnte für viele Psychotherapeuten den Zugang zur Interpersonellen Therapie erleichtern. Das Vorgehen ist relativ leicht erlernbar. Ein Manual erleichtert die Aneigung des Vorgehens. Man muss sich nicht mit einem bestimmten Überzeugungssystem verheiraten, wenn man die Interpersonelle Therapie erlernen und anwenden will. Dies alles sind in der gegenwärtigen Psychotherapielandschaft große Vorteile. Angesichts dieser Vorzüge darf man der Interpersonellen Therapie auch im deutschen Sprachraum eine zügige Verbreitung wünschen. Dazu wird dieses Buch beitragen. Angesichts dessen, dass die Interpersonelle Psychotherapie international erst an relativ wenigen Zentren systematisch angewendet wird, ist es erstaunlich, wie gut die Wirksamkeit dieses therapeutischen Vorgehens bereits abgesichert ist. Wir wissen zwar noch wenig über die Wirkungsweise dieser Therapieform, aber wir haben Belege dafür, dass ihre Wirkung derjenigen anderer Therapieformen, mit denen sie verglichen wurde, nicht nachsteht. Das kann man wahrlich nicht für jede Therapieform sagen.

Natürlich stellt das Vorliegen eines Behandlungsmanuals an sich noch keinen wissenschaftlichen Güteausweis dar. Die Existenz eines solchen Manuals kann aber Grundlage dafür sein, dass ein gut definiertes Behandlungsvorgehen im Hinblick auf seine tatsächlichen Wirkkomponenten analysiert werden kann. Was für die Interpersonelle Psychotherapie in Zukunft Not tut, sind Prozeßanalysen des Therapiegeschehens. Diese setzen aber voraus, dass das Vorgehen zunächst einmal breiter angewendet wird, als es heute geschieht. Erst wenn uns Prozeß-analysen mehr Aufschluß über die wirklich entscheidenden Wirkkomponenten des Vorgehens gegeben haben werden, kann ein nochmals verbessertes Vorgehen entwickelt werden, in dem die tatsächlichen Wirkkomponenten noch stärker betont und

Nebensächliches beiseite gelassen wird. Es wird der Interpersonellen Therapie wahrscheinlich leichter als anderen Therapieformen fallen, Konsequenzen aus solchen Forschungsergebnissen zu ziehen, weil die Therapie von Anfang an nicht an einem Überzeugungssystem, sondern an dem pragmatischen Ziel einer möglichst wirksamen und ökonomischen Therapie für bestimmte Patientengruppen orientiert war. Es ist zu hoffen, dass die Vertreter der Interpersonellen Therapie an dieser pragmatischen Ausrichtung auch in Zukunft festhalten und nicht der Gefahr erliegen werden, das Vorgehen zu katechetisieren. Als unideologische Therapie kann die Interpersonelle Therapie ein Modell für die Weiterentwicklung der Psychotherapie überhaupt sein. Natürlich wird sie nicht für sich alleine stehenbleiben können, sondern sollte in Zukunft eingebettet werden und aufgehen in einem noch breiter angelegten Verständnis der Psychotherapie, das zunehmend auf Wissen statt auf Überzeugungen beruht. In diesem Sinne wünsche ich diesem Buch eine möglichst große Verbreitung. Möge es seinen Beitrag leisten auf dem langen Weg zu einer »Psychotherapie der Vernunft«.

Bern, im Mai 1996
Prof. Dr. Klaus Grawe
Inhaber des Lehrstuhls für
Klinische Psychologie und
Psychotherapie, Universität Bern

Anschriften der Autoren

Prof. Dr. med. Mathias Berger
Klinik für Psychiatrie und Psychotherapie
Universitätsklinikum Freiburg
Medizinische Fakultät
Albert-Ludwigs-Universität Freiburg
Hauptstraße 5
D-79104 Freiburg

Prof. Dr. med. Martin Bohus
Zentralinstitut für Seelische Gesundheit (ZI)
J 5
D-68159 Mannheim

Prof. Dr. rer. nat. Eva-Lotta Brakemeier
Fachbereich Psychologie der
Philipps-Universität Marburg
Gutenbergstr. 18
D-35037 Marburg

Dr. phil. Petra Dykierek
Klinik für Psychiatrie und Psychotherapie
Universitätsklinikum Freiburg
Medizinische Fakultät
Albert-Ludwigs-Universität Freiburg
Hauptstraße 5
D-79104 Freiburg

Dr. Susanne Hedlund
Am Roseneck 6
83209 Prien am Chiemsee

Dr. med. Ute Nowotny-Behrens
Klinik für Psychiatrie und Psychotherapie
Universitätsklinikum Freiburg
Medizinische Fakultät
Albert-Ludwigs-Universität Freiburg
Hauptstraße 5
D-79104 Freiburg

Prof. Dr. phil. Elisabeth Schramm
Klinik für Psychiatrie und Psychotherapie
Universitätsklinikum Freiburg
Medizinische Fakultät
Albert-Ludwigs-Universität Freiburg
Hauptstraße 5
D-79104 Freiburg

Prof. Dr. rer. nat. Rolf-Dieter Stieglitz
Obere Dorfstr. 10A
CH-4126 Bettingen

Dr. phil. Nicola Thiel
Klinik für Psychiatrie und Psychotherapie
Universitätsklinikum Freiburg
Medizinische Fakultät
Albert-Ludwigs-Universität Freiburg
Hauptstraße 5
D-79104 Freiburg

Prof. Dr. Dipl.-Psych. Ingo Zobel
Hochschule Fresenius
Fachbereich Wirtschaft & Medien
Jägerstraße 32
D-10117 Berlin

Inhalt

II. Manual zur Durchführung der Interpersonellen Psychotherapie

III. Spezielle Fragestellungen aus der Praxis

IV. Training in der Interpersonellen Psychotherapie

I. Einführung in die Interpersonelle Psychotherapie

1 Der interpersonelle Ansatz bei depressiven Störungen

Elisabeth Schramm

1.1 Sind depressive Störungen Beziehungsstörungen?

»Regardless of what other factors may be involved, the interpersonal context affects greatly whether a person becomes depressed, the person's subjective experience while depressed, and the behavioral manifestations and resolution of the disorder.«
(Joiner et al. 1999, S. 3)

»Relationships matter – in health, disease, coping with stress, and recovering from illness. This is the rationale for interpersonal psychotherapy!«
(Ravitz und Watson 2014, S. 275)

Frau N. liegt schon seit fünf Uhr wach. Jetzt ist es schon kurz vor Acht, und sie kann sich einfach nicht überwinden aufzustehen. Sie müsste sich krankmelden, so wie letzte Woche, aber sie schafft es nicht. Man wird sich fragen, was mit ihr los ist. Ihr Mann hat das Haus bereits verlassen und die Kinder zur Schule gebracht. Er wird ärgerlich sein, wenn er hört, dass sie weder bei der Arbeit noch beim Arzt war. Es wird Streit geben, denn er war dagegen, dass sie wieder in den Beruf einsteigt, solange die Kinder klein sind. Ihre Söhne werden um 13 Uhr nach Hause kommen und enttäuscht sein, dass nichts gekocht ist. Frau N. hat keine Energie, um ihre Arbeit und den Haushalt zu bewältigen. Sie fühlt sich niedergeschlagen, unzulänglich und wertlos. Manchmal ist ihr aber alles einfach egal, dann fühlt sie gar nichts. Vielleicht sollte sie heute doch zum Arzt gehen. Sie glaubt kaum, dass irgendjemand sie verstehen kann. Sie versteht sich ja selbst nicht mehr.

Frau N. ist an einer Depression erkrankt. Depressive Störungen müssen in ihrem interpersonellen Kontext verstanden werden, denn sie sind damit untrennbar verknüpft. Wie das Beispiel deutlich macht, beeinträchtigt die Depression zwangsläufig die **zwischenmenschlichen Beziehungen und sozialen Rollen** des Betroffenen. Der Depressive leidet also nicht alleine, sondern sein Umfeld ist ebenso von der Depression betroffen. Umgekehrt haben Beziehungskonflikte und Schwierigkeiten, Rollenerwartungen zu entsprechen, einen entscheidenden Einfluss auf den psychi-

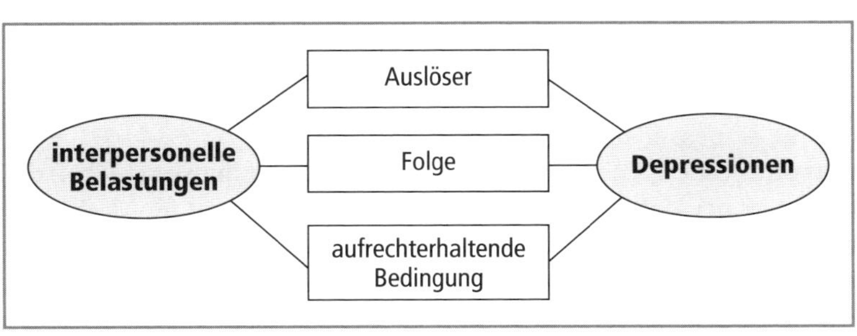

Abb. 1-1 Wechselwirkung zwischen interpersonellen Belastungen und Depressionen.

schen Zustand eines Menschen. So entstehen negative Rückkopplungen zwischen depressivem Verhalten und sozialen Interaktionen (▶ Abb. 1-1). Insofern ist diese Sichtweise nicht nur als interpersonell, sondern als **interaktionell** zu bezeichnen. Dabei wird von einem fundamentalen, psychobiologisch basierten Grundbedürfnis nach Bindung ausgegangen (Bowlby 1969), ebenso wie von einer zugrunde liegenden Vulnerabilität des Betroffenen für depressive Störungen.

Eines der typischsten Kennzeichen einer Depression ist der **interpersonelle Rückzug**. Depressive Menschen meiden den Kontakt mit anderen und bleiben auf diese Weise in ihren depressiven Wahrnehmungen und in ihrer eigenen negativ gefärbten Welt gefangen. Während ein **intrapsychisches Behandlungsmodell** den Fokus eben dort (in der eigenen Wahrnehmung und den inneren Prozessen eines Individuums) ansiedelt, wird bei interpersonellen Verfahren gezielt versucht, die **Verbindung zwischen dem Individuum und der Umwelt** wiederherzustellen bzw. den Patienten »aus seinem Kopf«, seiner »abgeschotteten depressiven Welt«, herauszubekommen. Der Fokus liegt dabei auf den zwischenmenschlichen Interaktionen des Patienten.

- **Abgrenzung und Besonderheiten:** »Welche Psychotherapie ist eigentlich nicht interpersonell?«, ist eine Frage, die auf das Besondere der Interpersonellen Psychotherapie (IPT) gegenüber anderen Therapieverfahren abzielt. Die Frage ist durchaus berechtigt, denn die Bedeutung der **Beziehungsperspektive** für die Entstehung und Behandlung psychischer und insbesondere depressiver Störungen wurde schon vor langer Zeit erkannt (Überblick bei Hames et al. 2013; Hammen und Smith 2014; Santini et al. 2015) und auch bei anderen Therapieverfahren in besonderem Maße berücksichtigt, z. B. in der Systemischen Therapie oder in paartherapeutischen Ansätzen. Auch das Cognitive Behavioral Analysis System of Psychotherapy (CBASP; McCullough 2000), ein speziell für chronisch depressive Patienten entwickeltes Verfahren, konzeptualisiert die depressive Störung unter der »Person × Umwelt«-Perspektive (▶ Abschn. 3.6), es wird jedoch zu den verhaltenstherapeutischen Ansätzen gezählt.
  Die Frage, was an einem psychotherapeutischen Verfahren spezifisch ist, lässt sich ebenso im Hinblick auf andere kognitive oder verhaltenstherapeutische Ansätze stellen. In welcher Psychotherapie wird nicht auch auf die Gedanken, Einstellungen oder Verhaltensweisen des Klienten eingegangen? Selbst innerhalb der kognitiv-verhaltenstherapeutischen Verfahren stehen bei der Behandlung verschiedener Störungen mal kognitive Aspekte (z. B. kognitive Umstrukturierung bei depressiven Störungen), mal verhaltensbezogene Aspekte (z. B. Exposition bei Zwangsstörungen) im Vordergrund.

Merke
Die IPT legt ihren Schwerpunkt des Verstehens und Behandelns psychischer Erkrankungen vor allem auf die Beziehungen des Patienten mit anderen Menschen und nicht primär auf innerpsychische Vorgänge oder Kognitionen, weil Depressionen immer in einem *zwischenmenschlichen Kontext* stattfinden. Sie betreffen nicht nur den Einzelnen, sondern sein *gesamtes Bezugssystem*. Auch zahlreiche andere Variablen (z. B. Haltungen) werden berücksichtigt.

Es werden vier **Wirkmechanismen** bei der IPT angenommen (Lipsitz und Markowitz 2013):

- soziale Unterstützung zugänglich zu machen,

- interpersonellen Stress zu vermindern,
- emotionales Verarbeiten zu begünstigen,
- interpersonelle Fertigkeiten zu verbessern.

Das Spezifische an der IPT liegt darin, dass all diese Wirkmechanismen innerhalb eines pragmatischen und affektiv besetzten Fokus auf einen interpersonellen Hauptproblembereich im Kontext der Depression aktiviert werden. Diese Zusammenhänge sind in (► Abb. 1-2) dargestellt.

Selbst als störungsorientierter Ansatz erwies sich die IPT als »transdiagnostisch« anwendbar, insofern als die Kernelemente der Methode (z. B. medizinisches Modell/Krankenrolle, Beziehungsanalyse [Interpersonal Inventory]; ► Abschn. 4.3) zwar zur Behandlung depressiver Patienten entwickelt wurden, sich aber auch diagnoseübergreifend bei sozialen Angststörungen, Bulimie, bipolarer Störung oder posttraumatischer Belasungsstörung als wirksam erwiesen, wenn auch in geringerem Ausmaß als bei einer Depression (Weissman et al. 2018).

- **Theoretische Vorläufer:** Wie entstand die interpersonelle Sichtweise? Sie geht auf **Harry Stack Sullivan** (1953) zurück, der sie bereits in den 30er-Jahren als neuen klinischen Blickwinkel in die Psychiatrie einbrachte. Diese neue Sichtweise führte in den USA zur Gründung der **»interpersonellen Schule«**. Die Ursprünge dieser Denkweise sind bei dem Psychiater **Adolf Meyer** zu finden. Ihm gelang es mithilfe seines Konzepts der **Psychobiologie** (Meyer 1957), das psychosoziale und interpersonelle Umfeld des Patienten ins Blickfeld des psychiatrischen Interesses zu rücken, nachdem die Psychiatrie bis zu diesem Zeitpunkt entweder von biologischen Gesichtspunkten oder psychoanalytischen Konzeptionen bestimmt worden war. Zu den entscheidenden Beiträgen zur theoretischen Basis der IPT zählen auch die Arbeiten **John Bowlbys** über die **Bindungstheorie** (z. B. 1969, 1988). Die IPT, die vor über 40 Jahren von **Klerman und Weissman** begründet und seither stetig unter Berücksichtigung neuer Forschungsbefunde weiterentwickelt wurde, beruht zum großen Teil auf den Ideen der interpersonellen Schule. Der theoretische Hintergrund der IPT ist in Abbildung 1-3 grafisch dargestellt und wird in Abschnitt 4.1 ausführlicher beschrieben.

- **Aktueller Stand:** Es ist kritisch anzumerken, dass sich die theoretische Basis der IPT auf die o. g. Betrachtungen von Meyer, Sullivan und Bowlby beschränkt, während Arbeiten zu komplexeren Modellen der in-

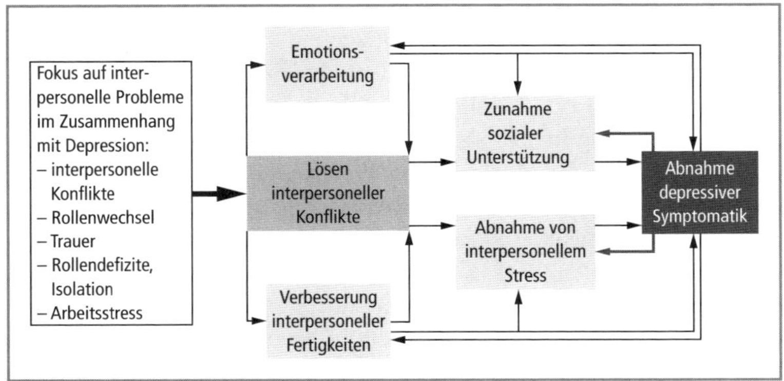

Abb. 1-2 Wirkmechanismen bei der IPT (modifiziert nach Lipsitz und Markowitz 2013).

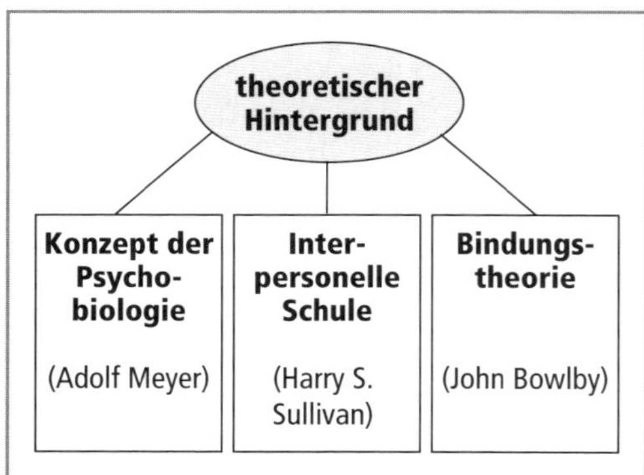

Abb. 1-3 Theoretischer Hintergrund der IPT.

teraktionellen Natur depressiver Störungen (z. B. Hames et al. 2013; Hammen und Smith 2014) im IPT-Manual (Klerman et al. 1984; Weissman et al. 2018) wenig Beachtung finden. Von Hames et al. (2013) wird ebenfalls darauf hingewiesen, dass die IPT zwar kompatibel ist mit der modernen interpersonellen Perspektive der Depressionsentstehung, jedoch eine **Diskontinuität** zwischen der Grundlagenforschung zu interaktionellen Aspekten der Depression einerseits und der Weiterentwicklung und Anwendung der IPT andererseits besteht.

1.2 Kurze Charakterisierung der IPT

- **Wissenschaftliche Fundierung:** Klerman et al. (1984; vgl. auch Weissman et al. 2018) betonen den **wissenschaftlichen Charakter** der Methode, denn die IPT wurde in einem Forschungskontext konzipiert. Sie entspricht dem Prototyp einer modernen evidenzbasierten Psychotherapie, da nicht nur die Effektivität des Ansatzes von Anfang an evaluiert wurde und dementsprechende Weiterentwicklungen erfuhr, sondern bereits die **theoretischen und praktischen Grundlagen stringent aus empirischen Evidenzen** verschiedener Forschungsbereiche abgeleitet wurden (Abb. 1-4; ▸ Abschn. 4.2).

- **Theoretische Ausrichtung:** Dass sich die IPT in ihrer gesamten Konzeption nicht einer der traditionellen Therapieschulen verschrieben hat, sondern Elemente **verschiedener Therapierichtungen** und auch selbst entwickelte spezifische Elemente aufgenommen und integriert hat, geht mit dem allgemeinen Trend zur Ablösung von rigiden, schulorientierten Vorgehensweisen hin zu evidenzbasierten, störungsorientierten Vorgehensweisen, aber auch mit neueren modularen Ansätzen einher. Es soll an dieser Stelle noch einmal betont werden, dass das Verfahren sowohl in der Entwicklung als auch in der Durchführung pragmatisch an **empirischen Evidenzen** ausgerichtet ist und nicht etwa induktiv aus einer spezifizierten Ursprungstheorie heraus entwickelt wurde.

- **Behandlungskonzept:** Das Behandlungskonzept war ursprünglich speziell auf die ambulante **Individualtherapie akuter unipolar depressiver Episoden** zugeschnitten, wobei das häufige Bestehen komorbider Störungen berücksichtigt wurde. Neben den wesentlichen Erkenntnissen der Depressionsforschung wurden auch neue Konzepte der Depressionsdiagnostik sowie klinische Erfahrungen bei der Behandlung depressiver Patienten mit einbezogen. Dabei wird von einer entscheidenden **Wechselwirkung** zwischen dem ineffektiven Umgang mit interpersonellen Belastungen, etwa im Rahmen eines Paarkonflikts oder einer neuen sozialen Rolle, und dem Auftreten einer depressiven Episode ausgegangen (▸ Abb. 1-1). Hat sich die depressive Störung einmal manifestiert, kann sie sekundär zu interpersonellem Stress beitragen, indem sich der Betroffene zurückzieht, seine sozialen Rollen nicht erfüllt und sein soziales Netzwerk – falls vorhanden – nicht zur Unterstützung und Bewältigung der Erkrankung nutzt. Die Bearbeitung dieses Zusammenhangs steht im Fokus der Therapie (▸ Abb. 1-4). Intrapsychische oder kognitive Aspekte der Depression spielen dabei – wie bereits erwähnt – eine untergeordnete Rolle. Allerdings wird die Bedeutung von genetischen, biochemischen, entwicklungsbezogenen oder persönlichkeitsbestimmenden Vulnerabilitätsfaktoren oder anderen Auslösern anerkannt. »The authors believe that progress will be furthered by a pluralistic, undoctrinaire, and empirical approach that builds upon clinical experience and research evidence« (Klerman et al. 1984, S. 5). Somit vertreten Klerman et al. (1984) hinsichtlich der Depressionsverursachung einen multifaktoriellen Standpunkt.

- **Therapiedauer:** Die Begründer der IPT waren nicht nur hinsichtlich eines multifaktoriellen Ätiologiemodells, sondern auch im Hinblick auf die Therapiedauer ihrer Zeit voraus, denn IPT-Therapien waren von Anfang an explizit **zeitlich begrenzt** und wurden später durch ebenfalls zeitlich beschränkte Erhaltungstherapien ergänzt. Kurzzeittherapien kamen vor 40 Jahren in der Regel (außer bei der Verhaltenstherapie) eher selten zur Anwendung. Heute tendieren Psychotherapien allgemein mit meist weniger als 25 Sitzungen zu einer deutlichen Verkürzung der Dauer im Vergleich zu früher. Diese Umstellung wurde vorwiegend aus ökonomischen Gründen vorgenommen, resultiert jedoch auch aus der Erkenntnis, dass ein großer Teil der Veränderungen bei der akuten Behandlung **unkomplizierter psychischer Störungen** in kürzerer Zeit erreicht werden kann, als man früher annahm. Denn die Hälfte aller Patienten, die sich in Psychotherapie begeben, zeigt bereits zum Zeitpunkt der achten Sitzung eine signifikante Verbesserung, 75 % nach 14 Sitzungen (Lambert 2013). Optimale Behandlungsergebnisse zeigen sich in den meisten Fällen schon nach 25 Sitzungen. Einschränkend gilt, dass bei chronischen und komplexen Störungsbildern in der Regel längere Behandlungsdauern benötigt werden.

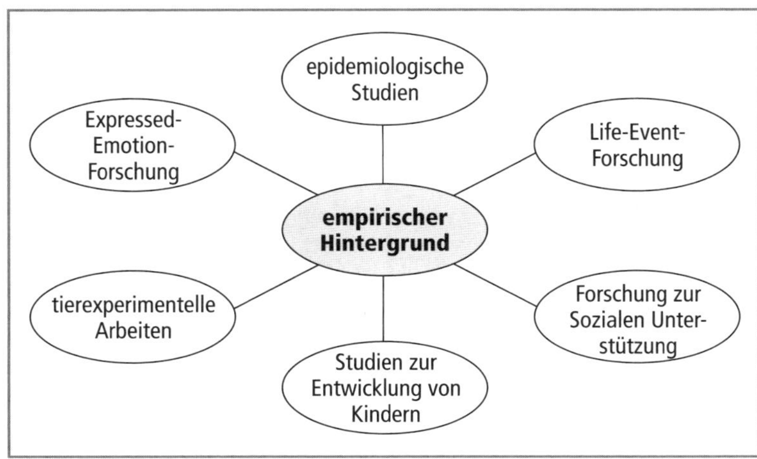

Abb. 1-4 Empirischer Hintergrund der IPT.

- **Wirksamkeit:** Wie kaum eine andere Psychotherapieform kann die IPT auf eine jahrzehntelange Forschung zur Wirksamkeit als Depressionstherapie verweisen. Die Methode gehört zu den **am intensivsten untersuchten Depressionsbehandlungen**. Metaanalysen zur IPT (Cuijpers et al. 2011, 2016; Barth et al. 2013; Zhou et al. 2015; Pu et al. 2017) belegen, dass der Ansatz nicht nur in der Akutbehandlung, sondern auch als Rezidivprophylaxe unipolarer episodischer Depression **wirksam** ist. Die IPT erwies sich als effektiver im Vergleich zu Kontrollbedingungen und gleich wirksam wie eine Pharmakotherapie und wie die Kognitive Verhaltenstherapie (KVT). Eine Kombination mit Antidepressiva hat sich im Vergleich zu alleiniger IPT oder alleiniger Pharmakotherapie als effizienter gezeigt, vor allem was die Nachhaltigkeit des

Tab. 1-1 Die wichtigsten Merkmale der IPT für die Akutbehandlung depressiver Episoden.

Dauer und Frequenz	• fokussierte, zeitlich begrenzte Kurztherapie • 12–20 wöchentliche, ca. 50-minütige Einzelsitzungen
Indikation	ambulante Patienten mit akuter unipolarer Major Depression
Keine Indikation	• Patienten mit psychotischen Merkmalen und/oder komorbider Substanzabhängigkeit • Patienten mit einer Vorgeschichte von schwerer, komplexer Traumatisierung und/oder ausgeprägter Persönlichkeitsstörung • reine Dysthymie
Anwendung	• allein oder in Kombination mit antidepressiver Medikation • an einem Therapiemanual ausgerichtet
Behandlungsfokus	aktuelle zwischenmenschliche/psychosoziale Probleme oder Lebensveränderungen, die mit der depressiven Episode im Zusammenhang stehen
Behandlungsziele	• Remission der depressiven Symptome • Reduktion der interpersonellen Probleme • Aufbau bzw. Nutzen eines sozialen Netzwerks
Hintergrund	hauptsächlich auf empirischen Befunden zur Entstehung und Aufrechterhaltung von Depressionen beruhend wechselseitiger Zusammenhang zwischen Depression und interpersonellem Geschehen
Zuordnung	keiner bestimmten Therapieschule zugeordnet
Sichtweise der Depressionsverursachung	multifaktorielle Verursachungs- und Vulnerabilitätsfaktoren
Therapeutenrolle	aktiv, unterstützend, sich auf die Seite des Patienten stellend (Advokat)
Wirksamkeit	empirisch als wirksam belegt

Behandlungserfolges und die Verbesserung der sozialen Funktionsfähigkeit anbelangt. Die Studienlage ist in Abschnitt 4.5 zusammengefasst. Auf der Grundlage der Forschungsergebnisse wird die Methode in internationalen (USA, Kanada, Australien, UK, WHO) und nationalen **Leitlinien** empfohlen (▶ Abschn. 2.1).

- **Flexible Anwendungen:** Die offene Einstellung der IPT-Begründer zeigt sich weiterhin in der **flexiblen, halbstrukturierten Form des Verfahrens**, die es dem erfahrenen Psychotherapeuten erlaubt, sich sowohl an den individuellen Bedürfnissen und Eigenschaften des Patienten und seiner Bereitschaft zur Veränderung zu orientieren als auch den eigenen therapeutischen Stil umzusetzen. Der IPT-Therapeut muss sich somit nicht den z. T. dogmatisch vorgeschriebenen Richtlinien einer Therapieschule unterwerfen. Die Flexibilität der Methode hat u. a. dazu geführt, dass zwischenzeitlich zahlreiche **Modifikationen der ursprünglichen Version** für andere Störungen und Settings entwickelt wurden (Weissman et al. 2018; ▶ Abschn. 4.5). In den letzten Jahren ist eine zunehmende Spezifizierung des Ansatzes anhand immer feiner definierter Störungsbilder erfolgt (z. B. IPT als Gruppenansatz für weibliche Inhaftierte mit komorbider Depression und Substanzmissbrauch, IPT-Kurzprogramm für depressive Mütter psychisch kranker Kinder). Die IPT ist insgesamt relativ wenig an bestimmten Techniken, sondern vielmehr an spezifischen und systematisch aufeinander abgestimmten Interventionsschritten orientiert. Sie beansprucht jedoch nicht den Status einer eigenen, in sich geschlossenen Therapieschule. Eine Zusammenfassung der wichtigsten Merkmale der IPT findet sich in Tabelle 1-1.

Literatur

Barth, J, Munder, T, Gerger, H et al. (2013): Comparative efficacy of seven psychotherapeutic interventions for patients with depression: a network meta-analysis. PLoS Med 10(5):e1001454

Bowlby, J (1969): Attachment and loss. Vol 1: Attachment. Hogarth Press, London

Bowlby, J (1988): A secure base: Clinical applications of attachment theory. Routledge, London (dt.: Elternbindung und Persönlichkeitsentwicklung. Therapeutische Aspekte der Bindungstheorie [1995]. Dexter, Heidelberg)

Cuijpers, P, Geraedts, AS, van Oppen, P et al. (2011): Interpersonal psychotherapy for depression: a meta-analysis. Am J Psychiatry 168: 581–592

Cuijpers, P, Donker, T, Weissman, MM et al. (2016): Interpersonal psychotherapy for mental health problems: a comprehensive meta-analysis. Am J Psychiatry 173: 680–687

Hames, JL, Hagan, CR & Joiner, TE (2013): Interpersonal processes in depression. Annu Rev Clin Psychol 9: 355–377

Hammen, CL & Smith, J (2014): Depression and interpersonal processes. In: Gotlib, IH & Hammen, CL (eds). Handbook of depression, 3rd ed. Guilford Press, New York

Joiner, TE, Coyne, JC & Blalock, J (1999): On the interpersonal nature of depression: Overview and synthesesis. In: Joiner, T & Coyne, JC (eds). The interactional nature of depression. APA, Washington

Klerman, GL, Weissman, MM, Rounsaville, BJ et al. (1984): Interpersonal psychotherapy of depression. Basic Books, New York

Lambert, MJ (2013): The effectiveness of psychotherapy. In: Lambert MJ (ed). Bergin and Garfield's handbook of psychotherapy and behavior change, 6th ed. Wiley, New York

Lipsitz, JD & Makowitz, JC (2013): Mechanisms of change in interpersonal therapy (IPT). Clin Psychol Rev 33(8): 1134–1147

McCullough, JP (2000): Treatment for chronic depression. Cognitive behavioral analysis system of psychotherapy. Guilford Press, New York

Meyer, A (1957): Psychobiology: A science of man. Thomas, Springfield

Pu, J, Zhou, X, Liu, L et al. (2017): Efficacy and acceptability of interpersonal psychotherapy for depression in adolescents: a meta-analysis of randomized controlled trials. Psychiatry Res 253: 226–232

Ravitz, P & Watson, P (2014): Interpersonal psychotherapy: Healing with a relational focus. Focus 12(3): 275–284

Santini, ZI, Koyanagi, A, Tyrovolas, S et al. (2015): The association between social relationships and depression: a systematic review. J Affect Disord 175: 53–65

Sullivan, HS (1953): The interpersonal theory of psychiatry. Norton, New York

Weissman, MM, Markowitz, JC & Klerman, G (2018): The guide to interpersonal psychotherapy: Updated and expanded. Oxford Press, New York

Zhou, X, Hetrick, SE, Cuijpers, P et al. (2015): Comparative efficacy and acceptability of psychotherapies for depression in children and adolescents: a systematic review and network meta-analysis. World Psychiatry 14: 207–222

2 Die Entwicklung und Verbreitung der IPT

Elisabeth Schramm und Mathias Berger

2.1 Die Entstehung der IPT in den USA

Vor 44 Jahren wurde von der Arbeitsgruppe um Klerman die erste randomisiert kontrollierte IPT-Studie publiziert (Klerman et al. 1974). Zu dieser Zeit galt Psychotherapie noch weitgehend als »**unüberprüfbar**«. Kliniker hatten eine starke Präferenz für entweder Pharmakotherapie oder Psychotherapie, beide Ansätze zu kombinieren, war umstritten. Welche der beiden Interventionsmethoden überlegen ist und ob bei einer Kombination positive oder negative Interaktionen auftreten, war noch unbekannt. Was als Experiment im Forschungskontext der ersten klinischen Wirksamkeitsstudie von Pharmako- und Psychotherapie begann, zunächst noch als »high contact« und später als Interpersonelle Psychotherapie (IPT) bezeichnet wurde, entwickelte sich zu einem der **erfolgreichsten Psychotherapiemodelle in der Depressionsbehandlung**. IPT war zu dieser Zeit – und ist es bis heute – als interpersoneller, supportiver und betont lebensnaher Ansatz eine willkommene **Alternative** zur – laut Klerman – »sophistizierten« Vorgehensweise der Kognitiven Therapie nach Beck (1967; Beck et al. 1979), aber auch zur weniger an Alltagsproblemen orientierten psychodynamischen Therapie.

Zwischenzeitlich wurde das schulenübergreifende Modell auf der Grundlage fortgesetzter Forschung, aber auch eines wachsenden Bedarfs im Gesundheitswesen erweitert zur Behandlung depressiver Störungen über die **gesamte Lebensspanne** (von Jugendlichen bis zu Patienten im hohem Lebensalter) und in **verschiedene Formate** (z. B. als Gruppentherapie, stationäres Programm, via Internet) eingeteilt. IPT wurde außerdem erfolgreich modifiziert für verschiedene **andere psychische Erkrankungen** wie bipolare Störungen, Essstörungen und Posttraumatische Belastungsstörungen (PTSD) sowie für **verschiedene Kulturen** (► Tab. 2-1; Überblick bei Ravitz und Watson 2014; ► Abschn. 4.5).

Während die Methode im Forschungsbereich hohe Anwendung und Anerkennung fand, blieb die entsprechende klinische Verbreitung im gleichen Ausmaße aus. Wie diese Entwicklung zu begründen ist und wie die Zukunft für die IPT aussehen könnte, wird im Folgenden ausgeführt. Zunächst wird auf die Gründungsgeschichte und Verbreitung der IPT in den USA und dann im deutschsprachigen Raum und anderen Ländern eingegangen.

- **Entstehung im Forschungskontext**: Die Entwicklung der Methode begann **im Jahr 1968** in der Region Washington-Baltimore im Rahmen einer **multizentrischen Studie** zur Rückfallprophylaxe depressiver Erkrankungen nach erfolgreicher pharmakologischer Akutbehandlung. Die Wirksamkeit trizyklischer Antidepressiva zur Behandlung akuter Depressionen war bereits unumstritten. Allerdings waren die optimale Dauer medikamentöser Therapie und die Rolle der Psychotherapie bei der prophylaktischen Behandlung noch unklar und Gegenstand heftiger Kontroversen, obwohl die meisten Patienten bereits damals zusätzlich irgendeine Form sup-

Tab. 2-1 Modifikationen der Interpersonellen Psychotherapie (IPT) und deren Evidenzen.

Altersbereich
• IPT für ältere Patienten (IPT-Late Life) **** • IPT für Adoleszente (IPT-A) ****
Setting und Zeitdauer
• IPT als Paartherapie * • IPT im stationären Kontext *** • IPT in Gruppen **** • IPT via Internet und Telefon *** • IPT als Erhaltungstherapie **** • IPT als Kurzberatung (IPC; Interpersonal Counseling) **** • IPT in Entwicklungsländern und anderen Kulturen ****
Störungsform (affektiv und nicht affektiv)
• IPT bei postpartaler Depression **** • IPT bei Depression in der Schwangerschaft **** • IPT bei Depression und körperlicher Erkrankung **** • IPT bei Dysthymie (kein *) • IPT bei bipolarer Störung **** • IPT bei Substanzabhängigkeit (kein *) • IPT bei Essstörungen (außer Anorexie) **** • IPT bei Postraumatischen Belastungsstörungen (PTSD) *** • IPT bei Angststörungen *** • IPT bei Borderline-Persönlichkeitsstörungen **

4 Sterne = Überlegenheit über eine Kontrollbedingung wurde durch mindestens zwei randomisiert kontrollierte Studien (RCT) belegt. **3 Sterne** = Überlegenheit über eine Kontrollbedingung wurde durch mindestens eine RCT belegt. **2 Sterne** = ermutigende Ergebnisse in mindestens einer offenen Studie oder Pilotstudie. **1 Stern** = befindet sich in Überprüfung oder nicht überprüft. **Kein Stern** = negativer Befund (nicht wirksamer als eine Kontrollbedingung).

portiver Psychotherapie erhielten. Gerald Klerman war zu jener Zeit einer der einflussreichsten Psychiater Amerikas und sowohl ausgewiesener Psychopharmakologe als auch Psychotherapeut. Er gehörte zu der Generation von Psychiatern, die der Psychotherapie eine entscheidende Rolle innerhalb der Psychiatrie beimaßen. Für die oben erwähnte Studie suchte er nach einer **spezifischen Vergleichsbedingung** für die medikamentöse Behandlung. Er gab seiner Arbeitsgruppe das Manual von Becks Kognitiver Therapie (Beck 1967; Beck et al. 1979) mit den Worten: »Do something specified as this for supportive psychotherapy« (Beck 1968, zit. n. Weissman et al. 2007, S. 693). Daraus entstand die später als »Interpersonelle Psychotherapie« bezeichnete Methode, die eigens für diese Multicenterstudie entwickelt wurde. Diese Untersuchung blieb für lange Zeit die einzige kontrollierte Arbeit, die sich mit der prophylaktischen Wirkung von Psychotherapie beschäftigte (Klerman et al. 1974). Es ging den Autoren bei der Entwicklung der IPT also nicht darum, eine neuartige oder besonders originelle Psychotherapieform zu entwerfen, sondern vielmehr darum, ein **strukturiertes psychologisches Therapieverfahren** zu schaffen, das sich mit einer standardisierten medikamentösen Behandlungsbedingung vergleichen ließ: »Our intent was not to develop a new psychotherapy but to describe what we believed was reasonable and current practice with depressed patients (...)« (Klerman und Weissman 1993, S. 4).

- **Entwicklung des Behandlungsmanuals:** Trotz positiver Ergebnisse der ersten Studien von der Arbeitsgruppe um Klerman wartete man eine Replikation der Resultate durch andere Arbeitsgruppen ab, bevor schließlich das **IPT-Manual** im Jahre 1984 (Klerman et al. 1984; Update: Weissman et al. 2018) publiziert wurde. Mit dem Ziel, das Verfahren zur weiteren Wirksamkeitsüberprüfung zu standardisieren, wurden darin die Konzepte, Strategien und Methoden genau beschrieben. Die Behandlungsdauer war mit der Behandlungsdauer einer Pharmakotherapie vergleichbar. Das so entstandene Behandlungsmanual (vgl. Teil II in diesem Buch) liefert eine **systematische Aufstellung von Vorgehensweisen**, die sich bei der Depressionsbehandlung als effektiv erwiesen haben (z. B. die Psychoedukation) und von denen man aus der Psychotherapieforschung weiß, dass sie für den Behandlungserfolg von Bedeutung sind (z. B. einen Behandlungsvertrag abzuschließen). Die pragmatische Auffassung der Begründer der IPT zeigt sich auch in ihrer Orientierung an der weitgehend atheoretischen diagnostischen bzw. nosologischen Einordnung der Depression nach DSM (Diagnostic and Statistical Manual of Mental Disorders; amerikanisches Klassifikationssystem; ▶ Abschn. 3.2). Das IPT-Manual wurde bislang in 12 Sprachen übersetzt.

- **Erste Wirksamkeitsnachweise in den USA:** Die Autoren der IPT bemühten sich von Anfang an, das Verfahren in vergleichenden klinischen Untersuchungen auf dessen **Wirksamkeit** zu überprüfen, dies auch in Abgrenzung zu den zu dieser Zeit vorherrschenden psychoanalytischen Therapien. Die ersten wissenschaftlichen Überprüfungen durch die Arbeitsgruppe von Klerman (Klerman et al. 1974; Weissman et al. 1979) bestätigten, dass diese Therapieform depressive Symptomatik reduziert, die soziale Funktionsfähigkeit verbessert und additive Effekte zur Pharmakotherapie aufweist. Nach dem gelungenen Nachweis der Effizienz der IPT bei der akuten Depressionsbehandlung wurde der Ansatz von den Autoren selbst sowie von weiteren Forschungsgruppen für andere Arten psychischer Störungen weiter spezifiziert und untersucht.

Merke
Seit der ersten empirischen Evaluation des IPT-Modells im Jahre 1974 in den USA wurden weltweit über 600 wissenschaftliche Artikel publiziert und über 150 randomisiert kontrollierte Studien zur IPT durchgeführt, die in Metaanalysen zusammengefasst sind (Cuijpers et al. 2011, 2016; Barth et al. 2013; Zhou et al. 2015).

Thematisch befasste sich die Mehrzahl der Publikationen mit depressiven Störungen bei Erwachsenen gefolgt von Essstörungen und Depressionen im Kindes- und Jugendalter. Über die Jahre hinweg vollzog sich eine Entwicklung von der Beforschung der Wirksamkeit der IPT bei spezifischen Störungen (»efficacy«) zur Versorgungsforschung (»effectiveness«) bis hin zur Anwendungs- und Verbreitungsforschung. Hier lag der Fokus auf der Identifikation von Moderatoren und Prädiktoren (Bei wem wirkt IPT?) und auf der Prozessforschung (Wie wirkt IPT?). Die Studien und Veröffentlichungen stammen aus zahlreichen Ländern und Kulturen und boten immer wieder innovative Entwicklungen. So wurde die IPT beispielsweise im Rahmen der allerersten Psychotherapiestudie in Afrika eingesetzt (Bolton et al. 2003).

- **Transfer in die Praxis:** Trotz der überzeugenden Wirksamkeitsnachweise und trotz der Empfehlung in nationalen und internationalen Leitlinien (▶ Tab. 2-2) hat sich die IPT in den USA im Vergleich zu anderen Methoden bisher nur relativ wenig verbreitet. Dafür gibt es verschiedene Gründe: Klerman und Weissman praktizierten eher im Forschungs- als im klinischen Setting. Darüber hinaus bremste Klermans früher Tod im Jahre 1992 eine weitere Populari-

Tab. 2-2 Behandlungsleitlinien, die Interpersonelle Psychotherapie (IPT) empfehlen (modifiziert nach Ravitz und Watson 2014).

Diagnose	Leitlinie
Depression	• National Institute of Clinical Excellence (NICE) • American Psychiatric Association (APA) • American Psychological Association • Canadian Network for Mood and Anxiety Treatments (CANMAT) • World Health Organization (WHO) • Royal Australian and New Zealand Clinical Practice Guidelines (RANZCP) • Nationale Versorgungsleitlinie zur unipolaren Depression (S3-Leitlinie)
Essstörungen	• APA
Bipolare Störungen	• APA • CANMAT • RANZCP

sierung, Institutionalisierung und Ausweitung der praktischen Anwendung der IPT. Die IPT wurde auch nicht als vorgeschriebener Bestandteil in die amerikanischen **Weiterbildungsprogramme zum psychiatrischen Facharzt** (Psychiatry Residency Training Program) aufgenommen. Dahingegen wurde die Kognitive Verhaltenstherapie von Anfang an mit Nachdruck institutionalisiert sowie gefördert, und auch psychodynamische Therapien hatten in den USA bereits eine lange Tradition, sodass sich diese beiden Methoden in den USA am weitesten verbreitet haben.

2.2 Die IPT im deutschsprachigen Raum und in anderen Ländern

Die praktische Anwendung sowie die Verbreitung der IPT haben in den letzten Jahren in anderen Ländern schneller zugenommen als in den USA. Besonders fortgeschritten ist die Etablierung der Methode in Großbritannien, Kanada, den Niederlanden, Australien und im stationären Bereich in Deutschland. Aber auch in Italien, Spanien, Brasilien, Japan, Frankreich, Norwegen, Schweiz, Schweden und der Türkei wird die IPT beforscht und praktisch eingesetzt. Auch in Entwicklungsländern und anderen Kulturen (z. B. Afrika, Indien, Puerto Rico) hat der Einsatz der IPT vorwiegend als Gruppenprogramm in den letzten Jahren eine vergleichsweise rasante Entwicklung genommen.

- **Vorgeschichte/Rahmen in Deutschland:** Die Einführung der IPT in den deutschsprachigen Ländern in den frühen 90er-Jahren stand wie in den USA im Zusammenhang mit der geplanten Durchführung eines umfassenden **Forschungsprojektes** zur Rezidivprophylaxe depressiver Erkrankungen. Die von der pharmazeutischen Industrie finanzierte Vorbereitung auf diese Studie, die allerdings aus firmeninternen Gründen letztendlich nicht realisiert wurde, beinhaltete ein mehrtägiges Training von IPT-Therapeuten an zehn Universitätskliniken. Die erste Publikation des **deutschsprachigen Manuals** (Schramm 1996) und die Gründung der Arbeitsgemeinschaft IPT im Jahre 1996, aus der später die Deutsche Gesellschaft für IPT (DGIPT) entstand, lösten ein breites Interesse an der IPT in den deutschsprachigen Ländern aus. Dementsprechend ließen sich zahlreiche ärztliche und psychologische Psychotherapeuten sowie stationär arbeitende Behandlungsteams in IPT trainieren (nähere Angaben zum IPT-Training ▶ Kap. 21), wobei die Anzahl an Kollegen aus dem Bereich der **stationären Patientenversorgung** die Zahl der niedergelassenen Kollegen übertraf. Dies hängt damit zusammen, dass in den 90er-Jahren zunehmend **»Depressionsstationen«** etabliert wurden, für die das IPT-Konzept äußerst geeignet schien. Eine solche »Schwerpunktstation IPT« wurde modellhaft zunächst an der Freiburger Universitätsklinik implementiert und systematisch evaluiert (▶ Kap. 15).

Aktivitäten der Arbeitsgemeinschaft Interpersonelle Psychotherapie seit 1996

- Gründung der Arbeitsgemeinschaft IPT im Jahre 1996 in Freiburg
- Publikation des ersten deutschsprachigen Manuals (1996)
- Verbreitung der IPT (Vorträge, Kurse, wissenschaftliche Publikationen, Übersichtsartikel, Buchbeiträge und Bücher)
- Entwicklung eines Weiterbildungs-Curriculums (Zertifizierung) für deutschsprachige Länder
- Aufbau von Depressionsstationen mit IPT-Konzepten
- Etablierung eines German Chapter bei der International Society of IPT (ISIPT)
- Durchführung empirischer Studien
- Anerkennung durch den Wissenschaftlichen Beirat Psychotherapie (2006)
- Leitung der Arbeitsgruppe IPT im Rahmen des Fachreferats Psychotherapie der Deutschen Gesellschaft für Psychiatrie, Psychotherapie und Nervenheilkunde (DGPPN)
- Empfehlung in nationalen Leitlinien, Aufnahme in Integrierte Versorgungsverträge einzelner Krankenversicherungen
- Gründung der Deutschen Gesellschaft für IPT (DGIPT; 2015 Antrag beim Gemeinsamen Bundesausschuss (GB-A) auf Anerkennung der IPT als Methode

- **Erste Wirksamkeitsnachweise in Deutschland:** Stationäre IPT-Konzepte wurden in Deutschland parallel zu ihrer Entwicklung **systematisch evaluiert** (Schramm et al. 2004, 2007; zusammengefasst in Kapitel 15). Weitere deutschsprachige Studien zur externen Qualitätssicherung in der Depressionstherapie zeigten, dass die IPT zu den **am häufigsten** in der stationären Behandlung eingesetzten psychotherapeutischen Verfahren gehört (Härter und Bermejo 2006). Einige sog. Effectiveness-Studien (z. B. Schramm et al. 2004; Bodenmann et al. 2008; Peeters et al. 2013; Lemmens et al. 2015, 2018; Ekeblad et al. 2016; Saloheimo et al. 2016), aber auch die klinische Erfahrung weisen auf den kurz- und langfristigen Nutzen der IPT auch für mit Depression komorbide Störungsbilder hin.

- **Training in IPT:** Inzwischen liegt in Deutschland und in anderen Ländern ein **Curriculum** für eine Zertifizierung in IPT vor (s. u.). Die Zertifizierungskriterien können allerdings je nach landesüblichen Standards unterschiedlich sein. Das **Trainingsprogramm** ist angelehnt an das im Rahmen des National Institute of Mental Health Treatment of Depression Collaborative Research Program (NIMH-TDCRP) entwickelte Konzept (detailliertere Angaben zum Training ▶ Kap. 21). Ein deutlicher Vorteil der IPT im Vergleich zu anderen Methoden (z. B. Kognitive Verhaltenstherapie [KVT]) besteht darin, dass die IPT relativ leicht zu erlernen und die erfolgreiche Durchführung bei entsprechendem Training auch durch weniger erfahrene Therapeuten möglich ist (s. auch Schramm et al. 2004, 2007).

Curriculum der Deutschen Gesellschaft für IPT (DGIPT)

Voraussetzungen für eine Zertifizierung in IPT (basierend auf den Vorgaben der International Society of Interpersonal Psychotherapy [ISIPT]):

I. abgeschlossene (oder nahezu abgeschlossene) Psychotherapieausbildung
II. Grundkenntnisse in der Behandlung depressiver Erkrankungen
III. 24 Unterrichtseinheiten didaktische Einführung, Demonstrationen und Übungen in dem Verfahren der IPT
IV. mindestens 10 Unterrichtseinheiten video- oder audiogestützte Supervision von mindestens zwei depressiven Patienten durch einen IPT-Supervisor. Die Fälle sollten aus zwei verschiedenen Problembereichen stammen
V. Erfüllen der formalen Adhärenz-Kriterien bei einer Fallsupervision

- **Wissenschaftliche Anerkennung und Kostenerstattung:** Trotz der zahlreichen Vorzüge konnte sich die IPT im deutschsprachigen Bereich nur im stationären Setting gut verbreiten, während sie in der ambulanten Praxis bisher noch wenig Anwendung findet. Dies liegt weder an mangelndem Interesse der Kliniker oder Patienten noch an der Brauchbarkeit und Wirksamkeit im ambulanten Rahmen (Cuijpers et al. 2011, 2016), sondern an der bisher berufspolitisch bedingten Verhinderung des Ansatzes als anerkannte und erstattungsfähige Methode im Richtlinienverfahren.
  Bereits im Jahr 2006 hat der Wissenschaftliche Beirat Psychotherapie auf der Grundlage zahlreicher Wirksamkeitsnachweise die Relevanz der Methode für die Depressionsbehandlung in einem Gutachten anerkannt. Im Jahr 2010 hat sich vor diesem Hintergrund eine Arbeitsgruppe der im Gemeinsamen Bundesausschuss (GB-A) mit der ambulanten Psychotherapie befassten Unterausschüsse mit der Frage beschäftigt, ob die Grundlagen für eine Methodenprüfung der IPT gegeben sind. Ein Antrag zur Überprüfung der IPT auf Nutzen, medizinische Notwendigkeit und Wirtschaftlichkeit für die vertragsärztliche Versorgung wurde von den Antragsberechtigten beim GB-A jedoch aufgrund anderer Prioritäten bei der Methodenprüfung bisher noch nicht gestellt. Als evidenzbasierte Methode ist die IPT jedoch in Direktverträgen mit den größten Krankenkassen erstattungsfähig.

2.3 Ausblick

Die IPT kann als Prototyp evidenzbasierter Psychotherapie bezeichnet werden, insofern als nicht nur die Wirksamkeit des Ansatzes empirisch belegt ist, sondern auch die zugrunde liegende theoretische Basis. Sie ist eine Methode erster Wahl zur psychotherapeutischen Behandlung unipolarer Depressionen und wird in nationalen und internationalen Leitlinien empfohlen. Dennoch wird sie in Deutschland im ambulanten Setting bisher nur selten eingesetzt.

Das ist ein nur durch erfolgreichen Lobbyismus der Vertreter anderer Therapierichtungen und strukturelle Grundprobleme zu erklären. Für eine flexiblere und dennoch qualifizierte Versorgung depressiv Erkrankter wäre es außerdem sinnvoll, dass auch Berufsgruppen mit Expertise im neuropsychiatrischen Fachbereich die Ermächtigung für die Anwendung einer effektiven Methode ohne eine vollständige Psychotherapieausbildung in einem Richtlinienverfahren erhalten könnten. Die IPT bietet sich dafür durch die einfache Erlernbarkeit besonders an. Die Anerkennung einer sehr gut evaluierten Methode wie der IPT könnte die bekannten Versorgungsdefizite und die Effizienz in der ambulanten Betreuung depressiver Patienten erheblich verbessern. So erhalten nach Expertenbefragung des Instituts für Qualität und Wirtschaftlichkeit im Gesundheitswesen (IQWIG) nur etwa 10 % der depressiven Patienten in der Akutphase eine Psychotherapie. Zunehmend mehr Patienten, v. a. in ländlichen Regionen oder mit schweren Störungen, finden keinen Therapieplatz innerhalb des gesetzlichen Krankenversicherungssystems. Eine Novelle bei der Bewertung und Aufnahme von effizienten Psychotherapieverfahren wie der IPT durch den GB-A in die Regelversorgung ist überfällig (Dannegger und Schramm 2016).

Literatur

Barth, J, Munder, T, Gerger, H et al. (2013): Comparative efficacy of seven psychotherapeutic interventions for patients with depression: a network meta-analysis. PLoS Med 10(5):e1001454

Beck, AT (1967): Depression: Clinical, experimental, and theoretical aspects. Harper & Row, New York

Beck, AT, Rush, AJ, Shaw, BF et al. (1979): Kognitive Therapie der Depression. Psychologie Verlags Union, München

Bodenmann, G, Plancherel, B, Beach, SR et al. (2008): Effects of coping-oriented couples therapy on depression: a randomized clinical trial. J Consult Clin Psychol 76(6): 944–954

Bolton, P, Bass, J, Neugebauer, R et al. (2003): Group interpersonal psychotherapy for depression in rural Uganda: a randomized controlled trial. JAMA 289: 3117–3124

Cuijpers, P, Geraedts, AS, van Oppen, P et al. (2011): Interpersonal psychotherapy for depression: a meta-analysis. Am J Psychiatry 168: 581–592

Cuijpers, P, Donker, T, Weissman, MM et al. (2016): Interpersonal psychotherapy for mental health problems: a comprehensive meta-analysis. Am J Psychiatry 173: 680–687

Dannegger, E & Schramm, E (2016): Interpersonelle Psychotherapie – Teil 2. Schulung in IPT könnte ambulante Versorgung Depressiver verbessern. Neurotransmitter 27(4): 29–32

Ekeblad, A, Falkenström, F, Andersson, G et al. (2016): Randomized trial of interpersonal psychotherapy and cognitive behavioral therapy for major depressive disorder in a community-based psychiatric outpatient clinic. Depress Anxiety 33: 1090–1098

Härter, M & Bermejo, I (2006): Leitlinien: Entwicklungsstand und Umsetzung von Depressionsleitlinien in Deutschland. In: Stoppe, G, Bramesfeld, A & Schwartz, FW (Hrsg). Volkskrankheit Depression? Springer, Berlin, S. 387–404

Klerman, GL, Di Mascio, A, Weissman, MM et al. (1974): Treatment of depression by drugs and psychotherapy. Am J Psychiatry 131: 186–191

Klerman, GL & Weissman, MM (eds) (1993): New applications of interpersonal psychotherapy. American Psychiatric Press, Washington, S. 353–378

Klerman, GL, Weissman, MM, Rounsaville, BJ et al. (1984): Interpersonal psychotherapy of depression. Basic Books, New York

Lemmens, LH, Arntz, A, Peeters, F et al. (2015): Clinical effectiveness of cognitive therapy v. interpersonal psychotherapy for depression: results of a randomized controlled trial. Psychol Med 45(10): 2095–2110

Lemmens, LHJM, van Bronswijk, SC, Peeters, F et al. (2018): Long-term outcomes of acute treatment with cognitive therapy v. interpersonal psychotherapy for adult depression: follow-up of a randomized controlled trial. Psychol Med 24: 1–9

Peeters, F, Huibers, M, Roelofs, J et al. (2013): The clinical effectiveness of evidence-based interventions for depression: a pragmatic trial in routine practice. J Affec Disord 145(3): 349–355

Ravitz, P & Watson, P (2014): Interpersonal psychotherapy: Healing with a relational focus. Focus 12: 274–284

Saloheimo, HP, Markowitz, J, Saloheimo, TH et al. (2016): Psychotherapy effectiveness for major depression: a randomized trial in a Finnish community. BMC Psychiatry 16: 131

Schramm, E (1996): Interpersonelle Psychotherapie bei Depressionen und anderen psychischen Störungen. Schattauer, Stuttgart

Schramm, E, van Calker, D, & Berger, M (2004): Wirksamkeit und Wirkfaktoren der Interpersonellen Psychotherapie in der stationären Depressionsbehandlung – Ergebnisse einer Pilotstudie. Psychother Psychosom Med Psychol 54: 65–72

Schramm, E, van Calker, D, Dykierek, P et al. (2007): An intensive treatment program of interpersonal psychotherapy plus pharmacotherapy for depressed inpatients: acute and long-term results. Am J Psychiatry 164: 768–777

Weissman, MM, Prusoff, BA, DiMascio, A et al. (1979): The efficacy of drugs and psychotherapy in the treatment of acute depressive episodes. Am J Psychiatry 136: 555–558

Weissman, MM, Markowitz, JC & Klerman, GL (2007): Clinician's quick guide to interpersonal psychotherapy. Oxford University Press, New York

Weissman, MM, Markowitz, JC & Klerman, G (2018): The guide to interpersonal psychotherapy: Updated and expanded. Oxford University Press, New York

Zhou, X, Hetrick, SE, Cuijpers, P et al. (2015): Comparative efficacy and acceptability of psycho-therapies for depression in children and adolescents: a systematic review and network meta-analysis. World Psychiatry 14: 207–222

3 Fakten über depressive Erkrankungen – diagnostische und psychoedukative Phase der IPT

Eva-Lotta Brakemeier, Rolf Stieglitz und Elisabeth Schramm

Die in diesem Kapitel komprimiert dargestellten Informationen über affektive Störungen können als Grundlage für die Psychoedukation in der Anfangsphase der Interpersonellen Psychotherapie (IPT) verwendet werden, in der sich Therapeut und Patient ausführlich mit dem Störungsbild der Depression beschäftigen. Auf Basis der systematisch erworbenen Informationen zur Symptomatik (▶ Abschn. 3.3) stellt der Therapeut eine Diagnose und **klärt den Patienten über seine Erkrankung und Behandlungsmöglichkeiten auf** (▶ Kap. 7). Ein umfassendes Wissen des Behandelnden über depressive Störungen ist daher von großer Bedeutung. So kann er auch die in der IPT geforderte therapeutische Rolle des »**Depressionsexperten**« einnehmen und dem Patienten das entlastende Gefühl vermitteln, sich an die richtige Stelle gewandt zu haben. Im Verlauf der Therapie ist anzustreben, dass der Patient selbst immer mehr zum Experten für seine Störung wird.

Zur Vertiefung der Kenntnisse über die Klinik und Diagnostik der Depression verweisen wir auf einschlägige Lehrbücher (z. B. Berger 2018; Margraf und Schneider 2018).

Im Folgenden wird in erster Linie auf unipolare depressive Episoden Bezug genommen, zu deren Behandlung die IPT ursprünglich entwickelt wurde. Dysthymien und bipolare Erkrankungen werden ebenfalls abgehandelt, da für diese Störungsvarianten speziell modifizierte Versionen der IPT vorliegen.

3.1 Begriffsklärung Depression

Der Begriff Depression lässt sich vom lateinischen Verb »deprimere« (= niederdrücken) ableiten und weist umgangssprachlich auf einen **Zustand psychischer Niedergeschlagenheit** hin.

Als Stimmung stellt Depression im Sinne von Traurigkeit oder Trauer eine uns allen bekannte normale menschliche Erfahrung dar. Klerman et al. (1974) und andere Autoren (Bowlby 1969; Harlow et al. 1971) stellten fest, dass die Fähigkeit, depressive Gefühle zu erfahren, wesentlich zur Entwicklung sozialer Bindungen und zu erlerntem sozialem Verhalten bei Primaten und bei Menschen beigetragen habe und damit für das Überleben und die Weiterentwicklung der menschlichen Spezies eine wichtige Rolle spiele. Solche Theorien weisen auf den bedeutsamen **Zusammenhang zwischen sozialen Bindungen bzw. sozialem Verhalten** und der **Depression** hin, auf welchem die IPT basiert.

Ob als Reaktion auf ein belastendes Ereignis oder in Antizipation desselben, ob als Ausdruck allgemeiner Unzufriedenheit oder als biorhythmisch bedingte Stimmungsschwankung aufgrund mangelnden Schlafs oder Menstruation, das Gefühl der Niedergeschlagenheit oder Verstimmtheit gehört zur **Bandbreite menschlichen Erlebens**. In der Regel geht das Herabgestimmtsein jedoch vorüber und beeinträchtigt die gewohnte Leistungsfähigkeit nur mäßig. Die Unterscheidung zwischen »normalem« und pathologischem Herabgestimmtsein ist oft schwierig und Gegenstand depressionswissenschaftlicher Kontroversen. Der Unterschied ist selbst vom Betroffenen nicht immer klar erkennbar, denn die Spannbreite zwischen »eindeutig gesund« und »eindeutig krank« ist wie bei allen psychischen Störungen als Kontinuum anzusehen.

Merke
Beim depressiven Syndrom im Sinne einer psychiatrischen Erkrankung handelt es sich um eine *spezifische Konstellation verschiedener Symptome*, die in regelhafter Weise im gleichen Zeitraum auftreten, für längere Zeit anhalten und als beeinträchtigend empfunden werden.

Die häufigsten Symptome eines depressiven Syndroms sind (Pfennig et al. 2016; Maske et al. 2015):

- niedergeschlagene, hoffnungslose, oft auch ängstliche Stimmung,
- gestörter Schlaf,
- Interessenverlust und Antriebslosigkeit,
- Konzentrationsstörungen,
- Appetitlosigkeit,
- innere Unruhe,
- Libidoverlust,
- Selbstzweifel,
- Suizidgedanken.

Die Schwierigkeit der Abgrenzung eines depressiven Syndroms von nicht pathologischer Verstimmung erklärt, warum sich nur etwa die Hälfte der Betroffenen erst nach wochen- bis monatelangem Abwarten in Behandlung begibt bzw. warum die Betroffenen bezüglich der Depression nicht adäquat behandelt werden (Dietrich et al. 2017), sodass sich deren kurzfristige Prognose verschlechtert. Zwar werden inzwischen 55 % der depressiven Patienten auch von Hausärzten als solche korrekt diagnostiziert, jedoch wird ein Viertel aller Depressionen nicht erkannt, und 19 % der Betroffenen erhalten eine andere psychiatrische Diagnose. Daher bleibt ein bedeutender Anteil an depressiven Patienten **undiagnostiziert** und wird somit auch **unzureichend behandelt** (Trautman und Beesdo-Baum 2017).

Aufklärung der Patienten bezüglich depressiver Störungen

»Einzelne Symptome der Depression kennt jeder Mensch, denn wir alle waren schon einmal traurig und verzweifelt. Ihr Erleben dieser Symptomatik ist daher nicht ›abnormal‹. Jedoch sind bei Ihnen das Ausmaß und/oder die Dauer sowie die Vielfalt der Symptome nicht mehr im Normbereich, weshalb Sie auch so ausgeprägt darunter leiden. Die Symptome haben sich zu einer Erkrankung ausgeweitet, die behandlungsbedürftig ist. Daher ist es sehr gut, dass Sie sich nun bei mir professionelle Hilfe gesucht haben, denn Depressionen sind im Allgemeinen gut therapierbar.«

3.2 Klassifikatorische Diagnostik nach DSM-5 und ICD-10

In den gängigen Klassifikationssystemen – wie dem **DSM-5** (Diagnostic and Statistical Manual of Mental Disorders) der American Psychiatric Association (APA; Falkai und Wittchen 2015) und der **ICD-10** (International Statistical Classification of Diseases and Related Health Problems) der Weltgesundheitsorganisation (WHO; Dilling et al. 1991) – wird eine **Typisierung** unterschiedlicher Depressionsformen hinsichtlich der Merkmale Symptomatologie, Schweregrad, Krankheitsdauer und Verlauf vorgenommen. Hierbei wird auf frühere hypothetische ätiopathogenetische Modelle bei Diagnosestellung und Klassifikation zugunsten einer Präzisierung des Quer- und Längsschnitts der vorliegenden

Erkrankungen verzichtet (► Tab. 3-1). Insbesondere Begriffe wie **endogen** oder **neurotisch** implizierten ätiopathogenetische Vorstellungen, die sich durch empirische Untersuchungen nicht belegen ließen. Der in DSM und ICD gewählte deskriptive, atheoretische Ansatz ist in vielerlei Hinsicht ein Kompromiss zwischen unterschiedlichen Schulrichtungen und Ländern, was insbesondere für die ICD-10 gilt. Zudem sind die heute gültigen Konzeptualisierungen Eingeständnis des immer noch begrenzten Wissens um die Ätiopathogenese affektiver Störungen.

In der ICD-10 befinden sich die depressiven Störungen gemeinsam mit der Manie bzw. Hypomanie in Abschnitt F3 »Affektive Störungen«, im DSM-5 sind beide getrennt in »Depressive Störungen« und »Bipolare und verwandte Störungen«.

Eine mindestens zwei Wochen bestehende ausgeprägte depressive Symptomatik wird im DSM-5 als **Major Depression** bezeichnet (► Tab. 3-2). Es ist bisher nicht gelungen, diesen Begriff adäquat ins Deutsche zu übertragen (z. T. findet sich die Bezeichnung majore Depression). In der ICD-10 wird – nicht identisch mit der Definition für Major Depression – eine klinisch relevante Depression als **depressive Episode** bezeichnet, welche je nach Schweregrad in leicht, mittel oder schwer unterteilt werden kann und ebenfalls mindestes zwei Wochen andauern muss (► Tab. 3-3). Die Kodierung der Störungen erfolgt in beiden Systemen entsprechend der ICD-10! Der Major Depression bzw. depressiven Episode wird die **Dysthymie** als leichtere, jedoch chronisch verlaufende Depressionsform (mindestens zwei Jahre) gegen-

Tab. 3-1 Unterteilungsprinzipien und ihre Anwendung in ICD-10 und DSM-5.

Neurotisch	kein diagnostisches Einteilungsprinzip in ICD-10 und DSM-5; übriggeblieben als Dysthymie
Psychotisch	Beibehaltung des Begriffs sowohl in der ICD-10 als auch im DSM-5 unter phänomenologischen Gesichtspunkten zur näheren Charakterisierung depressiver oder manischer Episoden; psychotische Merkmale bezeichnen das Vorhandensein von Halluzinationen oder Wahn
Reaktiv	kein diagnostisches Einteilungsprinzip in ICD-10 und DSM-5; übriggeblieben als Anpassungsstörung mit depressiver Stimmung in der ICD-10 und im DSM-5 oder als das Kodieren psychosozialer und äußerer Belastung (z. B. Z-Kodierungen in der ICD-10)
Endogen	Fortbestand des Konzepts als »melancholische Merkmale« (DSM-5) bzw. »somatische Symptome«/»somatisches Syndrom« (ICD-10) unter phänomenologischen Gesichtspunkten zur näheren Bestimmung depressiver Episoden
Primär	kein diagnostisches Einteilungsprinzip in ICD-10 und DSM-5
Sekundär	kein diagnostisches Einteilungsprinzip in ICD-10 und DSM-5
Unipolar	gültiges Unterteilungsprinzip bei den affektiven Störungen in ICD-10 und DSM-5
Bipolar	gültiges Unterteilungsprinzip bei den affektiven Störungen in ICD-10 und DSM-5

ICD = International Statistical Classification of Diseases and Related Health Problems; DSM = Diagnostic and Statistical Manual of Mental Disorders.

übergestellt. Mit diesem Begriff wurde in früheren Zeiten zumeist eine depressive Persönlichkeitsstörung oder neurotische Depression diagnostiziert. Die **bipolaren Störungen** werden in **bipolar I** und **bipolar II** (in der ICD-10 nur als provisorische Diagnose im Anhang der Forschungskriterien) unterschieden, je nachdem, ob die gehobene, euphorische oder gereizte Stimmungslage das Vollbild einer Manie erreicht (bipolar I) oder nur als Hypomanie (bipolar II) zu typisieren ist. Die Subgruppen der affektiven Störungen können nach folgenden Aspekten charakterisiert werden:

- nach ihrer Schwere (leicht, mittel, schwer),
- nach dem Vorhandensein psychotischer Symptome (Wahn, Halluzinationen),
- nach einem melancholie-typischen Symptommuster (nach ICD-10 »mit somatischen Symptomen« bzw. »mit somatischem Syndrom«),
- nach ihrem Verlauf, d.h., je nachdem, ob die Erkrankung voll (DSM-5) oder nur partiell remittiert bzw. chronisch verläuft,
- nach einem saisonalen Muster (Zusammenhang zwischen Auftreten einer Episode und der Jahreszeit),
- bezüglich der Frequenz wiederkehrender Erkrankungsphasen (wenn bei bipolaren Störungen mindestens vier Krankheitsepisoden pro Jahr auftreten, spricht man von einem Rapid Cycling),
- nach dem Grad des Ansprechens auf Behandlungsversuche (Therapieresistenz), was jedoch kein diagnostisches Kriterium im engeren Sinn ist,
- im DSM-5 nach der im Vordergrund stehenden Symptomatik (z.B. mit Angst).

Tab. 3-2 Diagnostische Kriterien einer Major Depression (DSM-5).

A. Mindestens fünf der folgenden Symptome bestehen während derselben Zwei-Wochen-Periode und stellen eine Änderung gegenüber der vorher bestehenden Leistungsfähigkeit dar; mindestens eines der Symptome ist entweder depressive Verstimmung oder Verlust an Interesse oder Freude. Die allgemeinen Kriterien für eine depressive Episode (F32) sind erfüllt.

Beachte: Auszuschließen sind Symptome, die eindeutig durch einen medizinischen Krankheitsfaktor bedingt sind.

- depressive Verstimmung an fast allen Tagen, für die meiste Zeit des Tages, vom Betroffenen selbst berichtet (z.B. fühlt sich traurig, leer oder hoffnungslos) oder von anderen beobachtet (z.B. erscheint den Tränen nahe)
  - Beachte: Es kann sich bei Kindern und Jugendlichen auch um eine reizbare Verstimmung handeln.
- deutliche Minderung des Interesses oder der Freude an allen oder fast allen Aktivitäten, an fast allen Tagen, für die meiste Zeit des Tages (entweder nach subjektivem Ermessen oder von anderen beobachtet)
- deutlicher Gewichtsverlust ohne Diät oder Gewichtszunahme (mehr als 5 % des Körpergewichts in einem Monat) oder verminderter oder gesteigerter Appetit an fast allen Tagen
  - Beachte: Bei Kindern ist das Ausbleiben der zu erwartenden Gewichtszunahme zu berücksichtigen.
- Schlaflosigkeit oder vermehrter Schlaf an fast allen Tagen
- psychomotorische Agitiertheit oder Verlangsamung an fast allen Tagen (durch andere beobachtbar, nicht nur das subjektive Gefühl von Rastlosigkeit oder Verlangsamung)
- Müdigkeit oder Energieverlust an fast allen Tagen
- Gefühle von Wertlosigkeit oder übermäßige oder unangemessene Schuldgefühle (die auch wahnhaftes Ausmaß annehmen können) an fast allen Tagen (nicht nur Selbstvorwürfe oder Schuldgefühle wegen des Krankseins)

- verminderte Fähigkeit zu denken oder sich zu konzentrieren oder verringerte Entscheidungsfähigkeit an fast allen Tagen (entweder nach subjektivem Ermessen oder von anderen beobachtet)
- wiederkehrende Gedanken an den Tod (nicht nur Angst vor dem Sterben), wiederkehrende Suizidvorstellungen ohne genauen Plan, tatsächlicher Suizidversuch oder genaue Planung eines Suizids

B. Die Symptome verursachen in klinisch bedeutsamer Weise Leiden oder Beeinträchtigungen in sozialen, beruflichen oder anderen wichtigen Funktionsbereichen.

C. Die Symptome gehen nicht auf die direkte körperliche Wirkung einer Substanz oder eines medizinischen Krankheitsfaktors zurück.

Beachte: Die Kriterien A–C machen eine depressive Episode bei Major Depression aus.

Beachte: Reaktionen auf einen erheblichen Verlust (z. B. Trauerfall, finanzieller Ruin, Verlust auf der Basis von Naturkatastrophen, einer ernsthaften Erkrankung oder Behinderung) können Gefühle intensiver Traurigkeit, Grübeln über den Verlust, Schlaflosigkeit, verminderten Appetit und Gewichtsverlust beinhalten, die unter Kriterium A genannt sind und einer depressiven Episode ähneln. Obgleich diese Symptome nachvollziehbar sind und bezogen auf den Verlust als angemessen erscheinen, sollte sorgfältig geprüft werden, ob zusätzlich zu der normalen Reaktion auf den Verlust eine Episode im Rahmen einer Major Depression vorliegt. Diese Entscheidung erfordert eine klinische Einschätzung auf der Basis der individuellen Anamnese und der kulturellen Normen bezüglich des Ausdrucks von psychischer Belastung im Zusammenhang mit Verlusterfahrungen.

D. Das Auftreten einer Episode einer Major Depression ist nicht besser durch eine schizoaffektive Störung, eine Schizophrenie, eine schizophrenieforme Störung, eine wahnhafte Störung, eine andere näher oder nicht näher bezeichnete Erkrankung aus dem Schizophrenie-Spektrum oder andere psychotische Erkrankungen zu erklären.

E. Es bestand niemals eine manische Episode oder eine hypomane Episode.

Beachte: Dieses Ausschlusskriterium trifft nicht zu, wenn alle manie- oder hypomanieähnlichen Episoden substanzinduziert oder der direkten körperlichen Wirkung eines medizinischen Krankheitsfaktors zuzuschreiben waren.

Tab. 3-3 Diagnostische Kriterien für eine depressive Episode nach ICD-10 (Forschungskriterien; Dilling und Freyberger 2016) und DSM-5 (Falkai und Wittchen 2015).

Diagnostische Kriterien einer **depressiven Episode** (ICD-10)

G1 Die depressive Episode sollte mindestens zwei Wochen dauern.
G2 In der Anamnese keine manischen oder hypomanischen Symptome, die schwer genug wären, die Kriterien für eine manische oder hypomanische Episode (F30) zu erfüllen.
G3 Ausschlussklausel: Die Episode ist nicht auf einen Missbrauch psychotroper Substanzen (F1) oder auf eine organische psychische Störung im Sinne von F0 zurückzuführen.

Diagnostische Kriterien einer **leichten depressiven Episode** (F32.0)

A Die allgemeinen Kriterien für eine depressive Episode (F32) sind erfüllt.
B Mindestens zwei der folgenden drei Symptome liegen vor:
- depressive Stimmung in einem für den Betroffenen deutlich ungewöhnlichen Ausmaß, die meiste Zeit des Tages, fast jeden Tag, im Wesentlichen unbeeinflusst von den Umständen und mindestens zwei Wochen anhaltend

Tab. 3-3 Diagnostische Kriterien für eine depressive Episode nach ICD-10 *(Fortsetzung)*

- Verlust an Interessen oder Freude an Aktivitäten, die normalerweise angenehm waren
- verminderter Antrieb oder gesteigerte Ermüdbarkeit

C Eins oder mehrere zusätzliche der folgenden Symptome, sodass die Gesamtzahl aus B und C mindestens *vier oder auch fünf* ergibt:
- Verlust des Selbstvertrauens oder des Selbstwertgefühls
- unbegründete Selbstvorwürfe oder ausgeprägte, unangemessene Schuldgefühle
- wiederkehrende Gedanken an den Tod oder an Suizid oder suizidales Verhalten
- Klagen über oder Nachweis eines verminderten Denk- oder Konzentrationsvermögens, Unschlüssigkeit oder Unentschlossenheit
- psychomotorische Agitiertheit oder Hemmung (subjektiv oder objektiv)
- Schlafstörungen jeder Art
- Appetitverlust oder gesteigerter Appetit mit entsprechender Gewichtsveränderung

Für das Vorliegen einer mittelgradigen depressiven Episode (F32.1) müssen mindestens zwei der drei Symptome von B und zusätzliche Symptome von C vorliegen, sodass die Gesamtzahl mindestens sechs oder auch sieben Symptome beträgt.

Für das Vorliegen einer schweren depressiven Episode (F32.2) müssen alle drei Symptome von B und zusätzliche Symptome von C vorliegen, sodass die Gesamtzahl mindestens acht Symptome ergibt.

Tab. 3-4 Klassifikation der unipolaren Depressionouble Depression (modifiziert nach McCullough et al. 2003).

Verlauf der Krankheit	Leicht	Mittel bis schwer
Akut	leichte (minore) depressive Episode	majore depressive Episode
Chronisch	Dysthymie	• Double Depression • teilremittierte Major Depression ohne vollständige Remission

Eine neuere, jedoch nicht offizielle Einteilung von unipolaren Störungen (► Tab. 3-4) grenzt episodische Depressionen von chronischen Formen ab, wobei beide hinsichtlich des Schweregrads kategorisiert werden (Gelenberg et al. 2006). Im DSM-5 wird zudem erstmals die »Perstistierende Depressive Störung« klassifiziert (APA 2015), auf die weiter unten im Abschnitt eingegangen wird.

Da die IPT **speziell für unipolare, episodisch verlaufende Depressionen** (unabhängig vom Schweregrad) entwickelt wurde, wird diese Störungsgruppe im Folgenden ausführlicher beschrieben und im Anschluss von den chronisch verlaufenden Depressionen abgegrenzt. Auf die Subform der chronischen Depression wird aufgrund ihrer Häufigkeit (bis zu 30 % aller Depressionen verlaufen chronisch), der häufigen Überlappung mit depressiven Episoden und den besonderen Herausforderungen bei der Behandlung (vgl. z. B. Berger et al. 2018) ausführlicher eingegangen (► Kap. 5). Auch die bipolare Störung wird gesondert berücksichtigt, weil speziell für diese Störungsgruppe eine Modifikation der IPT entwickelt wurde (► Kap. 5).

Merke
Bei Depressionen handelt es sich also um eine phänotypisch *heterogene Krankheitsgruppe* und nicht um eine einheitliche Entität. Zudem bestehen zahlreiche *Subgruppen* depressiver Erkrankungen mit höchstwahrscheinlich unterschiedlichen Ätiologien, die vermutlich auch auf unterschiedliche Therapiestrategien ansprechen.

Beispielsweise sind Behandlungsoptionen für die Gruppe körperlich erkrankter depressiver Patienten, die vor einiger Zeit noch relativ unbeachtet war, in den letzten Jahren intensiv erforscht worden (Überblick bei Freedland und Carney 2009).

Obwohl es sich um keine offizielle diagnostische Einteilung handelt, lassen sich depressive Patienten klinisch weiter nach dem im Vordergrund stehenden psychopathologischen Bild beschreiben (z. B. ängstlich-depressiv, gehemmt-depressiv, agitiert-depressiv).

Zur Charakterisierung depressiver Störungen als hilfreich anzusehen sind auch die Möglichkeiten der Kodierung, ob Belastungen o. Ä. mit dem Auftreten der Symptomatik oder dem Verlauf in Verbindung gebracht werden können. In der ICD-10 gibt es die Möglichkeiten der »Z-Kodierungen«, im DSM-5 »Andere klinisch relevante Probleme«. Beispiele für Z-Kodierungen der ICD-10 (DIMDI 2019) sind Z60 »Kontaktanlässe mit Bezug auf die soziale Umgebung« (z. B. »Alleinlebende Person«), Z61 »Kontaktanlässe mit Bezug auf Kindheitserlebnisse« (z. B. »Verlust einer nahen Bezugsperson in der Kindheit«) oder Z63 »Andere Kontaktanlässe mit Bezug auf den engeren Familienkreis« (z. B. »Probleme in der Beziehung zum Ehepartner oder Partner«).

Unipolare episodische Depression

In der ICD-10 wird verlangt, dass für die Diagnose einer depressiven Episode mindestens zwei der drei Kernsymptome (depressive Stimmung, Verlust von Interesse und Freude oder erhöhte Ermüdbarkeit) für mindestens zwei Wochen bestehen, um in Kombination mit anderen Begleitsymptomen die Diagnose einer depressiven Störung zu rechtfertigen (► Tab. 3-3).

Psychotherapeutisch ist es sinnvoll, bei der Depression zusätzlich verschiedene Ebenen der Symptomatik und Beeinträchtigung individuell zu betrachten, die im Folgenden dargestellt werden (in der IPT wird der Schwerpunkt hierbei auf die **interpersonelle** Ebene gelegt).

- **Affektive Ebene:** Das gefühlsmäßige Erleben in der Depression kann von Patient zu Patient erheblich variieren. Manche Patienten fühlen sich in ihrem Gefühlserleben stark verändert und beschreiben diese Veränderung z. B. folgendermaßen: »Ich fühle mich innerlich abgestorben und abgrundtief leer.« Auf äußere Reize und Ereignisse reagieren sie nur eingeschränkt, sie fühlen sich wie versteinert und können keine Freude mehr empfinden (Gefühl der Gefühllosigkeit). Bei anderen Patienten äußert sich die Depression eher in anhaltender Niedergeschlagenheit und Hoffnungslosigkeit. Die überwiegende Mehrzahl der Patienten (ca. 90 %) gibt an, außerdem unter ängstlicher Stimmung und Gefühlen wie Schuld und Scham zu leiden. Scham gilt als ein lange Zeit vernachlässigtes Gefühl, das jedoch bei depressiven Störungen eine größere Rolle zu spielen scheint als Schuld (Andrews 1995; Ghatavi et al. 2002; Gilbert et al. 1994; Webb et al. 2007). Auch Ärger, Reizbarkeit und Feindseligkeit prägen bei vielen Patienten das emotionale Erleben und stehen bei depressiven Zuständen von Kindern und Jugendlichen sogar oft im Vordergrund. Das Gefühl selbst ist üblicherweise wiederum mit Schuldgefühlen verbunden. Ein relativ geringer Prozentsatz von Patienten klagt anstelle von affektiven Symptomen vorwiegend über körperliche Beschwerden. Diese Ausdruckspräferenz kann auch kulturell bedingt sein. In der klinischen Praxis tragen im Vordergrund stehende somatische Beschwerden oft dazu bei, dass eine dahinterstehende Depression leicht übersehen wird (z. B. in der Hausarztpraxis).

- **Verhaltensebene:** Aktivität bzw. Energie sind bei ca. 97 % der Patienten vermindert, und der Antrieb ist gehemmt. Bei schweren Depressionen schafft es der Betroffene nicht, morgens aufzustehen und den Tag aktiv zu beginnen. Auch die körperliche Pflege wird manchmal vernachlässigt. Jede Routinetätigkeit kostet große Mühe. Die berufliche oder häusliche Tätigkeit geht nur schwer von der Hand. Der Betroffene ist dabei oft so verlangsamt, dass vieles liegen bleibt. Hobbys werden aus Mangel an Interesse nicht mehr verfolgt. Auch von sozialen Kontakten zieht sich der Betroffene oft zurück, da diese als anstrengend und überfordernd erlebt werden. Die Sprache ist verlangsamt, das Gesagte spärlich, manchmal kaum hörbar. Manche depressiven Menschen weinen vermehrt, andere können nicht einmal mehr Traurigkeit empfinden und sehen sich auf dem Wege zur Besserung, wenn sie wieder weinen können. Häufig wirken Mimik, Gestik und Körperhaltung starr, eingeschränkt und wenig spontan. Im Extremfall verharrt der Patient völlig erstarrt und stumm im depressiven Stupor. Andere Patienten werden hingegen durch starke psychomotorische Unruhe (Agitiertheit) gequält, die sich in ständigem Auf- und Abgehen äußern kann. Bei dieser agitierten Patientengruppe ist das Risiko für suizidales Verhalten besonders hoch.

- **Kognitive Ebene:** Als äußerst leistungsbeeinträchtigend werden von den meisten Patienten Konzentrations- und Gedächtnisschwierigkeiten empfunden. Typischerweise kann der Betroffene meist kaum eine Buchseite vollständig lesen und weiß unmittelbar danach oft nicht mehr, was er gerade gelesen hat. Das zielgerichtete Denken erscheint schwerfällig und gehemmt, stattdessen stehen Grübeln, Selbstzweifel, Suizidgedanken und Sorgen über die Zukunft im Vordergrund. Darüber hinaus kann der Patient in seiner Entscheidungsfähigkeit erheblich beeinträchtigt sein. Er kann morgens übertrieben lange vor seinem Kleiderschrank stehen, unfähig und wie blockiert, passende Kleidung auszusuchen. Viele Patienten trauen sich nichts mehr zu und fühlen sich als Versager. Entschlüsse, die in diesem Stadium vor dem Hintergrund eines Überforderungsgefühls überstürzt getroffen werden (wie z. B. die Kündigung einer Arbeitsstelle oder Trennungen), sollten von Angehörigen oder Therapeuten möglichst verhindert werden. Denn oftmals wird nahezu alles, einschließlich der eigenen Person, vom Betroffenen als negativ, pessimistisch und hoffnungslos bewertet. Bei schweren Depressionen kann dies wahnhafte Formen annehmen. Häufige Themen sind dabei die Furcht zu verarmen, sich versündigt zu haben, vollkommen wertlos und überflüssig oder körperlich dem Tod geweiht zu sein (Schuld-, Verarmungs-, Versündigungs-, nihilistischer und hypochondrischer Wahn). In manchen Fällen kann dies von stimmungskongruenten, verdammenden, kritisierenden akustischen Halluzinationen begleitet sein. Zu stimmungsinkongruenten Wahnideen und Halluzinationen im Rahmen einer psychotischen Depression gehören Verfolgungs-, Beziehungs-, Eifersuchts- und Kontrollwahn, Gedankeneingebung sowie paranoide, befehlende oder kommentierende Halluzinationen.

- **Somatische Ebene:** Das typischste körperliche Symptom bei bis zu 90 % der Depressiven ist die Insomnie. Sie äußert sich in Einschlaf- oder Durchschlafschwierigkeiten, unerholsamem Schlaf oder frühmorgendlichem Erwachen. Der mangelnde Schlaf kann wiederum zu anderen Symptomen wie Konzentrationsstörungen, Energielosigkeit und Verlangsamung beitragen. Bei vielen Patienten ist der gestörte Schlaf das erste auftretende und letzte remittierende Symptom und ist damit als gut zu erkennendes Frühwarnzeichen geeignet. Bei atypischen Depressionen kann der Schlaf auch im Sinne einer Hypersomnie vermehrt sein. Der Appetit ist bei 70–80 % der depressiven Patienten gestört. Meist handelt es sich um Appetitverlust, der von deutlicher Gewichtsabnahme begleitet ist. Es kommt auch (allerdings seltener) vor, dass der Appetit gesteigert ist bis hin zu gelegentlichen Essattacken. Das sexuelle Verlangen ist in der Regel vermindert, es kommt zum Libidoverlust, was häufig zu partnerschaflichen Problemen führt. Depressive Patienten klagen weiterhin häufig über verschiedene körperliche Beschwerden (Cassano und Fava 2002). Typische Beispiele sind Kopfschmerzen, Verdauungsprobleme, Rücken- oder Muskelschmerzen, ein Kloßgefühl im Hals, Schwindel oder Sodbrennen. Es kommt auch vor, dass bestehende leichtere Erkrankungen (wie z. B. Rückenschmerzen) im Rahmen der Depression verstärkt erlebt werden.
- **Interpersonelle Ebene:** Depressive Patienten erleben häufig zwischenmenschliche Konflikte (v. a. mit dem Partner oder anderen Familienmitgliedern), welche zur Depressionsentstehung oder -aufrechterhaltung beigetragen haben können. Dabei kann es zu komplexen Wechselwirkungen kommen: Der Betroffene braucht in der Depression die Bestätigung und Unterstützung anderer, zweifelt sie aber gleichzeitig aufgrund der negativen Wahrnehmung an. Je mehr Zweifel auftreten, desto stärker wird das Bedürfnis nach Rückmeldung, die aber in der Folge wieder infrage gestellt wird. Aufgrund dieses sich wiederholenden Musters sind die Bezugspersonen von depressiven Personen häufig überfordert, frustriert und ziehen sich zurück. Dies trägt beim Betroffenen wiederum zur Verstärkung der depressiven Symptomatik bei (Joiner und Coyne 1999). Darüber hinaus sind die kommunikativen Fähigkeiten und sozialen Fertigkeiten in der Depression meist eingeengt. Bei schweren Depressionen kann es zum vollständigen sozialen Rückzug kommen, da zwischenmenschliche Kontakte mit Angst-, Überforderungs- und Versagensgefühlen oder anderen aversiven Empfindungen verbunden sind. Andererseits kann die erlebte Hilflosigkeit zur erhöhten Abhängigkeit von nahestehenden Personen führen, die diese mitunter fördern. Ein häufiges Symptom besteht in der reizbaren Verstimmung, die besonders bei Kindern und Jugendlichen verbreitet ist. Sie ist für vermehrte unkonstruktive Auseinandersetzungen mit anderen Personen verantwortlich, in deren Folge sich dann wiederum die Stimmung verschlechtern kann.

In Tabelle 3-5 sind zusammenfassend die wichtigsten Symptome und Beeinträchtigungen auf den fünf Ebenen dargestellt.

Tab. 3-5 Typische Symptome und Beeinträchtigungen auf verschiedenen Ebenen im Rahmen einer Depression.

Affektive Ebene	Verhaltens-ebene	Kognitive Ebene	Physiologische Ebene	Interpersonelle Ebene
• Niedergeschlagenheit • innere Leere • Freudlosigkeit (Anhedonie) • Hoffnungslosigkeit • ängstliche Stimmung • Schuld und Scham • Ärger, Reizbarkeit • Gefühl der Gefühllosigkeit	• Antriebs- und Aktivitätsminderung • Verlangsamung • Hemmung • psychomotorische Unruhe (Agitiertheit) • sozialer Rückzug • vermehrtes Weinen • suizidales Verhalten	• Konzentrations- und Gedächtnisschwierigkeiten • Grübeln, Zweifeln • negative Kognitionen (bezüglich eigener Person, Umwelt, Zukunft) • Suizidgedanken • Entscheidungsschwierigkeiten	• Schlafstörungen • Appetitverlust oder -steigerung • Libidoverlust • Vitalstörungen (z. B. Kopfschmerzen, Verdauungsprobleme, Rücken- oder Muskelschmerzen) • Erschöpfbarkeit, Energielosigkeit, Müdigkeit	• interpersoneller Rückzug • zwischenmenschliche Konflikte • erhöhtes Bedürfnis nach Bestätigung durch andere • Einschränkung der kommunikativen und sozialen Fertigkeiten • zwischenmenschliche Angst-, Überforderungs- und Versagensgefühle

Auch wenn im DSM-5 oder in der ICD-10 die depressiven Störungen mithilfe von Kriterien klar definiert sind, bedeutet dies nicht, dass es sich um homogene Störungen handelt, eher das Gegenteil ist der Fall. Die Konstellation, Anzahl und Ausprägung der verschiedenen Symptome können ebenso wie der Umgang damit von Fall zu Fall stark variieren. So weisen z. B. Zimmerman et al. (2015) darauf hin, dass es 227 Möglichkeiten gibt, die Kriterien einer Major Depression zu kombinieren. Bei älteren Patienten konnte z. B. nachgewiesen werden, dass Symptome wie niedriges Selbstwertgefühl, Schuld, Versagensgefühl und Suizidgedanken weitaus seltener auftreten als in jüngerem Alter, ernsthafte gesundheitliche Risiken, körperliche Erkrankungen und eine erhöhte Mortalität dafür aber häufiger (Hautzinger und Welz 2004, 2008; Katon et al. 2003).

Auf der Basis dieser Informationen kann der IPT-Therapeut dem Patienten die Diagnose folgendermaßen vermitteln:

Diagnose depressiver Störungen erklären

»Die Symptome, die Sie mir geschildert haben [diese individuell benennen], weisen darauf hin, dass Sie unter einer psychischen Erkrankung leiden, die als depressive Störung eingeordnet werden kann. Es ist ganz typisch, dass diese Störung Sie auf vielen verschiedenen Ebenen belastet: Sie haben mir berichtet, dass Ihre Leistungs- und Beziehungsfähigkeit, aber auch Ihr Gefühlsleben und soziales Erleben sowie Ihr körperliches Befinden beeinträchtigt sind. Auch ist es bei den meisten depressiven Patienten der Fall, dass insbesondere die zwischenmenschlichen Beziehungen von den depressiven Beschwerden beeinträchtigt werden [konkrete Beispiele des Patienten nennen].«

Persistierend depressive Störung bzw. chronische Depression

Für den Begriff »chronische Depression« existiert bis dato keine international einheitliche Definition. Einigkeit herrscht lediglich bezüglich des Zeitkriteriums, was verlangt, dass die depressive Symptomatik über **mindestens zwei Jahre** (bei Fehlen einer länger als zwei Monate dauernden Vollremission) vorliegt. Im Zusammenhang mit dem DSM-5 wird die »persistierend depressive Störung (PDD)« in **vier Formen** (► Abb. 3-1) unterteilt, deren Validität allerdings umstritten ist (Torpey und Klein 2008). In der ICD-10 existiert der Begriff chronische Depression nicht. Das Wort »chronisch« wird lediglich bei der Beschreibung der Dysthymia (F34.1; Dilling und Freyberger 2016) verwendet, d. h. eine über längere Zeit andauernde Symptomatik geringeren Schweregrades.

Die Symptome einer persistierend depressiven Störung sind denen episodischer Depressionen ähnlich, allerdings haben sich diese meist bereits im Zusammenhang mit interpersonellen Traumatisierungen früh in der Lebensgeschichte (in 70–80 % der Fälle vor dem 21. Lebensjahr) entwickelt, bestehen seit vielen Jahren und sind gegenüber Behandlungsversuchen **resistenter** (McCullough 2000). Für weitere Informationen zur persitierend depressiven Störung bzw. chronischen Depression verweisen wir auf folgende Literatur: Brakemeier et al. 2012.

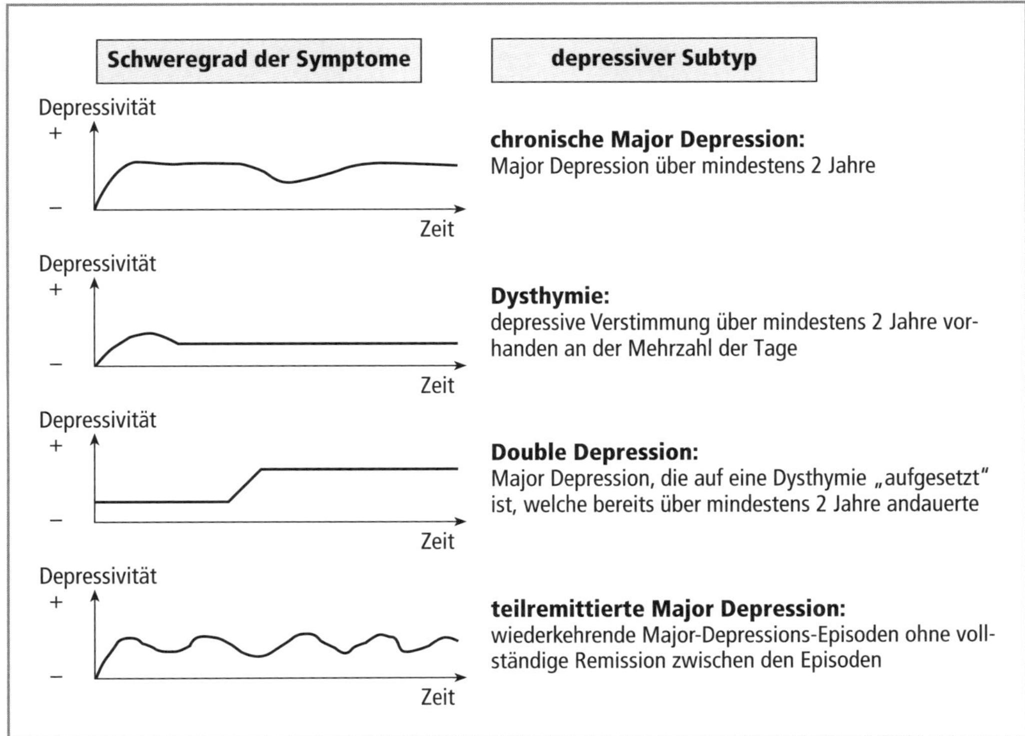

Abb. 3-1 Verlauf der vier verschiedenen Formen chronischer Depressionen (modifiziert nach Dunner 2001).

Die IPT ist ursprünglich nicht auf chronifizierte Fälle zugeschnitten worden, bei denen langandauernde, komplexe Schwierigkeiten eher eine Rolle spielen als **akute und abgrenzbare Lebensbelastungen** (s. dazu auch Abschn. 4.2).

Bipolare Störung

Unterscheidungskriterium der bipolaren Störung in Abgrenzung zu unipolaren Verläufen ist die **Manie** (in der ICD-10 bereits die Hypomanie). Dabei handelt es sich um eine mindestens einwöchige **Episode gehobener, expansiver oder reizbarer Stimmung**, die von einer Anzahl verschiedener Symptome begleitet wird. Dazu gehören u. a.:

- gesteigerte Aktivität,
- vermindertes Schlafbedürfnis,
- gesteigertes Selbstwertgefühl oder Größenideen,
- Ideenflucht oder Gedankenjagen,
- Rededrang und Ablenkbarkeit,
- Handlungen mit aversiven Konsequenzen (z. B. unsinnige Investitionen, übertriebene Einkäufe, gesteigerte sexuelle Aktivitäten).

Der Betroffene kann sich als besonders kreativ, produktiv und erfolgreich erleben, ohne dass ein **Krankheitsgefühl** und eine **Krankheitseinsicht** vorhanden wären. Die in diesen Phasen häufig entstehenden Folgen im sozialen, beruflichen, finanziellen oder privaten Bereich können für den Patienten und seine Angehörigen kurz- und langfristig äußerst belastend sein.

Eine Manie kann – wenn auch eher selten – ohne jegliche Episoden einer Major Depression auftreten. Zur Diagnose der bipolaren Störung bzw. der bipolaren Depression gehören jedoch beide Formen von Stimmungsschwankungen.

3.3 Diagnostische Instrumente

Klassifikatorische Diagnostik

Zu Beginn der Behandlung geht es um die zuverlässige **Diagnosenstellung** nach dem jeweils gewählten Klassifikationssystem ICD-10 oder DSM-5 (kategoriale Diagnostik). Oft finden hier strukturierte oder standardisierte Interviews Anwendung. An diese werden oft ähnliche Anforderungen gestellt wie an psychometrische Tests. Besonders relevant ist vor allem das Gütekriterium der Interrater-Reliabilität, d. h. der möglichst hohen Übereinstimmung bei Anwendung des Verfahrens durch unterschiedliche Untersucher bei demselben Patienten. Dieses lässt sich vor allem durch ein umfassendes Training erreichen. Gleiches gilt auch für die oft alternativ eingesetzten **Checklisten** (vgl. im Detail Stieglitz 2008), die gegenüber Interviews meist weniger zeitintensiv sind. Der Einsatz von diagnostischen Hilfsmitteln ist insofern zu empfehlen, da die Diagnosestellung nach einem freien klinischen Interview oft unzuverlässig ist (Stieglitz 2008).

In Tabelle 3-6 sind die gegenwärtig verfügbaren Instrumente für Diagnosen nach ICD-10 und DSM-IV aufgeführt. Adaptationen an DSM-5 werden demnächst erscheinen, werden sich jedoch vermutlich nicht grundlegend von den DSM-IV-Versionen unterscheiden. Auf folgende Unterschiede zwischen den Verfahren ist hinzuweisen:

- **Klassifikationssystem:** Bis auf das Strukturierte Klinische Interview für DSM-IV (SKID) fokussieren alle primär auf DSM-IV, ermöglichen jedoch meist auch abgeleitete ICD-10-Diagnosen.
- **Inhalte:** Die meisten Interviews beschränken sich auf die bisher als Achse-I-Störungen bezeichneten Störungen, d. h. ohne Persönlichkeitsstörungen. Im Mini-International Neuropsychiatric Interview (M.I.N.I.) ist zusätzlich die antisoziale Per-

Tab. 3-6 Strukturierte und standardisierte Interviews zur klassifikatorischen Diagnostik.

Verfahren	Abkürzung	Autor(en)/ Herausgeber	Art	Klassifika-tionssystem
Diagnostisches Interview bei Psychischen Störungen	DIPS	Margraf et al.	strukturiert	DSM-IV
Strukturiertes Klinisches Interview für DSM-IV	SKID-I	Wittchen et al.	strukturiert	DSM-IV
Schedules for Clinicial Assessment in Neuropsychiatry	SCAN	van Gülick et al.	strukturiert	ICD-10
Mini-International Neuropsychiatric Interview	M.I.N.I.	Sheehan et al.	strukturiert	DSM-IV/ICD-10
Composite International Diagnostic Interview	CIDI	Wittchen und Semler	standardisiert	DSM-IV/ICD-10
Diagnostisches Expertensystem	DIA-X	Wittchen und Pfister	standardisiert	DSM-IV/ICD-10

Nähere Angaben zu den Verfahren bei Stieglitz (2008) sowie Strauss und Schumacher (2005).

sönlichkeitsstörung enthalten, im Diagnostischen Interview bei Psychischen Störungen (DIPS) die Borderline-Persönlichkeitsstörung. Das DIPS erfasst darüber hinaus für die Therapieplanung relevante Informationen.

- **Zeitaufwand:** Hier bestehen große Unterschiede. Am geringsten ist der Zeitaufwand für die Durchführung beim M.I.N.I., am größten bei dem sehr komplexen und differenzierten SCAN.
- **Trainingsaufwand:** Kein diagnostisches Interview sollte vor einem Training eingesetzt werden. Auch hier ist der Trainingsaufwand beim M.I.N.I. am geringsten, am größten beim SCAN.

Therapiebegleitende Diagnostik

Eine alleinige klassifikatorische Diagnostik reicht für die Psychotherapie nicht aus. Wie bei anderen psychischen Störungen auch kommt einer **therapiebegleitenden Diagnostik** eine besondere Bedeutung zu (vgl. im Detail Stieglitz und Spitzer 2018; Stieglitz und Freyberger 2017). Darunter versteht man alle diagnostischen Maßnahmen, die **vor**, bei **Beginn**, im Verlauf und am **Ende** einer Therapie durchgeführt werden mit dem Ziel der Beantwortung der für die jeweilige (Therapie-) Phase spezifischen Fragen (Stieglitz 2016). Während es zu Beginn u. a. um die Statusbestimmung als Ausgangspunkt für eine spätere Veränderungsbewertung geht (z. B. Schweregrad der depressiven Symptomatik), geht es im Verlauf um die kontinuierliche Evaluation der Therapie (z. B. Abnahme der depressiven

Symptomatik) und am Ende um die Beurteilung des Therapieerfolgs. Ziel der Erhebungen ist es, Informationen für die Optimierung der Behandlung zu bekommen.

Zur Einschätzung des Schweregrades der Symptomatik gibt es gerade bei Depressionen eine kaum noch zu überblickende Fülle (Stieglitz 2008). Die in Tabelle 3-7 aufgeführten Verfahren finden in Praxis und/oder Forschung die häufigsten Anwendungen und sind meist hinsichtlich psychometrischer Gütekriterien zumindest als befriedigend einzuschätzen, und es liegen Informationen zur Auswertung vor.

Unterschiede bestehen zwischen den Verfahren in folgenden Punkten:

- **Umfang:** Der Umfang schwankt zwischen 10 (MADRS; Montgomery-Åsperg Depression Rating Scale) und 24 Items (HAMD; Hamilton-Depressionsskala).
- **Inhalt:** Alle Verfahren beanspruchen, das »depressive Syndrom« zu erfassen. Es bestehen jedoch zum Teil erhebliche Unterschiede zwischen den Verfahren hinsichtlich der erfassten Inhalte, was natürlich zu unterschiedlichen Ergebnissen auf Einzelfallebene führen kann (vgl. z.B. Stieglitz et al. 1998). So fokussiert z.B. das Beck-

Tab. 3-7 Störungsspezifische Verfahren zur Erfassung des Schweregrades bei Depression (Beispiele).

Verfahrensgruppe	Verfahren	Kommentar
Selbstbeurteilung	Beck-Depressions-Inventar (BDI/BDI-II)	21 Items; am häufigsten eingesetzte Selbstbeurteilungsskala; BDI-II an DSM-IV orientiert; Cut-off-Werte, Normwerte
	Allgemeine Depressionsskala (ADS)	15 bzw. 20 Items (Kurz- und Langversion); Cut-off-Werte, Normwerte
	Paranoid-Depressivitäts-Skala (PD-S, PD-S')	16 Items, zusätzliche Subskalen »Paranoides Erleben« und »Krankheitsverleugnung«; Parallelformen; Normwerte
	Major Depression Inventory (MDI)	10 Items; Operationalisierung der depressiven Episode der ICD-10 bzw. des DSM-IV; Cut-off-Werte
Fremdbeurteilung	Hamilton-Depressionssskala (HAMD)	17–24 Items, meist werden 17 Itemversionen genutzt; am häufigsten eingesetzte Fremdbeurteilungsskala; Cut-off-Werte
	Montgomery-Åsperg Depression Rating Scale (MADRS)	10 Items; Cut-off-Werte
	Bech-Rafaelsen-Melancholie-Skala (BRMS)	11 Items , Cut-off-Werte

Nähere Angaben zu den Verfahren siehe Geue et al. (2016); CIPS (2015); Hölzel et al. (2017), AMDP & CIPS (1990); Stieglitz (2018).

Depressions-Inventar (BDI) eher auf kognitive Aspekte, die HAMD auf somatische (vgl. im Detail Stieglitz 2008).

- **Informationserfassung:** Bei den Fremdbeurteilungsverfahren liegt offiziell auf Deutsch lediglich für die Bech-Rafaelsen-Melancholie-Skala (BRMS) ein Interviewleitfaden vor.
- **Interpretation:** Für die Selbstbeurteilungsverfahren liegen bis auf das Major Depression Inventory (MDI) Normwerte vor, für die Fremdbeurteilungsverfahren nur Cut-off-Werte. Alle Verfahren bestimmen den Schweregrad der Symptomatik, erlauben alleine jedoch keine Diagnosestellung.

Explizit hinzuweisen ist auf das frei zugängliche MDI von Bech et al. (2001; vgl. auch Olsen et al. 2003; Region Hovedstadens psychiatriske hospital, Denmark 2018). Dieses Selbstbeurteilungsverfahren orientiert sich explizit an der Operationalisierung der depressiven Episode der ICD-10 bzw. des DSM-IV. Es besteht aus 10 Items, die nach Schweregrad quantifiziert werden müssen. Weiterhin finden sich oft auch Empfehlungen für weitere Verfahren in Therapiemanualen. Hinweise zum Einsatz von Verfahren im Rahmen des Cognitive Behavioral Analysis System of Psychotherapy (CBASP; s. a. Schramm und Bausch 2018) finden sich z. B. bei McCullough (2012).

Für den Bereich der Manie liegen demgegenüber auf Deutsch kaum Verfahren vor (► Tab. 3-8).

Weiterhin finden sich vor allem in einigen mehrdimensionalen Fremdbeurteilungsverfahren Depressions- und Manieskalen (z. B. AMDP-System: depressives Syndrom, manisches Syndrom; vgl. Stieglitz 2008).

Erhebungen können bereits zu Beginn einer Therapie gezielt geplant werden (z. B. alle vier Wochen oder zur Mitte der Therapie bei festgelegter Anzahl Sitzungen) oder bei bestimmten neu auftretenden Situationen (z. B. Stagnation). So lässt sich z. B. über die Schweregradbestimmung des depressiven Syndroms mithilfe einer Ratingskala der Fortschritt oder die Stagnation einer Therapie evaluieren (vgl. im Detail Stieglitz und Spitzer 2018).

Bei wiederholter Messung kann Bezug genommen werden zum Beginn der Therapie oder zur letzten Erhebung (Frage: Lässt sich eine Veränderung nachweisen?).

Generell kann man von folgenden drei Konstellationen ausgehen:

- **Fortschritt**, d. h., die Therapie führt zu erwarteten positiven Veränderungen,
- **Stagnation**, d. h., die Therapie tritt auf der Stelle,
- **Verschlechterung**, d. h., unter Therapie verschlechtert sich die Symptomatik (weiter) bzw. es treten Nebenwirkungen auf.

Tab. 3-8 Störungsspezifische Verfahren zur Erfassung des Schweregrades bei Manie (Beispiele).

Verfahrensgruppe	Verfahren (Abkürzung)	Kommentar
Selbstbeurteilung	Manie-Selbstbeurteilungsskala (MSS)	48 Items; Cut-off-Werte
Fremdbeurteilung	Bech-Rafaelsen-Manie-Skala (BRMAS)	11 Items; Cut-off-Werte
	Young Mania Rating Scale (YMRS)	11 Items; Cut-off-Werte

Nähere Angaben zu den Verfahren siehe Stieglitz et al. (2001).

Praktische Hinweise und Beispiele zur Bewertung von Veränderungen finden sich z. B. bei Stieglitz und Hiller (2014, 2017) sowie Stieglitz und Spitzer (2018).

Neben diesen primär auf die depressive Symptomatik fokussierten Verfahren sollte im Rahmen einer therapiebegleitenden Diagnostik auch die Erfassung weiterer klinisch relevanter Bereiche in Erwägung gezogen werden, wie z. B. Beeinträchtigungen, Lebensqualität (vgl. im Detail Stieglitz 2018).

3.4 Epidemiologie

Unipolare Depressionsformen gelten mittlerweile als »Volkskrankheit«. Gemessen an den Erkrankungsjahren (durchschnittliche Anzahl an Jahren, in denen der Betroffene im Verlauf seines Lebens an der Krankheit leidet) nimmt sie in den entwickelten Ländern den Spitzenplatz unter allen Krankheiten ein. Depressionen gehören außerdem neben Angststörungen zu den **häufigsten psychischen Erkrankungen** (z. B. Jacobi et al. 2014).

Die Angabe exakter Zahlen zur Inzidenz und Prävalenz depressiver Störungen wird dadurch erschwert, dass in vielen Studien unterschiedliche Diagnosekriterien (je nach Klassifikationssystem) und unterschiedliche Untersuchungsverfahren (z. B. freie oder standardisierte Interviews, Fragebögen oder Symptomlisten; ► Abschn. 3.3) angewendet wurden.

In Deutschland liegt die Häufigkeit einer **unipolaren Depression** in der erwachsenen Allgemeinbevölkerung in einem Zeitfenster von zwölf Monaten bei 7,7 % (Jacobi et al. 2014). Das bedeutet, dass in Deutschland in einem Zeitraum von zwölf Monaten etwa 4,4 Millionen Menschen an einer behandlungsbedürftigen unipolaren Depression erkrankt sind. Frauen sind doppelt so häufig betroffen wie Männer. Jeder zehnte Patient im Sprechzimmer eines Hausarztes, schätzen Experten, leidet an Depression. Für die Major Depression bzw. die depressive Episode wird eine Lebenszeitprävalenz von 16–18 % angenommen (z. B. Ebmeier et al. 2006). Das Lebenszeitrisiko – also das in Zukunft liegende Risiko bei bislang nicht Erkrankten – liegt noch deutlich höher (Kessler et al. 2012).

Bei der **chronischen Depression** gestaltet sich die exakte Schätzung der Prävalenz aufgrund der individuellen Übergänge im Verlauf einer Erkrankung schwierig. Das Lebenszeitrisiko aller chronischen Depressionen wird auf 5 % geschätzt, das der Dysthymie zwischen 2,5 % und 4 % (Alonso et al. 2004). Insgesamt chronifizieren bis zu 35 % aller affektiven Störungen, was häufiger ist als noch vor Jahren vermutet.

Die 12-Monats-Prävalenz der **bipolaren Störung** liegt in der erwachsenen Allgemeinbevölkerung bei 1,5 % (Jacobi et al. 2014) und ist damit weitaus seltener als die Major Depression. Zudem unterscheidet sie sich von der unipolaren Depression bezüglich des Geschlechtsverhältnisses (1 : 1) und des longitudinalen Verlaufs. Sie weist einen früheren Krankheitsbeginn und häufigere Phasen auf. Die Prognose ist schlechter als bei der unipolaren Depression, und die Komorbiditätsrate, vor allem im Zusammenhang mit Substanzabhängigkeit, liegt deutlich höher. Zeitpunkt und Häufigkeit der Phasen sind nicht regelhaft, es können mehrere manische Episoden auftreten und nur eine depressive oder umgekehrt. Etwa 5–15 % der Betroffenen entwickeln ein Rapid Cycling, bei dem mindestens vier Episoden pro Jahr auftreten.

Häufigkeit von Depressionen erklären

»Bei der depressiven Störung handelt es sich um eine stark verbreitete Erkrankung. Sie gehört zu den häufigsten psychischen Krankheiten, sodass manche schon von einer ›Volkskrankheit‹ sprechen. Depressionen können Menschen jeglicher Kultur und sozialer Schicht treffen. Wissenschaftliche Untersuchungen ergeben, dass etwa 18 von 100 Menschen im Verlauf ihres Lebens davon betroffen werden. In Deutschland sind derzeit fast 6 % der Bevölkerung im Alter von 18–65 Jahren an einer Depression erkrankt. Depressionen sind der häufigste Grund für eine frühe Erwerbsunfähigkeit. Zudem scheint die Depression in den letzten Jahren zuzunehmen.«

3.5 Verlauf, Prognose, Komorbidität und Risikofaktoren

- **Verlauf:** Bei der Mehrzahl der Patienten treten Depressionen als Episoden oder Phasen auf, d.h., sie sind gewissermaßen selbstlimitierend und klingen auch ohne therapeutische Maßnahmen durchschnittlich nach 6–8 Monaten ab. Adäquate Behandlungsstrategien (d.h. evidenzbasierte medikamentöse, psychotherapeutische oder biologische Therapien) können die Phasenlänge deutlich verkürzen und abmildern. Etwa ein Drittel aller Depressionen nehmen einen chronischen Verlauf (Agosti 2014).

- **Suizidrisiko:** Jede depressive Episode ist mit einem nicht zu unterschätzenden Suizidrisiko verbunden. Etwa die Hälfte der 11 000 Selbstmorde in Deutschland jedes Jahr geschehen wahrscheinlich im Rahmen einer depressiven Episode. Da je nach Patientenkollektiv (z.B. ambulant, stationär) 20–60 % der Erkrankten einen Suizidversuch unternehmen, besteht darüber hinaus die Gefahr von Dauerschäden, etwa durch selbst intendierte Verkehrsunfälle oder Medikamentenintoxikationen. Die Suizidmortalität depressiv erkrankter Menschen beträgt entgegen früheren höheren Angaben nach neuesten Untersuchungen insgesamt etwa 2,2 %. Bei Patienten, die wegen Suizidalität mindestens einmal hospitalisiert wurden, sind es 8,6 % (Bostwick und Pankratz 2000).

- **Ablauf wiederkehrender Episoden:** Darüber lassen sich für den einzelnen Patienten keine sicheren Vorhersagen machen. Manche Patienten sind für Jahrzehnte symptomfrei, bevor sie wieder erkranken, andere erleben sog. **Cluster**, d.h. relativ rasch aufeinanderfolgende Erkrankungsphasen. Mittelt man die Verläufe größerer Patientenkollektive, so ergibt sich eine **mittlere Zykluslänge** (d.h. die Zeitspanne zwischen dem Beginn einer Phase und dem Beginn der nachfolgenden) von **vier bis fünf Jahren.** Bei Patienten mit häufig wiederkehrenden Episoden zeigt sich im höheren Alter eine Verkürzung dieser Zyklusdauer. In 10 % der Fälle schließt sich an eine depressive Phase eine sog. hypomane Nachschwankung an, wobei diese u.a. durch die antidepressive medikamentöse Therapie bedingt sein kann.

- **Prognose:** Das Risiko einer ungünstigen Prognose ist vor allem bei einem frühen Krankheitsbeginn (Early Onset; vor dem 21. Lebensjahr), frühen Traumatisierungen, mehreren Episoden in der Vorgeschichte und bei Patienten mit einer ausgeprägten genetischen Belastung, fehlender sozialer Unterstützung, vorbestehenden Defiziten der sozialen Anpassung sowie chronischen zwischenmenschlichen Konflikten erhöht (Berger et al. 2018). Ein weiterer Risikofaktor ist das Vorliegen von Residualsymptomen, welche z.B. ein Drittel aller Patienten nach Entlassung aus der Klinik aufweist. Dadurch wird die Zeit bis zu einem Rückfall um das Fünffache verkürzt (Paykel et al. 1995).

- **Komorbidität:** Komorbidität mit anderen psychischen Erkrankungen stellt ein erhöhtes Risiko für einen ungünstigen Verlauf dar. Besonders häufig besteht eine Komorbidität mit Angst- und Panikerkrankungen. Angststörungen gehen einer Depression häufiger voraus als umgekehrt. Auch gehen Depressionen oft mit Alkohol-, Medikamenten- und Drogenabhängigkeit einher. Dabei ist die adäquate Diagnosestellung einer Depression aufgrund der potenziell depressiogenen Wirkung dieser Substanzen schwierig, sodass valide relevante Daten über Komorbiditäts- und Prognoseraten schwer zu gewinnen sind. Das Vorliegen einer begleitenden Persönlichkeitsstörung – vor allem vom narzisstischen, histrionischen oder Borderline-Typ – beeinträchtigt ebenfalls die Prognose, wie auch die Komorbidität mit einer Zwangserkrankung oder einer Anorexia bzw. Bulimia nervosa.

- **Risikofaktoren:** In epidemiologischen Untersuchungen lässt sich eine Vielzahl von Risikofaktoren erkennen, die jedoch nur z. T. als gesichert gelten. Lediglich biopsychosoziale Modelle, die biologische, neurobiologische und psychosoziale Vulnerabilitäten und Stressoren berücksichtigen, ermöglichen es, die Ätiopathogenese der Depression zu beschreiben (Brakemeier et al. 2008). Nachgewiesen ist, dass die genetische Belastung einen entscheidenden ätiologischen Aspekt darstellt. Unter anderem durch Zwillingsstudien wurde jedoch gezeigt, dass lediglich die Vulnerabilität vererbt wird, die im Zusammenspiel mit Auslösefaktoren das Auftreten der affektiven Erkrankung bedingt. Als Auslöser

Tab. 3-9 Angaben zu unipolaren Depressionen.

Lebenszeitprävalenz	16–18 %
12-Monats-Prävalenz	in Deutschland bei ca. 7,7 % der Bevölkerung im Alter von 18–65 Jahren; ca. 4,4 Millionen Deutsche
Geschlechterverhältnis	2 : 1 (Frauen : Männer)
Erkrankungsalter	Häufigkeitsgipfel der Erstmanifestation im dritten Lebensjahrzehnt, wobei 50 % der Ersterkrankungen bereits vor Erreichen des 30. Lebensjahres auftreten; Abnahme der Wahrscheinlichkeit einer Erstmanifestation im Alter über 60 Jahre (nur noch 10 %)
Wichtige Komorbiditäten	• Dysthymie: 10 % • Angst- und Panikerkrankungen: 20–30 % • Substanzmissbrauch und -abhängigkeit: ca. 20 % • Persönlichkeitsstörungen: mehr als 50 %
Erblicher Faktor	gesteigertes Risiko um ca. 5 % für Angehörige ersten Grades von unipolar Erkrankten; Anstieg des Risikos für Kinder zweier affektiv erkrankter Eltern auf ca. 55 %. Hinweis aus empirischen Daten, dass nicht nur der melancholischen Form der Major Depression, sondern auch den nicht melancholischen Depressionen eine hereditäre Prädisposition zugrunde liegt

kommen sowohl somatische Faktoren (z. B. hormonelle Umstellungen oder körperliche Erkrankungen) als auch psychosoziale Faktoren (z. B. Verluste, Trennungen, berufliche Enttäuschungen, Ehekrisen) infrage.

Empirische Risikofaktoren der Depression

- weibliches Geschlecht
- jüngeres Alter
- Missbrauch psychotroper Substanzen
- belastende Lebensereignisse (insbesondere Verlustereignisse und partnerschaftliche Konflikte)
- niedriger sozioökonomischer Status
- genetische Variablen
- chronische körperliche Erkrankung
- mangelnde soziale Unterstützung
- chronische soziale oder interpersonelle Belastung (v.a. durch Spannungen in der Partnerschaft)
- städtische Umgebung

In Tabelle 3-9 sind die wichtigsten Angaben der vorausgegangenen Abschnitte zusammengefasst.

3.6 Behandlungsstrategien

Die hohe Prävalenz und die Belastungen im Zusammenhang mit Depressionen (z. B. Suizide, verminderte Lebensqualität der Betroffenen und ihrer Angehörigen, Arbeitsunfähigkeit, Behandlungskosten) führten zu der Entwicklung von zahlreichen Behandlungsformen. Die **Pharmakotherapie** wurde lange als sog. First Line Treatment (Verfahren erster Wahl) angesehen, weil es u. a. von Kostenträgern und Medizinern favorisiert wurde. Dies wurde unter Fachleuten zunehmend kontrovers diskutiert. Denn nach Jahrzehnten der dominierenden Sichtweise, dass Antidepressiva bei allen Formen depressiver Erkrankungen die Behandlungsmodalität erster Wahl darstellen sollten, ist diesbezüglich eine zunehmende Ernüchterung eingetreten. Der anfängliche Optimismus hinsichtlich des therapeutischen Ansprechens auf Antidepressiva ist durch große Feldstudien, Anwendungsbeobachtungen, Langzeitstudien sowie Metaanalysen der Erkenntnis unbefriedigender Remissionsraten und eines hohen Rückfall- bzw. Chronizitätsrisikos sowie z. T. erheblicher Nebenwirkungen gewichen (► Abschnitt 3.5).

Eine große Depressionsstudie aus dem Jahr 2006 mit 4041 depressiven ambulanten Patienten erbrachte **entmutigende Resultate** (Insel 2006): Weniger als 30 % der Patienten remittierten in der 12-wöchigen Behandlung mit einem gebräuchlichen selektiven Serotonin-Wiederaufnahmehemmer (Trivedi et al. 2006). Da die Untersuchung keine Placebo-Kontrollgruppe beinhaltete, kann die ohnehin geringe Remissionsrate noch nicht einmal vollständig der medikamentösen Therapie zugeschrieben werden, zumal die Placebo-Response in Depressionsstudien im Durchschnitt bei 30–40 % (Schatzberg und Krämer 2000) und die Remissionsrate unter Placebobehandlung zwischen 19 % und 27 % liegt (Casacalenda et al. 2002).

Im Jahr 2008 sorgten zusätzlich zwei Metaanalysen über die **Wirkung von Medikamenten im Vergleich zu Placebos** für Aufregung. Die Metaanalyse von Turner und Rosenthal (2008) beruhte auf der publizierten Literatur von Kirsch et al. (2008), die Daten auswerteten, welche die Pharmafirmen der staatlichen Zulassungsbehörde der USA schickten, um die Zulassung der Medikamente zu erreichen. Die Studien stellten heraus, dass die Wirkung des Placebos (in der Regel in Verbindung mit unterstützenden Arztgesprächen) zwischen 75 % und 82 % derjenigen des Medikaments entsprach. Lediglich bei schweren Depressionen war die Pharmakotherapie Placebobedingungen eindeutig überlegen.

Stellenwert der Psychotherapie in der Depressionsbehandlung

Neben der Pharmakotherapie gehören psychotherapeutische Ansätze zur Firstline-Behandlungsstrategie depressiver Störungen (Meister et al. 2018). Es liegen zahlreiche randomisiert kontrollierte Psychotherapiestudien, systematische Übersichtsarbeiten und Metaanalysen vor, welche die Wirksamkeit psychotherapeutischer Behandlung bei Depressionen belegen (Meister et al. 2018). Einschränkend muss jedoch festgestellt werden, dass die kurzzeitigen Effekte in der Regel nicht signifikant über den Wirkeffekten von Antidepressiva liegen.

Alleinige Psychotherapie: Die Nationalen Versorgungsleitlinien (S3-Leitlinie 2015) für die ambulante Praxis besagen, dass bei einer **leichten depressiven Episode** im Sinne einer aktiv-abwartenden Begleitung zunächst von einer depressionsspezifischen Behandlung abgesehen werden kann. Sollte sich die Symptomatik nach 14 Tagen nicht gebessert haben, werden niederschwellige Behandlungsangebote (z.B. psychoedukativ-supportive Gespräche oder Problemlöseansätze) empfohlen. Bei ambulant behandelbaren Patienten mit akut **mittelschweren und schweren Depressionen** wird auf eine vergleichbare Wirksamkeit von Psychotherapie und Antidepressiva hingewiesen (S3-Leitlinie 2015; s.a. Metaanalyse von Cuijpers et al. 2013a). Diese Aussage erscheint jedoch bei näherer Betrachtung zu undifferenziert, denn es gibt neben der akuten Wirksamkeit weitere Punkte, die ebenfalls berücksichtigt werden sollten, nämlich langfristige Effekte, Nebenwirkungen, Wirklatenz, Absetzeffekte und die Verfügbarkeit. Außerdem spielt die Präferenz des Patienten für den Behandlungserfolg eine wichtige Rolle (z.B. Kocsis et al. 2009), wobei laut einem metaanalytischen Review (McHugh et al. 2013) drei Viertel aller Patienten eine Psychotherapie einer medikamentösen Therapie vorziehen.

Wirklatenz: Die **relativ lange Wirklatenz** der Psychotherapie im Vergleich zur medikamentösen Behandlung von leichten bis mittelschweren Depressionen muss erwähnt werden (Hollon et al. 2005). In einer Analyse von Thase et al. (1997) wird aufgezeigt, dass die Wirklatenz bei einer Therapiefrequenz von wöchentlichen Sitzungen bei ungefähr zwölf Wochen liegt (im Vergleich zu ca. 2–4 Wochen bei pharmakologischen Ansätzen).

Längerfristige Effekte: Was die Langzeitwirkung der akuten Behandlung bzw. die Prävention von Rückfällen und Wiederauftreten anbelangt, wiesen psychotherapeutische Ansätze zur Akutbehandlung von Depressionen wie die Kognitive Verhaltenstherapie (KVT), die IPT, behaviorale Ansätze und die psychodynamisch-interpersonelle Therapie – im Gegensatz zu rein pharmakologischen Ansätzen – auch nach Beendigung der Therapie eine **nachhaltige Wirkung** auf (Vittengl et al. 2007; Cuijpers et al. 2013b; Karyotaki et al. 2016). Diese metaanalytischen Befunde weisen außerdem darauf hin, dass mit einer Behandlung durch KVT, Mindfulness Based Cognitive Therapy (MBCT) und IPT im Anschluss an eine medikamentöse oder psychotherapeutische Akutbehandlung bis zur 1-Jahres-Katamnese eine deutliche Reduktion der Rückfallhäufigkeit erreicht werden konnte. Auch bezüglich der **Lebensqualität und psychosozialen Anpassung** schnitten mit Psychotherapie behandelte Patienten im längerfristigen Verlauf besser ab (Renner et al. 2014).

Voderholzer und Barton (2016) fassen in

einer Übersichtsarbeit zusammen, dass die Studienlage für eine **längerfristige Überlegenheit von Psychotherapie oder einer Kombination aus Psycho- und Pharmakotherapie** im Vergleich zu alleiniger Pharmakotherapie (mit und ohne Erhaltungsphase) spricht. In diesem Zusammenhang wird auf die Bedeutung von Absetzeffekten bei medikametöser Behandlung hingewiesen. Während es bei Patienten, die in der akuten Behandlungsphase auf Antidepressiva ansprachen, nach dem Absetzen in 68 % der Fälle über einen Zeitraum von 68 Wochen zu Rückfällen und Wiedererkrankungen kam, zeigten Patienten, die in der Akutphase auf KVT angesprochen hatten, nur in 39 % Rückfälle (Vittengl et al. 2007). Bei letzterer Gruppe ließ sich außerdem keine höhere Rückfallwahrscheinlichkeit feststellen als bei Patienten, die mit einer medikamentösen Erhaltungstherapie weiterbehandelt wurden (Dobson et al. 2008; Hollon et al. 2005; Cuijpers et al. 2013 b).

Kombinationsbehandlung aus Psychotherapie und Medikation: In einer Metaanalyse (Cuijpers et al. 2014 a) wird die **Überlegenheit von kombinierter psycho- und pharmakotherapeutischer Behandlung** gegenüber alleiniger Medikation nachgewiesen, wobei die Psychotherapie und die Medikation gleichermaßen additiv zum Kombinationseffekt beitragen und der Effekt auch zwei Jahre nach Behandlung stabil bleibt. Darüber hinaus sind unter einer Kombinationstherapie weniger Behandlungsabbrüche, eine höhere Medikamentencompliance und höhere Responseraten zu verzeichnen. Nationalen und internationalen Leitlinien ist zu entnehmen, dass insbesondere bei schweren und chronischen Depressionen eine Kombination aus Psycho- und Pharmakotherapie wirksamer ist als eine Monotherapie.

Craighead und Dunlop (2014) schlagen einen evidenzbasierten Behandlungsalgorithmus vor, demzufolge bei nicht chronischen Depressionen zunächst eine initiale Monotherapie empfohlen wird, falls diese nicht zur Remission führt, eine weiterführende Kombinationsbehandlung. Bei chronischen Depressionen wird von Beginn an eine Kombinationsbehandlung angeraten.

In einer randomisierten kontrollierten Studie (Schramm et al. 2007) bei 124 schwer depressiven, hospitalisierten Patienten zeigte sich die Kombinationsbehandlung aus IPT und Medikation einer Standardbehandlung (Medikation + Clinical Management) signifikant überlegen. Dies trifft sowohl auf die Hamilton-Werte als auch auf die Responder- sowie Remissionsraten nach fünf Wochen, bei Entlassung und bei den Katamnesen drei und zwölf Monate nach Entlassung zu.

Ebenfalls erwies sich die Kombination von IPT als Erhaltungstherapie mit einem Antidepressivum bei älteren Patienten mit rezidivierender Depression den Einzelbedingungen überlegen (Reynolds et al. 1999). Zwischen der Medikation und der IPT bestanden keine signifikanten Unterschiede, jedoch unterschieden sich beide deutlich von der Placebobehandlung. Nach einem einjährigen Follow-up ließ sich außerdem eine bessere soziale Anpassung der kombiniert behandelten Patienten feststellen, während die Patienten, die mit den Monotherapien behandelt wurden, sich in ihrer sozialen Anpassung verschlechterten (Lenze et al. 2002). Bei depressiven Patienten ab 70 Jahren, die allerdings unter höheren kognitiven Einschränkungen sowie ausgeprägteren körperlichen Begleiterkrankungen litten als die zuvor untersuchte Stichprobe, schien die IPT weder mit noch ohne Medikation erfolgreich zu sein (Reynolds et al. 2006). Auch Übersichtsarbeiten zu dieser Patientengruppe erbringen uneinheitliche Ergebnisse, eine Metaanalyse (Cuijpers et al. 2014 b) weist schließlich auf gute Ergebnisse für den Einsatz von Kombinationstherapien bei älteren Patienten hin.

Merke
- Es liegt eine vergleichbare Wirksamkeit von KVT, IPT, psychodynamischer Kurzzeittherapie und Antidepressiva vor, jedoch gibt es eine längere Wirklatenz und geringere Verfügbarkeit von Psychotherapie (PT).
- Es gibt Hinweise auf längerfristige Effekte, eine geringere Rückfallrate und bessere soziale Anpassung bei PT im Vergleich zu Pharmakotherapie.
- Besonders bei schweren, chronischen und Altersdepressionen ist eine Kombination aus Psycho- und Pharmakotherapie wirksamer als eine Monotherapie mit PT bzw. Medikation.
- Die Kombinationstherapie ist besonders längerfristig der Monotherapie mit Antidepressiva vorzuziehen.
- Unter Psychotherapie in Kombination mit Antidepressiva brechen weniger Patienten eine Therapie ab, zeigen eine höhere Medikamentencompliance sowie die deutlichsten Responderraten.

Psychotherapeutische Verfahren

An **psychotherapeutischen Depressionsbehandlungen** gibt es neben der IPT folgende Ansätze, die in deutschsprachigen Ländern häufig eingesetzt werden:
- tiefenpsychologisch fundierte und psychodynamische Psychotherapienna (z. B. Böker 2017),
- Kognitive Verhaltenstherapie (KVT; nach Beck et al. 1979; Lewinsohn 1974),
- Cognitive Behavioral Analysis System of Psychotherapy (CBASP; McCullough 2000).

Weitere Psychotherapieverfahren, die zur Behandlung der Depression eingesetzt werden, sind beispielsweise systemische Therapien, Gesprächspsychotherapie und Problemlösetherapie. Die Mindfulness Based Cognitive Therapy (MBCT) ist eine bedeutsame Weiterentwicklung der KVT zur Rückfallprävention. Zudem wird auch eine weitere Weiterentwicklung der KVT – die Acceptance und Committment Therapie (ACT) – zur Behandlung der Depression eingesetzt. Auf diese Ansätze kann hier aus Platzgründen nicht vertiefend eingegangen werden.

Neue Entwicklungen verweisen außerdem auf die zunehmende Bedeutsamkeit **internetgestützter Therapien**, die für Menschen mit depressiver Symptomatik (in den meisten Untersuchungen wurde keine formale Diagnose einer Depression gestellt) von angeleiteten Selbsthilfeprogrammen bis zu videogestützten Therapiesitzungen reichen und in der Regel auf kognitiv-verhaltenstherapeutischen Ansätzen basieren. Bei depressiven Erscheinungsbildern gibt es bereits einzelne Belege für eine gute Wirksamkeit und Kosteneffizienz (Cuijpers at al. 2011; Andersson et al. 2014; Solomon et al. 2015). Dabei erwiesen sich therapeutisch angeleitete Selbsthilfeprogramme im Vergleich zu jenen ohne therapeutischen Kontakt als effektiver (Berger et al. 2011). Allerdings gibt es hohe Abbrecherquoten bzw. eine geringe Adhärenz, welche die Forschungsaussagen einschränken (Cuijpers et al. 2011). Eine Übersicht über die verschiedenen Ansätze und wissenschaftliche Belege geben Ebert et al. (2018).

Während die KVT und das CBASP – neben der IPT – als störungsorientierte Therapien der Depression gelten, sind psychodynamische Verfahren eher als transdiagnostische Ansätze zu verstehen, da sie nicht speziell für depressive Störungen entwickelt wurden. Die **KVT und die IPT können die höchste Evidenzstufe** nachweisen, bei psychodynamischen Verfahren ist die Studienlage noch begrenzt. Bei chronischer Depression gewinnt das CBASP als neuere störungsspezifische Psychotherapie zunehmend an Bedeutung.

Einschränkend gilt jedoch auch für die evidenzbasierten Psychotherapien, dass es einen relativ hohen Anteil an Patienten gibt, der gar nicht oder nur teilweise auf Psychotherapie anspricht. Auch wenn die Wirksamkeit von störungsspezifischen Psychotherapieverfahren als gesichert gilt, ist noch relativ wenig darüber bekannt, welche Methoden bei welchen Patienten am besten helfen. Zur Frage der **Differenzialindikation** zwischen den einzelnen Psychotherapien wurde in Metaanalysen die Wirksamkeit effektiver psychologischer Depressionstherapien verglichen (Cuijpers et al. 2008; Barth et al. 2013). Dabei schnitten die verschiedenen Ansätze (IPT, KVT, behaviorale Aktivierung, Problemlösetherapie, psychodynamische Therapie, soziales Kompetenztraining, supportive Therapie) im Allgemeinen ebenbürtig ab, bis auf die IPT, die anderen Methoden gegenüber Vorteile aufwies (z. B. geringere Drop-out-Rate). Allerdings weist eine aktuelle kritische Arbeit darauf hin, dass sämtliche Vergleichsstudien unterpowert und von zu geringer Studienqualität sind, um zu gültigen Aussagen bezüglich einer differenziellen Indikation zwischen den Psychotherapien zu gelangen (Cuijpers 2016). Bei der Abschätzung der Wirksamkeit einzelner Verfahren ist darüber hinaus in der Psychotherapieforschung wie in der Psychopharmakologie stets ein Publikationsbias zu berücksichtigen (Driessen et al. 2015).

Die verschiedenen Verfahren werden hier nur kurz skizziert und in Kapitel 5 in Abgrenzung und im Vergleich zur IPT ausführlicher dargestellt.

- **Kurzbeschreibung der tiefenpsychologisch fundierten und psychodynamischen Psychotherapien:** Statt der klassischen Psychoanalyse, die mit 2–3 Wochenstunden über 160–300 Sitzungen meist im Liegen stattfindet, kommen heute eher zeitlich begrenzte, psychodynamische bzw. tiefenpsychologisch fundierte Psychotherapien zur Anwendung (vgl. auch Kap. 5). Dabei werden in der Regel maximal 100 Stunden in wöchentlichem Abstand und im Sitzen durchgeführt. Psychodynamische Verfahren sind traditionell weniger strukturiert und zeitlich weniger festgelegt als Interventionen anderer psychotherapeutischer Richtungen. Das Vorgehen ist weniger symptom- bzw. diagnosebezogen, sondern es wird durch aufdeckendes Arbeiten versucht, dem Patienten ein vertieftes Verständnis der ursächlichen (meist unbewussten) Zusammenhänge seines Leidens zu vermitteln – was oft mit dem Begriff der Einsicht verbunden wird.
Nach psychodynamischem/psychoanalytischem Konzept basieren depressive Störungen auf unbewussten konflikthaften Prozessen, die durch eine meist in der Kindheit entstandene Beziehungsunsicherheit und/oder traumatisierende Verlust-, Verunsicherungs- und Kränkungserlebnisse und widrige Entwicklungsbedingungen gekennzeichnet sind. Ziel der Behandlung ist das Bewusstwerden und Verstehen von diesen unbewussten, entwicklungsbedingten Konflikten und deren Auswirkung auf aktuelle Situationen und Beziehungen.
Als Unterform der psychoanalytisch begründeten Verfahren spielt bei Depressionen die tiefenpsychologisch fundierte bzw. psychodynamische Kurzzeittherapie eine Rolle (bis zu 25 Stunden), vor allem dann, wenn begrenzte Krisen (z. B. eine Trennung) der Auslöser sind.

- **Kurzbeschreibung der Kognitiven Verhaltenstherapie (KVT):** Unter KVT werden verschiedene kognitive und behaviorale Therapieansätze zusammengefasst, die hauptsächlich auf die Forschungsarbeiten der Arbeitsgruppen um Beck (Beck et al. 1979; s. Clark et al. 1999 für eine aktuelle

Darstellung) und Lewinsohn (Lewinsohn et al. 1979) zurückgehen (vgl. auch Kap. 5).

Die KVT depressiver Erkrankungen beruht auf der Verstärkerverlusttheorie (Lewinsohn 1974) und der Theorie der gelernten Hilflosigkeit (Seligman 1975). Diese Ansätze gehen von der Annahme aus, dass ein Mangel an positiver Verstärkung, gelernte Hilflosigkeit (Erleben der »Nicht-Kontrollierbarkeit« einer belastenden Situation) und andere depressionsfördernde Verhaltensmuster zentrale Faktoren für die Entstehung und Aufrechterhaltung einer depressiven Störung sind. Die KVT (Beck et al. 1979) geht davon aus, dass depressiven Erkrankungen eine negativ verzerrte Sichtweise des Selbst, der Umwelt und der Zukunft (»kognitive Triade«) sowie eine mangelnde Informationsverarbeitung zugrunde liegen. Der Ansatz zielt auf die Linderung depressiver Symptome durch Veränderung der dysfunktionalen Einstellungen und Denkschemata ab. Der Patient wird angeleitet, seine auf Selbstabwertung beruhenden Selbstkonzepte, Überzeugungen und Gedankenketten sowie deren Verhaltenskonsequenzen zu erkennen, sie auf ihre Angemessenheit hin zu überprüfen und alternative Denk- und Verhaltensmuster auszuprobieren (Beck 1999; Margraf und Lieb 1996).

Daneben werden zahlreiche andere Therapieformen wie Verhaltensmodifikation, Schematherapie, Selbstkontrolltherapie, Problemlösetherapie, Soziale-Fertigkeiten-Training oder verhaltenstherapeutische Familientherapie (Überblick bei Strauß et al. 2008) zur Gruppe der KVT gezählt. Die bereits erwähnte MBCT und das CBASP wurzeln ebenfalls in der KVT.

Tabelle 3-10 fasst wichtige allgemeine Voraussetzungen und Grundelemente einer KVT bei Depressionen zusammen.

- **Kurzbeschreibung des Cognitive Behavioral Analysis System of Psychotherapy (CBASP):** Neben KVT und IPT existiert eine dritte störungsorientierte Psychotherapie, die speziell für chronisch depressive Patienten

Tab. 3-10 Pragmatische und theoretische Voraussetzungen sowie Grundelemente der KVT.

Therapie	• psychoedukativ, direktiv, strukturiert • problemorientiert, lösungsorientiert • Gewährleisten von Gegenwarts- und Alltagsnähe • Ziel: Erwerb von Kontrolle und Kompetenzen • Hausaufgaben als integraler Teil der Therapie • zeitlich begrenzt
Therapeut	• Stil: interessiert-neugierig, aktiv, direktiv, transparent, positiv, unterstützend, bei Bedarf auch konfrontativ • Variablen: Warmherzigkeit, Empathie, unkonditionale Akzeptanz • Erklärungen, Informationen, Rückmeldungen
Patient	• aktiver Problemlöser
Therapeutische Beziehung	• kooperatives, aktives Arbeitsbündnis • symmetrische, komplementäre Beziehung
Evaluation	• regelmäßiges objektives Erfassen der depressiven Symptomatik

entwickelt wurde: Das CBASP (McCullough 2006; Brakemeier und Normann 2012) vereint kognitive, behaviorale, interpersonelle und psychodynamische Strategien. Das Verfahren setzt direkt an der spezifischen Psychopathologie chronisch Depressiver an, worunter McCullough (im Zusammenhang mit frühen Traumatisierungen) ein präoperatorisches Denken nach Piaget und eine Entkoppelung der Wahrnehmung des Betroffenen von seiner Umwelt versteht. Die Schwerpunkte der CBASP-Therapie liegen zum einen in der Situationsanalyse – einer spezifischen kognitiv-verhaltenstherapeutischen Strategie – und einem sich daran anschließenden Verhaltenstraining, zum anderen in interpersonellen Strategien zur Gestaltung der therapeutischen Beziehung. CBASP ermöglicht eine auf die Bedürfnisse chronisch Depressiver adaptierte Rolle des Therapeuten. Dazu gehört, dem Patienten zu helfen, zwischen altvertrauten dysfunktionalen Beziehungsmustern und dem Verhalten des Therapeuten oder anderer Personen zu unterscheiden.

Als theoretische Basis für Interventionstechniken werden neben Piagets Entwicklungstheorie auch andere bedeutsame psychologische Theorien (z. B. von Seligman, Skinner, Kiesler, Bandura) herangezogen. In Abbildung 3-2 sind die Bausteine der CBASP dargestellt.

Pharmakotherapeutische Strategien

- **Monotherapie oder Kombinationsbehandlung:** Da durch die IPT (und andere Psychotherapieformen) bei leichten bis mittleren Depressionen gleichermaßen effiziente Behandlungsmöglichkeiten zur Verfügung stehen (s. o. »Stellenwert der Psychotherapie in der Depressionsbehandlung«), muss das **Risiko-Nutzen-Verhältnis** bei der Indikationsstellung zur medikamentösen Therapie sorgfältig abgewogen werden. Dennoch gehört die Pharmakotherapie zu der am häufigsten angewandten Behandlungsform der Depression.
  Vor allem bei **schweren depressiven Störungen** wird zusätzlich zur Psychotherapie eine medikamentöse Therapie empfohlen. Daher ist es wichtig, dass Psychotherapeuten über die verschiedenen pharmakotherapeutischen Möglichkeiten und die zu erwartenden Wirkungen und Nebenwirkungen informiert sind. Dies zielt einerseits darauf, Nebenwirkungen zu verstehen und weitgehend zu vermeiden und dadurch die Mitarbeit (Compliance, Adhärenz) des Patienten zu sichern, andererseits auch darauf, Symptome von Nebenwir-

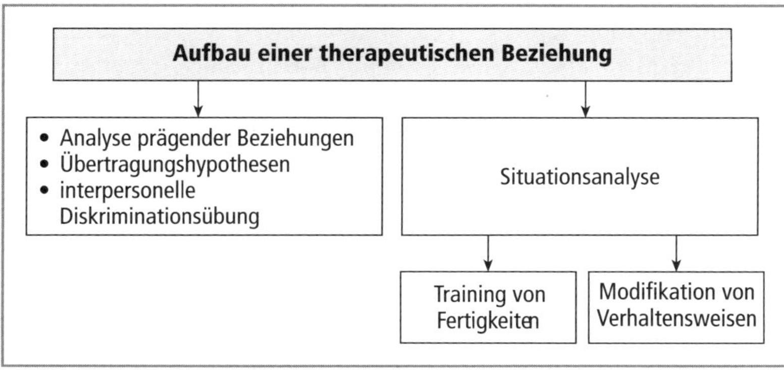

Abb. 3-2 Aufbau des Cognitive Behavioral Analysis System of Psychotherapy (CBASP): Diagnostische und therapeutische Elemente.

Tab. 3-11 Entscheidungskriterien für eine Kombinationsbehandlung.

Kriterium	Indikation Kombinationstherapie
Schweregrad	indiziert bei schweren depressiven Erkrankungen
Chronizität/Verlauf	indiziert bei langfristigem bzw. chronischem Verlauf
Dringlichkeit	je dringender, desto indizierter
früheres Ansprechen	indiziert, falls früher darauf angesprochen wurde
mangelndes Ansprechen auf ein monotherapeutisches Therapieverfahren	indiziert, falls eine Monotherapie nicht ausreichend erscheint
Präferenz des Patienten	indiziert, wenn der Patient dies ausdrücklich wünscht

kungen unterscheiden zu können. Für weitere Details wird auf vertiefende Literatur (z. B. Berger et al. 2018) verwiesen.

In Tabelle 3-11 sind Kriterien zusammengefasst, die der Behandelnde bei der Entscheidung für eine Kombinationsbehandlung aus medikamentöser und psychotherapeutischer Sicht berücksichtigen sollte.

- **Wirksamkeit und Wirkmechanismen von Antidepressiva:** Für die Akutbehandlung einer depressiven Störung steht eine große Zahl von in Deutschland zugelassenen Medikamenten zur Verfügung, die je nach ihrem spezifischen Wirkmechanismus in verschiedene Klassen unterteilt werden. Die vergleichende Wirksamkeit und Akzeptanz von Antidepressiva in der Akutbehandlung der majoren Depression Erwachsener ist in einer aktuellen Metanalyse beschrieben (Cipriani et al. 2018). Dabei erwiesen sich alle untersuchten Substanzen signifikant wirksamer als Placebo, und es gab ein grobes Ranking von Wirksamkeit und Nebenwirkungen der einzelnen Substanzen. Die Studie verdeutlicht allerdings auch die insgesamt nur **geringen Effektstärken der Antidepressivabehandlung** und die Wichtigkeit, weitere wirksame Behandlungselemente wie Psychotherapien oder Stimulationsbehandlungen zu berücksichtigen.

  Die wichtigsten Substanzgruppen sind:
  - tri-(und tetra-)zyklische Antidepressiva (TZA) bzw. nicht selektive Monoamin-Wiederaufnahmehemmer (NSMRI; »non selective monoamine reuptake inhibitors«), z. B. Amitriptylin, Imipramin, Maprotilin,
  - selektive Serotonin-Wiederaufnahmehemmer (SSRI; »selective serotonin reuptake inhibitors«), z. B. Fluoxetin, Paroxetin, Citalopram,
  - Monaminoxidase-Hemmer (MAOI; »MAO inhibitors«), z. B. Phenelzin, Moclobemid, Tranylcypromin,
  - selektive Serotonin-/Noradrenalin-Wiederaufnahmehemmer (SSNRI; »selective serotonin norepinephrin reuptake inhibitors«),
  - selektive Noradrenalin-Wiederaufnahmehemmer (SNRI; »selective norepinephrin reuptake inhibitors«),
  - Alpha-2-Rezeptor-Antagonisten.

Darüber hinaus gibt es **nicht klassifizierte Antidepressiva** (Trazodon), **Lithiumsalze** und **Phytopharmaka** (Johanniskraut). Außerdem werden Substanzen wie Benzodiazepine und Neuroleptika zur Behandlung bzw. in spezifischen Situationen eingesetzt, bei denen es sich nicht um Antidepressiva im eigentlichen Sinne handelt, die praktisch jedoch in der Depressionsbehandlung von Bedeutung sind.

Notwendige Aufklärungsmaßnahmen und Interventionen durch den Therapeuten während einer zusätzlichen medikamentösen Therapie sind im Fallbeispiel in Kapitel 17 dargestellt.

Biologische Strategien

- **Stimulationsverfahren:** Ungefähr 30–40 % der depressiven Patienten profitieren nicht oder nur unzureichend von den bisher beschriebenen Verfahren. Deswegen sollte der IPT-Therapeut im Fall, dass ein Patient auch nach mehreren Behandlungsversuchen (inkl. einer kombinierten Therapie mit IPT und Medikamenten) nicht anspricht, über herkömmliche und neuere antidepressive Stimulationsverfahren als Alternative Bescheid wissen. Hierbei handelt es sich um Methoden, die neuronale Netze elektrisch oder elektromagnetisch stimulieren. Die Elektrokonvulsionstherapie (EKT) ist ein bewährter und etablierter Stimulationsansatz zur Behandlung schwerer und therapieresistenter Depressionen mit hohen Responseraten zwischen 60–80 % (Überblick bei Brakemeier und Bajbouj 2008) und stellt eine relativ risikoarme Therapieform dar (Kho et al. 2003; UK ECT Review Group 2003). Die EKT birgt allerdings das Risiko hoher Rückfallraten, weshalb eine anschließende Erhaltungs-Psychotherapie zur Rückfallprophylaxe eingesetzt werden sollte, die sich in einer randomisiert kontrollierten Studie als wirksame Rückfallprävention erwiesen hat (vgl. Brakemeier et al. 2014).

  Weitere Stimulationsverfahren wie die repetitive transkranielle Magnetstimulation (rTMS), die Tiefenhirnstimulation (Deep Brain Stimulation, DBS), die Vagusnervstimulation (VNS) und die Magnetokonvulsionstherapie (MKT) werden bezüglich ihrer Wirksamkeit und Anwendbarkeit untersucht (Überblick bei Bajbouj und Heuser 2005).

- **Schlafentzug:** Eine weitere biologische Behandlungsstrategie stellt der Schlafentzug dar. Mit Ausnahme des partiellen Schlafentzugs in der ersten Nachthälfte konnte eine antidepressive Wirkung belegt werden (z. B. Wu et al. 1992). Die Mehrzahl der vorliegenden Studien zeigt, dass insbesondere bei Patienten mit Antidepressiva-Nonresponse eine Kombination von wiederholtem Schlafentzug unter gleichzeitiger Gabe von Antidepressiva die günstigste Wirkung erwarten lässt. Der Nachteil der Schlafentzugsbehandlung besteht in der hohen Rückfallwahrscheinlichkeit in der darauf folgenden Nacht. Deswegen ist die klinische Bedeutung des Schlafentzugs begrenzt.

- **Lichttherapie:** Auch Lichttherapie kann vor allem bei einer speziellen Depressionsform, der Winterdepression, antidepressiv wirken. Dabei exponieren sich die Patienten täglich mindestens halbstündig wenigstens 10 000 Lux hellem Licht. Da der Lichteffekt nur schwierig vom Placeboeffekt zu trennen ist, besteht über die tatsächliche Wirksamkeit der Behandlungsmethode Uneinigkeit. Einem neuen systematischen Review zufolge ist Lichttherapie auch bei nicht saisonalen depressiven Störungen wirksam (Tuunainen et al. 2004).

Behandlungsmöglichkeiten erklären

»Zur Behandlung einer Depression stehen unterschiedliche Verfahren zur Verfügung. Zum einen gibt es verschiedene antidepressiv wirkende Medikamente, welche die depressiven Symptome abmildern bzw. reduzieren sollen. Darauf sprechen bis zu 60 % aller Patienten an. Antidepressiva entfalten ihre Wirkung etwas schneller als Psychotherapie, allerdings sind sie meist mit Nebenwirkungen verbunden, auf die ich später noch im Einzelnen eingehe. Auch bei den Psychotherapien kann man unter verschiedenen Therapieformen auswählen. Sie haben unterschiedliche Schwerpunkte, und es werden jeweils andere Techniken eingesetzt. Ich gebe Ihnen eine Broschüre mit, in denen die einzelnen Ansätze kurz beschrieben sind. Alle Methoden sind bei leichten bis mittelschweren Depressionen ungefähr gleich wirksam. Bei schweren Depressionen wird eine Kombination aus Psychotherapie und Medikation empfohlen.«

3.7 Fazit und Implikationen

Der IPT-Therapeut fasst die Depression als weitverbreitete psychiatrische Störung und als klinisch auffälliges, verhaltensbezogenes psychisches und interpersonelles Syndrom auf. Die Erkrankung tritt bei Frauen wesentlich häufiger auf als bei Männern. Ansonsten sind depressive Störungen gleich verteilt, unabhängig von Kultur, sozialer Schicht, Bildungsgrad oder Beruf. Depressionen nehmen vor allem bei jungen Menschen zu. Das Syndrom geht mit erheblichem Leidensdruck der Patienten und der Angehörigen einher und beeinträchtigt die soziale und berufliche Leistungsfähigkeit und das Familienleben. Zur Behandlung stehen verschiedene Möglichkeiten zur Verfügung, die auch kombiniert werden können. Psychotherapien erwiesen sich bei leichten bis mittelschweren Depressionen als mindestens gleichwertig effektiv wie eine Pharmakotherapie, bei schweren und chronischen Depressionen gilt die Kombination beider Therapieformen als leitlinienempfohlene Standardbehandlung. Psychotherapeutische Ansätze weisen zwar eine längere Wirklatenz auf als Antidepressiva, wirken jedoch nachhaltiger. Es gibt keine Behandlungsmethode, die für alle Depressionsformen gleichermaßen wirksam ist. Wenn eine Therapiemethode nach einer entsprechenden Dauer nicht hilft, sollte gewechselt oder augmentiert werden. Depressive Störungen sind tendenziell wiederkehrend, weswegen viele Patienten für längere Zeiträume behandelt werden müssen.

Dem Patienten wird die medizinische Sichtweise einer depressiven Erkrankung während der ersten Sitzungen vermittelt, wobei insbesondere in der Anfangsphase betont werden sollte, dass es sich bei der Depression nicht um ein Zeichen persönlicher Schwäche oder um einen Zustand handelt, der mit Willensstärke beseitigt werden kann. Die IPT wurde zur Behandlung der Depression im Sinne eines komplexen depressiven Syndroms – und nicht im Sinne eines Symptoms oder lediglich einer niedergeschlagenen Stimmung – entwickelt. Die Begründer der IPT halten es für therapeutisch sinnvoll und entlastend, dem Patienten explizit seine Diagnose als solche mitzuteilen und ihm damit die »Berechtigung zum Kranksein« mit den damit verbundenen Entlastungen und Verpflichtungen der Krankenrolle (► Abschn. 7.1, »Zuteilung der Krankenrolle«) zu geben.

Der Auseinandersetzung mit der Depression – insbesondere im Rahmen der Psychoedukation des Patienten über die Erkrankung – kommt in der Anfangsphase der IPT therapeutisch große Bedeutung zu. Psychoedukation über das Thema Depression versetzt den Patienten in die Lage, an damit verbundenen Problemen oder tiefergreifenden Themen zu arbeiten. Einerseits soll der Patient durch die Informationsvermittlung erkennen, dass er nicht alleine mit seinen Problemen dasteht, dass Depressionen gut zu behandeln sind und es Anlass zur Hoffnung gibt. Andererseits sollte er zu der Einsicht gelangen, dass er seine Symptome ohne Behandlung nur begrenzt kontrollieren kann. Der Patient kann mithilfe von Psychoedukation besser verstehen, dass der Störung in ihrem charakteristischen Verlauf und der Symptomkonstellation eine Eigendynamik innewohnt. Die Informationen bezüglich der Prognose und den Behandlungschancen implizieren Hoffnung.

Literatur

Agosti, V (2014): Predictors of remission from chronic depression: a prospective study in a nationally representative sample. Compr Psychiatry 55(3): 463–467

Alonso, J, Angermeyer, MC, Bernert, S, et al. (2004): ESEMeD/MHEDEA 2000 Investigators. European Study of the Epidemiology of Mental Disorders (ESEMeD) Project. Prevalence of mental disorders in Europe: results from the European Study of the Epidemiology of Mental Disorders (ESEMeD) project. Acta Psychiatr Scand 420(Suppl): 21–27

AMDP & CIPS (Hrsg) (1990): Rating scales for psychiatry. Beltz, Weinheim

American Psychiatric Association (APA) (2015): Diagnostisches und Statistisches Manual Psychischer Störungen (DSM-5®; dt. Falkai, P & Wittchen, H-U). Hogrefe, Göttingen

Andersson, G, Cuijpers, P, Carlbring, P et al. (2014): Guided internet-based vs. face-to-face cognitive behavior therapy for psychiatric and somatic disorders: a systematic review and meta-analysis. World Psychiatry 13(3): 288–295

Andrews, B (1995): Bodily shame as a mediator between abusive experiences and depression. J Abnorm Psychol 104(2): 277–285

Bajbouj, M & Heuser, I (2005): Antidepressive Stimulationsverfahren: Vagusnervstimulation, repetitive transkranielle Magnetstimulation und Elektrokonvulsionstherapie zur Behandlung depressiver Störungen. Nervenarzt 76: 28–35

Barth, J, Munder, T, Gerger, H et al. (2013). Comparative efficacy of seven psychotherapeutic interventions for patients with depression: a network meta-analysis. PLoS Med 10(5):e1001454

Bech, P, Rasmussen, NA, Olsen, LR et al. (2001): The sensitivity and specificity of the Major Depression Inventory, using the Present State Examination as the index of diagnostic validity. J Affect Disord 66: 159–164

Beck, AT (1999): Kognitive Therapie der Depression. Beltz, Weinheim

Beck, AT, Rush, AJ, Shaw, BF et al. (1979): Cognitive therapy of depression. Guilford Press, New York

Berger, M (2018): Psychische Erkrankungen: Klinik und Therapie, 6. Aufl. mit Online-Zugang. Urban & Fischer bei Elsevier, München

Berger, M, van Calker, D, Schramm, E & Brakemeier, E (2018): Affektive Störungen. In: Berger, M (Hrsg). Psychische Erkrankungen. Klinik und Therapie, 6. Aufl. Urban & Fischer bei Elsevier, München, S. 491–592

Berger, T, Hämmerli, K, Gubser, N et al. (2011): Internet-based treatment of depression: a randomized controlled trial comparing guided with unguided self-help. Cogn Behav Ther 40(4): 251–266

Böker, H (2017): Psychodynamische Psychotherapie depressiver Störungen. Theorie und Praxis. Psychosozial, Gießen

Bostwick, JM & Pankratz, VS (2000): Affective disorders and suicide risk: a reexamination. Am J Psychiatry 157: 1925–1932

Bowlby, J (1969): Attachment. Basic Books, New York

Brakemeier, EL & Bajbouj, M (2008): Elektrokonvulsionstherapie (EKT). In: Bschor, T (Hrsg). Behandlungsmanual therapieresistente Depression. Kohlhammer, Stuttgart, S. 197–239

Brakemeier, EL & Normann, C (2012): Praxisbuch CBASP. Behandlung chronischer Depression. Beltz, Weinheim

Brakemeier, EL, Normann, C & Berger, M (2008): Ätiopathogenese der unipolaren Depression. Neurobiologische und psychosoziale Faktoren. Bundesgesundheitsbl Gesundheitsforsch Gesundheitsschutz 51(4): 379–391

Brakemeier, EL, Schramm, E & Hautzinger, M (2012): Chronische Depression. Fortschritte der Psychotherapie. Hogrefe, Göttingen

Brakemeier, EL, Merkl, A, Wilbertz, G et al. (2014): Reply to: Continuation antidepressant strategies after electroconvulsive therapy: ultrabrief pulse versus cognitive-behavioral therapy. Biol Psychiatry 77(3):e9

Casacalenda, N, Perry, JC & Looper, K (2002): Remission in major depressive disorder: a comparison of pharmacotherapy, psychotherapy, and control conditions. Am J Psychiatry 159(8): 1354–1360

Cassano, P & Fava, M (2002): Depression and public health: an overview. J Psychosom Res 53: 849–857

Cipriani, A, Furukawa, TA, Salanti, G et al. (2018): Comparative efficacy and acceptability of 21 antidepressant drugs for the acute treatment of adults with major depressive disorder: a systematic review and network meta-analysis. Lancet 391(10128): 1357–1366

CIPS (Hrsg) (2015): Internationale Skalen für Psychiatrie, 5. Aufl. Beltz, Göttingen

Clark, DA, Beck, AT & Alford, BA (1999): Scientific foundation of cognitive theory and therapy of depression. Wiley, New York

Craighead, WE & Dunlop, BW (2014): Combination psychotherapy and antidepressant medication treatment for depression: for whom, when, and how. Annu Rev Psychol 65: 267–300

Cuijpers, P (2016): Are all psychotherapies equally effective in the treatment of adult depression? The lack of statistical power of comparative outcome studies. Evid Based Ment Health 19(2): 39–42

Cuijpers, P, van Straten, A, Andersson, G et al. (2008): Psychotherapy for depression in adults: a meta-analysis of comparative outcome studies. J Consult Clin Psychol 76(6): 909–922

Cuijpers, P, Clignet, F, van Meijel, B et al. (2011): Psychological treatment of depression in inpatients: a systematic review and meta-analysis. Clin Psychol Rev 31(3): 353–360

Cuijpers, P, Sijbrandij, M, Koole, SL et al. (2013 a): The efficacy of psychotherapy and pharmacotherapy in treating depressive and anxiety disorders: a meta-analysis of direct comparisons. World Psychiatry 12(2): 137–148

Cuijpers, P, Hollon, SD, van Straten, A et al. (2013 b): Does cognitive behaviour therapy have an enduring effect that is superior to keeping patients on continuation pharmacotherapy? A meta-analysis. BMJ Open 3(4):pii:e002542

Cuijpers, P, Sijbrandij, M, Koole, SL et al. (2014 a): Adding psychotherapy to antidepressant medication in depression and anxiety disorders: a meta-analysis. World Psychiatry 13(1): 56–67

Cuijpers, P, Karyotaki, E, Pot, AM et al. (2014 b): Managing depression in older age: psychological interventions. Maturitas 79(2): 160–169

Dietrich, S, Mergl, R, & Rummel-Kluge, C (2017): Von den ersten Symptomen bis zur Behandlung einer Depression. Wann und bei wem suchen Menschen mit Depression Hilfe? Welche Rolle spielt Stigmatisierung? [From the first symptoms of depression to treatment. When and where are people seeking help? does stigma play a role? – Results from a survey at a german convention for people with depression]. Psychiatr Prax 44(8): 461–468

Dilling, H & Freyberger, HJ (2016): Taschenführer zur Klassifikation psychischer Störungen, 8. Aufl. Huber, Bern

Dilling, H, Mombour, W, & Schmidt, MH (1991): Internationale Klassifikation psychischer Störungen – ICD-10. Kapitel V (F): Klinisch-diagnostische Leitlinien, 1. Aufl. WHO. Huber, Bern

DIMDI (2019): ICD-10-GM Version 2019. Kapitel XXI. https://www.dimdi.de/static/de/klassifikationen/icd/icd-10-gm/kode-suche/htmlgm2019/block-z55-z65.htm. Zugegriffen: 14. 01. 2019

Dobson, KS, Hollon, SD, Dimidjian, S et al. (2008): Randomized trial of behavioral activation, cognitive therapy, and antidepressant medication in the prevention of relapse and recurrence in major depression. J Consult Clin Psychol 76(3): 468–477

Driessen, E, Hollon, SD, Bockting, CL et al. (2015): Does publication bias inflate the apparent efficacy of psychological treatment for major depressive disorder? A systematic review and meta-analysis of US National Institutes of Health-Funded Trials. PLoS One 10(9):e0137864

Dunner, DL (2001): Acute and maintenance treatment of chronic depression. J Clin Psychiatry 62: 10–16

Ebert, DD, Van Daele, T, Nordgreen, T et al. (2018): Internet- and mobile-based psychological interventions: applications, efficacy, and potential for improving mental health. Eur Psychol 23(2): 167–187

Ebmeier, KP, Donaghey, C & Steele, JD (2006): Recent developments and current controversies in depression. Lancet 367: 153–167

Falkai, P & Wittchen, H-U (Hrsg) (2015): Diagnostisches und statistisches Manual psychischer Störungen DSM-5. Hogrefe, Göttingen

Freedland, KE & Carney, RM (2009): Depression and medical illness. In: Gotlib, IH & Hammen, CL (Hrsg). Handbook of depression, 2nd ed. Guilford Press, New York, S. 113–141

Gelenberg, AJ, Kocsis, JH, McCullough, JP et al. (2006): The state of knowledge of chronic depression. J Clin Psychiatry 67: 179–184

Geue, K, Strauss, B & Brähler, E (Hrsg) (2016): Diagnostische Verfahren in der Psychotherapie, 3. Aufl. Hogrefe, Göttingen

Ghatavi, K, Nicolson, R, MacDonald, C et al. (2002): Defining guilt in depression: a comparison of subjects with major depression, chronic medical illness and healthy controls. J Affect Disord 68(2–3): 307–315

Gilbert, P, Pehl, J & Allan, S (1994): The phenomenology of shame and guilt: an empirical investigation. Br J Med Psychol 67(1): 23–36

Harlow, HF, Harlow, MK & Suomi, SJ (1971): From thought to therapy: lessons from a primate laboratory. Am Scientist 59: 538–549

Hautzinger, M & Welz, S (2004): Kognitive Verhaltenstherapie bei Depressionen im Alter. Ergebnisse einer kontrollierten Vergleichsstudie. Z Geront Geriatr 37: 427–435

Hautzinger, M & Welz, S (2008): Kurz- und längerfristige Wirksamkeit psychologischer Interventionen bei Depressionen im Alter. Z Klin Psychol Psychother 37: 52–60

Hollon, SD, DeRubeis, RJ, Shelton, RC et al. (2005): Prevention of relapse following cognitive therapy vs medications in moderate to severe depression. Arch Gen Psychiatry 62: 417–422

Hölzel, LP, Storz, P & Normann, C (2017): Diagnostik bei affektiven Störungen. In: Stieglitz, RD & Freyberger, HJ (Hrsg). Diagnostik in der Psychotherapie. Kohlhammer, Stuttgart, S. 113–122

Insel, TR (2006): Beyond efficacy: the STAR*D trial. Am J Psychiatry 163(1): 5–7

Lenze, EJ, Dew, MA, Mazumdar, S et al. (2002): Combined pharmacotherapy and psychotherapy as maintenance treatment for late-life depression: effects on social adjustment. Am J Psychiatry 159(3): 466–468

Jacobi, F, Höfler, M, Strehle, J et al. (2014): Psychische Störungen in der Allgemeinbevölkerung – Studie zur Gesundheit Erwachsener in Deutschland und ihr Zusatzmodul Psychische Gesundheit (DEGS1-MH). Nervenarzt 85(1): 77–87

Joiner, TE & Coyne, JC (1999): The interactional nature of depression. APA, Washington, DC

Karyotaki, E, Smit, Y, de Beurs, DP et al. (2016): The long-term efficacy of acute-phase psychotherapy for depression: a meta-analysis of randomized trials. Depress Anxiety 33(5): 370–383

Katon, WJ, Lin, E, Russo, J et al. (2003): Increased medical costs of a population-based sample of depressed elderly patients. Arch Gen Psychiatry 60(9): 897–903

Kessler, RC, Petukhova, M, Sampson, NA et al. (2012): Twelve-month and lifetime prevalence and lifetime morbid risk of anxiety and mood disorders in the United States. Int J Methods Psychiatr Res 21(3): 169–84

Kho, KH, van Vreeswijk, MF, Simpson SJ et al. (2003): A meta-analysis of electroconvulsive therapy efficacy in depression. J ECT 19: 139–147

Kirsch, I, Deacon, BJ, Huedo-Medina, TB et al. (2008): Initial severity and antidepressant benefits: a meta-analysis of data submitted to the Food and Drug Administration. PLoS Med 5(2):e45

Klerman, GL, Di Mascio, A, Weissman, MM et al. (1974): Treatment of depression by drugs and psychotherapy. Am J Psychiatry 131: 186–191

Kocsis, JH, Leon, AC, Markowitz, JC et al. (2009): Patient preference as a moderator of outcome for chronic forms of major depressive disorder treated with nefazodone, cognitive behavioral analysis system of psychotherapy, or their combination. J Clin Psychiatry 70(3): 354–356

Lewinsohn, PM (1974): A behavioral approach to depression. In: Friedman, RJ & Katz, MM (eds). The psychology of depression. Wiley, New York, S. 157–178

Lewinsohn, PM, Youngren, MA & Grosscup, SJ (1979): Reinforcement and depression. In: Depue, RA (eds). The psychobiology of depressive disorders. Academic, New York, S. 291–319

Margraf, J & Lieb, R (1996): Verhaltenstherapie. In: Freyberger, H & Stieglitz, R (Hrsg). Kompendium der Psychiatrie und Psychotherapie. Karger, Basel 260–271

Margraf, J & Schneider, S (Hrsg) (2018) Lehrbuch der Verhaltenstherapie, Band 2: Psychologische Therapie bei Indikationen im Erwachsenenalter. Springer, Berlin

Maske, UE et al. (2015): Current major depressive syndrome measured with the Patient Health Questionnaire-9 (PHQ-9) and the Composite International Diagnostic Interview (CIDI): Results from a cross-sectional population-based study of adults in Germany. BMC Psychiatry 15(1): 77

McCullough, JP (2000): Treatment for chronic depression. Cognitive Behavioral Analysis System of Psychotherapy. Guilford Press, New York

McCullough, J (2006): Psychotherapie der chronischen Depression. Cognitive Behavioral Analysis System of Psychotherapy (CBASP) [Deutsche Übersetzung und Bearbeitung von Schramm, E, Schweiger, U, Hohagen, F & Berger, M]. Urban & Fischer bei Elsevier, München

McCullough, JP (2012): Therapeutische Beziehung und die Behandlung chronischer Depressionen: Cognitive Behavioral Analysis System of Psychotherapy (CBASP). Springer, Berlin

McCullough, JP, Klein, DN, Borian, FE et al. (2003): Group comparisons of DSM-IV subtypes of chronic depression: validity of the distinctions, part 2. J Abnorm Psychol 112: 614–622

McHugh, RK, Whitton, SW, Peckham, AD et al. (2013): Patient preference for psychological vs pharmacologic treatment of psychiatric disorders: a meta-analytic review. J Clin Psychiatry 74(6): 595–602

Meister, R, Jansen, A, Berger, M et al. (2018): Psychotherapie depressiver Störungen: Verfahren, Evidenz und Perspektiven [Psychotherapy of depressive disorders: Procedures, evidence and perspectives]. Nervenarzt 89(3): 241–251

Olsen, LR, Jensen, DV, Noerholm, V et al. (2003): The internal and external validity of the Major Depression Inventory in measuring severity of depressive states. Psychol Med 33: 351–356

Region Hovedstadens psychiatrike hospital, Denmark (2018): Major (ICD-10) Depression Inventory – MDI – deutsch. https://www.psykiatri-regionh.dk/CCMH/Rating-scales-og-spoergeskemaer/Documents/MDI_German.pdf. Zugegriffen: 27. 12. 2018

Paykel, ES, Ramana, R, Cooper, Z et al. (1995): Residual symptoms after partial remission: an important outcome in depression. Psychol Med 25: 1171–1180

Pfennig, A et al. (2016): Symptom characteristics of depressive episodes prior to the onset of mania or hypomania. Acta Psychiatr Scand 133(3): 196–204

Renner, F, Cuijpers, P & Huibers, MJ (2014): The effect of psychotherapy for depression on improvements in social functioning: a meta-analysis. Psychol Med 44(14): 2913–2926

Reynolds, CF 3rd, Frank, E, Perel, JM et al. (1999): Nortriptyline and interpersonal psychotherapy as maintenance therapies for recurrent major depression: a randomized controlled trial in patients older than 59 years. JAMA 281(1): 39–45

Reynolds, CF 3rd, Dew, MA, Pollock, BG et al. (2006): Maintenance treatment of major depression in old age. N Engl J Med 354(11): 1130–1138

Schatzberg, AF & Krämer, HC (2000): Use of placebo control groups in evaluating efficacy of treatment of unipolar major depression. Biol Psychiatry 47(8): 736–744

Schramm, E & Bausch, P (2018): Psychotherapie bei chronischer Depression – Führen störungsspezifische Ansätze zu besseren Behandlungserfolgen? Z Psychiatr Psychol Psychother 66: 41–47

Schramm, E, van Calker, D, Dykierek, P et al. (2007): An intensive treatment program of interpersonal psychotherapy plus pharmacotherapy for depressed inpatients: acute and long-term results. Am J Psychiatry 164(5): 768–777

Seligman, MEP (1975): Helplessness. On depression, development and death. Freeman & Comp, San Francisco

Solomon, D, Proudfoot, J, Clarke, J & Christensen, H (2015): e-CBT (myCompass), antidepressant medication, and face-to-face psychological treatment for depression in australia: a cost-effectiveness comparison. J Med Internet Res 17(11): e255

Stieglitz, R-D (2008): Diagnostik und Klassifikation in der Psychiatrie. Kohlhammer, Stuttgart

Stieglitz, R-D (2016): Diagnostik in der Psychotherapie als Mittel der Qualitätssicherung. In: Lieb, K, Hohagen, F & Riemann, D (Hrsg). Psychiatrie und Psychotherapie 2.0. Urban & Fischer, München, S. 193–201

Stieglitz, R-D (2018): Therapie-begleitende Diagnostik bei depressiven Störungen. Z Psychiatr Psychol Psychother 66: 1–11

Stieglitz, R-D & Freyberger, HJ (Hrsg) (2017): Diagnostik in der Psychotherapie. Kohlhammer, Stuttgart

Stieglitz, R-D & Hiller, W (2014): Strategien und Instrumente der Veränderungsmessung. Z Psychiatr Psychol Psychother 62: 101–111

Stieglitz, R-D & Hiller, W (2017): Erfassung von Veränderungen. In: Stieglitz, R-D & Freyberger, HJ (Hrsg). Diagnostik in der Psychotherapie. Kohlhammer, Stuttgart, S. 39–46

Stieglitz, R-D & Spitzer, C (2018): Diagnostik in der Psychotherapie. Psychotherapeut 33: 423–440

Stieglitz, R-D, Wolfersdorf, M, Metzger, R et al. (1998): Stationäre Behandlung depressiver Patienten: Konzeptuelle Überlegungen und Ergebnisse eines Pilotprojekts zur Qualitätssicherung in Baden-Württemberg. Nervenarzt 69: 59–65

Stieglitz, R-D, Baumann, U & Freyberger, HJ (Hrsg) (2001): Psychodiagnostik psychischer Störungen in

Klinischer Psychologie, Psychiatrie, Psychotherapie. Thieme, Stuttgart

Strauß, B, Hohagen, F & Caspar, F (Hrsg) (2008): Lehrbuch Psychotherapie. Hogrefe, Göttingen

Strauß, B & Schumacher, J (Hrsg) (2005): Klinische Interviews und Ratingskalen. Hogrefe, Göttingen

Thase, ME, Greenhouse, JB, Frank, E et al. (1997): Treatment of major depression with psychotherapy or psychotherapy-pharmacotherapy combinations. Arch Gen Psychiatry 54(11): 1009–1015

Torpey, DC & Klein, DN (2008): Chronic depression: update on classification and treatment. Curr Psychiatry Rep 10(6): 458–464

Trautman, S & Beesdo-Baum, K (2017): The treatment of depression in primary care. Deutsches Ärzteblatt. https://www.aerzteblatt.de/int/archive/article/194102/The-treatment-of-depression-in-primary-care-a-cross-sectional-epidemiological-study. Zugegriffen: 18. 11. 2018

Trivedi, MH, Fava, M & Wisniewski, SR (2006): Medication augmentation after the failure of SSRIs for depression. N Engl J Med 354: 1243–1252

Turner, EH & Rosenthal, R (2008): Efficacy of antidepressants. BMJ 336(7643): 516–517

Tuunainen, A, Kripke, DF & Endo, T (2004): Light therapy for non-seasonal depression. Cochrane Database Syst Rev 2:CD004050

UK ECT Review Group (2003): Efficacy and safety of electroconvulsive therapy in depressive disorders: a systematic review and meta-analysis. Lancet 361: 799–808

Van Gülick-Bailer, M, Maurer, K & Häfner, H (1995): Schedules for clinical assessment in neuropsychiatry. Huber, Bern

Vittengl, JR, Clark, LA, Dunn, TW et al. (2007): Reducing relapse and recurrence in unipolar depression: a comparative meta-analysis of cognitive-behavioral therapy's effects. J Consult Clin Psychol 75(3): 475–488

Voderholzer, U & Barton, B (2016): Langfristige Wirkung von Psychotherapie bei nichtchronischen Depressionen: Ein systematisches Review von Studien im Vergleich mit Pharmakotherapie. Verhaltenstherapie 26: 108–115

Webb, M, Heisler, D, Call, S et al. (2007): Shame, guilt, symptoms of depression, and reported history of psychological maltreatment. Child Abuse Negl 31(11–12): 1143–1153

Wittchen, HU & Semler, G (1991): Composite International Diagnostic Interview (CIDI). Beltz-Test, Weinheim

Wu, JC, Gillin, JC, Buchsbaum, MS et al. (1992): Effect of sleep deprivation on brain metabolism of depressed patients. Am J Psychiatry 149: 538–543

Zimmerman, M, Ellison, W, Young, D et al. (2015): How many different ways do patients meet the diagnostic criteria for major depressive disorder? Compr Psychiatry 56: 29–34

4 Die IPT im Überblick

Elisabeth Schramm und Ingo Zobel

»The field of psychiatry is the field of interpersonal relations; a person can never be isolated from the complex of interpersonal relations in which the person lives and has his being.« *(Sullivan 1940, S. 10)*

Nicht nur bei der Interpersonellen Psychotherapie (IPT), sondern auch bei anderen Therapieansätzen wird der Schwerpunkt auf die Veränderung der zwischenmenschlichen Beziehungen gelegt und – beispielsweise bei der Paartherapie – manchmal auch direkt durch das therapeutische Setting umgesetzt. Diese wird aber ebenso wie die Familientherapie, das soziale Kompetenztraining sowie Gruppentherapieansätze nicht explizit als interpersonelle Therapie bezeichnet, sondern entsprechend der theoretischen Ausrichtung an behavioralen, kognitiven, humanistischen oder anderen Konzepten eingeordnet. Im Gegensatz dazu kann die IPT keiner der traditionellen Therapieschulen eindeutig zugeordnet werden. Sie beinhaltet vielmehr Elemente und Techniken verschiedener Schulrichtungen, ohne sich ideologisch der Theorie einer dieser Schulen zu verschreiben (s. auch Grawe et al. 1994).

Ätiologische Annahmen: Bemerkenswert ist, dass Klerman et al. (1984) bei der Entwicklung der IPT zwar ein **biopsychosoziales Erklärungsmodell** benutzen, jedoch ätiologische Formulierungen der Depression weitgehend vermeiden. Sie berufen sich vielmehr auf das empirisch nachgewiesene Zusammenspiel zwischen Depression und den interpersonellen Problemfeldern, die dann als Fokusse vorgeschlagen werden (Trauer, Rollenwechsel, Konflikte, soziale Isolation). Zwar sind das Rational und der theoretische Hintergrund der IPT in den letzten Jahren von verschiedenen Autoren (Mufson et al. 2004; Ravitz et al. 2008) basierend auf klinischen Beobachtungen ausgeweitet worden, die **Wirkmechanismen der IPT** sind aber aufgrund mangelnder Prozessforschung weiterhin größtenteils ungeklärt (► Abschn. 4.7). Ein Modell für die Wirkmechanismen ist in Abschnitt 1.1 (s. auch ► Abb. 1-2) ausgeführt. Es bleibt bisher offen, ob der interpersonelle Fokus und spezifische Techniken oder Strategien der Grund für die Effektivität dieses Ansatzes sind.

Merke

Die Theorie und Praxis der IPT beruht auf zwei nicht ätiologischen, jedoch klinisch-praktischen Annahmen:
- Depression ist eine medizinische Erkrankung, die behandelbar ist.
- Es gibt einen Zusammenhang zwischen der Depression und Lebensereignissen.

4.1 Theoretischer Hintergrund

Wie bereits an anderer Stelle erwähnt (► Abschn. 1-1) ist die IPT nicht stringent aus einer elaborierten Theorie abgeleitet worden, sondern hat lediglich einen theoretischen Hintergrund (s. auch Abb. 1-1). Dieser bestand zur Zeit der Entwicklung der Methode in den

Ideen von **Adolf Meyer** (1957), der **Interpersonellen Schule Sullivans** (1953) und in der **Bindungstheorie Bowlbys** (1969).

Adolf Meyer

Die frühesten theoretischen Bezüge gehen auf Adolf Meyer (1957) zurück, einen Psychiater schweizerischer Abstammung, der mit seinem Konzept der **Psychobiologie** die amerikanische Psychiatrie wesentlich prägte. Meyer, der in seiner Sichtweise entscheidend von Darwin beeinflusst war, betrachtete psychische Störungen als misslungenen Versuch des Individuums, sich an veränderte Umweltbedingungen, vor allem an psychosoziale Stressoren, anzupassen. Damit rückte er das **psychosoziale Umfeld** ins Blickfeld des psychiatrischen Interesses. Das Anpassungsverhalten des Patienten sah er als geprägt von frühen Erfahrungen in der Familie und in anderen sozialen Gruppen. Diese **integrative Denkweise** brach mit dem zu jener Zeit vorherrschenden Triebmodell Freuds, das von vielen als unzureichend angesehen wurde, um menschliche Motivation und die Natur menschlicher Erfahrungen erklären zu können. Denn die Bedeutung **sozialer Beziehungen und der gesellschaftliche Einfluss** bei der Persönlichkeitsentwicklung seien dabei stark unterschätzt worden. Meyers Ansatz stand zu seiner Zeit auch im Gegensatz zu der weit verbreiteten Lehre der Krankheitsentitäten von Kraepelin und dem biomedizinischen Modell.

Harry Stack Sullivan

Das Konzept von Meyer wurde von einem seiner Schüler, Harry Stack Sullivan (1980), erweitert und ergänzt. Sullivan fasste die gesamte Psychiatrie als **Wissenschaft interpersoneller Beziehungen** auf und rückte sie in die Nähe der Soziologie, Anthropologie und Sozialpsychologie. Sein Standpunkt verhielt sich somit völlig konträr zu Freuds Konzept der sexuellen Triebe und intrapsychischen Konflikte als Grundlage für die Psychopathologie. Mit Sullivans Ansatz wurde die Basis für die heutige **biopsychosoziale Sichtweise** in der Psychiatrie geschaffen. Wie Meyer formulierte auch Sullivan seine Konzepte auf der Grundlage beobachtbarer und verifizierbarer Daten und stand damit wiederum in Kontrast zu Freud, der zu dieser Zeit ebenfalls einen gravierenden Einfluss auf die amerikanische Psychiatrie ausübte.

Sullivan gilt als der **bekannteste Vertreter der Interpersonellen Schule**, die zwischen den 30er- und 40er-Jahren in Washington gegründet wurde. Er kam, ebenso wie andere Begründer und führende Vertreter der Interpersonellen Schule wie z. B. Mabel Blake Cohen, Frieda Fromm-Reichmann, Erich Fromm und Karen Horney, von der Neopsychoanalyse.

Merke

Die Anhänger der Interpersonellen Schule integrierten soziologische und anthropologische Aspekte in ihre Betrachtungen und vertraten ein transaktionales »Person × Umwelt«-Verständnis von psychischer Gesundheit, indem sie das Individuum als »aktiven Spieler« beim Umgang mit Lebensproblemen sahen.

Sullivan wies fundamentale **analytische Konstrukte wie das Unbewusste oder die Bedeutung früher Kindheitserfahrungen** nicht zurück, legte jedoch den Behandlungsschwerpunkt auf zwischenmenschliche, soziale oder familiäre Faktoren. Er vertrat die Meinung, dass Freuds Erkenntnisse nur dann nutzbar gemacht werden könnten, wenn gestörtes menschliches Verhalten aus der Perspektive der zwischenmenschlichen Beziehungen und ihrer pathologischen Muster betrachtet werde. Sullivan wandte den Interpersonellen Ansatz zunächst in erster Linie auf die Behandlung schizophrener Störungen an und schenkte den affektiven Störungen hingegen nur wenig Beachtung. Die **Beziehung zwischen Therapeut und Patient** wird in Sullivans Therapiemodell im Gegensatz zur IPT nach Klerman et al. (1984) auch innerhalb der Sitzungen thematisiert.

Mabel Blake Cohen

Es waren Mabel Blake Cohen und ihre Gruppe an der Washington School of Psychiatry, die zum ersten Mal die interpersonelle Idee auf die Therapie **depressiver Störungen** bezogen und die Rolle dysfunktionaler zwischenmenschlicher Beziehungen in der Kindheit bipolar depressiver Patienten untersuchten (Cohen et al. 1954). Dabei bestätigte sich, dass frühe interpersonelle Erfahrungen in der Ursprungsfamilie dieser Patienten sich in deren Verhalten und Persönlichkeitsstrukturen im Erwachsenenalter manifestieren.

Der Interpersonelle Ansatz prägte zu seiner Zeit zahlreiche innovative psychotherapeutische Formen, wie z. B. die Familientherapie zur Behandlung schizophrener Patienten oder die Paartherapie. Die Durchführung der Interpersonellen Therapie nach Klerman und Weissman (Klerman et al. 1984) ist allerdings **recht weit entfernt von Sullivans therapeutischem Vorgehen** bzw. der traditionellen, psychodynamisch ausgerichteten Interpersonellen Schule. Eine ausführlichere Beschreibung der Vorläufer, Entwicklung und Konzepte der Interpersonellen Schule findet sich bei Klerman et al. (1984) und Weissman et al. (2000).

John Bowlby

Eine weitere bedeutsame theoretische Grundlage der IPT sind die Arbeiten des britischen Psychiaters John Bowlby (1969) und seiner Kollegin Mary Ainsworth (Ainsworth et al. 1978). Unter Berücksichtigung von Erkenntnissen aus der Entwicklungspsychologie, Neurophysiologie und Verhaltensbiologie ging Bowlby davon aus, dass Menschen ein **biologisch überlebenswichtiges und damit primäres Bindungsbedürfnis** haben. Die Befriedigung dieses Bedürfnisses dient als **sichere Basis** für das Auskundschaften der inneren und äußeren Welt eines Individuums und für psychisches Wohlbefinden im Allgemeinen. Deswegen zeigen Menschen intensive emotionale Reaktionen, wenn diese Bindungen bedroht sind. Frühe Bindungserfahrungen prägen die Entwicklung **»innerer Arbeitsmodelle«**, welche die Beziehungserwartungen, -wahrnehmungen und -verhaltensweisen eines Individuums bestimmen. Die entstehenden Bindungsmuster können »sicher« oder »unsicher« sein. Die **unsicheren Bindungsstile** werden eingeteilt in:

- »unsicher-ambivalent«,
- »unsicher-vermeidend«,
- »unsicher-desorganisiert.«

Der erste Typus mit **unsicher-ambivalentem Bindungsstil** sucht nach engen Beziehungen, ist aber von Sorgen um Zurückweisung und Verlassenwerden getrieben. Das Bindungssystem ist überaktiviert. Diese Art von Bindungsmuster wurde am häufigsten im Zusammenhang mit Depressionen beobachtet. Menschen mit **vermeidendem, abweisendem Bindungsstil** sind dagegen eher gehemmt, haben Schwierigkeiten, Nähe zuzulassen. Das Bindungssystem wird aktiv unterdrückt. Dieser Stil wurde am ehesten mit generalisierten Angststörungen in Verbindung gebracht (Bifulco et al. 2006). Bei dem **desorganisierten Typus** handelt es sich um eine Restkategorie, gekennzeichnet von konfusem, widersprüchlichem Bindungsverhalten. Bezugspersonen und Kinder wiesen in der Regel Misshandlungen in der Kindheit auf (Grossmann und Grossmann 2017).

Merke
In seiner *Bindungstheorie* (Attachment Theory) stellt John Bowlby eine bedeutsame Verbindung her zwischen dem *Verlust persönlicher Bindungen* und dem Auftreten depressiven Verhaltens.

Zudem war er der Ansicht, dass durch ein gestörtes Bindungsverhalten zur Mutter in der frühen Kindheit eine **Vulnerabilität** für problematische Beziehungen oder psychische Störungen geschaffen wird. Darüber hinaus führt ein unsicherer Bindungsstil zu unzureichendem Hilfesuchverhalten, was wiederum mögliche soziale Unterstützung bei der Stressbewältigung reduziert. Mit der Bindungstheorie Bowlbys wurde die Betonung der Bedeutung früher interpersoneller Erfahrungen auf eine **wissenschaftlich überprüfbare Ebene** gehoben. Der Zusammenhang zwischen Bindungsstil und depressiven Störungen wurde von mehreren Autoren beschrieben und untersucht (z. B. Goodman und Lusby 2014; Grossmann und Grossmann 2017; ► Abschn. 4.2).

Donald Kiesler

In jüngerer Zeit wurde neben der Bindungstheorie auch Donald Kieslers **interpersonelle Theorie** (Kiesler 1983, 1996) im Zusammenhang mit der IPT als eine moderne Erweiterung der theoretischen Basis diskutiert (Mufson et al. 2004; Ravitz et al. 2008). Während sich die Bindungstheorie auf Interaktionen zwischen Bezugspersonen bezieht, beschreibt die moderne interpersonelle Theorie Interaktionen in Beziehungen im Allgemeinen. Kiesler konzeptualisiert interpersonelle Muster von **»zirkulärer Kausalität«**, was bedeutet, dass sich die Interaktionsmuster von Individuen permanent gegenseitig bedingen. Auf einem interpersonellen Circumplex beschreibt er die beiden Dimensionen **»Dominanz – Unterwürfigkeit«** sowie **»Freundlichkeit – Feindseligkeit/Distanz«** (► Abb. 4-1). Freundliches Verhalten ruft komplementäre Freundlichkeit und nähesuchendes Verhalten beim anderen hervor, Feindseligkeit/Distanz bewirkt distanzierendes, ablehnendes Verhalten. Dahingegen zieht Dominanz reziproke

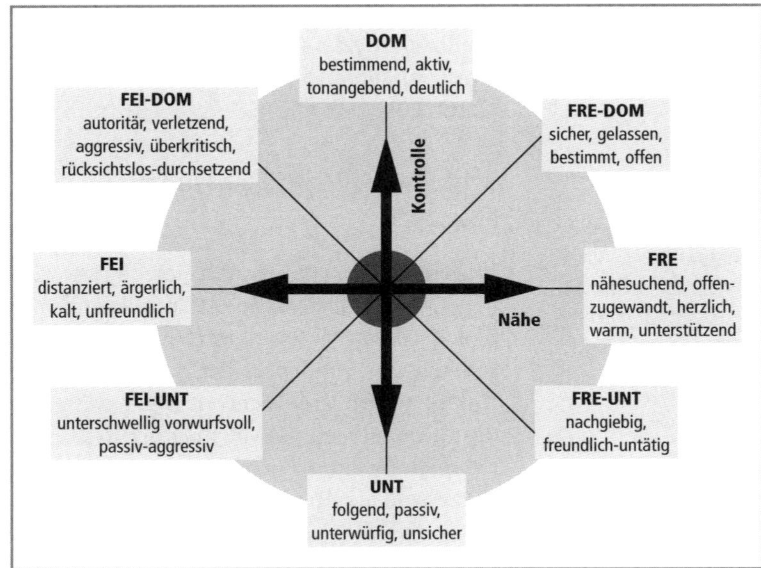

Abb. 4-1 Interpersoneller Circumplex (modifiziert nach Kiesler 1996). DOM = dominant; FRE-DOM = freundlich-dominant; FRE-UNT = freundlich-unterwürfig; UNT = unterwürfig; FEI = feindlich; FEI-DOM = feindlich-dominant; FEI-UNT = feindlich-unterwürfig.

Submissivität in Form von passivem Folgeverhalten nach sich.

Merke
Mit dem Kiesler-Kreismodell lassen sich interpersonelle Probleme als Resultat von *maladaptiven Interaktionsmustern* erklären, die zu selbstaufrechterhaltenden Beziehungsmustern führen. Gerade depressive Patienten zeigen häufig submissive und passiv-aggressive Verhaltensweisen, was konstruktive soziale Unterstützungsangebote verhindert.

Die Konzeptionen der Theorien von Sullivan und Kiesler sind ausführlicher in Kapitel 20 beschrieben. Ein Überblick zu allen interpersonellen Theorien im Zusammenhang mit der IPT findet sich bei Ravitz et al. (2008).

4.2 Empirischer Hintergrund

Die im Abschnitt 4.1 beschriebene Sichtweise psychischer Erkrankungen bzw. die Bedeutung interpersoneller Faktoren für depressive Erkrankungen wird durch zahlreiche **empirische Untersuchungen** bestätigt (Übersicht z. B. bei Gotlib und Colich 2014; Hammen und Shih 2014; Hames et al. 2013; s. auch Kap. 15 und 20).

Merke
Soziale und interpersonelle Prozesse repräsentieren nur einen Bestandteil der depressionsverursachenden Wechselwirkungen zwischen genetischen, neurobiologischen, psychologischen, psychosozialen, umweltbezogenen und anderen Faktoren.

Wie komplex sich das Zusammenwirken verschiedener Faktoren gestalten kann, wird an einem **aktuellen Depressionsmodell** (modifiziert nach Berger et al. 2018) veranschaulicht (► Abb. 4-2). Hierbei werden depressiogene und depressionsprotektive psychosoziale Faktoren berücksichtigt, weiterhin Vulnerabilitätsfaktoren, eine depressionsspezifische Transmitterimbalance und ihre bidirektionalen Zusammenhänge mit depressiver Symptomatik und Schlafstruktur. Gerade genetische, biologische und neurowissenschaftliche Befunde wurden in den letzten Jahren verstärkt in bereits bestehende Modelle integriert (Hammen und Gotlib 2014). Einen bemerkenswerten Erkenntnisgewinn gab es auch zum Einfluss **früher negativer Erfahrungen und Traumatisierungen** auf depressive Prozesse (z. B. Nelson et al. 2017; Goodman und Lusby 2014).

Die genauen Ursachen und Wirkmechanismen, die für die Entstehung und den Verlauf der Depression verantwortlich sind, sind allerdings immer noch nicht vollständig geklärt. Es ist jedoch evident, dass sich diese Störung nicht mithilfe eines unidimensionalen Modells erklären lässt. Anstelle von linearen Erklärungsversuchen muss Depression vielmehr als Produkt der **Wechselwirkung** zwischen Prädisposition, Risikofaktoren, synergistischen Interaktionen und Feedback-Mechanismen angesehen werden (ausführlichere Darstellung s. Hammen und Gotlib 2014).

Schlüsselrolle interpersoneller Faktoren

In den letzten Jahrzehnten beschäftigte sich die Depressionsforschung vorwiegend mit biologischen Faktoren und mit der Wirksamkeit von Antidepressiva. Auch wenn diese Komponenten eine zentrale Bedeutung für die Ätiologie depressiver Erkrankungen einnehmen, muss sozialen und interpersonellen Prozessen als Risikofaktoren und verlaufsbestimmenden Variablen eine **Schlüsselrolle** eingeräumt werden. Studien, die die Rolle so-

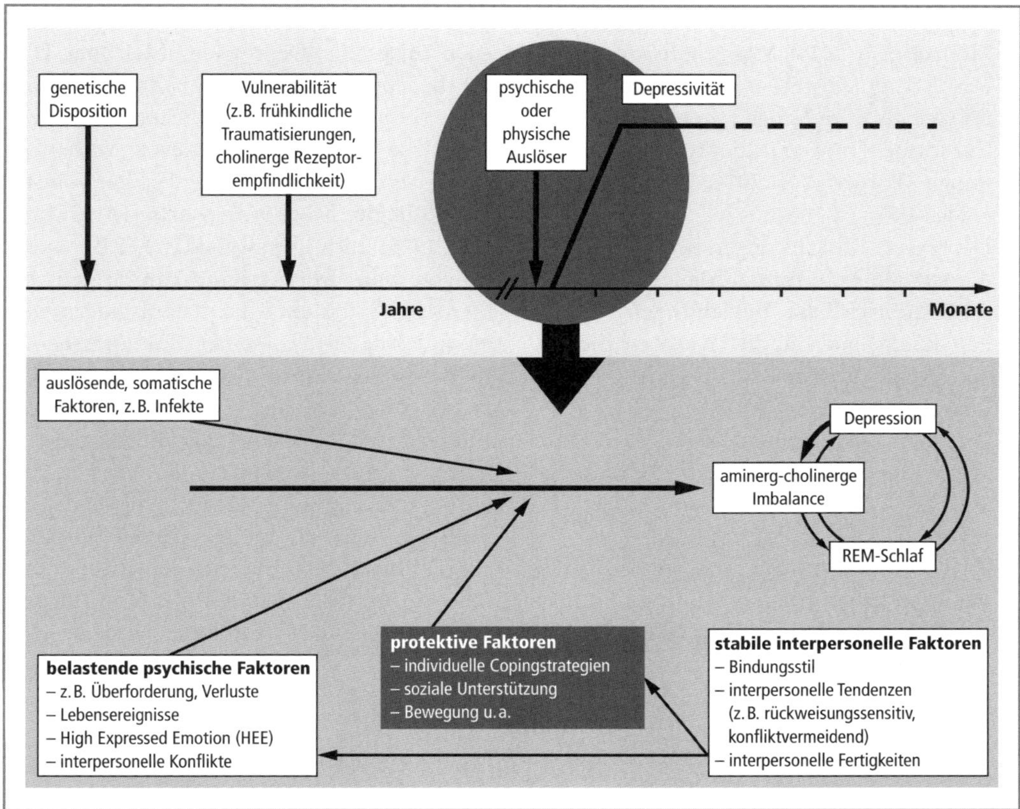

Abb. 4-2 Komplexes Depressionsmodell (modifiziert nach Berger et al. 2018). REM = Rapid Eye Movement.

zialer und interpersoneller Faktoren als prädisponierend und auslösend für depressive Störungen bestätigen, kommen aus den Bereichen der **Lebensereignisforschung** und der **Forschung zur sozialen Unterstützung**, aus der **Expressed-Emotion-Forschung**, aus **epidemiologischen und entwicklungspsychologischen Studien** sowie aus **tierexperimentellen Arbeiten**. Die Ergebnisse dieser Untersuchungen weisen nachdrücklich auf die herausragende Rolle interpersoneller Faktoren für Ätiologie, Verlauf und Therapie depressiver Störungen hin. Umgekehrt wurden auch Veränderungen in den Beziehungen und dem sozialen Status des Betroffenen sowie das Auftreten von Lebensbelastungen als Folgen der Depression gefunden.

Folgende **Schlussfolgerungen** lassen sich aus der bisherigen Forschung ziehen:

- Es gibt einen komplexen Zusammenhang zwischen **negativen frühkindlichen Erfahrungen** (z. B. körperlicher oder emotionaler Missbrauch oder Vernachlässigung, frühe gravierende Verluste) und einer erhöhten Vulnerabilität für das Auftreten depressiver Störungen (z. B. Goodman und Lusby 2014; Nelson et al. 2017).
- **Lebensbelastungen** – und zwar insbesondere solche zwischenmenschlicher Natur – gehen mit einem erhöhten Depressions-

risiko einher und beeinflussen die Genesung sowie Rückfälle (z. B. Paykel 2003; Monroe et al. 2014). Mangelnde soziale Unterstützung (Santini et al. 2015) oder konfliktreiche Beziehungen stehen in engem Zusammenhang mit depressiven Symptomen (Barger et al. 2014; Werner-Seidler et al. 2017).

- Depressive Erkrankungen beeinträchtigen die **soziale Funktionsfähigkeit und zwischenmenschliche Beziehungen**. Beides hält häufig auch dann an, wenn die depressiven Symptome zurückgegangen sind (Hammen und Shih 2014).
- Personen, die mit einem **depressiven Menschen zusammenleben**, haben ein erhöhtes Risiko, selbst depressiv zu werden (Hames et al. 2013).
- Zwischenmenschliche und psychosoziale Faktoren haben einen erheblichen Einfluss auf den **Verlauf einer Depression** (Davila et al. 2014; Klein und Allmann 2014). So können unterstützende Beziehungen eine protektive Wirkung haben (Grümer und Pinquart 2011; Gariépy et al. 2016), umgekehrt können kritische oder bevormundende Beziehungen eine negative Auswirkung auf den Genesungsprozess zeigen.

Aufgrund der Komplexität der zu untersuchenden Fragestellungen sind einige Studien jedoch mit methodischen Problemen belastet, was eine eindeutige Interpretation der Ergebnisse erschwert.

Entwicklungspsychologische Arbeiten

Bindung und Trennung

Eine der frühesten klinischen Studien im Bereich der Kinderpsychiatrie (Spitz 1946) beschreibt, wie bei Kleinkindern **nach abrupter Trennung von der Mutter** depressionsartige Zustände auftraten. Diese wurden von Spitz als anaklitische (aus dem Griechischen für »sich anlehnen«) Depression bezeichnet. Dieser bedeutsame Zusammenhang zwischen dem Verlust enger persönlicher Bindungen und dem Auftreten depressiven Verhaltens wurde von Bowlby (1969) und später von seiner Kollegin Mary Ainsworth (Ainsworth et al. 1978) mithilfe **systematischer Beobachtungen von Mutter-Kind-Bindungen** bei Menschen- und auch Primatenkindern weiter untermauert. In seiner Bindungstheorie stellt Bowlby u. a. fest, dass die intensivsten zwischenmenschlichen Emotionen mit dem Knüpfen und Auflösen enger Bindungen einhergehen. Außerdem war er der Ansicht, dass durch unsicheres, gestörtes oder fehlendes Bindungsverhalten in der frühen Kindheit eine Vulnerabilität für problematische zwischenmenschliche Beziehungen und für psychische Störungen geschaffen wird (s. dazu auch Ravitz et al. 2008; Grossmann und Grossmann 2017).

Der Zusammenhang zwischen unsicheren Bindungsmustern und der Vulnerabilität für das Auftreten von depressiven Störungen gilt als gesichert, wenn auch in einer indirekteren Weise als bisher vermutet (Hames et al. 2013).

Unsichere Bindung ist im Vergleich zu sicheren Bindungsmustern mit negativeren Beziehungserwartungen und negativerer Selbstwahrnehmung verbunden und gilt bei Kindern und Jugendlichen als Prädiktor für Depression. **Emotional unzugängliche Eltern(-teile) oder frühkindlicher Missbrauch** könnten das Risiko des Kindes sowohl für einen unsicheren Bindungsstil als auch für Depressionen erhöhen. Unsichere Bindung fungiert möglicherweise als Moderator zwischen widrigen Entwicklungsumständen wie mütterlicher Depression oder missbrauchenden Bezugspersonen und der Entwicklung bzw. Reifung des Kindes. Alternativ könnte ein unsicherer Bindungsstil einfach einen **zusätz-**

lichen Risikofaktor für Depressionen darstellen (Goodman und Lusby 2014; Gotlib und Colich 2014).

Frühkindliche Verlusterfahrungen

Weitere Forschungen zu frühen Bindungen und Verlusten ergaben, dass der **frühe Verlust** – insbesondere durch Suizid eines Elternteils – **oder die Trennung** von Mutter/Vater deutlich risikoerhöhend für das Auftreten einer depressiven Erkrankung sind (Goodman und Lusby 2014). In welcher Weise belastende Ereignisse dieser Art depressogene Risikofaktoren darstellen, wird jedoch **kontrovers** diskutiert. Laut einer Übersichtsarbeit (Brent et al. 2009) zum Zusammenhang zwischen dem Tod eines Elternteils und Depression hängen die psychischen Folgen von verschiedenen Merkmalen der Verlusterfahrung ab. Wichtige Variablen stellen **Alter, Geschlecht und Ausmaß der Veränderungen in der Lebensführung** des Kindes dar, außerdem weitere **Merkmale der Familienstruktur** wie z. B. Unterstützung durch andere Bezugspersonen und davon, ob der überlebende Elternteil depressiv ist.

Andere Arbeiten über die Kindheit depressiver Patienten zeigten, dass die frühkindlichen Erfahrungen Depressiver im Vergleich zu Nichtdepressiven mit höherer Wahrscheinlichkeit von **elterlicher Zurückweisung, Missbrauch, Vernachlässigung und familiärer Disharmonie** geprägt sind. Umgekehrt tritt bei Eltern depressiver Kinder ein hohes Ausmaß an Devianz, Psychopathologie, Depression und anderen Stimmungsstörungen, Angst, Alkoholismus, aber auch ehelichen und familiären Schwierigkeiten auf (Goodman und Lusby 2014; Gotlib und Colich 2014).

Kinder depressiver Eltern(-teile) wiederum zeigen nicht nur ein **erhöhtes Risiko, an Depressionen zu erkranken**, die Depressionen sind auch schwerer ausgeprägt und häufiger wiederkehrend als bei Patienten nicht depressiver Eltern (Überblick bei Gotlib und Colich 2014; Joormann et al. 2009).

Forschung zur sozialen Unterstützung

Beziehungen als Depressionspuffer

Welche Rolle soziale Unterstützung als **Depressionspuffer** spielt, wurde ebenfalls intensiv erforscht (Grümer und Pinquart 2011; Santini et al. 2015; Gariépy et al. 2016).

Zu den klassischen Untersuchungen in diesem Bereich gehört die bekannte Studie von Brown und Harris (1978) an Frauen, die zeigte, welche Rolle eine **vertrauensvolle Beziehung und soziale Unterstützung** als wirksame Schutzfaktoren vor Depressionen haben, wenn **gleichzeitig belastende Lebenssituationen** bestehen. Als Risikofaktoren für das Auftreten einer Depression erwiesen sich: drei oder mehr kleine Kinder im Haushalt, keine bezahlte Beschäftigung außer Haus, der frühe Verlust der Mutter und das Fehlen einer tragfähigen Partnerbeziehung. Bei Frauen mit einer vertrauensvollen Partnerbeziehung lag die Wahrscheinlichkeit, angesichts belastender Ereignisse depressiv zu werden, um zwei Drittel niedriger als bei Frauen ohne eine solche Beziehung.

Neuere Forschungsarbeiten (Monroe et al. 2014; Santini et al. 2015) konnten **emotionale und instrumentelle Unterstützung als protektive Faktoren** bestätigen. Vor allem bei Frauen gab es bidirektionale wechselseitige Effekte von sozialer Unterstützung und depressiven Symptomen (Almquist et al. 2016).

Mangelnde Unterstützung und Lebensbelastungen

Uneinigkeit besteht weiterhin darüber, ob das Fehlen stützender Beziehungen per se als Risikofaktor gelten muss, oder nur dann, wenn

zusätzliche Belastungen vorliegen. Während Brown und seine Gruppe postulieren, dass soziale Unterstützung nur bei Bestehen belastender Lebensereignisse eine entscheidende Rolle spielt, weisen neuere Studien darauf hin, dass mangelnde Quantität und Qualität unterstützender Beziehungen unabhängig von bestehender Lebensbelastung im Zusammenhang mit dem Auftreten depressiver Symptome stehen (Barger et al. 2014; Werner-Seidler et al. 2017). Das Beenden einer Beziehung zu einem nicht sorgenden Partner war bei depressiven Personen dahingegen mit einer höheren Genesungsrate verbunden (Hickie und Parker 1992).

Warum depressiv Erkrankte weniger unterstützende Kontakte pflegen, ist noch nicht vollkommen geklärt. Zweifelsohne hat die Depression selbst eine entscheidende und allgemein negative Auswirkung auf Beziehungen und viele der Vulnerabilitäten, die einen Menschen für Depressionen empfänglich machen, sind möglicherweise dieselben, die zu zwischenmenschlichen Problemen beitragen (Hammen und Shih 2014).

In diesem Zusammenhang konnte bei depressiven Personen nachgewiesen werden, dass sie **mangelnde soziale Fertigkeiten** und einen **ungünstigen Interaktionsstil** aufweisen. Letzterer meint z. B. ein geringes Einfühlungsvermögen, überwiegendes Klagen und hilfesuchende Bemerkungen sowie die mangelnde Fähigkeit, positive Verstärker wahrzunehmen. Es gibt aber auch **stabile Verhaltenszüge**, wie eine erhöhte Sensitivität für Zurückweisung, Konfliktvermeidung, abhängiges Verhalten und übermäßige Suche nach Rückversicherung, die auch außerhalb depressiver Episoden nachzuweisen sind und die zu Teufelskreisen von interpersonellem Stress und Depression führen (Hammen und Shih 2014). Ein umfassender Überblick zu Interaktionsmustern bei Depressiven findet sich bei Kronmüller et al. (2004).

Lebensereignis- und Expressed-Emotion-Forschung

Akut und chronisch belastende Lebensereignisse

Stress oder belastende Lebensereignisse gelten schon lange Zeit als bedeutsame Faktoren bei der Ätiologie psychischer Störungen, insbesondere bei Depressionen (Übersicht bei Paykel 2003; Monroe et al. 2014; Grümer und Pinquart 2011). Etwa 50–80 % depressiver Patienten erfahren akute, schwer **belastende Lebensereignisse** vor dem Auftreten einer depressiven Episode. In vielen Fällen sind die belastenden Lebensereignisse **bedingt durch das Verhalten der Betroffenen** (Klein und Allmann 2014). Allerdings gibt es auch eine kleinere Gruppe von depressiven Patienten, bei denen keinerlei Lebensveränderungen oder Belastungen nachgewiesen werden konnte (Monroe et al. 2014)

Insbesondere unerwünschte oder unfreiwillige soziale und interpersonelle Lebensveränderungen wie **Verlustereignisse** beeinflussen die Entstehung und den Verlauf von Depressionen (Monroe et al. 2014). Dabei stellen sowohl **frühere bzw. frühkindliche als auch akute Belastungen** Risikofaktoren dar. **Chronische Schwierigkeiten** (z. B. ständige Reibereien mit dem Partner) scheinen dabei ein **stärkerer Prädiktor** für das Auftreten und für Rückfälle von Depressionen zu sein als akute Lebensereignisse (Tennant 2002). Darüber hinaus sind sie mit einer längeren Episodendauer und Chronizität verbunden (Klein und Allmann 2014). Zu chronischem Stress kann auch mangelnde soziale Unterstützung gezählt werden.

Viele der Risikofaktoren für Depression müssen noch mit den Befunden zu belastenden Lebensereignissen integriert werden. Individuellen Unterschieden in der genetischen Prädisposition, frühen Traumatisierungen, kognitiver Vulnerabilität, Persönlichkeit und sozialer Unterstützung wird ein **hoher Erklärungswert** dafür beigemessen, warum manche Menschen nach einem schwer belastenden Ereignis depressiv werden und andere nicht.

Kindling-Effekt

Bei **rezidivierenden** Depressionen hat man außerdem beobachtet, dass bereits weniger ausgeprägte Stressoren im Sinne eines »Kindling-Effekts« (Sensitivierung) genügen, um eine erneute Episode auszulösen (z. B. Post 1992; Metaanalyse von Stroud et al. 2008; Klein und Allmann 2014). Während vor allem die erste Episode von Umweltbelastungen ausgelöst wird, können spätere Episoden autonom auftreten, möglicherweise im Rahmen neurobiologischer Mechanismen.

Expressed Emotion

In diesem Zusammenhang erwies sich die Kommunikation von Paaren mit einem depressiven Partner im Vergleich zu nicht depressiven Kontrollpaaren als gestörter, weniger positiv und durch Feindseligkeit und Spannungen geprägt. Die Scheidungsrate ist bei depressiven Personen erheblich höher als bei nicht depressiven Personen (z. B. Gotlib und Colich 2014). Aber auch die Eltern-Kind-Beziehung war bei Vorliegen einer depressiven Erkrankung negativ beeinflusst, sodass Kinder depressiver Eltern ein erhöhtes Risiko für psychopathologische Zustände aufwiesen (Übersicht bei Gotlib und Colich 2014; Davila et al. 2014).

Merke
Die Ergebnisse der Expressed-Emotion-Forschung – d. h., ob das familiäre Klima durch *Feindseligkeit, Kritik und Überengagement* der Angehörigen geprägt ist – weisen nachdrücklich darauf hin, dass der Verlauf von affektiven Störungen in erheblichem Maße von belastenden interpersonellen, insbesondere familiären und partnerschaftlichen Variablen beeinflusst wird (Davila et al. 2014; Yap und Yorm 2015).

Stress-Generierungsmodell

Frühere Arbeiten hinterfragten die Wirkungsrichtung (z. B. Schmaling und Jacobson 1990). Mittlerweile gilt es als belegt, dass der Zusammenhang zwischen Depression und interpersonellen Schwierigkeiten **bidirektional** ist und hoch korreliert (Beach et al. 2014). In diesem Zusammenhang beschreibt das **Stress-Generierungsmodell** (Hammen 1991) den Teufelskreis zwischen depressiven Symptomen und zwischenmenschlichen bzw. familiären Problemen (Beach et al. 2014).

Bei depressiv Erkrankten trägt zwischenmenschlicher Stress zum Auftreten oder zu Verschlechterung depressiver Symptome bei und umgekehrt verhalten sich depressive Personen so, dass das sie negative interpersonelle Belasung und Lebensereignisse generieren.

Personen mit schwerer ausgeprägten Depressionsformen verhielten sich dem Partner gegenüber negativer (u. a. auch was ihre Erwartungen betraf, vom Partner unterstützt zu werden) als Personen mit weniger Symptomen. Dieses Verhalten wiederum trug zu vermehrten ehelichen Problemen bei, die in der Folge vermehrte depressive Symptome prädizierten (Beach et al. 2014). Damit kommt es häufig zu **chronischen Beziehungsbelastungen**, die eine größere negative Auswirkung auf den Krankheitsverlauf zeigen als kurze, akute Belastungsfaktoren.

Weitere empirisch gesicherte Phänomene vervollständigen das Bild: Depressive Personen zeigen im Vergleich zu nicht depressiven Personen insgesamt **geringere soziale Fertigkeiten** (sowohl als stabile Eigenschaften wie auch als Korrelate der depressiven Verstimmungen), provozieren **negative Rückmeldungen** (Negative Feedback Seeking) wie beispielsweise Kritik oder Ablehnung, verlangen nach **übermäßiger Rückversicherung** (Excessive Reassurance Seeking), sind interpersonell **gehemmt**, **vermeiden Konflikte** und **ziehen sich vermehrt zurück** (Hames et al. 2013). Diese Verhaltensweisen erhöhen zwischenmenschlichen Stress oder rufen bei anderen Menschen negative Reaktionen vor, was meist dazu führt, dass sie vom Betroffenen noch ausgeprägter praktiziert werden (Hammen und Shih 2014). Vor allem interpersonelle Behandlungsansätze konnten über gegenseitige Unterstützung der Partner oder Familienmitglieder das Generieren von zwischenmenschlichem Stress reduzieren (Beach et al. 2014).

Ansteckungsgefahr

Das Phänomen der »**Ansteckungsgefahr**« depressiver Symptome (Contagious Depression) wurde in Metaanalysen (Joiner und Katz 1999; Hames et al. 2013) bestätigt. Die familiären/partnerschaftlichen Beziehungen verbessern sich zwar, wenn die depressive Episode abgeklungen ist, bleiben jedoch im Vergleich zu »gesunden« Familien oder Ehen immer noch verhältnismäßig problembeladen.

Merke
Es gibt zunehmend Belege dafür, dass das Zusammenleben mit einer depressiven Person Auswirkungen auf die unmittelbare soziale Umgebung hat und umgekehrt.

Weitere Faktoren

Nach über 40 Jahren Forschung gilt der Zusammenhang zwischen akuten Lebensereignissen, chronischen Belastungen und Depressionen als belegt. Ebenso wie soziale Unterstützung werden auch belastende Lebensereignisse nicht als monokausale Wirkfaktoren einer depressiven Erkrankung angesehen. Vielmehr spielt dabei eine wichtige Rolle, ob diese Schwierigkeiten **aktiv bewältigt oder vermieden** werden. Ausschlaggebend ist weiterhin, ob der Betroffene mit **Unterstützung** rechnen kann, sei sie materieller, emotionaler, familiärer oder instrumenteller Art. Auch bestimmte **adaptive Persönlichkeitsmerkmale** wie Flexibilität sind in diesem Zusammenhang zu berücksichtigen (s. z. B. Klein und Allman 2014). Weiterhin haben der **Zeitpunkt** der Belastung, die **Vorgeschichte** einer depressiven Erkrankung, die Intensität sowie das **Ausmaß der Kontrollierbarkeit des Stressors** eine große Bedeutung (Pianta und Egeland 1994). In jüngerer Zeit haben sich die Forschungsfragen von der einfachen Demonstration des Effekts von Lebensereignissen auf depressive Prozesse hin zu komplexeren Zusammenhängen weiterentwickelt.

Es ist wichtig, den Effekt vorausgehender, zwischenzeitlich auftretender und chronischer Schwierigkeiten zu differenzieren. Ebenso muss der Einfluss anderer Variablen berücksichtigt werden, die den Effekt moderieren, konfundieren oder anderweitig beeinflussen können (z. B. genetische Faktoren). Der Einfluss von Stressoren auf Depressionen ist in normalen Populationen gleich stark ausgeprägt wie der Einfluss genetischer Faktoren. Beide klären ca. 30 % der Varianz auf. In klinischen Stichproben kann der genetische Effekt überwiegen. Das überzeugendste Modell für Depression zeigt eine **Interaktion zwischen genetischem Risiko und Lebensereignissen** (Monroe et al. 2014; Tennant 2002). Weitere Untersuchungen belegen, dass Depressionen auch **Lebensbelastungen erzeugen** können (Paykel 2003). Auch genetische Faktoren können eine Exposition von Lebensereignissen beeinflussen. Es werden noch mehr Arbeiten zu den Mechanismen, die bei den Konsequenzen von Lebensereignissen eine Rolle spielen, benötigt (z. B. zum Einfluss von Stress auf die Hormonbildung).

Zusammenfassung

Die beschriebenen Befunde untermauern den theoretischen Hintergrund der IPT:

- die Bedeutung emotionalen **Bindungsverhaltens** in der Entwicklung des Individuums,
- die Bedeutung einer **vertrauensvollen Beziehung als wirksamer Schutz** vor Depression,
- der wechselseitige Zusammenhang zwischen **Stress- und Verlustereignissen** und dem Auftreten einer Depression,
- der Einfluss **chronischer sozialer oder zwischenmenschlicher Belastungen** auf das Auftreten und den Verlauf einer Depression,
- der Zusammenhang zwischen dem Auftreten einer Depression und der **nachfolgenden Beeinträchtigungen sozialer Leistungsfähigkeit** in Form gestörter Beziehungen oder dysfunktionalen Kommunikationsverhaltens.

Merke
Der psychosoziale und zwischenmenschliche Kontext stellt einen bedeutsamen Mediator und Moderator der Risikofaktoren für eine Depression dar. Nicht nur die Quantität, sondern hauptsächlich die *Qualität* sozialer Beziehungen scheint eine ausschlaggebende Rolle bei der Entwicklung und Aufrechterhaltung depressiver Störungen zu spielen. Die *Paarbeziehung* hat dabei anscheinend einen vorrangigen Stellenwert.

Depressionstypische zwischenmenschliche Verhaltensweisen (z. B. mangelnde soziale Fertigkeiten, negative verbale und nonverbale Kommunikation, exzessives Suchen nach Rückversicherung), unsichere Bindungsstile (z. B. ängstliche Bindungsmuster) und das »Ansteckungspotenzial« von Depressionen bilden gemeinsam den **depressiven sozialen Kontext.** Der genaue Zusammenhang dieser Risikofaktoren untereinander und bei der Entwicklung depressiver Erkrankungen ist noch nicht vollkommen geklärt.

Basierend auf den beschriebenen theoretischen und empirischen Beobachtungen wird bei der IPT konsequenterweise der Behandlungsschwerpunkt auf die Verbesserung der gegenwärtigen Interaktions- und Kommunikationsmuster des Patienten und seiner Bezugspersonen gelegt. Darüber hinaus wird am Zugang zu sozialen Unterstützungsmöglichkeiten gearbeitet. Im Folgenden wird erläutert, wie sich die IPT in ihren Strategien und Zielen spezifisch aus den hier geschilderten Befunden ableiten lässt.

4.3 Durchführung der IPT

Ursprünglich wurde die IPT als kurz dauerndes, zeitlimitiertes Verfahren zur ambulanten Behandlung unipolar depressiver Patienten konzipiert. Die beschränkte Dauer von 12–20 Sitzungen impliziert, dass der Behandlungsschwerpunkt im Hier und Jetzt, also auf der Bearbeitung gegenwärtiger Probleme, liegt. Auch wenn die Begründer der IPT hinsichtlich der Ursachen für eine Depression einen »neutralen« oder besser gesagt einen multidimensionalen Standpunkt vertreten, gehen sie davon aus, dass Depression stets in einem psychosozialen und interpersonellen Kontext stattfindet.

Merke
Zwischenmenschliche Beziehungen und Geschehnisse wie z. B. ein Ehekonflikt, der Verlust einer nahestehenden Person oder ein Arbeitsplatzwechsel nehmen Einfluss darauf, wie sich eine Depression entwickelt, verläuft und auf eine Behandlung anspricht. Diese Zusammenhänge zu erfassen und zu verändern, hat eine depressionslindernde und prophylaktische Wirkung.

Der Begriff »psychosozial« bezieht sich hierbei in erster Linie auf die Rollenerfüllung des Patienten, z. B. als Mutter, Berufstätiger oder Ehemann. Der Ausdruck »interpersonell« bezieht sich dagegen auf die zwischenmenschlichen Interaktionsmuster und das Kommunikationsverhalten, das z. B. konfliktvermeidend, aggressiv oder kontrollierend sein kann.

Depressionsentstehung

Gemäß dem Konzept der IPT sind drei Prozesse an der Depressionsentstehung beteiligt (▸ Abb. 4-3):

- Symptombildung,
- zwischenmenschliche und soziale Konstellation,
- Persönlichkeitsfaktoren.

Aufgrund der kurzen Behandlungsdauer und des problemorientierten Vorgehens versucht die IPT, nur auf der Ebene der **Symptome** und der **interpersonellen Dysfunktionen** und nicht auf der Ebene der situationsüberdauernden **Persönlichkeitsaspekte** zu intervenieren.

Persönlichkeitsfaktoren: Eine tiefgreifende Veränderung der Persönlichkeit wird im Rahmen der IPT in der kurzen Behandlungszeit also nicht erwartet. Entgegen dieser realistischerweise eingeschränkten Zielerwartung der IPT-Begründer lassen sich jedoch auch nach nur 16 Sitzungen häufig spürbare Veränderungen in der Persönlichkeitsstruktur und auch im Bindungsstil des Patienten feststellen (Ravitz et al. 2008; ▸ Kap. 20). Dies ergibt sich nahezu zwangsläufig, da eine kontinuierliche Veränderung des Kommunikationsstils oder des zwischenmenschlichen Verhaltens unabdingbar Modifikationen von Persönlichkeitszügen mit sich bringt. Zum Beispiel wird eine Patientin mit ängstlich-vermeidenden Persönlichkeitszügen notwendigerweise einen Wandel ihres ängstlich-vermeidenden Persönlichkeitsstils erfahren, wenn sie lernt, ihre Gefühle, Erwartungen und Wünsche gegenüber ihrem Ehemann offen zu formulieren und sich als eigene Person abzugrenzen. Aus neu gelerntem Verhalten werden Verhaltensgewohnheiten und -muster, die schließlich in die Persönlichkeit integriert werden. Diese Persönlichkeitsveränderungen werden vorwiegend indirekt vor sich gehen, während an der Symptomverbesserung und der Entwicklung von Strategien zur Bewältigung der interpersonellen Schwierigkeiten im Rahmen der IPT direkt gearbeitet wird.

Die **Ziele der IPT** bestehen darin, die depressiven Symptome zu reduzieren, die zwischenmenschliche Funktionsfähigkeit des Betroffenen zu verbessern und an Problemen zu arbeiten, die durch Lebensveränderungen, Verluste, Isolation oder konflikthafte Beziehungen zustande kamen.

Therapiephasen

Der therapeutische Prozess in der Akutphase der Behandlung ist in **drei Abschnitte** untergliedert, die dem typischen Störungsverlauf einer akuten depressiven Episode folgen und entsprechend spezifische Therapiestrategien mit ganz bestimmten Funktionen beinhalten (▸ Tab. 4-1). Für Patienten mit rezidivierender Depression oder Residualsymptomen wird eine **vierte Therapiephase** als notwendig erachtet, die sich auf die Fortsetzung bzw. Er-

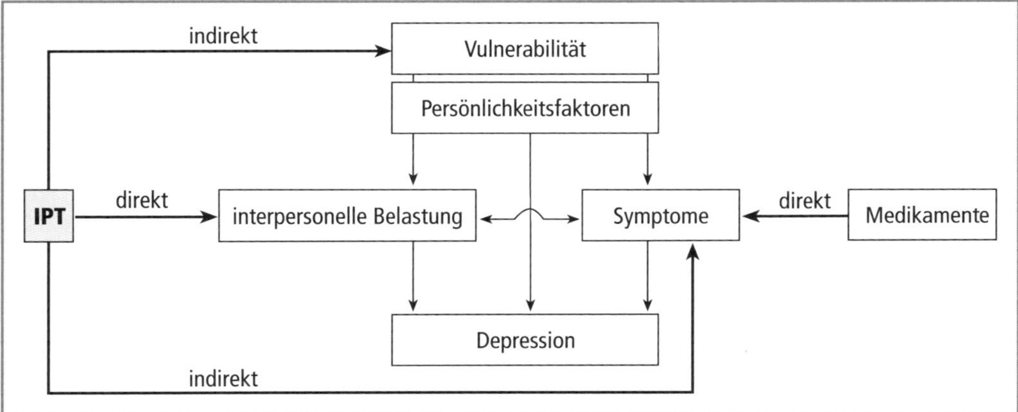

Abb. 4-3 Depressionsentstehung und Behandlung im Rahmen des IPT-Konzepts.

Tab. 4-1 Ziele, Techniken und Strategien in den drei Phasen der Akut-IPT.

Initiale Phase (1.–3. Sitzung): Auseinandersetzung mit der Depression	• Diagnose erheben und den Patienten (und ggf. Angehörige) über die depressive Störung und das Rational der IPT informieren, Notwendigkeit einer medikamentösen Behandlung abklären • dem Patienten die Krankenrolle zuteilen, ihn entlasten und Hoffnung vermitteln • mithilfe der Beziehungsanalyse die derzeitige depressive Episode in einen interpersonellen Kontext setzen • im Behandlungsvertrag den Fokus (Trauer, Konflikte, Rollenwechsel, Arbeitsstress oder soziale Defizite) und die Therapieziele mit dem Patienten verhandeln • Rollenerwartungen aneinander abklären
Mittlere Phase (4.–13. Sitzung): Arbeit am Problembereich	• Bearbeitung des Fokus durch angemessenes Betrauern des Verlustes, eine günstigere Anpassung an eine neue soziale Rolle, Klärung und Bewältigung von zwischenmenschlichen Konflikten, Herstellen einer Balance zwischen Beziehungs- und Leistungswerten und/oder den Aufbau neuer vertrauensvoller Beziehungen • soziale Unterstützung zugänglich machen • soziale Fertigkeiten stärken • Bindungs- bzw. Beziehungsmuster, Kommunikationsstrategien und Emotionen des Patienten stehen bei der Bearbeitung im Vordergrund
Beendigungsphase (14.–16. Sitzung): Abschied nehmen	• Thematisieren des Therapieendes als Abschiedsprozess unter Berücksichtigung damit verbundener Emotionen (z. B. Trauer, Angst, Wut, Ärger) • Zusammenfassung des in der Therapie Erlernten • Ausblick auf zukünftig zu bearbeitende Themen sowie Abklärung der Notwendigkeit weiterer Behandlung

haltung des Therapieerfolgs bezieht (Weissman et al. 2000).

Initiale Therapiephase

In der **initialen Phase** der Therapie, die in der Regel im ambulanten Setting die ersten drei bis vier Sitzungen umfasst, wird vorrangig versucht, die depressive Symptomatik zu reduzieren und den Patienten im Umgang mit der Erkrankung anzuleiten. Daher dient diese Phase hauptsächlich der **Symptombewältigung und Psychoedukation** des Patienten, aber auch der **Hoffnungsvermittlung und Entlastung durch den Therapeuten**.

Depression als Erkrankung

Ist die Diagnose gestellt (▶ Abschn. 3.3), wird dem Patienten und seinen Angehörigen erklärt, dass es sich bei dieser Symptomkonstellation um eine **Erkrankung** handelt im Sinne eines **medizinischen Krankheitsmodells**. Er wird darüber informiert, wie verbreitet die Störung ist, wie der klinische Verlauf üblicherweise aussieht und welche Prognose und Behandlungsmöglichkeiten bestehen (▶ Kap. 3). Der Betroffene wird von überfordernden sozialen Verpflichtungen entlastet, indem ihm die **Krankenrolle** zugeschrieben wird. Depression ist demnach eine medizinische Erkrankung und keineswegs – wie häufig von Betroffenen oder Angehörigen vermutet – ein Ausdruck von Willensschwäche, persönlichem Versagen, Charakterfehlern, Manipulationsversuchen oder eine »Strafe Gottes«. Falls angebracht, wird dem Patienten aktiv dabei geholfen, durch Unterstützung von außen (z. B. Familie, Freunde, Nachbarschaftshilfe, soziale Dienste, Ämter) die Krankenrolle wahrnehmen zu können. Die Krankenrolle impliziert allerdings nicht nur die Entlastung von sozialen oder anderen Verpflichtungen, sondern fordert auch eine **aktive Mitarbeit des Patienten** an der Verbesserung seines Zustandes.

Entsprechend dem medizinischen Modell sollte auch abgeklärt werden, ob eine zusätzliche **medikamentöse Behandlung** indiziert ist (▶ Abschn. 3.6).

Psychoedukation

Eine weitere Funktion des psychoedukativen Vorgehens in der Anfangsphase besteht darin, dem Patienten das beruhigende Gefühl zu vermitteln, dass er sich an die richtige Stelle gewandt hat. Denn der Therapeut ist als Experte mit dem Störungsbild und den Behandlungsmöglichkeiten bestens vertraut. Der Betroffene soll wissen, dass es sich in der Regel um einen zeitlich limitierten Zustand handelt und er voraussichtlich wieder sein übliches Leistungsniveau erreichen wird. Generell sollte die Informationsvermittlung über die Störung an den **individuellen Bedürfnissen und Eigenarten** des Patienten ausgerichtet sein.

Die Prognose soll Hoffnung vermitteln, während die Psychoedukation insgesamt ein Anfang zur Wiederherstellung der Selbstwirksamkeit und Selbstkontrolle des Patienten sein soll.

Einbeziehen von Angehörigen

Beim psychoedukativen Teil der Therapie in der Anfangsphase sollten **Angehörige** einbezogen werden. Die individualisierte Informationsvermittlung zur Depression soll es sowohl dem Patienten als auch seiner Familie leichter machen, die Erkrankung zu akzeptieren, die Krankenrolle zuzugestehen und sich für eine Behandlungsform zu entscheiden (▶ Abschn. 3.6). Wird die Familie in die Behandlung einbezogen, erhöht das meist auch die **Behandlungsbereitschaft** (Compliance) des Patienten. Die Rolle der Angehörigen ist in Kapitel 19 näher beschrieben.

Identifizieren des interpersonellen Fokus

Um die Depression in einen interpersonellen Kontext zu stellen, wird die **interpersonelle Hauptproblematik** exploriert, die im Zusammenhang mit der depressiven Episode steht.

Typische Fragen des Therapeuten in diesem Behandlungsabschnitt sind z. B.:
- Wann sind die ersten Symptome aufgetreten?
- Was hat sich in dieser Zeit in Ihrem Leben abgespielt?
- Welche Personen und welche belastenden Ereignisse haben dabei eine Rolle gespielt?
- Wie sind Sie damit umgegangen? Wer hat Sie unterstützt?

Die sich daran anschließende sog. **Beziehungsanalyse** (Interpersonal Inventory) erfolgt in Form einer gezielten Exploration der wichtigsten Beziehungen des Patienten. Ebenso werden die Erwartungen und aktuelle Veränderungen innerhalb dieser Beziehungen erfasst. Der Patient sollte dabei Zusammenhänge zwischen seinen Beschwerden und interpersonellen Problemen erkennen, um ihm schließlich beim **Behandlungsvertrag** ein plausibles Störungsmodell seiner Erkrankung und ein Therapierational anbieten zu können.

Behandlungsvertrag

Die initiale Phase wird abgeschlossen, indem **Behandlungsfokus und Zielsetzung** definiert werden. Dem Patienten wird erklärt, was im mittleren Teil der Therapie von ihm erwartet wird und was er zu erwarten hat. Dazu gehört z. B., dass er die Krankenrolle sukzessive aufgibt und die Hauptverantwortung dafür übernimmt, fokus-relevante Themen einzubringen. Therapeut und Patient einigen sich in einem **Behandlungsvertrag** auf den interpersonell definierten Problembereich. Die **vier bzw. fünf Bereiche**, die empirisch und durch klinische Beobachtung am häufigsten in Verbindung mit Depression gefunden wurden, sind:
- komplizierte Trauer,
- interpersonelle Auseinandersetzungen,
- unbewältigte Rollenwechsel,
- soziale Defizite, Einsamkeit, Isolation,
- Arbeitsstress.

Die Problembereiche und das genaue therapeutische Vorgehen in den einzelnen Phasen sind im Manualteil (► Teil II) ausführlich beschrieben.

Beispiele für die einzelnen Fokusse

■ Trauer: Komplizierte Trauer nach dem Tod einer Bezugsperson

Herr R., 42 Jahre, leitender Angestellter einer Bank, verliert seine Frau nach zweijähriger Krebserkrankung. Die beiden Kinder versucht er nun, alleine großzuziehen. Über den Tod der Mutter wurde in der Familie nicht gesprochen, weder als er bevorstand noch nach dem Ereignis. Herr R. stürzt sich direkt nach dem Tod seiner Frau in übermäßige Aktivitäten, zieht sich vom gemeinsamen Bekanntenkreis zurück und wechselt schließlich den Wohnort. Um Schlaf zu finden, nimmt er dauerhaft Schlafmittel ein. Emotionale Anzeichen einer Trauer waren nach Angaben der Töchter nicht festzustellen. Als zwei Jahre nach der Beerdigung seiner Frau plötzlich sein Vater an Herzversagen stirbt, fällt er in eine tiefe Depression.

■ Rollenwechsel: Gravierende Lebensveränderungen

Beispiel: Berufswechsel, Umzug, Berentung, schwere Erkrankung, Trennung vom Partner, Beginn eines Studiums, Mutterschaft, Pflege eines Angehörigen.

Die Mutter von Frau Z. wird nach einem Schlaganfall pflegebedürftig. Frau Z. nimmt sie unter Protest ihres Mannes zu sich nach Hause. Sie gibt vorübergehend ihre Arbeitstätigkeit auf und fühlt sich dennoch von der neuen Aufgabe überfordert. Sie ist meist übermüdet, ohne Energie und kaum ansprechbar. Von ihrem Ehemann und anderen wichtigen Beziehungen zieht sie sich zunehmend zurück. Nach drei Monaten zieht der Mann von zu Hause aus, weil er eine andere Frau kennengelernt hat.

- **Interpersonelle Auseinandersetzungen: Offene oder verdeckte Konflikte mit einem Partner, Kind, Verwandten, Freund oder Vorgesetzten**

Herr B. will seinen Betrieb vorzeitig an seine Tochter übergeben, er möchte jedoch nicht, dass der Schwiegersohn im Betrieb das Sagen hat. Dieser hatte erst vor wenigen Jahren seine Firma in den Bankrott getrieben. Die Tochter kann sich nicht entscheiden, ob sie sich gegenüber dem Vater oder ihrem Mann loyal verhalten soll. Der Sohn von Herrn B. droht, seinen Anteil einzuklagen, und die Frau von Herrn B. fürchtet sich vor der vorzeitigen Berentung ihres Mannes, da er in letzter Zeit immer aggressiver und eifersüchtiger wurde.

- **Soziale Defizite: Einsamkeit, Isolation, keine engen Bindungen**

Frau G. lebt seit vielen Jahren mit ihrer 91-jährigen Mutter zusammen im Elternhaus. Einen Partner hat sie seit 30 Jahren nicht mehr gehabt. Sie ist stark misstrauisch und vermutet stets finanzielle Motive hinter Annäherungen anderer Menschen. Andererseits gibt sie an, sich isoliert zu fühlen. Nachdem sie nicht zu einer Feier ihres Betriebes eingeladen wurde und die Mutter körperlich zunehmend abbaut, entwickelt sie depressive Symptome.

- **Arbeitsstress: Burnout-Erleben, Konflikte oder Veränderungen am Arbeitsplatz**

Herr M., ein 55-jähriger Vorarbeiter bei einem Autohersteller, erhält einen erweiterten Arbeitsbereich nach der Einführung neuer Arbeitsmaschinen. Er fühlt sich überfordert, arbeitet zunehmend mehr, übernimmt freiwillig zusätzliche Schichten an den Wochenenden und wird immer gereizter im Umgang mit seinen Mitarbeitern. Abschalten nach Arbeitsschluss gelingt ihm nicht mehr, er entwickelt massive Ein- und Durchschlafprobleme. Schließlich greift er vermehrt zum Alkohol und zieht sich von seiner Familie zurück. Nach einem Streit mit seinem Vorgesetzten kann er sich nicht mehr vorstellen, an den Arbeitsplatz zurückzukehren.

Mittlere Therapiephase

In der **mittleren Behandlungsphase** zwischen der 4. und 13. Sitzung ist die Symptomatik des Patienten üblicherweise zumindest z. T. abgeklungen. Der Patient übernimmt jetzt eine **aktivere Rolle** im Therapieprozess und zunehmende Verantwortung für die Auswahl der Themen im gewählten Problembereich. Es wird unter Anwendung der im Manual (► Teil II) beschriebenen Strategien daran gearbeitet, Verluste und Veränderungen innerhalb des Problembereichs emotional zu verarbeiten, angemessene **Bewältigungsstrategien** zu entwickeln oder **alternative Verhaltensmöglichkeiten** auszubilden. Der Therapeut fokussiert in einer Sitzung auf ein **konkretes Beispiel** und fragt, wie kommuniziert wurde und wie sich der Patient dabei gefühlt hat. Je nach Ausgang bestärkt er den Patienten, oder man sucht gemeinsam nach aktiven Möglichkeiten des Umgangs. Das therapeutische Vorgehen ist **unterstützend und ermutigend** und weniger konfrontativ oder direktiv. Außerdem soll in der mittleren Phase das Verständnis des Patienten für den **Zusammenhang von depressiven Symptomen und**

Veränderungen innerhalb der Beziehungs- und Rollenkonstellation vertieft werden.

Beendigungsphase

Die Beendigungsphase **Behandlungsphase** der Akutbehandlung umfasst mehrere Sitzungen (14.–16. Sitzung). Allerdings sollte an die Beendigung schon Wochen vorher erinnert werden, u. a. auch um zu überprüfen, inwieweit die angestrebten Therapieziele bereits erreicht wurden oder aber an den Verlauf neu angepasst werden müssen. In den letzten Sitzungen wird der Abschluss der Behandlung explizit als **Trauer- und Abschiedsprozess** bearbeitet. Zu diesem Zweck sollen die Gefühle des Patienten über den Abschluss der Behandlung thematisiert werden. Weiterhin wird resümiert, was erreicht oder gelernt werden konnte, aber auch, was noch **aussteht und für die Zukunft zu erwarten** ist. Dazu gehört u. a., frühe Warnsignale für das Auftreten einer erneuten Depressionsphase mit dem Patienten zu besprechen.

Der Therapeut sollte in dieser Phase besonders **bestärkend und ermutigend** sein. Klinisch spricht nichts dagegen, die letzten 4–6 Sitzungen auf **größere Abstände** auszudehnen, in denen der Patient idealerweise den Therapeuten als sichere Basis repräsentiert hat, ohne ihn direkt in Anspruch nehmen zu müssen.

Der Therapeut muss abschließend noch beurteilen, ob eine **Weiterbehandlung** z. B. in Form von Erhaltungssitzungen, im Rahmen eines Wechsels des Verfahrens oder einer zusätzlichen oder anderen Medikation benötigt wird.

Erhaltungstherapiephase

Ein Großteil der depressiven Patienten erleidet mehr als eine Episode im Verlauf des Lebens und mit jeder Episode steigt die Wahrscheinlichkeit, eine weitere zu erleiden mit zunehmend kürzeren Abständen zwischen den Episoden (z. B. Klein und Allmann 2014; Kovacs et al. 2016). Durchschnittlich erlebt jeder depressive Patient 5–9 Episoden in seinem Leben. Patienten, die vollständig remittieren, haben weitaus bessere Chancen, länger gesund zu bleiben als Patienten mit **Residualsymptomen** (87 % Rückfallrate).

IPT-M: Einen nachgewiesenermaßen wirksamen Schutz vor Rückfällen bilden weitere wöchentliche Sitzungen über die Dauer von sechs Monaten als **Fortsetzungstherapie** (Klerman et al. 1974) oder monatliche Sitzungen über einen längeren Zeitraum (Frank et al. 1990, 2007). Bei der Erhaltungsform der IPT (IPT-M, M für »maintenance«) liegt der Fokus weiterhin auf dem Zusammenhang zwischen interpersonellen Ereignissen und der Stimmung sowie der sozialen Leistungsfähigkeit. Das Hauptziel der IPT-M besteht darin, an den Problembereichen weiterzuarbeiten, um den (Teil-)**Remissionszustand zu erhalten** bzw. eine erneute depressive Episode zu verhindern. Über den längeren Zeitraum können nun allerdings Probleme aus **allen Problemfokussen** besprochen werden. Die Problembereiche reflektieren hauptsächlich entweder die über die akute Phase hinaus fortbestehenden Schwierigkeiten oder solche Probleme, die sich als Konsequenz der Remission ergeben.

> Beispielsweise wurde bei einem Patienten als ursprünglicher Problembereich »soziale Isolation« gewählt und bearbeitet. Nach acht Monaten war es aufgrund aktueller Veränderungen im Leben des Patienten nötig, auf Rollenwechsel und damit verbundene Konflikte mit Mitmenschen zu fokussieren.

Die Hauptunterschiede und Gemeinsamkeiten von IPT und IPT-M sind in Tabelle 4-2 aufgeführt.

Tab. 4-2 Hauptunterschiede und Gemeinsamkeiten von IPT und IPT-M.

	Akutbehandlung mit IPT	Erhaltungstherapie mit IPT-M
Zeitlicher Rahmen	• wöchentliche Sitzungen und zeitliche Begrenzung • etwa 3- bis 5-monatige Dauer	• Sitzungen in größeren Abständen und zeitliche Begrenzung • ca. 6-monatige bis 3-jährige Dauer
Status des Patienten	akut symptomatischer Patient	(weitgehend) remittierter Patient
Ziele	• Symptombewältigung • Bewältigung interpersoneller Probleme, die mit dem Auftreten der gegenwärtigen depressiven Episode im Zusammenhang stehen	• Erhalt des Remissionszustands oder Verhinderung eines Rezidivs • Minimierung der Vulnerabilität • Bewältigung interpersoneller Probleme, die über die akute Phase hinaus fortbestehen oder sich als Folge der Remission ergeben
Schwerpunkt des therapeutischen Vorgehens	Bearbeitung von ein bis zwei Problembereichen, die mit dem Auftreten der gegenwärtigen depressiven Episode im Zusammenhang stehen	• Bearbeitung von mehreren Problembereichen, die im Zusammenhang mit der Remission stehen oder im Verlauf der Therapie auftreten; höhere Flexibilität beim Fokuswechsel • Achten auf Frühwarnzeichen • Fokussierung überdauernder zwischenmenschlicher Verhaltensmuster
	Zusammenhang zwischen Gefühlen, zwischenmenschlichen Lebensumständen und Depression	

IPM = Interpersonelle Psychotherapie; IPT-M = IPT-Maintenance.

Kernelemente und Techniken der IPT

Kernelemente der IPT nach Weissman et al. (2018)

- Anwendung eines medizinischen Modells inkl. Zuteilen der Krankenrolle
- Erheben einer Beziehungsanalyse
- Festlegen einer zeitlichen Begrenzung der Behandlung
- Fallkonzeptualisierung (Zusammenhang zwischen einem interpersonellen Problembereich und der psychiatrischen Diagnose herstellen)
- aktuelle Probleme bewältigen unter Einbezug von therapeutischer Arbeit mit Gefühlen

Die Techniken der IPT sind größtenteils aus **anderen Therapierichtungen** entlehnt und teilweise modifiziert worden (▸ Kap. 13). Das Verfahren ist ohnehin nicht sehr technikorientiert, sondern berücksichtigt mehr die vorgegebenen Strategien im jeweiligen Problembereich (z. B. positive und negative Aspekte alter und neuer Rollen gegenüberstellen).

Im ersten Teil werden hauptsächlich **explorative, psychoedukative und symptombewältigende** Techniken wie z. B. Ermutigung, unterstützende Ratschläge und positive Rückmeldung angewendet. In der mittleren Phase sowie in der Beendigungsphase zielen die

Techniken vorwiegend darauf ab, dass der Patient Einsicht in emotionale Zusammenhänge (z. B. durch **Klärung**) gewinnt und lernt, zwischenmenschliche Probleme zu lösen (z. B. durch **Entscheidungsanalysen**). Die späteren Abschnitte dienen hauptsächlich dem konkreten **Handlungs- und Verhaltensaufbau** bzw. dem Erwerb von Bewältigungsstrategien (z. B. durch Rollenspiele). **Emotionale Aspekte** finden während des Behandlungsverlaufs die stärkste Berücksichtigung. Konfrontatives und interpretierendes Vorgehen sollen vermieden werden. Eine Auflistung der wichtigsten Interventionen, die gezielt eingesetzt bzw. vermieden werden sollen, findet sich in Tabelle 4-3.

Die **Gesprächsführung** ist am ehesten an das Vorgehen psychodynamischer Kurzzeittherapien angelehnt. Die Haltung des Therapeuten ist dabei aktiv und unterstützend und stets explizit aufseiten des Patienten. Es ist die Aufgabe des Therapeuten, die von Bowlby geforderte »**sichere Basis**« aufzubauen, um dem Patienten eine angstfreie Erforschung seiner äußeren und inneren Welt zu ermöglichen. Die therapeutische Rolle ist ausführlicher in den Abschnitten 5.4, 13.5 und 21.2 beschrieben.

Tab. 4-3 Empfohlene und nicht empfohlene Interventionen bei Anwendung der IPT.

Empfohlene Interventionen
• unterstützende, ermutigende Therapeutenhaltung einnehmen • durch Psychoedukation immer wieder für Entlastung des Patienten und der Angehörigen sorgen • Behandlungsfokus (wie im Vertrag festgelegt) beibehalten, irrelevantes Material eingrenzen • bei der Festlegung des Problembereichs Vermeidungsstrategien des Patienten berücksichtigen • auf zwischenmenschliche Ereignisse und den Umgang damit eingehen • auf die mit der Problematik verbundenen Gefühle (positive und negative) eingehen • Strategien in der Sitzung (z.B. im Rollenspiel) entwickeln und ausprobieren • im Hier und Jetzt bleiben • die Sitzung am Ende zusammenfassen • den Eindruck vermitteln, dass aktives Verhalten und positive Veränderungen erwartet werden • den therapeutischen Fortschritt von Zeit zu Zeit strukturiert erfassen und mit den Therapiezielen abgleichen
Nicht empfohlene Interventionen
• den Fokus auf die Vergangenheit, frühe Ursachen und Kindheitserlebnisse legen • den Fokus auf Kognitionen legen • den Fokus auf die Übertragungsbeziehung legen • den Fokus ohne Abänderung des Behandlungsvertrags wechseln • den Fokus auf somatische Symptome legen • freie Assoziation von Gefühlen zulassen • Interpretationen und Deutungen vornehmen • Abwehrmechanismen analysieren • lange schmerzhafte SchweigepausenTräume interpretieren • den Patienten mit seinen Fehlern und Versagen konfrontieren • sich mit seiner eigenen persönlichen Reaktion in den Fokus stellen • eine Abhängigkeitsbeziehung zum Therapeuten unterstützen • die Therapie mit offenem Ende konzipieren

Fallbeispiel

Ein Fallbeispiel soll das Vorgehen kurz illustrieren (ausführlichere Fallbeispiele finden sich im gesamten Teil II).

> Die Patientin (Frau F.) ist eine 32-jährige Mutter von drei schulpflichtigen Töchtern, seit 15 Jahren verheiratet, derzeit Hausfrau. Es handelt sich um die erste depressive Episode. Depressive Symptome traten vor zehn Monaten auf, nachdem sie erfuhr, dass ihr Mann einer beruflichen Beförderung zugesagt hatte, ohne es zuvor mit ihr und der Familie zu besprechen. Die Beförderung machte einen Wechsel des Wohnorts nötig. Frau F. gibt an: »Zuerst war ich wütend, aber ich sagte nichts aus Angst, ich könnte zu viel zerstören. Dann fühlte ich mich hilflos, niedergeschlagen und schuldig.« Frau F. gab also nicht nur unfreiwillig ihre vertraute Umgebung und Beziehungen auf, sondern sie fühlte sich auch von ihrem Mann übergangen und enttäuscht. »Er ist sehr dominant, und seine Karriere ist das Wichtigste für ihn. Er ist nur noch für seine Arbeit da. Die Kinder und ich – wir sehen ihn kaum noch.«

In der **initialen Therapiephase** wurden **»interpersonelle Konflikte« und sekundär »Rollenwechsel«** als Fokusse für die Behandlung von Frau F. gewählt. Die **Therapieziele** im Behandlungsvertrag bestanden darin, Konflikte klar zu benennen (statt Konfliktvermeidung), gemeinsam einen Handlungsplan für die neue Situation zu entwickeln und die Kommunikation zwischen den Partnern zu verbessern. Folgende **Strategien** wurden gewählt:

- Stadium des Konflikts bestimmen: Paarkonflikt im Stadium der Sackgasse,
- Worum geht es? Ungleichgewicht von »Dominanz und Unterordnung« sowie von »Nähe und Autonomiebestreben« zwischen beiden Partnern,
- Kommunikation und/oder Erwartungen verändern,
- Problemlösung bezüglich der veränderten Situation (Umzug).

Als Behandlungstechniken wurden bei diesem Fall in der mittleren Therapiephase eingesetzt:

- **Kommunikationsanalysen:** Die ausgeprägte Konfliktvermeidung wird vonseiten der Patientin anhand einer belastenden Bindungsgeschichte (gewaltsame Auseinandersetzungen der Eltern) deutlich. Frau F. kommuniziert weder ihre Bedürfnisse noch ihre Gefühle. Vorbereitend für die Sitzungen mit dem Partner praktiziert sie im Rollenspiel, Gefühle und Wünsche zu kommunizieren, z. B.: »Ich fühle mich von dir übergangen, und es macht mich wütend, dass du mich nicht mit einbeziehst. Ich möchte, dass du in Zukunft alle Entscheidungen, die uns betreffen, vorher mit mir besprichst.« Im Paargespräch werden auch gemeinsam Verhaltensregeln aufgestellt, z. B.: 1) »Die Bedürfnisse jedes Familienmitglieds sind wichtig, keiner wird übergangen.« 2) »Wenn jemand ein Anliegen hat, muss er es klar äußern.«
- **Emotionale Arbeit:** Klärung von Ängsten und angestauter Wut (passiv-aggressive Verhaltensweisen) im Zusammenhang mit Konfliktvermeidung, Exploration der Bindungsgeschichte. Umgang mit Ängsten, verlassen zu werden.
- **Entscheidungsanalyse:** Frau F. bespricht mit ihrem Mann zunächst Alternativen zur neuen Situation des Wohnortwechsels. Sie willigt schließlich ein, dort wohnen zu bleiben. Ihr Mann sagt zu, seine Arbeitszeiten zu begrenzen, mehr Zeit mit ihr zu verbringen und sie beim Aufbau eines sozialen Netzes zu unterstützen (z. B. Einweihungsfeier arrangieren, gemeinsam einem Tennisclub beitreten).

In der **Beendigungsphase** (nach 16 Sitzungen) war Frau F. in der Lage, sich mit Unterstützung ihres Mannes auf die neue Situation einzulassen, mit ihrem Mann wieder Nähe und Austausch herzustellen und gemeinsam Lösungen zu finden. Zu diesem Zeitpunkt war sie weitgehend remittiert.

> »Es gibt zwar immer noch Höhen und Tiefen, aber ich habe gelernt, mit Unstimmigkeiten offen umzugehen und Auseinandersetzungen nicht mehr zu vermeiden. Wir sind uns dadurch wieder nähergekommen.«

Besonderheiten der IPT-Phasen

Ebenso wenig wie die verwendeten Therapietechniken sind die drei bzw. vier definierten Therapiephasen für sich genommen einzigartig für die IPT. Eine ausführliche Psychoedukation über die depressive Erkrankung in supportiver und entlastender Weise ist auch in der Anfangsphase zahlreicher anderer Therapieprogramme zu finden. Andere Therapieansätze wie z. B. die systemische Therapie fokussieren ebenso auf zwischenmenschliche Interaktionsmuster und Kommunikationsprozesse. Und die Beendigungsphase entspricht auch im Grunde genommen dem Abschluss anderer Therapiemethoden.

Neben den Kernelementen macht die strukturierte, systematische und durchaus spezifische Zusammenstellung der Behandlungselemente und -strategien die Besonderheit und möglicherweise die Wirksamkeit der IPT aus. Die Zusammenstellung und Abfolge der Therapieelemente ist pragmatisch auf den Erkenntnissen der Depressions- und Psychotherapieforschung aufgebaut.

Wie sich die IPT von anderen Depressionstherapien abgrenzt, ist in Kapitel 5 zusammengefasst.

4.4 Indikation und Kontraindikation

Behandlungssetting, Schwere und Art der Probleme

Der ursprüngliche **Indikationsbereich** der IPT bezog sich auf die akute, **ambulante** Behandlung nicht psychotischer Patienten mit unipolar depressiven Episoden. Dabei konnten selbst bei **schwerer ausgeprägten Depressionen** mithilfe der IPT mit oder ohne zusätzliche Pharmakotherapie Erfolge erzielt werden (Elkin 1994; Luty et al. 2007; Schramm et al. 2007). Bei suizidgefährdeten, therapieresistenten oder komplex gestörten depressiven Patienten ist jedoch eher ein umfassendes (und ggf. stationäres) Behandlungsprogramm in Kombination mit Pharmakotherapie indiziert (Schramm et al. 2008). Bei der **stationären Behandlung** mit IPT sollten einige Modifikationen berücksichtigt werden (▶ Kap. 15). Der Einsatz der IPT wird in den Leitlinien der APA (2010) besonders für Patienten mit **psychosozialen Problemen oder mit beruflichen oder partnerschaftlichen Schwierigkeiten** empfohlen. Allerdings erbrachte die Multicenterstudie von Elkin (1994), dass die IPT gerade bei Patienten mit guter sozialer Anpassung und guten Fähigkeiten zum Aufbau einer therapeutischen Beziehung besonders erfolgreich ist. Anscheinend war hier eine Ressourcenaktivierung eher als ein defizitorientiertes Vorgehen für den Therapieerfolg entscheidend.

Störungsbild und Komorbidität

IPT zeigte sich bei verschiedenen **anderen Störungsbildern** als erfolgreich (Weissman et al. 2018; ▶ Abschn. 4.5). **Komorbide psychische Erkrankungen** wie z. B. Persönlichkeits- oder Angststörungen stellen also nicht per se Kontraindikationen dar.

Merke
Es liegen mittlerweile zahlreiche überprüfte *Modifikationen* der IPT vor. Die ersten Ergebnisse diesbezüglich sind überwiegend vielversprechend. Davon ausgenommen ist der Einsatz des Verfahrens bei Opiat- bzw. Kokainabhängigen, bei körperlich beeinträchtigten Patienten ab 70 Jahren, bei anorektischen und bei Patienten mit einer »reinen« Dysthymie (ohne major-depressive Episoden).

Kontraindikationen

Kontraindiziert ist die Anwendung der IPT bei akut **psychotisch depressiven oder manischen** Patienten. Das Gleiche gilt, wenn zusätzlich zur Depression eine **Substanzabhängigkeit** vorliegt. Außerdem wird von der alleinigen Anwendung dieser Therapieform bei schwer melancholisch Depressiven abgeraten. Generell wird bei der ursprünglichen Variante der IPT vorausgesetzt, dass der Patient ambulant führbar ist. Dazu gehört, dass **suizidale Impulse** kontrolliert werden können und keine schwere Antriebsminderung vorliegt. Von der Durchführung der IPT ist auch abzusehen, falls es nicht gelingt, einen **relevanten interpersonellen Problembereich** zur Bearbeitung festzulegen (▸ Abschn. 18.1).

4.5 Andere Anwendungsbereiche

Wie bei anderen effektiven Behandlungsformen wurde auch bei der IPT versucht, sie auf **andere Anwendungsbereiche** auszudehnen.

Die Modifikationen variieren vom Ausmaß her. Manche Formen sind kaum verändert im Vergleich zur Originalversion (z. B. IPT-Late Life), bei anderen sind bedeutsame neue Therapieelemente hinzugefügt (z. B. die Regulierung sozialer Rhythmen bei bipolaren Patienten). Es gibt bisher keine verbindlichen Richtlinien, was ein adaptiertes Manual enthalten sollte. Eine umfassende Beschreibung der Modifikationen mit ausführlichen Fallbeispielen findet sich bei Weissman et al. (2018; Weissman und Markowitz 2012). Eine Kurzcharakteristik der adaptierten Formen, für die bereits eine Wirksamkeitsüberprüfung vorliegt, erfolgt in Abschnitt 4.6.

Merke
Die Modifikationen der IPT beziehen sich auf die ursprünglich postulierte *Zeitdauer* (z. B. Erhaltungsform, Kurzberatung), auf die spezifische *Störungsform* (z. B. Bulimie, soziale Phobie, Dysthymie, bipolare Störungen), auf *Charakteristika der Patienten* (z. B. Jugendliche, Alterspatienten) oder auf das *Behandlungssetting* (stationär, Gruppe, Paartherapie).

4.6 Wirksamkeit der IPT bei verschiedenen Krankheitsbildern

IPT zur Akutbehandlung der Major Depression

Das **ausgezeichnete Wirksamkeitsprofil** der IPT bei akut-episodischer Depression wurde durch zahlreiche gut kontrollierte Studien belegt (Metaanalysen: Cuijpers et al. 2011, 2016; Zhou et al. 2015).

Der Ansatz ist geeignet und wirksam für die **Akutbehandlung und Rezidivprophylaxe** unipolarer episodischer Depression über die **gesamte Lebenspanne** vom jugendlichen Depressiven bis zur Altersdepression. IPT erwies sich **wirksamer im Vergleich zu Kontrollbedingungen**, bei Major Depression **gleich wirksam wie Pharmakotherapie und wie die Kognitive Verhaltenstherapie (KVT)**. Eine Kombination mit Antidepressiva hat sich als **effizienter gezeigt denn alleinige IPT oder alleinige Pharmakotherapie**, vor allem auch was die Nachhaltigkeit von Behandlungserfolg und die Verbesserung der sozialen Anpassung anbelangt (Cuijpers et al. 2011, 2016). Auch die Medikamentencompliance wird positiv beeinflusst und Absetzeffekte der Medikation können abgemildert werden. In weiteren Metaanalysen, welche die Wirksamkeit verschiedener psychologischer Depressionstherapien miteinander verglichen haben (Cuijpers et al. 2008; Barth et al. 2013), schnitt die IPT im Allgemeinen **ebenbürtig mit den anderen Verfahren** (KVT, Behaviorale Aktivierung, Problemlösetherapie, Psychodynamische Therapie, Soziales Kompetenztraining, Supportive Therapie) ab, zeigte aber im Speziellen **verschiedene Vorteile** gegenüber den anderen Ansätzen. Beispielsweise war der einzige signifikante Unterschied zwischen den untersuchten Bedingungen in der Netzwerkanalyse von Barth et al. (2013), dass sich die IPT als wirksamer erwies im Vergleich zu Supportiver Therapie und dass sie in einigen Studien auch geringere Drop-out-Raten erzeugte.

Studien vor 2000

Die **erste Effektivitätsüberprüfung** der IPT zur akuten Depressionsbehandlung stammt von Weissman et al. aus dem Jahr 1979. Über einen Zeitraum von 16 Wochen erhielten 81 depressive Patienten entweder IPT, Amitriptylin oder eine Kombination beider Verfahren. Verglichen wurde mit einer unspezifischen psychiatrischen Behandlung, die die Patienten nach Bedarf in Anspruch nehmen konnten. Zur Feststellung von **Langzeiteffekten** wurden die Patienten unter naturalistischen Bedingungen ein Jahr nach der Behandlung noch einmal untersucht. Die Studie ergab, dass die drei **aktiven Therapien der Kontrollgruppe überlegen** waren. Das Hauptkriterium für den Erfolg stellte hierbei die Rückfallrate dar. Zwischen IPT und Amitriptylin zeigte sich nach Abschluss der Behandlung diesbezüglich keine statistische Differenz. Der Effekt trat allerdings bei der Amitriptylin-Therapie früher ein. Die **Kombinationsbehandlung** erwies sich insgesamt als wirksamer als IPT oder Amitriptylin alleine und erbrachte außerdem die niedrigste Rate von Therapieversagern und -abbrüchen.

Die Überlegenheit der Kombinationstherapie lässt sich durch das Zusammenwirken der **differenziellen Effekte** der beiden aktiven Einzelbedingungen erklären. Während die ausschließliche Pharmakotherapie schneller auf vegetative Depressionssymptome wie z. B. Schlafstörungen einwirkte, äußerte sich die Hauptwirkung der IPT in einer Verbesserung der Symptomatik auf emotionaler und kognitiver Ebene. Depressive Verstimmungen und Suizidgedanken kamen z. B. seltener vor. Die »**Endogenität**« der Depression im Sinne der Research Diagnostic Criteria stellte sich in dieser Studie als Prädiktor für ein schwaches Ansprechen auf die IPT heraus. Die **soziale Leistungsfähigkeit** war bei allen Behandlungsbedingungen nach 16 Wochen unbeeinflusst. Bei Nachuntersuchungen nach einem Jahr allerdings war die soziale Anpassung in beiden mit IPT behandelten Gruppen gegenüber der medikamentösen Behandlungsbedingung sowie der Kontrollgruppe deutlich höher (Weissman et al. 1981).

National Institute of Mental Health Treatment of Depression Collaborative Research Program (NIMH-TDCRP)

Die bekannteste Therapievergleichsuntersuchung, bei der die IPT zum Einsatz kam, wurde von Elkin et al. (1989) im Rahmen des NIMH-TDCRP durchgeführt. 250 depressive Patienten wurden randomisiert einer der vier 16-wöchigen Behandlungsbedingungen zugeteilt:

- »IPT«,
- »Kognitive Verhaltenstherapie (KVT)«,

- »Imipramin + Clinical Management (Imi + CM)«,
- »Placebo + Clinical Management (Pla + CM)«.

Unter Clinical Management (CM) sind bis zu 30 Minuten dauernde, supportive und in erster Linie auf die Medikation und Nebenwirkungen bezogene Gespräche mit einem erfahrenen Psychiater zu verstehen. Die ärztlichen Gespräche erfolgten in der gleichen Frequenz wie die beiden Psychotherapien. Das CM wird von Elkin (1994) als »minimale supportive Therapie« bezeichnet und ist deshalb nicht mit einer unbehandelten Gruppe gleichzusetzen. Bei der »Imipramin + CM«-Bedingung handelt es sich also gewissermaßen um eine Kombinationsbehandlung. Dieser Umstand ist bei der Interpretation der Ergebnisse unbedingt zu berücksichtigen.

Die Auswahl und das Training der Psychotherapeuten und Psychiater in den drei beteiligten Zentren erfolgten auf äußerst hohem Niveau, die durchschnittliche Dauer klinischer Erfahrung der Studientherapeuten betrug 11,4 Jahre. Die Therapien fanden unter durchgehender Supervision statt. Die Integrität der jeweiligen Behandlungsbedingung wurde stichprobenmäßig überprüft. Das Therapieergebnis wurde mit einer Batterie von Messinstrumenten hinsichtlich Symptomatik, psychosozialer Leistungsfähigkeit und Kognitionen erfasst.

Unter allen Behandlungsbedingungen, also auch in der sog. Placebogruppe, kam es zu einer signifikanten Reduktion der depressiven Symptome sowie zu einer Verbesserung des psychosozialen Funktionsniveaus. Insgesamt zeigte sich jedoch, dass alle **aktiven Behandlungsformen der Placebobedingung** bei der Reduktion der depressiven Symptomatik über einen 16-wöchigen Zeitraum **überlegen** waren. Mehr als 66 % der Patienten waren bei Behandlungsende symptomfrei. Nach Abschluss der Therapie ergab sich folgende Reihenfolge der Wirksamkeit der Behandlungsbedingungen: »Imi + CM« als wirksamste, »Pla + CM« als die am wenigsten wirksame Intervention und die beiden Psychotherapien in der Mitte, jedoch näher angesiedelt bei der Kombinationsbedingung. Die Pharmakotherapie schien anfangs am erfolgreichsten, nach zwölf Wochen waren Symptomreduktion und globale Leistungsfähigkeit unter allen drei aktiven Bedingungen jedoch gleichermaßen ausgeprägt. Die Anzahl an Therapieabbrechern war in der Placebobedingung doppelt so hoch wie unter IPT (niedrigste Drop-out-Rate).

Für die Gruppe der **weniger schwer depressiven Patienten**, bei denen der Hamilton-Wert unter 20 lag, gab es keine signifikanten Wirksamkeitsunterschiede innerhalb aller Behandlungsmodalitäten. Dies galt interessanterweise auch für die Placebobedingung. Nur bei der Gruppe der **schwerer Depressiven** (Hamilton-Wert ≥ 20) stellten sich signifikante Unterschiede heraus (► Abb. 4-4). Bei diesen Patienten zeigte sich nur eine Psychotherapieform, nämlich die IPT, der Placebobedingung signifikant überlegen. Die Wirksamkeit der IPT war tatsächlich **genauso hoch wie die von Imipramin**. Das vergleichsweise schlechte Abschneiden der KVT wurde von Vertretern dieses Ansatzes auf einen »Zentrumseffekt« zurückgeführt (Jacobson und Hollon 1996).

Für keine der Therapieformen gab es signifikante Nachweise für eine **differenzielle Wirksamkeit**. Das heißt, die IPT erreichte keine besonderen Effekte auf der Sozialen Anpassungsskala, das Gleiche galt für die KVT auf der Dysfunctional Attitude Scale.

Die naturalistisch erhobene, 18-monatige Katamnese erbrachte insgesamt **enttäuschende Ergebnisse** ohne signifikante Unterschiede zwischen den Behandlungen hinsichtlich der Rückfallrate (Shea et al. 1992). Für die bei Behandlungsende voll remittierten Patienten be-

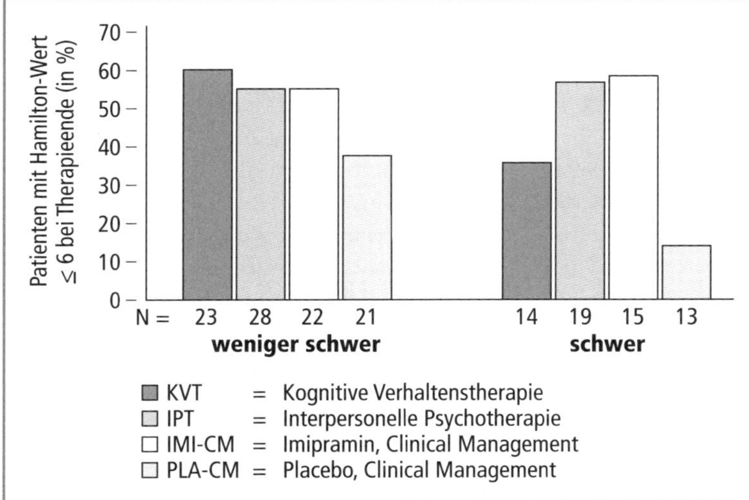

Abb. 4-4 Anzahl der weniger schwer und schwer depressiven Patienten, die bei Therapieende remittiert waren (modifiziert nach Elkin et al. 1989, S. 977). Die Einstufung der »Depressionsschwere« wurde nach der Hamilton Rating Scale of Depression (HRSD) vorgenommen.

trug die Rückfallrate 36 % in der KVT-Bedingung, 33 % in der IPT-Bedingung, 50 % in der Kombinationsbedingung und 33 % bei »Pla + CM«. Offensichtlich reichte für die Mehrzahl der Patienten keines der über 16 Wochen angewandten Verfahren aus, um **vollständig zu genesen und anhaltend remittiert** zu bleiben. Insgesamt kann man sagen, dass die NIMH-TDCRP-Studie der IPT zum Durchbruch verholfen hat, da die IPT selbst bei schweren Depressionen den beiden bisher wirksamsten Depressionstherapien mindestens ebenbürtig war.

Studien nach 2000

In einer späteren. Untersuchung (Luty et al. 2007) wurde die IPT bei 177 Patienten erneut **gegen die KVT** getestet. Dieses Mal wiesen alle Teilnehmer schwerer ausgeprägte (Montgomery-Åsperg Depression Rating Scale [MADRS] > 30) oder melancholische Depressionsformen auf. Es konnten zu Behandlungsende **keine Unterschiede** in der Wirksamkeit beider Verfahren festgestellt werden. Zu einem ähnlichen Ergebnis kamen Bodenmann et al. (2008) in einer Effectiveness-Studie (d. h. eine unter klinischen Routinebedingungen durchgeführte Untersuchung) an 60 depressiven Patienten und deren jeweiligen Partnern. In dieser Arbeit wurden eine bewältigungsorientierte Paartherapie (VT) mit der IPT sowie mit der KVT jeweils als Individualtherapien verglichen, ohne dass bezüglich der Symptomreduktion deutliche Unterschiede entdeckt wurden. Allerdings verfügten die Partner der KVT-Paarbedingung nach Behandlungsende über einen verbesserten emotionalen Ausdruck (Expressed Emotion).

In drei weiteren Effectiveness-Studien (Peeters 2009; Lemmens et al. 2015; Ekeblad et al. 2016) wurden sowohl akut als auch langfristig (Lemmens et al. 2018) ebenfalls **keine signifikanten Differenzen** in den Behandlungserfolgen der IPT und der KVT ausgemacht. In einer der Studien wird eine niedrigere Abbrecherrate bei den IPT-Patienten berichtet (Ekeblad et al. 2016). Auch in der Primärversorgung depressiver Patienten ließen sich keine Unterschiede zwischen IPT und KVT feststellen (Power und Freeman 2012).

In einer weiteren Effectiveness-Studie (Blom et al. 2007) mit 193 depressiven Patienten, die 12–16 Wochen lang entweder pharmakotherapeutisch, mit IPT, mit der Kombination beider Verfahren oder mit IPT plus einem Placebo therapiert wurden, schnitten **alle Methoden in der Hamilton-Depressionsskala (HAMD) gleich gut ab.** Ähnliche Ergebnisse erbrachte eine finnische Effectiveness-Studie (Saloheimo et al. 2016) an depressiven Patienten, bei der IPT einer Psychoedukationsgruppe und einer TAU-Bedingung (TAU; Treatment As Usual) gegenübergestellt wurde. Von allen drei Ansätzen profitierten die überwiegend komorbiden Patienten gleichermaßen bei der 1-Jahres-Katamnese.

Bei **stationär behandelten, schwer depressiven Patienten** (Schramm et al. 2007) war die IPT als Behandlungsprogramm in Kombination mit antidepressiver Medikation sowohl akut als auch längerfristig einer psychiatrischen Standardbehandlung (Medikation plus supportive Arztgespräche) **deutlich überlegen** (► Abb. 4-5).

Akut depressive Patienten im höheren Lebensalter

In einer älteren randomisiert kontrollierten Studie von Schulberg et al. (1996) war die IPT bei 276 depressiven Alterspatienten aus der Allgemeinarztpraxis kurz- wie auch langfristig **gleichermaßen wirksam wie eine medikamentöse Behandlung** und **erfolgreicher** als eine übliche ärztliche Betreuung. Die Ergebnisse wurden durch neuere Untersuchungen (Bruce et al. 2004; van Schaik et al. 2007) an primärärztlich behandelten älteren depressiven Patienten bestätigt. Die IPT erwies sich dabei als eine von Patienten, Therapeuten und Ärzten gut akzeptierte und einer **üblichen Behandlung überlegene** Methode (van Schaik et al. 2007). In einer anderen Studie (Reynolds et al. 2010) an 124 depressiven Alterspatienten waren die Behandlungsalternativen IPT plus Escitalopram allerdings der Behandlung mit Escitalopram und Clinical Management ebenbürtig. Wie die IPT als Erhaltungstherapie bei depressiven Alterspa-

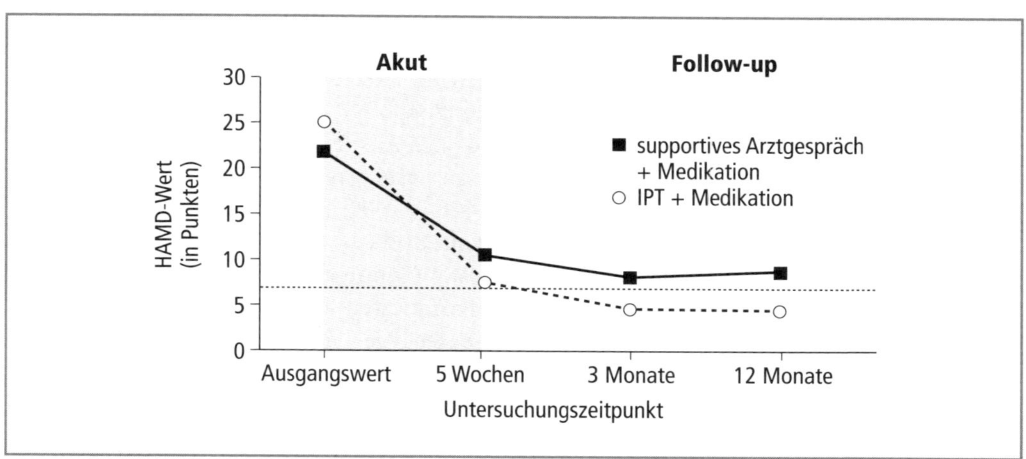

Abb. 4-5 HAMD-Werte beider Behandlungsbedingungen für die einzelnen Messzeitpunkte (Intention-to-treat-Stichprobe; modifiziert nach Schramm et al. 2007). Intention-to-treat-Stichprobe = alle Patienten, die das Behandlungsprogramm begonnen haben; Akut = 5-wöchiger stationärer Behandlungszeitraum; Follow-up = Nacherhebungszeitraum; HAMD = Hamilton-Depressionsskala.

tienten wirkt, wird weiter unten in diesem Abschnitt (s. »Erhaltungstherapie bei Patienten im höheren Lebensalter«) berichtet.

Akut depressive Kinder- und Jugendliche

Für depressive Kinder und Jugendliche liegt eine speziell auf diese Altersgruppe adaptierte Form der IPT vor. Die **IPT-A** (A für »adolescents«) stammt von Mufson et al. (2011), berücksichtigt den Einbezug der Eltern und fügt den vier herkömmlichen einen fünften Problembereich (»Alleinerziehender Elternteil«) hinzu. Eine Metaanalyse (Pu et al. 2017) mit sieben Studien bestätigt, dass die IPT bei jugendlichen Depressiven nach der Intervention sowie zum Follow-up effektiver und besser akzeptiert war als die Kontrollbedingungen.

In der Altersgruppe der 8- bis 19-Jährigen demonstrierte dieser Ansatz **höhere Wirksamkeit im Vergleich zur KVT** (Roselló und Bernal 1999; Roselló et al. 2008). Signifikante Verbesserungen bei der depressiven Symptomatik, der sozialen Leistungsfähigkeit sowie den Problemlösefertigkeiten wurden auch in einer 12-wöchigen kontrollierten IPT-Studie von Mufson et al. (1999) berichtet. Eine weitere Arbeit der Gruppe um Mufson (Mufson et al. 2004) konnte diese positiven Ergebnisse bestätigen und belegen, dass IPT die depressive Symptomatik bei Jugendlichen zum Behandlungsende und zur Nachkontrolle verringert.

Horowitz et al. (2007) verglichen die Wirksamkeit eines kognitiv-verhaltenstherapeutischen mit einem interpersonell-fertigkeitsorientierten Präventivprogramm (versus keiner Intervention) bei 380 Highschool-Schülern. Beide aktiven Therapieformen waren effektiver als keine Behandlung, **unterschieden sich aber nicht** voneinander. Nach sechs Monaten hatten die Effekte, die direkt nach der akuten Therapie festgemacht werden konnten, allerdings wieder abgenommen.

IPT als rezidivprophylaktische Behandlung

Bei der ersten Untersuchung zur Langzeitwirkung von IPT von Klerman et al. (1974) handelte es sich gleichzeitig um die erste systematische Studie zur Wirksamkeit der IPT überhaupt. Nach heutigen Maßstäben würde sie mit einer **achtmonatigen Therapiedauer** zu den Fortsetzungs- bzw. **Erhaltungsbehandlungen** (Continuation Treatment) gerechnet werden. Es wurden 150 depressive, ambulante Patientinnen, die auf Amitriptylin angesprochen hatten zunächst einer von zwei Behandlungsbedingungen zugeteilt: entweder der IPT- oder der Kontrollbedingung (niedrigfrequente psychotherapeutische Kontakte). In den ersten zwei Monaten wurden beide Gruppen mit Amitriptylin weiterbehandelt. Danach erfolgte die randomisierte Zuordnung zur Amitriptylin-, Placebo- oder medikamentenfreien Gruppe. Im Ergebnis verminderte die medikamentöse Behandlung die Rückfallrate, und unter IPT zeigte sich eine **Besserung im interpersonellen Bereich und in der psychosozialen Anpassung**. Dieser Effekt trat jedoch erst nach 6–8 Monaten auf (Weissman et al. 1974). Die IPT alleine beeinflusste allerdings **nicht die Rückfallrate** der depressiven Symptome. Da beide Behandlungsformen anscheinend unterschiedlich wirkten, war eine **Kombination beider Therapien** am effektivsten. Es wurden keine negativen Interaktionen zwischen Medikamenten und Psychotherapie gefunden.

Wie die Autoren selbst anmerken, weist die Studie einige **methodische Schwächen** auf. Zum einen lagen zu dieser Zeit für die IPT weder ein standardisiertes Psychotherapiemanual noch ein einheitliches Trainingsprogramm vor. Ein weiterer Mangel betrifft die fehlende Operationalisierung der Diagnosen, denn es standen noch keine entsprechenden Klassifikationssysteme mit operationalisierten diagnostischen Kriterien zur Verfügung.

Pittsburgh-Studien zur Erhaltungstherapie

Erhaltungstherapie bei Erwachsenen

Der längste Untersuchungszeitraum, in dem der Effekt von IPT als Erhaltungstherapie (IPT-M) überprüft wurde, umfasste drei Jahre und wurde von der Pittsburgher Arbeitsgruppe um Ellen Frank (Frank et al. 1990) beforscht. Die IPT wurde als psychotherapeutische Bedingung ausgewählt, da in früheren Studien festgestellt wurde, dass depressive Patienten auch nach Abklingen der Episode noch erhebliche Defizite in der **sozialen Anpassung** aufwiesen (Prien et al. 1984). Insgesamt 128 Patienten mit rezidivierender Depression unterzogen sich einer akuten Kombinationsbehandlung mit Imipramin (Imi) und IPT bis zur Remission der Symptome. Danach wurden sie zufällig auf eine von fünf Behandlungsbedingungen verteilt:

- »IPT-M«, monatlich,
- »IPT-M + Imi«,
- »IPT-M + Placebo«,
- »Imi + Medication Clinic (MC)«,
- »Placebo + MC«.

Die Medication-Clinic-Bedingung entsprach dem Clinical Management in der NIMH-Studie (Elkin et al. 1989).

Imipramin und die **Kombination von Imipramin und IPT-M** schnitten bezüglich des **prophylaktischen Effekts am besten** ab. Nur etwa 20 % der Patienten dieser beiden Behandlungsgruppen erlitten in dem dreijährigen Untersuchungszeitraum einen Rückfall (▶ Abb. 4-6). Der vorbeugende Effekt lag bei **monatlicher Monotherapie mit IPT** im mittleren Bereich, war jedoch deutlich **günstiger** als der zu erwartende natürliche Verlauf. Die IPT-M war der »Placebo + MC«-Bedingung« außerdem signifikant überlegen. Bei der Interpretation der Ergebnisse ist zu berücksichtigen, dass Imipramin mit der höchsten Dosis von 150–300 Milligramm und die IPT in der niedrigsten »Dosis« verabreicht wurde, die bisher bei der Langzeittherapie untersucht wurde. Der somit erzeugte **Deckeneffekt** erklärt möglicherweise, warum – verglichen mit »Imipramin + MC« – **keine signifikanten Unterschiede** zu finden waren, wenn Imipramin mit IPT-M kombiniert wurde. Nach drei Jahren betrug die mittlere phasenfreie Dauer in der Placebogruppe 45 Wochen, in der »IPT-M + Placebo«-Gruppe 74 Wochen, bei den ausschließlich mit IPT-M Behandelten 82 Wochen, bei den mit »Imi + MC« Behandelten 124 Wochen und in der Kombinationsbedingung 131 Wochen. Patienten, die IPT-M erhielten, blieben **fast doppelt so lange ohne erneute Episode** wie Patienten, die mit Placebo behandelt wurden. Dieser Befund ist besonders relevant für Patienten, die **langfristig keine Medikamente** nehmen wollen oder können (z. B. bei einer geplanten Schwangerschaft). Darüber hinaus konnten Frank et al. (1991 b) zeigen, dass dieser Effekt selbst **bei nur monatlicher Anwendung** der IPT in qualitativ gut durchgeführten, adhärenden Therapien dem der Pharmakotherapie ähnlich war.

Diese wichtige Untersuchung wurde von derselben Arbeitsgruppe (Frank et al. 2007) gewissermaßen fortgeführt, um den Einfluss der **Sitzungsfrequenz** auf den prophylaktischen Effekt zu klären. Insgesamt wurden 233 Frauen mit rezidivierender Depression mit **wöchentlichen, 14-tägigen oder monatlichen IPT-Erhaltungssitzungen** behandelt (über zwei Jahre lang oder bis zum Wiederauftreten der Depression), nachdem sie remittiert waren. Von den Patientinnen, die unter IPT-Monotherapie remittierten (N = 99), erlitten nur 26 % ein Wiederauftreten ihrer Depres-

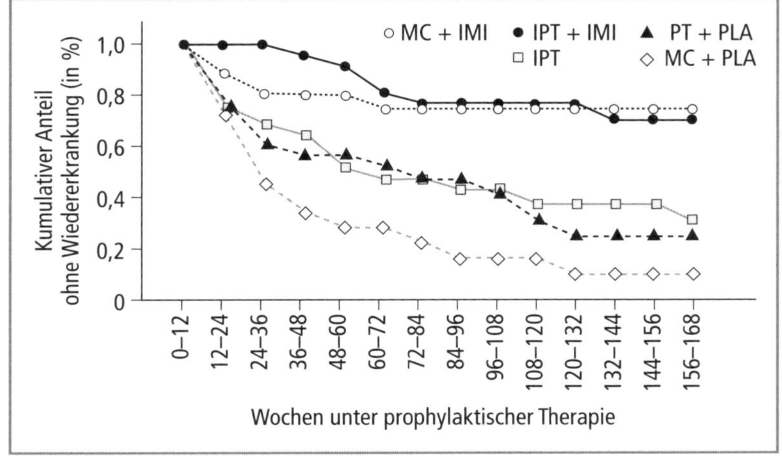

Abb. 4-6 Behandlungserfolg der verschiedenen rezidivprophylaktischen Bedingungen in der Studie von Frank et al. (1990, S. 1097). IMI = Imipramin; MC = Medication Clinic (ärztliche Gespräche); PLA = Placebo; IPT = Interpersonelle Psychotherapie.

sion. Bei denjenigen, die zur Remission eine zusätzliche Behandlung mit Serotonin-Wiederaufnahmehemmern (SSRI) benötigten (N = 90), blieben 36 % während der Medikationsabsetzphase remittiert. Die Hälfte von ihnen erlitt ein Wiederauftreten in den nächsten zwei Jahren. Es zeigte sich **kein Unterschied hinsichtlich der rückfallfreien Zeit** zwischen den einzelnen Behandlungsuntergruppen, die unterschiedlich intensiv mit IPT weiterbehandelt wurden. Diese Ergebnisse legen nahe, dass Erhaltungs-IPT auch mit einer **Frequenz von nur einer Sitzung pro Monat** eine gute prophylaktische Methode darstellt, und zwar für Frauen, die mit alleiniger IPT eine Remission erreichten. Im Gegensatz dazu erwies sich die alleinige IPT-Erhaltungstherapie bei denjenigen, die akut zusätzlich Pharmakotherapie benötigten, als ein weniger wirksamer Ansatz.

Erhaltungstherapie bei Patienten im höheren Lebensalter

Auch bei **älteren depressiven Patienten** konnten die positiven Effekte der IPT auf die Erhaltung symptom- und rezidivfreier Intervalle mithilfe eines ähnlichen Studiendesigns bestätigt werden (Reynolds et al. 1999). Eine psychotherapeutische Maßnahme erscheint für diese Patientengruppe besonders sinnvoll, da ältere Menschen auf Pharmakotherapie häufig mit ungünstigen Nebenwirkungen reagieren. Das **geringfügig modifizierte Behandlungsmanual** (IPT-LLM, Late-Life Maintenance; Frank et al. 1991 a) berücksichtigt vor allem Probleme, die in höherem Alter verstärkt mit dem Auftreten einer Depression in Beziehung stehen. Dazu gehören z. B. die soziale Isolierung im Alter, zunehmende körperliche Beschwerden, vermehrte Verluste von Bezugspersonen der gleichen Altersgruppe, der Übergang zur Berentung, der Umgang mit dem Älterwerden und die zunehmende Abhängigkeit von anderen. All diese Schwierigkeiten lassen sich unter den ursprünglichen vier Problembereichen (► Kap. 8–11) einordnen. Zum Beispiel ist der Umgang mit dem Älterwerden als **biologischer Rollenübergang** zu verstehen, und die verstärkte Abhängigkeit von anderen kann zu **interpersonellen Auseinandersetzungen** führen.

Bei der IPT-LLM kann die Sitzungsdauer flexibel gestaltet werden. Auch bei der Fokussierung auf gegenwärtige Probleme wird den älteren Patienten mehr Freiheit als in der ursprünglichen Form eingeräumt, zumal möglicherweise öfter auf vergangene Beziehungen eingegangen werden muss. Insgesamt erfordert die psychotherapeutische Behandlung älterer Patienten, dass der Therapeut eine aktivere Haltung zeigt und häufiger direkte und praktische Hilfestellung bei der Bewältigung des Alltagslebens anbietet. Bei jüngeren Patienten arbeitet der Therapeut an entscheidenden Veränderungen in Beziehungen oder ermutigt sie unter Umständen sogar zum Beziehungsabbruch. Im Gegensatz dazu kann das Ziel bei Älteren darin bestehen, eine suboptimale Beziehung besser zu tolerieren und eher deren depressogene Auswirkungen zu verringern. Auch andere Probleme von Menschen im hohen Lebensalter wie z. B. der Verlust materieller, physischer oder psychischer Möglichkeiten sowie die existenzielle Auseinandersetzung mit dem Alter und dem bevorstehenden Tod sind nur eingeschränkt einer Lösung zugänglich.

In der o. g. Untersuchung von Reynolds et al. (1999) war die **IPT wirksamer als Placebo und Nortriptylin**. Die **Kombination von IPT und Nortriptylin** erwies sich als die **günstigste Erhaltungstherapie** über einen dreijährigen Nachkontrollzeitraum. Die Kombinationsbehandlung führte auch dazu, dass die **soziale Anpassung** im familiären und beruflichen Bereich erfolgreicher verlief als unter den Monotherapien (Lenze et al. 2002). Bei depressiven Patienten **ab 70 Jahren**, die allerdings unter ausgeprägteren körperlichen Begleiterkrankungen litten als die zuvor untersuchte Stichprobe, schien die **IPT weder mit noch ohne Medikation hilfreich** zu sein (Reynolds et al. 2006). Die Ergebnisse legen nahe, dass die Nützlichkeit der IPT bei Patienten ab dem 70. Lebensjahr durch komorbide medizinische Probleme eingeschränkt ist und möglicherweise die stringente Miteinbeziehung eines Angehörigen erfordert. Bei Patienten mit **niedrigerem kognitiven Leistungsniveau** hingegen entfaltete die IPT gute protektive Effekte (Carreira et al. 2008).

IPT bei anderen affektiven Störungsformen

Chronische und therapieresistente Depressionen

Eher **enttäuschende Ergebnisse** erbrachte die Überprüfung der IPT bei chronisch depressiven Patienten. Bei der Version der IPT für dysthyme Patienten (IPT-D; Markowitz 1998) sollen chronisch depressive Patienten erkennen, welche der von ihnen als **persönlichkeitsbedingt** angesehenen Aspekte in Wirklichkeit von der chronisch depressiven Symptomatik bestimmt und veränderbar sind. Außerdem wird die lang anhaltende depressive Symptomatik als vertraute, wenn auch unfreiwillige **»Rolle« per se** definiert. Von ihr nimmt der Patient während der Behandlung im Rahmen eines **Rollenwechsels** Abschied und bereitet sich und seine Umwelt auf die neue Rolle eines Gesunden vor.

In einer Effectiveness-Studie von Browne et al. (2002) an 707 dysthymen Patienten wurde die IPT mit durchschnittlich zehn Sitzungen über einen Zeitraum von sechs Monaten mit Sertralin und mit der Kombination beider Verfahren verglichen. Zum Ende der Behandlung zeigte sich die **Kombinationsbedingung** der »Sertralin alleine«-Bedingung ebenbürtig und der **»IPT alleine«-Bedingung signifikant überlegen**. Sertralin erwies sich im Vergleich zu IPT als **wirksamer**. Zu berücksichtigen ist aber eine **»Dosisungleichheit«** zwischen der Psychotherapie und der Medikationsbedingung (zehn wöchentliche IPT-Sitzungen versus sechs Monate Sertralin). Darüber hinaus wurde die IPT **nicht in der für dysthyme Störungen modifizierten Form**, sondern in der auf depressive Episoden zugeschnittenen Originalversion eingesetzt. Ähnliche Ergebnisse erbrachte 18 Monate später die Nachuntersuchung. Allerdings nahmen im naturalistischen Nachuntersuchungszeitraum wesentlich mehr Patienten in der ursprünglichen Kombinations- bzw. Sertralin-Bedingung (63 % bzw. 66 %) weiterhin Sertralin ein als in der IPT-Gruppe (12 %). Die Patienten, die initial mit IPT behandelt wurden (alleine oder kombiniert mit Medikation) verursachten allerdings sowohl kurz- als auch langfristig die **niedrigsten Kosten** durch geringere Inanspruchnahme des Gesundheitssystems und anderer sozialer Dienste.

In einer Arbeit von Markowitz et al. (2005) gelangte man trotz methodischer Verbesserungen zu **ähnlichen Erkenntnissen**. 94 dysthyme Patienten mit frühem Beginn wurden entweder mit Sertralin oder mit IPT (dieses Mal in der für dysthyme Patienten modifizierten Form; 16 Sitzungen) oder mit der Kombination beider Ansätze oder mit einer Kontrollbedingung (supportive Psychotherapie) behandelt. Auch hier war die **Kombinationsbedingung** alleiniger Medikation nicht überlegen (Responserate 57 % versus 58 %), jedoch alleiniger Psychotherapie (Responserate 35 %). Die IPT zeigte gegenüber der supportiven Psychotherapie **keine signifikanten Vorteile** (Responserate 31 %). Markowitz et al. (2005) führten die Ergebnisse zum einen auf die **ungenügende Stichprobengröße**, zum anderen auf eine **zu aktive Kontrollgruppe** zurück.

Auch bei **therapieresistenten Depressionen** führte eine zusätzlich zur Pharmakotherapie eingesetzte IPT zu keinerlei Vorteilen (Souza et al. 2016).

Dahingegen bewährte sich die IPT bei **stationär behandlungsbedürftigen chronisch depressiven Patienten** (Double Depression oder chronische Major Depression; N = 45), die entweder mit einer Kombination aus antidepressiver Standardmedikation plus IPT oder mit der gleichen Standardmedikation plus Clinical Management therapiert wurden (Schramm et al. 2008). Bereits nach fünf Wochen war eine signifikant ausgeprägtere Symptomreduktion in der **Kombinationsbedingung** im Vergleich zur Standardbehandlung zu verzeichnen. Die akute (IPT: 71 % versus CM: 38 %), die aufrechterhaltene Response und die Remissionsrate (67 % versus 32 %) unterschieden sich bedeutsam zwischen den Gruppen zugunsten der IPT. Beim 1-Jahres-Follow-up waren nur 7 % rückfällig geworden verglichen mit 25 % der CM-Gruppe.

Im Vergleich zu der einzigen Psychotherapie, die **speziell für chronisch Depressive** entwickelt wurde (Cognitive Behavioral Analysis System of Psychotherapy; CBASP), kann die IPT bezüglich Behandlungserfolg offensichtlich nicht ganz mithalten. In einer randomisiert kontrollierten Pilotstudie an 30 chronisch depressiven Patienten mit frühem Beginn (Schramm et al. 2011) wurden die Teilnehmer entweder mit 22 Sitzungen IPT oder mit dem CBASP behandelt. In der HAMD waren beide Ansätze ebenbürtig, im Beck-Depresions-Inventar (BDI) war CBASP überlegen. Außerdem führte das CBASP zu höheren Remissionsraten (57 % versus 20 %). Bis zu 80 % dieser Patientengruppe gab **frühkindliche Traumatisierungen** von mindestens mittelgradiger Ausprägung an (meistens emotionale Vernachlässigung), was den Vorteil des darauf zugeschnittenen CBASP-Verfahrens möglicherweise erklären könnte.

Bipolare Störungen

Für bipolare Störungen wurde von der Pittsburgher Arbeitsgruppe um Frank (2005) eine spezielle Variante der IPT entwickelt, die neben der interpersonellen Problematik zusätzlich den **sozialen Lebensrhythmus** des Patienten besonders berücksichtigt (Interpersonelle und soziale Rhythmustherapie; IPSRT). Bei der **IPSRT** wird wie bei der herkömmlichen IPT zunächst der Zusammenhang zwischen Stimmung und Lebensereignissen eruiert und auf einen relevanten interpersonellen Problembereich fokussiert. Im Sinne von **Rollenwechsel und Trauerarbeit** ist allerdings bei bipolaren Patienten der **Verlust der Gesundheit bzw. der Integrität** ein Thema. Mehr als bei den unipolaren Patienten beschäftigt sich der Therapeut mit der **medikamentösen Compliance** und der Sicherheit des Patienten. Darüber hinaus sollte der Therapeut die Zusammenarbeit mit den **Familienmitgliedern und dem behandelnden Arzt** koordinieren und vom Patienten mitunter nur begrenzte Krankheitseinsicht erwarten. Ungefähr ab der vierten Sitzung wird die **Social Rhythm Metric (SRM)** eingeführt, ein Instrument, mit dessen Hilfe der Patient seinen Tagesablauf dokumentiert, um instabile Rhythmen herauszufinden, nach Auslösern für Rhythmusunterbrechungen zu suchen und entsprechend Veränderungsziele im Sinne von Regelmäßigkeit im täglichen Ablauf festzulegen. Diese Intervention der Regulation basiert auf der Beobachtung, dass bipolare Patienten weniger stimmungslabil sind, wenn ihre täglichen Aktivitäten einer **regelmäßigen Routine** unterliegen. Dies betrifft insbesondere den Schlafrhythmus, aber auch die Essenszeiten, die Arbeitstätigkeit sowie körperliche oder soziale Aktivitäten. Das Ziel der SRM besteht also darin, eine Gleichmäßigkeit der Tagesroutine beizubehalten, die für den Patienten weder unter- noch überfordernd ist. Ein weiterer Schwerpunkt der IPSRT liegt darauf, die **Residualsymptomatik und die psychosozialen Folgen** der manischen oder depressiven Episoden zu bewältigen. Hierzu gehört es z.B., sich damit auseinanderzusetzen, dass bestimmte Lebenspläne durch die Krankheit aufgegeben werden mussten.

In einer Untersuchung von Frank et al. (2005) wurden vier Behandlungsstrategien miteinander verglichen (alle kombiniert mit Standardmedikation):

- akute IPSRT gefolgt von Erhaltungs-IPSRT,
- akutes Intensives Clinical Management (ICM) gefolgt von Erhaltungs-ICM,
- akute IPSRT gefolgt von Erhaltungs-ICM,
- akutes ICM gefolgt von Erhaltungs-IPSRT.

Es konnten **keine Unterschiede** zwischen den einzelnen Behandlungsstrategien bezüglich der Zeit bis zur Stabilisierung des affektiven Zustands beobachtet werden. Patienten, die in der akuten Phase mit IPSRT behandelt wurden, blieben **längere Zeit ohne neue affektive Episode**, unabhängig von der Art der Erhaltungstherapie. Die IPSRT-Gruppe zeigte eine **höhere Regelmäßigkeit des sozialen Rhythmus** nach der akuten Therapiephase, was mit einer verminderten Rückfallwahrscheinlichkeit während der Erhaltungsphase verbunden war. Daraus schlossen die Autoren, dass die IPSRT besonders hinsichtlich der Phasenprophylaxe ein wirksames Verfahren darstellt.

In einer nachfolgenden Studie (Miklowitz et al. 2007) wurden bei 152 Patienten mit einer Bipolar-I- oder Bipolar-II-Störung verschiedene Psychotherapien (30 Sitzungen IPSRT, KVT, Familientherapie) begleitend zur Pharmakotherapie mit drei Sitzungen psychoedukativer kooperativer Versorgung (»collaborative care«) verglichen. Alle aktiven Therapien erbrachten nach neun Monaten eine **bessere Leistungsfähigkeit, Beziehungsfähigkeit und Lebenszufriedenheit** als die Vergleichsbedingung. Nur im Arbeits- und Freizeitbereich kam es zu keinen Verbesserungen. Untereinander **unterschieden sich die Psychotherapien nicht in ihrer Wirksamkeit**.

Bei Bipolar-II-Patienten resultierte IPSRT plus Quetiapin versus IPSRT alleine in einer **ausgeprägteren Symptomreduktion**, allerdings auch in mehr Nebenwirkungen als IPSRT alleine (Swartz et al. 2018).

Depressionen während und nach der Schwangerschaft sowie bei Müttern psychisch kranker Kinder

Bei schwangeren depressiven Frauen befand die Arbeitsgruppe um Spinelli IPT im Vergleich zu einem edukativen Programm für Eltern als **signifikant effizienter** (Spinelli und Endicott 2003; Spinelli et al. 2013). Grote et al. (2009) behandelten ebenfalls perinatal depressive Frauen (N = 53) mit einer **Kurzform der IPT** (8 Sitzungen vor der Geburt plus 6 Erhaltungssitzungen post partum) und setzten den Behandlungserfolg in Relation zu einer Standardbehandlung (TAU; Treatment As Usual). Die IPT-Gruppe zeigte **eindeutige Vorteile** bezüglich depressiver Symptomatik und sozialer Funktionsfähigkeit, auch sechs Monate nach der Entbindung. Bei schwangeren depressiven Frauen mit geringem Einkommen erzielte man mit der IPT nur **Vorteile bei der sozialen Unterstützung** im Vergleich zu einer TAU-Bedingung (Lenze und Potts 2017). Allerdings nahmen die meisten Teilnehmerinnen nicht an allen neun Sitzungen teil. In einer Metaanalyse (van Ravesteyn et al. 2017) an schwangeren psychisch kranken Frauen ergaben sich **mittlere Effekte** für die KVT und zu einem etwas geringeren Ausmaß auch für die IPT.

An der Universität Iowa wurde von Scott und O'Hara (1995) eine abgewandelte Form der IPT zur Behandlung der Postpartum-Depression entwickelt. Der Schwerpunkt liegt darauf, Rollenwechsel und eheliche Spannungen zu bewältigen, die häufig nach der Geburt eines Kindes oder im Rahmen der Depression auftreten können. Bei 120 Frauen mit Postpartum-Depression ließ sich die IPT im Vergleich zu einer Wartebedingung erfolgreich einsetzen. Die mit IPT behandelten Frauen zeigten **höhere Response- und Remissionsraten und eine bessere soziale Anpassung** (O'Hara et al. 2000). Auch im **Gruppenformat** schien die IPT bei Frauen mit Postpartum-Depression effektiv zu sein (Klier et al. 2001; Reay et al. 2012). Bei der Entscheidung für eine Behandlungsform ist allgemein zu berücksichtigen, dass viele Frauen mit einer Postpartum-Depression stillen und Psychopharmaka keine geeignete Behandlungsalternative darstellen.

In einer Pilotstudie hat sich das IPT-Modell (mit bis zu sechs telefonischen Sitzungen) auch bei 17 subsyndromal **depressiven Frauen nach einer Fehlgeburt** bewährt (Neugebauer et al. 2007).

Bei **depressiven Müttern** (N = 168), deren Kinder sich wegen einer psychischen Erkrankung in Behandlung befanden, führten eine Kurzform der IPT mit nur neun Sitzungen sowie eine kurze supportive Therapie **gleichermaßen** zu bedeutsamen Verbesserungen auf Symptom- und auf interpersoneller Ebene (Swartz et al. 2016). Die Veränderungen des Zustands der Mütter gingen einher mit einer Reduktion der depressiven Symptomatik der Kinder.

Subsyndromale affektive Störungen, Angst- und Anpassungsstörungen

Die IPT wurde auch zum Einsatz in der **Primärversorgung als kurze psychosoziale Intervention** adaptiert. Probleme bei der Lebensbewältigung sowie Angst- und Depressionssymptome gehören zu den Hauptgründen, aus denen Primärversorgungseinrichtungen aufgesucht werden. Die Kurzintervention namens **IPC** (Interpersonal Counseling; Weissman und Klerman 1993) umfasst sechs halbstündige Beratungssitzungen und ist auf Patienten zugeschnitten, die (noch) keine manifeste psychiatrische Störung aufweisen. IPC soll nach einem Training von **Pflegekräften** durchgeführt werden können, wobei hier zu beachten ist, dass die Ausbildung von Pflegekräften in den USA umfassender ist als in

Deutschland. Der Schwerpunkt der Therapie liegt darauf, die soziale Rollenerfüllung und die berufliche Leistungsfähigkeit des Patienten wiederherzustellen.

IPC hat sich als **wirksam bei der Reduktion depressiver Symptome** herausgestellt (Weissman et al. 2014). In einer multizentrischen Studie (Menchetti et al. 2014) bei 287 depressiven Patienten in der Primärversorgung fand man, dass bereits sechs IPC-Sitzungen von 30-minütiger Dauer bezüglich der Remissionsraten einer alleinigen medikamentösen Behandlung **signifikant überlegen** waren. Weitere Untersuchungen werden benötigt, bei denen IPC mit anderen Ansätzen in der Primärversorgung verglichen wird.

IPT bei Depression und körperlichen Erkrankungen

HIV-Infektion

Von Markowitz et al. (1998) stammt eine Modifikation der IPT für **HIV-positive depressive Patienten**, die sich in erster Linie auf die besonderen Probleme dieser Patientengruppe bezieht: die ständige Konfrontation nicht nur mit dem eigenen, sondern auch mit dem Tod von Freunden oder anderen Mitgliedern der sozialen Gruppe des Patienten und die zahlreichen, durch die Infektion mit dem tödlichen Virus bedingten Rollenwechsel. Der Kurzzeitcharakter der Intervention entspricht ganz speziell den Bedürfnissen dieser Patienten, da dem Faktor »Zeit« im Leben der Betroffenen eine besondere Bedeutung zukommt. In einer randomisierten Studie (Markowitz et al. 1998) mit 101 depressiven HIV-infizierten Patienten erwies sich eine 16-wöchige IPT-Behandlung **effizienter als supportive Therapie oder KVT** und gleich wirksam wie eine medikamentöse Therapie. Eine spätere Untersuchung (Heckman et al. 2017) bestätigte die Überlegenheit einer kürzeren, telefonisch durchgeführten und auf neun Sitzungen begrenzten Behandlung mit IPT gegenüber herkömmlicher Behandlung.

Koronare Herzerkrankungen

Bei einer negativen Studie kanadischer Wissenschaftler (Lespérance et al. 2007) wurden 284 depressive Patienten mit **koronaren Herzerkrankungen** zunächst entweder auf zwölf Wochen »IPT + Clinical Management« (ärztliche Kurzgespräche) oder auf CM alleine randomisiert. Danach wurden sie einer Citalopram- oder einer Placebobedingung zugeteilt. Citalopram war gegenüber der Placebobedingung überlegen. Die IPT hatte gegenüber der CM-Bedingung allerdings **keinerlei Vorteile**.

Brustkrebs

Für **Patientinnen mit Brustkrebs** wurde in einer Pilotstudie eine modifizierte Version der IPT per Telefon (Donnelly et al. 2000) überprüft. Die Therapieziele bestanden in einer Verminderung der psychischen Belastung und einer Verbesserung des Bewältigungsverhaltens. Die 14 untersuchten Patientinnen erhielten während einer Chemotherapie und für einen Monat danach durchschnittlich 16 wöchentliche Sitzungen. Die Frauen durften eine Bezugsperson dazu einladen, ebenfalls Einzelsitzungen in Anspruch zu nehmen. Die Patientinnen beurteilten das Therapieprogramm zwischen **»gut« und »ausgezeichnet«**. Die Autoren schlussfolgerten, dass Bedarf nach Angeboten für Betroffene und deren Angehörige besteht.

Schlaganfall

Nach einem **Schlaganfall** ist man oftmals von einer veränderten Lebenssituation betroffen (z. B. körperliche Einschränkungen, Verlust der Berufstätigkeit). Auch der gewohnte Umgang mit dem Partner kann sich stark verändern, weil der Patient pflegebedürftiger, aber auch reizbarer ist oder nicht mehr wie üblich kommunizieren kann. Die Bearbeitung von unfreiwilligen **Rollenwechseln und Konflikten** und das **Betrauern verloren gegangener Möglichkeiten** bieten sich bei Patienten an, die nach einem Schlaganfall depressiv geworden sind. In einer Effectiveness-Studie (Finkenzeller et al. 2009) an 74 hospitalisierten Post-Stroke-Patienten stellten sich drei Behandlungsmöglichkeiten auch hinsichtlich des Rehabilitationserfolgs als **gleichermaßen wirksam** heraus: alleinige IPT (im Gruppenformat), alleinige Pharmakotherapie sowie die Kombination beider Interventionen. Eine gezielte psychotherapeutische Behandlung war gut in den Stationsalltag integrierbar und wurde von den Patienten dankbar angenommen.

Körperliche Erkrankung mit depressiven Symptomen

Mossey et al. (1996) wandten den Ansatz der IPT bei Patienten an, die neben einer **körperlichen Erkrankung** depressive Symptome aufwiesen. Die Stichprobe bestand aus über 60-jährigen Patienten, die wegen einer körperlichen Erkrankung stationär aufgenommen waren und unter depressiven Symptomen, jedoch nicht unter einer Major Depression litten. Sie wurden entweder der IPT oder einer herkömmlichen Behandlung zugeteilt und mit einer nicht depressiven Kontrollgruppe verglichen.

Drei Monate nach der IPT-Behandlung hatten sich bei den Patienten die **depressiven Symptome reduziert**. Dagegen war bei den Kontrollpersonen ein leichter Anstieg der Symptome zu verzeichnen. Die Anzahl **stationärer Wiederaufnahmen** war bei der IPT-Gruppe und der nicht depressiven Gruppe ungefähr gleich und **deutlich geringer** als in der depressiven Kontrollgruppe.

IPT bei nicht affektiven Störungsformen

Bulimia nervosa, Binge Eating Disorder und Anorexia nervosa

Zu den erfolgreichsten modifizierten Formen der IPT gehört die für Bulimie entwickelte Variante. Bei der ersten Untersuchung dazu (Fairburn et al. 1991, 1993) wurde die **nur geringfügig modifizierte Form der IPT** mit KVT und einem einfachen Verhaltenstherapieprogramm (VT) verglichen. Zum Beispiel wurde der interpersonelle Kontext exploriert, in dem sich die Essstörung entwickelt hatte. Der psychoedukative Anteil in der initialen Phase wurde dabei nicht beachtet. Auf die Essproblematik durfte explizit nicht mehr eingegangen werden, während die beiden anderen Modalitäten spezifisch auf das Störungsbild der Bulimie ansprachen. Die Modifikationen der IPT dienten also nicht – wie im Falle der anderen bereits ausgeführten Adaptationen – dazu, den IPT-Ansatz für Bulimiepatienten zu optimieren. Vielmehr sollten sie möglichst scharf die IPT von der KVT und der VT abgrenzen.

Im Ergebnis erwies sich die **KVT auf einigen Parametern effektiver** (z.B. Häufigkeit von selbstinduziertem Erbrechen, extreme Diätmaßnahmen und Einstellung gegenüber Figur und Gewicht), auf anderen jedoch gleich wirksam wie die IPT (Agras et al. 2000; Fairburn et al. 1993). Das Follow-up nach einem Jahr erbrachte **gleichermaßen substanzielle und dauerhafte Behandlungseffekte** in der KVT- und IPT-Gruppe, wobei die Veränderungen bei den mit IPT behandelten Patienten insgesamt länger auf sich warten ließen (Fairburn et al. 1995). Die VT war nun deutlich weniger wirksam als die KVT oder die IPT.

Die IPT schien besonders geeignet für afroamerikanische Patientinnen (Chui et al. 2007). Fairburn et al. (2015) verglichen noch einmal IPT mit KVT unter Anwendung eines **transdiagnostischen einzeltherapeutischen Ansatzes** bei Patienten mit verschiedenen Essstörungen (außer Anorexie). Die Ergebnisse ähnelten den der vorhergehenden Studien, wobei sich die KVT-Patienten nach 20 Wochen stärker verbessert hatten und erst nach einem Jahr mit den IPT-Patienten **bei den Remissionsraten vergleichbar** waren.

Wilfley et al. (1993) bauten auf dem Konzept Fairburns auf und entwickelten eine spezielle Form der IPT als **Gruppenbehandlung** für Patientinnen, welche die Kriterien für **Bulimie** erfüllten außer dem Kriterium »aktive Maßnahmen gegen eine Gewichtszunahme« (z. B. Erbrechen). Die IPT-Gruppenbehandlung war einer Wartekontrollbedingung gegenüber überlegen und **gleich effektiv wie KVT** (Wilfley et al. 2002).

Auch bei **Binge Eating** (Essanfälle) wurde die IPT über einen Zeitraum von sechs Monaten und mit 20 Sitzungen an 205 übergewichtigen Erwachsenen im Vergleich zu einem verhaltenstherapeutischen Gewichtsabnahmeprogramm und einem verhaltenstherapeutischen Selbsthilfeprogramm (10 Sitzungen) getestet (Wilson et al. 2010). Im Behandlungsergebnis nach sechs Monaten und einem Jahr gab es **keine Unterschiede**. Erst nach zwei Jahren zeigten sich bei der IPT- und der Selbsthilfebedingung **höhere Remissionsraten** als bei dem verhaltenstherapeutischen Programm.

Bei 113 Jugendlichen mit Binge Eating und hohem Risiko für Übergewicht (BMI im 75.–97. Perzentil) erwies sich die IPT einer standardisierten Gesundheitsaufklärung **überlegen** (Tanofsky-Kraff et al. 2016). Drei Jahre nach der Intervention bestanden allerdings **keine Unterschiede** mehr bezüglich der Gewichtszunahme (Tanofsky-Kraff et al. 2017).

Eine australische Forschergruppe um McIntosh (McIntosh et al. 2005) widmete sich der Behandlung von Anorexia nervosa, eine Störung, für die bisher noch keine wirksame ambulante Therapie gefunden wurde. 65 anorektische Frauen bekamen mindestens 20 Wochen lang eine von drei Behandlungen: Zwei davon waren störungsorientiert (IPT und KVT), eine supportive Psychotherapie diente als Kontrollgruppe. Überraschenderweise **übertrumpfte die supportive Therapie die beiden störungsorientierten Ansätze** und warf die Frage nach den Wirkfaktoren der einzelnen Interventionen auf.

Angststörungen

In einer Metaanalyse (Cuijpers et al. 2016) konnten acht randomisierte kontrollierte Studien zur IPT bei Angststörungen identifiziert werden. IPT zeigte **große Effekte** verglichen mit den Kontrollgruppen, und es gab keine Hinweise darauf, dass IPT weniger wirksam war als KVT.

Soziale Phobie

Bei der IPT für sozial phobische Patienten (IPT-SP) wurden ähnliche Modifikationen vorgenommen wie für dysthyme Patienten. Der in der Regel chronische Störungsverlauf wird bei der Fokussuche besonders berücksichtigt. Als zusätzlicher Problembereich ist bei sozialen Phobikern **»Hypersensitivität in interpersonellen Beziehungen«** benannt. In einer randomisierten Studie (Lipsitz et al. 2008) wurden 70 sozial phobische Patienten 14 Wochen lang entweder mit IPT oder mit supportiver Therapie behandelt. Entgegen der Studienhypothese verbesserten sich **beide Gruppen gleichermaßen**.

Die Wirksamkeit der IPT bei Patienten mit sozialer Phobie (mit oder ohne komorbide Depression) wurde auch im Vergleich zu einem spezifisch auf soziale Phobien zugeschnittenen kognitiven Ansatz erforscht (Stangier et al. 2011). Beide Therapieformen führten zu beachtlichen Verbesserungen, die auch noch ein Jahr nach Abschluss der Behandlung bestanden. Kognitive Therapie zeigte sich bei der Reduktion **sozialer Phobiesymptome effektiver** als IPT. Eine norwegische Gruppe um Hoffart (2005) fokussierte ebenfalls die Unterschiede im Behandlungserfolg von IPT versus KVT bei sozialen Angstpatienten im stationären Setting. In dieser Arbeit waren **beide Verfahren ebenbürtig**.

Posttraumatische Belastungsstörung und Panikstörungen

In den letzten Jahren wurde die IPT auch als Alternative zur traditionellen Expositionsbehandlung von Patienten mit einer Posttraumatischen Belastungsstörung (PTBS) oder mit Panikstörungen entdeckt. In einer älteren Studie (Krupnick et al. 2008) wurden 48 gering verdienende Frauen mit chronischer PTBS untersucht. Nach einer Gruppentherapie mit IPT wiesen die behandelten Frauen **signifikant weniger depressive wie auch posttraumatische Symptome** auf als Frauen, die einer Warteliste zugeteilt waren. Außerdem verfügten sie nach der Therapie über eine **bessere soziale Leistungsfähigkeit**.

Der Frage, ob Exposition bei PTBS unumgänglich ist, gingen Markowitz et al. (2015) in einer größeren Studie an 110 unmedizierten Patienten mit chronischer PTSD nach. Es stellte sich heraus, dass die IPT dem **Goldstandard einer Expositionstherapie nicht unterlegen** war. IPT war mit geringeren Abbruchraten und höheren Responseraten (nicht signifikant) verbunden. Die Behandlungserfolge konnten **langfristig aufrechterhalten** werden (Markowitz et al. 2018).

In einer kleineren offenen Studie an Patienten mit **Panikstörung** (Lipsitz et al. 2006) wurden ebenfalls deutliche Verbesserungen durch eine IPT-Behandlung festgestellt. Allerdings wurden die postiven Ergebnisse von einer methodisch umstrittenen Studie (Vos et al. 2012) an Panikpatienten mit Agoraphobie, die besser auf KVT ansprachen, **nicht bestätigt**.

Borderline-Persönlichkeitsstörungen

Obwohl die IPT für die Behandlung von **Borderline-Persönlichkeitsstörungen** nicht ausreichend strukturiert und auch zeitlich zu begrenzt erscheinen mag, adaptierten Markowitz et al. (2006b) das Konzept für diese Patientengruppe. Von italienischen Forschern (Bellino et al. 2007) wurde diese Therapieform in Kombination mit Medikation bei depressiven Patienten mit einer Borderline-Persönlichkeitsstörung mit einer kombiniert kognitiven und medikamentösen Therapie verglichen. Es wurden **keine signifikanten Unterschiede** zwischen den Bedingungen gefunden. In einem weiteren Projekt (Bellino et al. 2010) an 55 Patienten mit einer Borderline-Persönlichkeitsstörung erwies sich eine **Kombinationsbehandlung aus adaptierter IPT und Fluoxetine** als **erfolgreicher** bezogen auf einige Borderline-Symptome, Angst und Lebensqualität als Fluoxetine alleine. Zum 2-Jahres-Follow-up (Bozatello und Bellino 2016) konnten diese **Unterschiede beibehalten** werden. Allerdings waren beide Studien unterpowert, sodass eine umfassendere Prüfung noch aussteht.

Komplizierte Trauer

Bei 151 über 50-jährigen Patienten mit **komplizierter Trauer** waren 16 Sitzungen herkömmlicher IPT einer um kognitiv-behaviorale Elemente der Traumatherapie erweiterten IPT-Variante **unterlegen** (Shear et al. 2014). Obwohl beide Interventionen zu Verbesserungen führten, erzielte die sog. Komplizierte

Trauerbehandlung deutlich höhere Responseraten.

Substanzmissbrauch

Bei Substanzmissbrauch und -abhängigkeit konnte die IPT bisher **keinerlei positive Evidenz** liefern. Eine der ersten modifizierten Formen der IPT bezog sich auf drogenabhängige Patienten. In einer frühen Studie (Rounsaville et al. 1983) erhielten 72 opiatabhängige Patienten neben IPT auch wöchentliche Gruppentherapie und konnten ein Methadonprogramm mit täglichen Kontakten nutzen. Die IPT erbrachte jedoch **keinen zusätzlichen Vorteil** gegenüber der Kontrollbedingung. Letztere beinhaltete außer den oben erwähnten Maßnahmen anstelle der IPT niedrigfrequente therapeutische Kontakte. Auch in der Behandlung **kokainabhängiger** Patienten (Rounsaville und Kleber 1985) lieferte die IPT keine überzeugenden positiven Befunde.

Spezielle Settings: IPT in Entwicklungsländern und anderen Kulturen

Der Einsatz der IPT in Entwicklungsländern und anderen Kulturen in einem **modifizierten Gruppenformat** hat in den letzten Jahren eine beachtenswerte Entwicklung genommen. Vor allem in afrikanischen Ländern wird die IPT vielfach von ausgebildeten »**Dorfhelfern**« angewandt. In einer randomisierten kontrollierten Studie von Bolton et al. (2003), die in Uganda durchgeführt wurde, stellte sich die interpersonelle Gruppentherapie als **hocheffektiv bei der Verminderung von Depression** und Dysfunktion heraus. Auch sechs Monate nach der 16-wöchigen Gruppentherapie wurden substanzielle **Vorteile der Intervention im Vergleich zur Kontrollgruppe** festgestellt (Bass et al. 2006). In einer Arbeit von Verdeli et al. (2008) werden der Einsatz und die Adaptationen der IPT bei depressiven Jugendlichen in Camps in Nord-Uganda beschrieben, die ausgeprägte Verluste erlitten haben.

Eine puerto-ricanische Arbeitsgruppe (Rosselló et al. 2008) war besonders an dem Vergleich der IPT mit KVT im Einzel- versus Gruppenformat interessiert. Bei 112 Jugendlichen aus Puerto-Rico führten Gruppen- und Einzeltherapien mit KVT oder IPT zu deutlichen Verbesserungen. Allerdings war die KVT im Vergleich zur IPT mit einer **deutlicheren Symptomabnahme und einem verbesserten Selbstkonzept** verbunden.

In Indien wurde eine umfassende Effectiveness-Untersuchung durchgeführt (Patel et al. 2010), bei der depressive und Angstpatienten entweder mit einem von Laienberatern eingesetzten IPT-Ansatz oder herkömmlicher Behandlung therapiert wurden. Nach sechs Monaten erreichte die Interventionsgruppe eine **höhere Genesungsrate** als die Kontrollgruppe.

Die ersten Ergebnisse eines Modellprojekts für Geflüchtete mit psychischen Störungen, in dem die IPT als Interpersonelle Integrative Therapie in modifizierter Form zum Einsatz kommt, weisen darauf hin, dass der Einsatz der IPT als multidisziplinäre Behandlung (unterstützt durch Sozialberatung und Ergotherapie) bei dieser Patientengruppe sinnvoll und hilfreich ist (Brakemeier et al. 2017).

4.7 Wirkmechanismen, Prädiktoren und Mediatoren effektiver IPT

Studien zu den Wirkfaktoren erfolgreicher Psychotherapie fokussieren auf Prädiktoren, Moderatoren und Mediatoren. Ein Prädiktor steht mit einer interessierenden Variablen (hier: Therapieerfolg) im Zusammenhang und ermöglicht deren Vorhersage. Von einer Moderatorvariable spricht man, wenn die

Vorhersage des Therapieerfolgs durch einen Prädiktor in ihrem Ausmaß von einer dritten Variablen, der Moderatorvariable, abhängt: So könnte man z. B. vermuten, dass ein positiver Zusammenhang zwischen Therapieerfolg und Prädiktor nur bei hohen Werten des Moderators vorliegt. Ein Mediator ist eine dritte Variable, die den Zusammenhang zwischen Prädiktor und dem Therapieerfolg vermittelt: Theoretisch unterstellt man hier also einen Kausalpfad.

Merke
Studien zur IPT beziehen sich primär auf die Effektivität, gefolgt von der Suche nach potenziellen Moderatoren, aber sehr *selten auf die Frage, wie IPT wirkt.* Ob sich dieses »Wie« von anderen Psychotherapieformen unterscheidet, ob spezifische IPT-Faktoren zur Veränderung führen oder allgemeine Psychotherapie-Faktoren, das ist Inhalt einer grundlegenden Debatte über die theoretische Basis von Psychotherapie (Mulder et al. 2017).

Zum einen gibt es Verfechter des **medizinischen Modells** (Elkins 2017), die annehmen, dass spezifischen Theorien, Diagnosen und Techniken zur Veränderung im Rahmen einer Psychotherapie führen. Auf der anderen Seite gibt es die Vertreter des **»common factor model«**, welche davon ausgehen, dass die Wirkungen über allgemeine Faktoren vermittelt werden, die in den meisten Psychotherapien enthalten sind (z. B. positive Patient-Therapeuten-Beziehung und Erwartung). In ihrem aktuellen Review stellen Mulder et al. (2017) allerdings heraus, dass diese Dichotomie zwischen den Modellen weniger stark ausgeprägt ist, als es erscheinen mag: So räumen die meisten Anhänger der spezifischen Wirkfaktoren auch allgemeinen Faktoren eine Bedeutung ein. Vertreter der »common factors« wiederum fordern, dass eine Behandlung durch trainierte Therapeuten auf der Basis von psychologischen Prinzipien erfolgen soll (Wampold 2015).

Bei der Entwicklung der IPT standen »common factors« der Psychotherapie nie außen vor: Unter anderem bemüht sich die IPT ausdrücklich, Hoffnung zu geben, die Erwartungen im Hinblick auf Veränderungen bei den Patienten zu erhöhen und eine unterstützende Rolle der therapeutischen Beziehung explizit aufzubauen.

Spezifisch an der IPT ist ihr interpersoneller Problemfokus und die darauf bezogene, bewusste Aktivierung interpersoneller Veränderungsprozesse innerhalb eines kohärenten, plausiblen therapeutischen Rahmens, der durch eine aktuelle interpersonelle Krise definiert ist (Lipsitz und Markowitz 2013). Die Lösung eines interpersonellen Problems führt nach Lipsitz und Markowitz (2013) zu Symptomveränderung durch Erhöhung der sozialen Unterstützung und Reduktion interpersonellen Stresses (s. auch Abschn. 1.1; ► Abb. 1-1). Zusätzlich bringt die Lösung des Problems mit sich, dass Emotionen innerhalb dieses Problemkontextes verarbeitet und interpersonelle Fertigkeiten verbessert werden. Die Autoren verweisen allerdings darauf, dass **kaum Forschungsergebnisse** vorliegen, die überhaupt »Therapiezutaten« oder Patientenvariablen als Wirkmechanismen identifizieren oder dass die postulierten Faktoren als Mediatoren der Veränderung innerhalb der IPT gelten. Vielmehr kann dieses Modell als Konzeptualisierung für zukünftige Forschung dienen.

Eine dieser wenigen Studien stammt von Toth et al. (2013) und untersuchte Mediatoren nachhaltiger Behandlungseffekte von IPT in einer Stichprobe von wirtschaftlich benachteiligten Müttern mit Depression. Dabei fanden sie heraus, dass **Veränderungen im wahrgenommenen Stress und in sozialer Unterstützung** das Behandlungsergebnis acht Monate nach Therapiebeendigung vermittelten.

Eine weitere Studie galt lange Zeit als einziger randomisierter Vergleich von KVT und IPT, bei dem die Mediation im Fokus stand (Quilty et al. 2008). Allerdings fungierte IPT hier als inhaltliche Kontrollgruppe. Quilty et al. suchten Belege für ein kognitives Mediationsmodell (im Rahmen der KVT) und fanden heraus, dass die KVT eine größere Veränderung **dysfunktionaler Einstellungen** bewirkte als die IPT (was man theoretisch auch nicht erwarten würde). Entsprechend folgerten sie, dass Veränderungen in dysfunktionalen Einstellungen die Wirkung von KVT auf Depressionen vermittelten.

Wie ist es aber mit der Mediation durch Veränderungen des interpersonellen Funktionierens während der akuten Phase einer IPT-Depressionsbehandlung? Die Prozessforschung konnte bisher immerhin Zusammenhänge zwischen Behandlungsergebnissen und den Handlungen der Therapeuten sowie den Veränderungen des Patienten aufzeigen. Diese Variablen verdienen trotz fehlender starker Belege weitere Aufmerksamkeit als mögliche kausale Wirkmechanismen der IPT.

Veränderungsprozesse während der Therapiesitzung

Mehrere Prozesse innerhalb von Therapiesitzungen stehen mit dem Behandlungsergebnis der IPT im Zusammenhang. Einige dieser Prozesse werden als »common factors« konzeptualisiert, während andere eher theoriespezifisch erscheinen.

So wurde die **Wärme des Therapeuten** mit einer Depressionsreduktion und Verbesserung der sozialen Funktionsfähigkeit in Verbindung gebracht (Rounsaville et al. 1987). Markowitz und Milrod (2011) bestätigen, dass empathische Basisfertigkeiten des Therapeuten wie die Toleranz negativer Affekte eine wichtige Rolle spielen. Mit einem positiven Behandlungsergebnis waren z. B. auch eine positive Sicht des Patienten auf sich selbst, ein idealisiertes Bild des Therapeuten, Wunsch nach Nähe zum Therapeuten oder Compliance verbunden (Ablon und Jones 1999).

Wie bei anderen Behandlungen wurde eine positive **therapeutische Allianz** mit besseren Ergebnissen in Verbindung gebracht. Die therapeutische Allianz wird gemeinhin definiert als Übereinstimmung von Patient und Therapeut bezüglich therapeutischer Ziele und Aufgaben im Rahmen einer emotionalen Bindung (Bordin 1979). Konzeptionell wird die Allianz weithin als eine adaptive Veränderung entweder direkt (z. B. als korrigierende Beziehungserfahrung) oder indirekt (z. B. als Gerüst) für andere Techniken angesehen. Im Treatment of Depression Collaborative Research Program (TDCRP; Elkin et al. 1989) war eine von Patienten bewertete Allianz bei allen Behandlungsbedingungen einschließlich der IPT mit weniger Symptomen am Behandlungsende assoziiert (Krupnick et al. 1996). Diese Allianz-Ergebnis-Assoziation in der IPT wurde seitdem repliziert (McBride et al. 2006; siehe aber auch Bernecker et al. 2016 für eine misslungene Replikation), und es konnte gezeigt werden, dass sie auch bei statistischer Kontrolle der Symptomänderung vor der Messung der Allianz gilt (Zuroff et al. 2007).

Merke
Die Forschung hat durchweg festgestellt, dass eine *gute Allianz tatsächlich mit besseren Behandlungsergebnissen* bei verschiedenen Arten von psychologischer Behandlung verbunden ist, auch bei der IPT (Horvath et al. 2011). Ob es sich dabei um einen kausale Beziehung handelt, ist noch nicht geklärt.

So besteht eine relativ geringe Korrelation zwischen beiden Variablen ($r = 0{,}28$; siehe Horvath et al. 2011). Zusätzlich gibt es methodische Kritik, dass die dynamische Komponente über die Zeit hin vernachlässigt worden sei. Deshalb untersuchten Constantino et al. (2017), ob die frühe Allianzqualität (in der 3. Sitzung) eine nachfolgende Symptomänderung vorhersagt, während die Auswirkung vorheriger Symptomveränderungen innerhalb einer IPT-Behandlung kontrolliert wird. Die Ergebnisse deuten darauf hin, dass die Qualität des Bündnisses eine nachfolgende Depressionsveränderung nicht vorhersagt. Allerdings konnte eine signifikante »**Bildung × Allianz**«-Interaktion (also ein Moderator bezogen auf einen Mediator) gefunden werden: Patienten mit höheren Bildungsniveaus, die über gute frühe Allianzen mit ihren Therapeuten berichten, haben eine schnellere Depressionsreduktion, während Patienten mit höherer Bildung und schlechteren frühen Allianzen eine langsamere Depressionsreduktion zeigen. Dies deutet auf methodische Herausforderungen zukünftiger Forschung hin, da neben einfachen Prädiktor-, Moderatoren- und Mediatorenanalysen auch deren Zusammenspiel Beachtung finden muss.

Ein anderes methodisches Vorgehen kennzeichnet die Studie von Caspar et al. (2005). Mithilfe der Plananalyse wurde anhand von Videoaufnahmen die **Komplementarität der therapeutischen Beziehung** (d. h. der Therapeut bietet dem Patienten eine individuell auf dessen Motive und Ziele zugeschnittene Beziehung an) erfasst. Dass eine komplementär gestaltete Therapiebeziehung mit besseren Therapieergebnissen einhergeht, konnte nur anhand der selbstbeurteilten (jedoch nicht der fremdbeurteilten) Veränderungen der Symptomatik beobachtet werden. Den Therapeuten gelang vor allem bei Patienten, die freundliches (bzw. wenig feindseliges) Interaktionsverhalten zeigten, eine komplementäre Beziehungsgestaltung (Caspar et al. 2005).

Gemäß ihrer Theorie sollte die IPT interpersonelle Veränderung auch durch interpersonelle Methoden und Mittel fördern. Quantitative Studien konnten zeigen, dass das Ausmaß, in dem sich Therapiesitzungen auf **zwischenmenschliche Belange** konzentrieren und das Ausmaß der Kompetenz zur Durchführung von IPT positiv mit einer Depressionsreduktion einhergehen (Frank et al. 1991 b; Spanier et al. 1996). Auch der Fokus der bearbeiteten Themen innerhalb der Therapiesitzung scheint mit dem Therapieergebnis im Zusammenhang zu stehen.

In einer frühen Studie zur Erhaltungstherapie wurde beobachtet, dass Patienten ohne Rückfall mehr Zeit damit verbrachten, über praktische Probleme mit ihren Bezugspersonen zu diskutieren (im Einklang mit dem IPT-Fokus auf Problemlösung in Beziehungen), während rückfällige Patienten mehr Zeit mit der Diskussion von Symptomen verbrachten (Jacobson et al. 1977). Auch in einer weiteren qualitativen thematischen Analyse von Crowe und Luty (2005) wurde beobachtet, dass das thematische Muster »Dekonstruieren interpersoneller Muster« einhergehend mit Stimmungsverbesserungen war. Diese Assoziation scheint spezifisch für IPT zu sein: So erbrachte eine Studie, dass die Fertigkeit eines Therapeuten, zutreffend **interpersonelle Probleme zu identifizieren und anzusprechen**, bessere Therapieergebnisse bei den IPT-behandelten Patienten hervorsagte, aber schlechtere bei den KVT-behandelten Patienten (Crits-Christoph et al. 2010). Nichtsdestotrotz sind weitere Studien gefragt, da die Möglichkeit besteht, dass der Fokus auf interpersonellen Themen nicht die Veränderung verursacht, sondern dass beispielsweise die Bereitschaft des Patienten, sich zu verändern, es dem Therapeuten ermöglicht, sich enger an einen Behandlungsrahmen zu halten.

Auf einer abstrakteren Ebenen kann man die **Wirkfaktoren nach Grawe** (Klärung, Problembewältigung, Ressourcenaktivierung, Gefühlsaktualisierung) ansiedeln (Grawe 2004).

Merke
Bei der Betrachtung der Unterschiede zwischen erfolgreichen und weniger erfolgreichen IPT-Therapien in unterschiedlichen Phasen der IPT zeigten erfolgreiche Behandlungen ein Wirkfaktorenmuster von intensiver *Klärungsarbeit, insbesondere interpersoneller Themen*, in der ersten Therapiehälfte mit anschließender Bewältigungsarbeit in der Mitte des Therapieprozesses (Schramm et al. 2004).

Auf der Beziehungsebene waren erfolgreiche im Gegensatz zu weniger erfolgreichen IPT-Therapien gekennzeichnet durch eine deutlich vertrauensvollere Therapeut-Patient-Beziehung und ein positiveres Patientenverhalten (z. B. offen, kooperativ). Außerdem wurden in erfolgreichen Therapien interpersonelle Themen deutlich stärker realisiert als in weniger erfolgreichen. In einer weiteren Videoanalyse an einem größeren Datensatz (124 Therapiesitzungen von 62 auf IPT randomisierten depressiven Patienten) der zehn erfolgreichsten und am wenigsten erfolgreichen Therapien trug das Ausmaß der »Problembewältigung«, aber auch der gleichzeitige Einsatz von »Ressourcenaktivierung« und »Gefühlsaktualisierung« zur Differenzierung zwischen erfolgreichen und weniger erfolgreichen Therapien bei (Schramm et al. 2009).

Patientenbezogene Veränderungsmechanismen

Ähnlich wie die Forschung zu möglichen Wirkmechanismen innerhalb der Therapiesitzung ist auch die Forschung über Mechanismen auf Patientenebene unvollständig. Im Zusammenhang mit einem positiven Outcome standen Änderungen bei folgenden Patientenvariablen: verbesserte Anpassung in der Ehe (Whisman 2001), Lösung von zwischenmenschlichen Problemen (Markowitz et al. 2006 a) und Verringerung zwischenmenschlicher Probleme, Bindungsangst und Bindungsvermeidung (Ravitz et al. 2008). Um es noch einmal zu betonen: Keine dieser Veränderungen wurde als **Mediatoren** untersucht oder zeitlich vor einer Reduktion der depressiven Symptome erhoben. Deshalb ist eine alternative und plausible Erklärung auch, dass eine Verbesserung in diesen Bereichen eher eine **Folge einer verminderten Depression** als eine Ursache war. Auch sind diese Änderungen nicht notwendigerweise spezifisch für IPT – tatsächlich verbesserte sich die eheliche Beziehung in allen untersuchten Therapien der TDCRP (Whisman 2001). Eine Reihe anderer Veränderungen bei Patienten findet während der IPT statt, aber ihre Beziehung zur Depressionsreduktion wurde nicht ausreichend erforscht. So fanden mehrere Studien, dass Patienten sich verbessern bei der allgemeinen sozialen Anpassung und Funktionsfähigkeit (z. B. Grote et al. 2009), der dyadischen Beziehungsgestaltung (O'Hara et al. 2000) und bei Schwierigkeiten, mit anderen in Kontakt zu kommen (Cyranowski et al. 2002). Darüber hinaus konnte gezeigt werden, dass neben Depressionssymptomen auch andere Symptome bei der Behandlung mit IPT abgeschwächt wurden, wie z. B. Angstzustände (Martin et al. 2001) und PTBS-Symptome (Talbot et al. 2011). Ebenso verbesserten sich Selbstwertgefühl, Schamgefühl und die Arbeitsleistung während der IPT (Prusoff et al. 1980; Talbot et al. 2011; Weissman et al. 1974). Auch physiologische und emotionale Reaktivität auf einen Stressor konnte während der IPT verbessert werden (Cyranowski et al. 2009). Viele dieser Veränderungen können auch als **Konsequenzen und nicht als Vorläufer** einer Depressionsreduktion fungieren. Sie sind aber mögliche Kandidaten.

Andere Verfahren – Gemeinsamkeiten und Unterschiede

Ablon und Jones (1999) nutzten das Datenmaterial der NIMH-TDCRP-Studie, um die Gemeinsamkeiten und Unterschiede der IPT und der **KVT** sowie deren Einfluss auf das Behandlungsergebnis zu identifizieren. Es ließen sich sowohl **Überlappungen** feststellen, z. B. hinsichtlich der charakteristischen Themen wie zwischenmenschliche Beziehungen oder Selbstbild, als auch bedeutsame **Unterschiede**. Letztere zeigten sich vor allem bezüglich therapeutischer Haltung, Aktivität und Technik.

Beispielsweise wurden die IPT-Therapeuten signifikant empathischer und weniger wertend erlebt; aus Sicht der Befragten legten sie größeres Gewicht auf die Gefühle der Patienten als die KVT-Therapeuten. Bei der IPT stand thematisch der **soziale Kontext der Patienten** im Vordergrund, und es wurden primär Techniken wie Klärung, Paraphrasierungen oder Identifikation wiederkehrender Themen verwendet. Beim Therapeutenverhalten fand sich bei der IPT eine deutliche Gewichtung auf **empathischem, unterstützendem und akzeptierendem Verhalten**, während das Patientenverhalten in beiden Ansätzen sehr ähnlich war. Die Patientencharakteristika wiederum standen mit dem

Tab. 4-4 Charakteristische Psychotherapie-Inhalte* (beurteilt von KVT- und IPT-Experten auf Basis des Psychotherapy Process Q-Set).

KVT	IPT
Diskussion über Aktivitäten oder Aufgaben außerhalb der Sitzung	Beziehungen des Patienten sind Hauptthema
Diskussion ist auf kognitive Inhalte (z. B. Grundannahmen) konzentriert	Therapeut validiert die Gefühle des Patienten, um den Gefühlsausdruck zu vertiefen
Therapieziele des Patienten werden diskutiert	Patient berichtet, wie er sich jemandem nahe fühlt oder sich diese Nähe wünscht
Therapeut ermutigt den Patienten, neue Verhaltensweisen im Umgang mit anderen Menschen zu zeigen	Liebe oder romantische Beziehungen sind Thema der Stunde
Therapeut gestaltet die Interaktion (gibt Struktur, führt neue Themen ein)	der Dialog hat einen bestimmten Fokus
Therapeut nimmt supportive Haltung ein	das Ende der Therapie wird thematisiert
der Dialog hat einen bestimmten Fokus	Therapeut gibt direkte Rückversicherungen
Therapeut fragt nach mehr Information oder Beschreibung	Therapeut zieht aus dem nonverbalen Verhalten des Patienten Schlüsse
die gegenwärtigen oder vorangegangenen Lebensbedingungen des Patienten sind Gegenstand der Diskussion	Therapeut interpretiert/analysiert gegenwärtige Beziehungen des Patienten

* modifiziert nach Ablon und Jones (2002). KVT = Kognitive Verhaltenstherapie; IPT = Interpersonelle Psychotherapie.

Therapieresultat in Verbindung. Im Outcome gab es allerdings keine Unterschiede zwischen IPT und KVT.

Drei Jahre später wandten sich Ablon und Jones (2002) anhand von Videosequenzen aus der TDCRP-Studie der Mikroanalyse von Therapieelementen zu. Dabei korrelierten die KVT-Therapien hoch mit dem KVT-Prototyp (und gering mit dem IPT-Prototyp), die IPT-Therapien hingegen korrelierten mit dem eigenen Protopy nur auf einem mitteren Niveau.

Betrachtet man die Psychotherapieprozess-Items in ihrer Gewichtung (► Tab. 4-4) wird deutlich, dass IPT und KVT in der klinischen Praxis **sehr differente Therapiefokusse** aufweisen. Trotz aller dargestellten Annäherungen bleiben typische Therapielemente (Aktivitätenaufbau in der KVT versus interpersonelle Beziehungen in der IPT) bestehen.

Weitere Unterschiede zwischen IPT und KVT bestehen anscheinend bezüglich der interpersonellen Narrative in IPT- versus KVT-Sitzungen. Von Crits-Christoph et al. (1999) wurde beobachtet, dass **IPT-Sitzungen auffallend mehr Narrative** aufweisen und KVT-Sitzungen einen deutlich höheren Wortanteil des Therapeuten enthalten. Die therapeutische Beziehung war im positiven Sinne mit dem Wortanteil des Patienten verbunden.

Erste Forschungsschritte auf der Suche nach Mediatoren

Fokussierte Forschung bezüglich ursächlicher Mediatoren des Behandlungserfolges steckt noch in den Kinderschuhen und wagt erste Schritte. So untersuchten Bernecker et al. (2014) explorativ Kandidaten von Wirkmechanismen, indem sie zwischenmenschliche und kognitive Eigenschaften von Patienten identifizierten, die sich während der IPT änderten, und feststellten, ob diese Veränderungen mit dem Therapieergebnis in Beziehung standen. Die Funktionsfähigkeit der Patienten verbesserte sich signifikant in allen untersuchten Bereichen, sowohl in zwischenmenschlichen als auch in kognitiven Bereichen, mit mittleren bis großen Effektstärken. Aber nur eine Veränderung war signifikant mit dem Ergebnis assoziiert: Überraschenderweise war eine **verringerte dyadische Anpassung** bezogen auf den Ehepartner mit einem besseren Therapieergebnis assoziiert.

Bernecker et al. (2014) spekulieren, dass dieses Ergebnis u. a. durch die veränderte Wahrnehmung und Haltung des Patienten bezogen auf die eigene, ungesunde Beziehung erklärbar ist.

Auch Lemmens et al. (2017) untersuchten die Rolle von fünf möglichen Mediatoren-Kandidaten von IPT und KVT: Zum einen wurde das Aussaß an **dysfunktionalen Einstellungen** – spezifisch für KVT – erhoben, und zum anderen wurde das Ausmaß an **interpersonellen Problemen** – spezifisch für IPT – gemessen. Die therapeutische Allianz wurde als potenzieller gemeinsamer Faktor einbezogen, ebenso wie Rumination und Selbstwertgefühl. Die Erfassung der fünf Kandidaten und eine Therapieergebnismessung erfolgte mehrfach im Verlauf der Therapie. Dieses zeitliche Design bot die Möglichkeit zu untersuchen, ob die Veränderung der vorgeschlagenen Mediatoren den Veränderungen der Schwere der Depression vorausging, ihr folgte oder mit ihr einherging. Entsprechend der Erwartungen der Autoren haben sich die Patientenwerte bei allen untersuchten Maßnahmen im Verlauf der Behandlung verbessert im Rahmen von mittleren bis großen Effektstärken. Größte Veränderungen wurden bei depressiven Symptomen und Rumination gefunden. Die Qualität der Arbeitsallianz zeigte die geringste Veränderung (allerdings war die Allianz schon von Beginn an gut ausgeprägt). Trotz eines zeitlichen Forschungsdesigns und der Verwendung eines innovativen statistischen Ansatzes konnten die Autoren **keine empirischen Belege für die theoretischen Modelle** der Veränderung finden. Sie diskutieren als möglichen Grund dafür den zeitlichen Ablauf der Messung, welcher in zukünftiger Forschung in Betracht gezogen werden sollte.

Zusammenfassung

Die bislang durchgeführten Prozessanalysen weisen darauf hin, dass **komplexe Interaktionen zwischen Patientenmerkmalen, Therapeutenverhalten und anderen Prozessvariablen** (z. B. Manualtreue) bestehen. Diese Faktoren beeinflussen sich gegenseitig und schließlich den Behandlungserfolg.

Sowohl **allgemeine therapeutische Fähigkeiten** (z. B. Wärme und Freundlichkeit, Einsatz von Bewältigungstechniken und von Klärung; Rounsaville et al. 1987; Schramm et al. 2009) als auch **IPT-spezifische Qualitätsmerkmale** (z. B. die Fähigkeit, einen IPT-Fokus zu erarbeiten und beizubehalten, oder die Manualtreue; Bleichenbacher und Preiswerk 1998; Frank et al. 1991 b) haben einen **positiven Einfluss auf das Therapieergebnis**.

Therapeuten, die über gute allgemeine therapeutische Kompetenzen verfügen, sind eher in der Lage, die IPT-spezifischen Elemente einzusetzen, und erzielen günstigere Therapieergebnisse (Rounsaville et al. 1987). Die **Leistungen des Therapeuten werden allerdings deutlich vom Patientenverhalten** beeinflusst. Die Erfolgserwartung und eine feindselige, defensive Haltung des Patienten spielen hierbei eine entscheidende Rolle, weniger dagegen die Schwere der Symptomatik (Ablon und Jones 1999; Cyranowski et al. 2002; Foley et al. 1987; O'Malley et al. 1988).

Die nur vereinzelt vorliegenden Prozessforschungsuntersuchungen zu den Unterschieden zwischen verschiedenen psychotherapeutischen Ansätzen bestätigen, dass in der IPT im Vergleich zu verhaltenstherapeutischen Ansätzen tatsächlich **mehr Gewicht auf zwischenmenschliche Beziehungen** und weniger auf intrapersonale Aspekte gelegt wird.

Im Unterschied zur KVT unterstützen IPT-Therapeuten die Patienten **stärker beim Erleben von Emotionen** und stimmen ihre Vorgehensweise mehr auf die Gefühle der Patienten ab. Außerdem arbeiten IPT-Therapeuten weniger direktiv und edukativ als KVT-Therapeuten und verhalten sich **emphatischer und weniger distanziert**.

Allerdings scheinen die unterschiedlichen psychotherapeutischen Vorgehensweisen das Ergebnis der Therapie nicht selbstständig voraussagen zu können. Stattdessen spielen dem Anschein nach auch hier **Patientenvariablen** eine bedeutsame Rolle, insofern diese mit den verschiedenen Techniken interagieren. Eine differenzierte Anleitung, wie man mit schwierigen Bindungsstilen und distanzierendem oder passivem Patientenverhalten umgeht, sollte in der Weiterentwicklung der IPT berücksichtigt werden.

4.8 Fazit

Die IPT baut auf empirischer Evidenz auf, die das wechselseitige Verhältnis zwischen depressiven Symptomen und zwischenmenschlichen Beziehungen nahelegt. Die Grundprinzipien bei der IPT gehen davon aus, dass die Reduktion von interpersonellem Stress und damit verbundener emotionaler Verarbeitung von Verlusten, der Zugang zu sozialer Unterstützung und das Nutzen zwischenmenschlicher Fertigkeiten in direktem Zusammenhang zur Verminderung der depressiven Symptomatik stehen und umgekehrt. Deswegen bestehen die Hauptziele einer IPT-Behandlung in einer Verminderung der depressiven Beschwerden sowie in einer verbesserten interpersonellen Funktionsfähigkeit.

Seit der Entwicklung der IPT in den 70er-Jahren haben mehr als 90 Studien und 11 434 Teilnehmer das **gute Wirksamkeitsprofil** dieses Ansatzes belegt (Cuijpers et al. 2008, 2011, 2016).

Fasst man die empirischen Befunde zusammen, so darf konstatiert werden, dass die IPT bei der Akut-, Erhaltungs- und prophylaktischen Therapie selbst schwerer depressiver Erkrankungen ohne psychotische Symptomatik eine **brauchbare Alternative oder auch eine sinnvolle Ergänzung zu pharmakotherapeutischen Maßnahmen** darstellt. Dies kann besonders für Patienten nützlich sein, die keine Medikamente nehmen können, wollen oder nicht darauf ansprechen. Bei der Akutbehandlung depressiver Episoden ließen sich mitttlere bis große Effekte im Vergleich zu Kontrollgruppen nachweisen. Verglichen mit anderen Psychotherapien oder Pharmakotherapie ergaben sich keine Unterschiede. Die Kombination von IPT und Medikation war alleiniger Psychotherapie überlegen.

Wie bei anderen effektiven Behandlungsformen wurde auch bei der IPT versucht, sie auf **neue Anwendungsbereiche** auszudehnen. Die ersten Ergebnisse zu den modifizierten Formen sind **überwiegend ermutigend**. Positive Befunde liegen vor allem für die Behandlung von Ess- und Angststörungen mit der IPT vor. Auch für jugendliche und Alterspatienten hat sich der Ansatz bewährt. Davon ausgenommen ist lediglich der Einsatz der Methode bei Opiat- bzw. Kokainabhängigen, bei körperlich beeinträchtigten Patienten ab 70 Jahren, bei anorektischen und bei Patienten mit einer »reinen« Dysthymie (ohne major-depressive Episoden).

Aus den bisher nur vereinzelt durchgeführten Prozessanalysen zur IPT lässt sich ableiten, dass komplexe Interaktionen zwischen Patientenmerkmalen (z. B. Feindseligkeit), dem Therapeutenverhalten (z. B. Kompetenz) und anderen Prozessvariablen (z. B. Manualtreue) bestehen. Diese Faktoren **beeinflussen sich gegenseitig und schließlich den Behandlungserfolg**. Im Unterschied zu verhaltenstherapeutischen Ansätzen wird bei der IPT mehr Gewicht auf **zwischenmenschliche Beziehungen** und weniger auf intrapersonale Aspekte gelegt. Außerdem unterstützen IPT-Therapeuten die Patienten stärker beim **Erleben von Emotionen** als KVT-Therapeuten und arbeiten **weniger direktiv und edukativ**, dafür emphatischer und weniger distanziert. Allerdings scheinen die unterschiedlichen psychotherapeutischen Vorgehensweisen das Ergebnis der Therapie **nicht selbstständig** voraussagen zu können. Stattdessen spielen auch hier Patientenvariablen eine bedeutsame Rolle, insofern diese mit den verschiedenen Techniken interagieren.

Die IPT kann nachgewiesenermaßen zu den **effektivsten Depressionsbehandlungen** gerechnet werden. Ob sie gegenüber den bewährten Depressionstherapien klinische Vorteile auf anderen Ebenen aufzuweisen hat, wird in Kapitel 5 besprochen.

Literatur

Ablon, JS & Jones, EE (1999): Psychotherapy process in the National Institute of Mental Health Treatment of Depression Collaborative Research Program. J Consult Clin Psychol 67(1): 64–75

Ablon, JS & Jones, EE (2002): Validity of controlled clinical trials of psychotherapy: findings from the NIMH Treatment of Depression Collaborative Research Program. Am J Psychiatry 159: 775–83

Agras, WS, Walsh, T, Fairburn, CG et al. (2000): A multicenter comparison of cognitive-behavioral therapy and interpersonal psychotherapy for bulimia nervosa. Arch Gen Psychiatry 57: 459–466

Ainsworth, MD, Blehar, M, Waters, E et al. (1978): Patterns of attachment: A psychological study of the strange situation. Erlbaum, Hillsdale, NJ

Almquist, YB, Landstedt, E & Hammarström, A (2016): Associations between social support and depressive symptoms: social causation or social selection – or both? Eur J Public Health 27(1): 84–89

American Psychiatric Association (APA) (2010): Practice guideline for the treatment of patients with major depressive disorder, 3rd ed. American Psychiatric Association, Inc., Arlington, VA

Barger, SD, Messerli-Bürgy, N & Barth, J (2014): Social relationship correlates of major depressive disorder and depressive symptoms in Switzerland: nationally representative cross sectional study. BMC Public Health 14: 273

Barth, J, Munder, T, Gerger, H et al. (2013): Comparative efficacy of seven psychotherapeutic interventions for patients with depression: a network meta-analysis. PLoS Med 10(5):e1001454

Bass, J, Neugebauer, R, Clougherty KF et al. (2006): Group interpersonal psychotherapy for depression in rural Uganda: 6-month outcomes: randomized controlled trial. Br J Psychiatry 188: 567–573

Beach, SRH, Wishman, MA & Bodenmann, G (2014): Couple, parenting, and interpersonal therapies for depression in adults: Toward common clinical guidelines within a stress-generation framework. In: Gotlib, IH & Hammen, CL (eds). Handbook of depression. Guilford Press, New York, S. 552–571

Bellino, S, Zizza, M, Rinaldi, C et al. (2007): Combined therapy of major depression with concomitant borderline personality disorder: comparison of interpersonal and cognitive psychotherapy. Can J Psychiatry 52(11): 718–725

Bellino, S, Rinaldi, C & Bogetto, F (2010): Adaptation of interpersonal psychotherapy to borderline personality disorder: a comparison of combined therapy and single pharmacotherapy. Can J Psychiatry 55(2): 74–81

Berger, M, van Calker, D, Brakemeier, E et al. (2018): Affektive Störungen. In: Berger, M (Hrsg). Psychische Erkrankungen. Klinik und Therapie, 6. Aufl. Urban & Fischer bei Elsevier, München, Jena

Bernecker, SL, Constantino, MJ, Pazzaglia, AM et al. (2014): Patient interpersonal and cognitive changes and their relation to outcome in interpersonal psychotherapy for depression. J Clin Psychol 70(6): 518–527

Bernecker, SL, Constantino, MJ, Atkinson, LR et al. (2016): Attachment style as a moderating influence on the efficacy of cognitive-behavioral and interpersonal psychotherapy for depression: a failure to replicate. Psychotherapy 53(1): 22–33

Bifulco, A, Known, J, Jacobs, C et al. (2006): Adult attachment style as mediator between childhood neglect/abuse and adult depression and anxiety. Soc Psychiatry Psychiatric Epidemiol 41: 796–805

Bleichenbacher, M & Preiswerk, V (1998): Interpersonelle Psychotherapie (IPT), Multimodale Verhaltenstherapie (MVT), Dialektisch-Behaviorale Therapie (DBT): Analyse und Vergleich von Wirkmechanismen. Unveröffentl. Lizenziatsarbeit, Institut für Psychologie, Universität Bern

Blom, MB, Jonker, K, Dusseldorp, E et al. (2007): Combination treatment for acute depression is superior only when psychotherapy is added to medication. Psychother Psychosom 76(5): 289–297

Bodenmann, G, Plancherel, B, Beach, SR et al. (2008): Effects of coping-oriented couples therapy on depression: a randomized clinical trial. J Consult Clin Psychol 76(6): 944–954

Bolton, P, Bass, J, Neugebauer, R et al. (2003): Group interpersonal psychotherapy for depression in rural Uganda: a randomized controlled trial. JAMA 289: 3117–3124

Bordin, ES (1979): The generalizability of the psychoanalytic concept of the working alliance. Psychotherapy 16: 252–260

Bowlby, J (1969): Attachment. Basic Books, New York

Bozzatello, P & Bellino, S (2016): Combined therapy with interpersonal psychotherapy adapted for borderline personality disorder: a two-year follow-up. Psychiatry Res 240: 151–156

Brakemeier, EL, Zimmermann, J, Erz, E et al. (2017): Interpersonelles Integratives Modellprojekt für Geflüchtete mit psychischen Störungen. Psychotherapeut 62(4): 322–332

Brent, D, Melhem, N, Donohoe, MB et al. (2009): The incidence and course of depression in bereaved youth 21 months after the loss of a parent to suicide, accident, or sudden natural death. Am J Psychiatry 166(7): 786–794

Brown, GW & Harris, TO (1978): Social origins of depression: A study of psychiatric disorders in women. Tavistock, London

Browne, G, Steiner, M, Roberts, J et al. (2002): Sertraline and/or interpersonal psychotherapy for patients with dysthymic disorder in primary care: 6-month comparison with longitudinal 2-year follow-up of effectiveness and costs. J Affect Disord 68(2–3): 317–330

Bruce, ML, Ten Have, TR, Reynolds, CF et al. (2004): Reducing suicidal ideation and depressive symptoms in depressed older primary care patients:

a randomized controlled trial. JAMA 291: 1081–1091
Carreira, K, Miller, MD, Frank, E et al. (2008): A controlled evaluation of monthly maintenance interpersonal psychotherapy in late-life depression with varying levels of cognitive function. Int J Geriatr Psychiatry 23(11): 1110–1113
Caspar, F, Großmann, C, Unmüssig, C et al. (2005): Complementary therapeutic relationship: Therapist behavior, interpersonal patterns, and therapeutic effects. Psychother Res 15(1–2): 91–102
Chui, W, Safer, DL, Bryson, SW et al. (2007): A comparison of ethnic groups in the treatment of bulimia nervosa. Eat Behav 8(4): 485–491
Cohen, MB, Baker, G, Cohen, RA et al. (1954): An intensive study of 12 cases of manic depressive psychoses. Psychiatry 17: 103–137
Constantino, MJ, Coyne, AE, Luukko, EK et al. (2017): Therapeutic alliance, subsequent change, and moderators of the alliance-outcome association in interpersonal psychotherapy for depression. Psychotherapy 54: 125–135
Crits-Christoph, P, Connolly, MB, Shappell, S et al. (1999): Interpersonal narratives in cognitive and interpersonal psychotherapies. Psychother Res 9(1): 22–35
Crits-Christoph, P, Connolly Gibbons, MB, Temes, CM et al. (2010): Interpersonal accuracy of interventions and the outcome of cognitive and interpersonal therapies for depression. J Consult Clin Psychol 78(3): 420–428
Crowe, M & Luty, S (2005): Patterns of response and non-response in interpersonal psychotherapy: a qualitative study. Psychiatry 68(4): 337–349
Cuijpers, P, van Straten, A, Andersson, G et al. (2008): Psychotherapy for depression in adults: a meta-analysis of comparative outcome studies. J Consult Clin Psychol 76(6): 909–922
Cuijpers, P, Geraedts, AS, van Oppen, P et al. (2011): Interpersonal psychotherapy for depression: a meta-analysis. Am J Psychiatry 168: 581–592
Cuijpers, P, Donker, T, Weissman, MM et al. (2016): Interpersonal psychotherapy for mental health problems: a comprehensive meta-analysis. Am J Psychiatry 173: 680–687
Cyranowski, JM, Bookwala, J, Feske, U et al. (2002): Adult attachment profiles, interpersonal difficulties, and response to interpersonal psychotherapy in women with recurrent major depression. J Soc Clin Psychol 21(2): 191–217
Cyranowski, J, Swartz, H, Hofkens, TL & Frank, E (2009): Emotional and cardiovascular reactivity to a child-focused interpersonal stressor among depressed mothers of psychiatrically ill children. Depress Anxiety 26(2): 110–116
Davila, J, Stroud, CB & Starr, LR (2014): Depression in couples and families. In: Gotlib, IH & Hammen, CL (eds). Handbook of depression. Guilford Press, New York, S. 410–2991
Donnelly, JM, Kornblith, AB, Fleishman, S et al. (2000): A pilot study of interpersonal psychotherapy by telephone with cancer patients and their partners. Psychooncology 9(1): 44–56
Elkin, I (1994): The NIMH Treatment of Depression Collaborative Research Program: Where we began and where we are. In: Bergin, AE & Garfield, SL (eds). Handbook of psychotherapy and behavior change, 4th ed. Wiley, New York, S. 114–139
Elkin, I, Shea, T, Watkins, JT et al. (1989): National Institute of Mental Health Treatment of Depression Collaborative Research Program: General effectiveness of treatment. Arch Gen Psychiatry 46: 971–982
Elkins, DN (2017): The paradigm shift in psychotherapy: Implications for the DSM. J Humanist Psychol 57(6): 667–674
Ekeblad, A, Falkenström, F, Andersson, G et al. (2016): Randomized trial of interpersonal psychotherapy and cognitive-behavioral therapy for major depressive disorder in a community-based psychiatric outpatient clinic. Depress Anxiety 33(12): 1090–1098
Fairburn, CG, Jones, R, Peveler, RC et al. (1991): Three psychological treatments for bulimia nervosa. Arch Gen Psychiatry 48: 463–469
Fairburn, CG, Jones, R, Peveler, RC et al. (1993): sychotherapy and bulimia nervosa. Longer-term effects of interpersonal psychotherapy, behavior therapy, and cognitive behavior therapy. Arch Gen Psychiatry 50: 419–428
Fairburn, CG, Norman, PA, Welch, SL et al. (1995): A prospective study of outcome in bulimia nervosa and the long-term effects of three psychological treatments. Arch Gen Psychiatry 52: 304–312
Fairburn, CG, Bailey-Straebler, S, Basden, S et al. (2015): A transdiagnostic comparison of enhanced cognitive behaviour therapy (CBT-E) and interpersonal psychotherapy in the treatment of eating disorders. Behav Res Ther 70: 64-71
Finkenzeller, W, Zobel, I, Rietz, S et al. (2009): Inter-

personelle Psychotherapie und Pharmakotherapie bei Post-Stroke-Depression: Machbarkeit und Effektivität. Nervenarzt 80: 805–812

Foley, SH, O'Malley, S, Rounsaville, B et al. (1987): The relationship of patient difficulty to therapist performance in interpersonal psychotherapy of depression. J Affect Disord 12: 207–217

Frank, E (2005): Treating bipolar disorder. A clinician's guide to interpersonal and social rhythm therapy. Guilford Press, New York

Frank, E, Kupfer, D, Perel, J et al. (1990): Three-year outcomes for maintenance therapies in recurrent depression. Arch Gen Psychiatry 47: 1093–1099

Frank, E, Frank, N, Cornes, C et al. (1991a): Interpersonal psychotherapy in the treatment of late-life depression. Unpublished manuscript, University of Pittsburgh

Frank E, Kupfer, DJ, Wagner, EF et al. (1991b): Efficacy of interpersonal psychotherapy as a maintenance treatment of recurrent depression: Contributing factors. Arch Gen Psychiatry 48: 1053–1059

Frank, E, Kupfer, DJ, Thase, ME et al. (2005): Two-year outcomes for interpersonal and social rhythm therapy in individuals with bipolar I disorder. Arch Gen Psychiatry 62: 996–1004

Frank, E, Kupfer, DJ, Buysse, DJ et al. (2007): Randomized trial of weekly, twice-monthly, and monthly interpersonal psychotherapy as maintenance treatment for women with recurrent depression Am J Psychiatry 164(5): 761–767

Gariépy, G, Honkaniemi, H & Quesnel-Vallée, A (2016): Social support and protection from depression: systematic review of current findings in Western countries. Br J Psychiatry 209(4): 284–293

Goodman, SH & Lusby, CM (2014): Early adverse experiences and depression. In: Gotlib, IH & Hammen, CL (eds). Handbook of depression. Guilford Press, New York, S. 220–239

Gotlib, IH & Colich, NL (2014): Children of parents with depression. In: Gotlib, IH & Hammen, CL (eds). Handbook of depression. Guilford Press, New York, S. 240–259

Grawe, K (2004): Neuropsychotherapie. Hogrefe, Göttingen

Grawe, K, Donati, R & Bernauer, F (1994): Psychotherapie im Wandel – Von der Konfession zur Profession. Hogrefe, Göttingen

Grossmann, K & Grossmann, KE (Hrsg) (2017): Bindungen – das Gefüge psychischer Sicherheit, 7. Aufl. Klett-Cotta, Stuttgart

Grote, NK, Swartz, HA, Geibel, SL et al. (2009): A randomized controlled trial of culturally relevant, brief interpersonal psychotherapy for perinatal depression. Psychiatr Serv 60(3): 313–321

Grümer, S & Pinquart, M (2011): Perceived changes in personal circumstances related to social change. Eur Psychol 16(1): 68–78

Hames, JL, Hagan, CR & Joiner, TE (2013): Interpersonal processes in depression. Annu Rev Clin Psychol 9: 355–377

Hammen, C (1991): Generation of stress in the course of unipolar depression. J Abnorm Psychol 100: 551–561

Hammen, CL & Gotlib, IH (2014): Closing comments and future directions. In: Gotlib, IH & Hammen, CL (eds). Handbook of depression. Guilford Press, New York, S. 591–598

Hammen, CL & Shih, J (2014): Depression and interpersonal processes. In: Gotlib, IH & Hammen, CL (eds). Handbook of depression, 3rd edition. Guilford Press, New York, S. 277–295

Heckman, TG, Heckman, BD, Anderson, T et al. (2017): Tele-interpersonal psychotherapy acutely reduces depressive symptoms in depressed HIV-infected rural persons: a randomized clinical trial. Behav Med 43(4): 285–295

Hickie, I & Parker, G (1992): The impact of an uncaring partner on improvement in non-melancholic depression. J Affect Disord 25: 147–160

Hoffart, A (2005): IPT for social phobia: Theoretical model and review of the evidence. In: Abelian, ME (ed). Focus on psychotherapy research. Nova Science, New York, S. 4–11

Horowitz, JL, Garber, J, Ciesla, JA et al. (2007): Prevention of depressive symptoms in adolescents: a randomized trial of cognitive-behavioral and interpersonal prevention program. J Consult Clin Psychol 75(5): 693–706

Horvath, AO, Del Re, AC & Flückiger, C (2011): Alliance in individual psychotherapy. Psychotherapy 48(1): 9–16

Jacobson, NS & Hollon, SD (1996): Prospects for future comparisons between drugs and psychotherapy: lessons from the CBT-versus-pharmacotherapy exchange. J Consult Clin Psychol 64: 104–108

Jacobson, S, Deykin, E & Prusoff, B (1977): Process and outcome of therapy with depressed women. Am J Orthopsychiatry 47(1): 140–148

Joiner, TE Jr & Katz, J (1999): Contagion of depressive

symptoms and mood: meta-analytic review and explanations from cognitive, behavioral, and interpersonal viewpoints. Clin Psychol Sci Pract 6: 149–164

Joormann, J, Eugene, F & Gotlib I (2009): Parental depression: Impact on offspring and mechanisms underlying transmission of risk. In: Nolen-Hoeksema, S & Hilt, L (eds). Handbook of depression in adolescents. Erlbaum, Mahwah, NJ, S. 441–472

Kiesler, DJ (1983): The 1982 interpersonal circle: a taxonomy for complementarity in human transactions. Psychol Rev 90(3): 185–214

Kiesler, DJ (1996): Contemporary interpersonal theory and research. Wiley, New York

Klein, DN & Allmann, AES (2014): Course of depression. In: Gotlib, IH & Hammen, CL (eds). Handbook of depression. Guilford Press, New York, S. 64–83

Klerman, GL & Weissman, MM (1993): New applications of interpersonal psychotherapy. American Psychiatric Press, Washington

Klerman, GL, Di Mascio, A, Weissman, MM et al. (1974): Treatment of depression by drugs and psychotherapy. Am J Psychiatry 131: 186–191

Klerman, GL, Weissman, MM, Rounsaville, BJ et al. (1984): Interpersonal psychotherapy of depression. Basic Books, New York

Klier, CM, Muzik, M, Rosenblum, KL et al. (2001): Interpersonal psychotherapy adapted for the group setting in the treatment of postpartum depression. J Psychotherap Pract Res 10: 124–131

Kovacs, M, Obrosky, S & George, C (2016): The course of major depressive disorder from childhood to young adulthood: recovery and recurrence in a longitudinal observational study. J Affect Disord 203: 374–381

Kronmüller, M, Schramm, E & Mundt, C (2004): Psychotherapien. In: Marneros, A (Hrsg). Das neue Handbuch der bipolaren und depressiven Erkrankungen. Thieme, Stuttgart, S. 291–326

Krupnick, JL, Sotsky, SM, Simmens, S et al. (1996): The role of the therapeutic alliance in psychotherapy and pharmacotherapy outcome: findings in the National Institute of Mental Health Treatment of Depression Collaborative Research Program. J Consult Clin Psychol 64(3): 532–539

Krupnick, JL, Green, BL, Stockton, P et al. (2008): Group interpersonal psychotherapy for low-income women with posttraumatic stress disorder. Psychother Res 18(5): 497–507

Lemmens, LH, Arntz, A, Peeters, F et al. (2015): Huibers clinical effectiveness of cognitive therapy v. interpersonal psychotherapy for depression: results of a randomized controlled trial. Psychol Med 45(10): 2095–2110

Lemmens, LHJM, Galindo-Garre, F, Arntz, A et al. (2017): Exploring mechanisms of change in cognitive therapy and interpersonal psychotherapy for adult depression. Behav Res Ther 94: 81–92

Lemmens, LHJM, van Bronswijk, SC, Peeters, F et al. (2018): Long-term outcomes of acute treatment with cognitive therapy v. interpersonal psychotherapy for adult depression: follow-up of a randomized controlled trial. Psychol Med 24: 1–9

Lenze, EJ, Dew, MA, Mazumdar, S et al. (2002): Combined pharmacotherapy and psychotherapy as maintenance treatment for late-life depression: effects on social adjustment. Am J Psychiatry 159: 466–468

Lenze, SN & Potts, MA (2017): Brief interpersonal psychotherapy for depression during pregnancy in a low-income population: a randomized controlled trial. J Affect Disord 210: 151–157

Lespérance, F, Frasure-Smith, N, Koszycki, D et al. (2007): Effects of citalopram and interpersonal psychotherapy on depression in patients with coronary artery disease: The Canadian Cardiac Randomized Evaluation of Antidepressant and Psychotherapy Efficacy (CREATE) trial. Int J Neuropsychopharmacol 10(1): 117–122

Lipsitz, JD & Markowitz, JC (2013): Mechanisms of change in Interpersonal Therapy (IPT). Clin Psychol Rev 33(8): 1134–1147

Lipsitz, JD, Gur, M, Miller, N et al. (2006): An open trial of interpersonal psychotherapy for panic disorder (IPT-PD). J Nerv Ment Dis 194(6): 440–445

Lipsitz, JD, Gur, M, Vermes, D et al. (2008) A randomized trial of interpersonal therapy versus supportive therapy for social anxiety disorder. Depress Anxiety 25(6): 542–553

Luty, SE, Carter, JD, McKenzie, JM et al. (2007): Randomised controlled trial of interpersonal psychotherapy and cognitive-behavioral therapy for depression. Br J Psychiatry 190: 496–502

Markowitz, JC (1998): Interpersonal psychotherapy of dysthymic disorder. American Psychiatric Press, Washington, DC

Markowitz, JC & Milrod, B (2011): The importance of responding to negative affect in psychotherapies. Am J Psychiatry 168: 124–128

Markowitz, JC, Kocsis, JH, Fishman, B et al. (1998): Treatment of depressive symptoms in human immunodeficiency virus-positive patients. Arch Gen Psychiatry 55: 452–457

Markowitz, JC, Kocsis, JH, Bleiberg, KL et al. (2005): A comparative trial of psychotherapy and pharmacotherapy for »pure« dysthymic patients. J Affect Disord 89: 167–175

Markowitz, JC, Bleiberg, KL, Christos, P et al. (2006 a): Solving interpersonal problems correlates with symptom improvement in interpersonal psychotherapy. Preliminary findings. J Nerv Ment Dis 194(1): 1–6

Markowitz, JC, Skodol, AE & Bleiberg, K (2006 b): Interpersonal psychotherapy for borderline personality disorder: possible mechanisms of change. J Clin Psychol 62(4): 431–444

Markowitz, JC, Petkova, E, Neria, Y et al. (2015): Is exposure necessary? A randomized clinical trial of Interpersonal Psychotherapy for PTSD. Am J Psychiatry 172(5): 430–440

Markowitz, JC, Choo, T & Neria, Y (2018): Stability of improvement after psychotherapy of posttraumatic stress disorder. Can J Psychiatry 63: 37–43

Martin, SD, Rai, SS, Richardson, MA & Royall, R (2001): Brain blood flow changes in depressed patients treated with interpersonal psychotherapy or venlafaxine hydrochloride: preliminary findings. Arch Gen Psychiatry 58(7): 641–648

McBride, C, Atkinson, L, Quilty, LC, Bagby, RM (2006): Attachment as moderator of treatment outcome in major depression: a randomized control trial of interpersonal psychotherapy versus cognitive behavior therapy. J Consult Clin Psychol 74: 1041–1054

McIntosh, VV, Jordan, J, Carter, FA et al. (2005): Three psychotherapies for anorexia nervosa: a randomized, controlled trial. Am J Psychiatry 162(4): 741–747

Menchetti, M, Rucci, P, Bortolotti, B et al. (2014): The DEPICS Group. Moderators of remission with interpersonal counselling or drug treatment in primary care patients with depression: randomised controlled trial. Br J Psychiatry 204(2): 144–150

Meyer, A (1957): Psychobiology: A science of man. Thomas, Springfield

Miklowitz, DJ, Otto, MW, Frank, E et al. (2007): Intensive psychosocial intervention enhances functioning in patients with bipolar depression: results from a 9-month randomized controlled trial. Am J Psychiatry 164(9): 1340–1347

Monroe, SM, Slavich, GM & Georgiades, K (2014): The social environment and depression: The roles of life stress. In: Gotlib, IH & Hammen, CL (eds). Handbook of depression. Guilford Press, New York, S. 296–315

Mossey, JM, Knott, KA, Higgins, M &Talerico, K (1996): Effectiveness of psychosocial intervention, interpersonal counseling for subdysthymic depression in medically ill elderly. J Gerontol A Biol Sci Med Sci 51(4):M172–178

Mufson, L, Weissman, MM, Moreau, D et al. (1999): Efficacy of interpersonal psychotherapy for depressed adolescents. Arch Gen Psychiatry 56: 573–579

Mufson, L, Pollack, KD, Wickramaratne, P et al. (2004): A randomized effectiveness trial of interpersonal psychotherapy for depressed adolescents. Arch Gen Psychiatry 61: 577–584

Mufson, L, Pollack Dorta, K, Moreau, D, Weissman, MM (2011): Interpersonal therapy for depressed adolescents. Guilford Press, New York

Mulder, R, Murray, G & Rucklidge, J (2017): Common versus specific factors in psychotherapy: opening the black box. Lancet Psychiatry 4(12): 953–962

Nelson, J, Klumparendt, A, Doebler, P & Ehring, T (2017): Childhood maltreatment and characteristics of adult depression: meta-analysis. Br J Psychiatry 201: 96–104

Neugebauer, R, Kline, J, Bleiberg, K et al. (2007): Preliminary open trial of interpersonal counseling for subsyndromal depression following miscarriage. Depress Anxiety 24(3): 219–222

O'Hara, MW, Stuart, S, Gorman, LL et al. (2000): Efficacy of interpersonal psychotherapy for postpartum depression. Arch Gen Psychiatry 57: 1039–1045

O'Malley, SS, Foley, SH, Rounsaville, BJ et al. (1988): Therapist competence and patient outcome in interpersonal psychotherapy of depression. J Consult Clin Psychol 56: 496–500

Patel, V, Weiss, HA, Chowdhary, N et al. (2010): Effectiveness of an intervention led by lay health counsellors for depressive and anxiety disorders in primary care in Goa, India (MANAS): a cluster randomised controlled trial. Lancet 376(9758): 2086–2095

Paykel, ES (2003): Life events and affective disorders. Acta Psychiatr Scand 108(Suppl 418): 61–66

Peeters, F (2009): The effectiveness of IPT for depression in a routine clinical setting. Presentation at the 3rd International Conference of the International Society for IPT, New York

Pianta, RC & Egeland, B (1994): Relation between depressive symptoms and stressful life events in a sample of disadvantaged mothers. J Consult Clin Psychol 62: 1091–1095

Post, RM (1992): Transduction of psychosocial stress into the neurobiology of recurrent affective disorder. Am J Psychiatry 149: 999–1010

Power, MJ & Freeman, C (2012): A randomized controlled trial of IPT versus CBT in primary care: with some cautionary notes about handling missing values in clinical trials. Clin Psychol Psychother 19(2): 159–169

Prien, RF, Kupfer, DJ, Mansky, PA et al. (1984): Drug therapy in the prevention of recurrences in unipolar and bipolar affective disorders: a report of the NIMH Collaborative Study Group comparing lithium carbonate, imipramine, and a lithium carbonate-imipramine combination. Arch Gen Psychiatry 41: 1096–1104

Prusoff, BA, Weissman, MM, Klerman, GL & Rounsaville, BJ (1980): Research diagnostic criteria subtypes of depression: their role as predictors of differential response to psychotherapy and drug treatment. Arch Gen Psychiatry 37(7): 796–801

Pu, J, Zhou, X, Liu, L et al. (2017): Efficacy and acceptability of interpersonal psychotherapy for depression in adolescents: a meta-analysis of randomized controlled trials. Psychiatry Res 253: 226–232

Quilty, LC, McBride, C & Bagby RM (2008): Evidence for the cognitive mediational model of cognitive behavioural therapy for depression. Psychol Med 38: 1531–1541

Ravitz, P, Maunder, R & McBride, C (2008): Attachment, contemporary interpersonal theory and IPT: an integration of theoretical, clinical, and empirical perspectives. J Contemp Psychother 38(1): 11–21

Reay, RE, Owen, C, Shadbolt, B et al. (2012): Trajectories of long-term outcomes for postnatally depressed mothers treated with group interpersonal psychotherapy. Arch Womens Ment Health 15(3): 217–228

Reynolds, CF, Frank, E, Perel, JM et al. (1999): Nortryptiline and interpersonal psychotherapy as maintenance therapies for recurrent major depression: a randomized controlled trial in patients older than 59 years. JAMA 281: 39–45

Reynolds, CF, Dew, MA, Pollock, BG et al. (2006): Maintenance treatment of major depression in old age. N Engl J Med 354(11): 1130–1138

Reynolds, CF, Dew, MA, Martire, LM et al. (2010): Treating depression to remission in older adults: a controlled evaluation of combined escitalopram with interpersonal psychotherapy versus escitalopram with depression care management. Int J Geriatr Psychiatry 25(11): 1134–1141

Rosselló, J & Bernal, G (1999): The efficacy of cognitive-behavioral and interpersonal treatments for depression in Puerto Rican adolescents. J Consul Clin Psychol 67(5): 734–745

Rosselló, J, Bernal, G & Rivera-Medina, C (2008): Individual and group CBT and IPT for Puerto Rican adolescents with depressive symptoms. Cultur Divers Ethnic Minor Psychol 14(3): 234–245

Rounsaville, BJ & Kleber, HD (1985): Psychotherapy/counseling for opiate addicts: strategies for use in different treatment settings. Int J Addict 20(6–7): 868–896

Rounsaville, BJ, Glazer, W, Wilber, CH et al. (1983): Short-term interpersonal psychotherapy in methadone-maintained opiate addicts. Arch Gen Psychiatry 40: 629–636

Rounsaville, BJ, Chevron, ES, Prusoff, BA et al. (1987): The relation between specific and general dimensions of the psychotherapy process in interpersonal psychotherapy of depression. J Consult Clin Psychol 55(3): 379–384

Saloheimo, HP, Markowitz, J, Saloheimo, TH et al. (2016): Psychotherapy effectiveness for major depression: a randomized trial in a Finnish community. BMC Psychiatry 16: 131

Schmaling, K & Jacobson, HS (1990): Marital interaction and depression. J Abnorm Psychol 99: 229–236

Santini, ZI, Koyanagi, A, Tyrovolas, S et al. (2015): The association between social relationships and depression: a systematic review. J Affect Disord 175: 53–65

Schramm, E, van Calker, D & Berger, M (2004): Wirksamkeit und Wirkfaktoren der interpersonellen Psychotherapie in der stationären Depressionsbehandlung. Ergebnisse einer Pilotstudie. Psychotherp Psychosom Med Psychol 54: 65–72

Schramm, E, van Calker, D, Dykierek, P et al. (2007): An intensive treatment program of interpersonal psychotherapy plus pharmacotherapy for depressed inpatients: acute and long-term results. Am J Psychiatry 164: 768–777

Schramm, E, Schneider, D, Zobel, I et al. (2008): Efficacy of interpersonal psychotherapy plus pharmacotherapy in chronically depressed inpatients. J Affect Disord 109(1–2): 65–73

Schramm, E, Kech, S, Zobel, I et al. (2009): Factors influencing the outcome of IPT in depressed patients: Analysis of the mechanisms of change. Poster auf der 3rd International Conference of the International Society of IPT, New York

Schramm, E, Zobel, I, Dykierek, P et al. (2011): Cognitive behavioral analysis system of psychotherapy versus interpersonal psychotherapy for early-onset chronic depression: a randomized pilot study. J Affect Disord 129: 109–116

Schulberg, HC, Block, MR, Madonia, MJ et al. (1996): Treating major depression in primary care practice. Eight-month clinical outcomes. Arch Gen Psychiatry 53: 913–919

Scott, S & O'Hara, MW (1995): Treatment of postpartum depression with interpersonal psychotherapy. Arch Gen Psychiatry 52: 75–76

Shea, MT, Elkin, I, Imber, SD et al. (1992): Course of depressive symptoms over follow-up. Findings from the National Institute of Mental Health Treatment of Depression Collaborative Research Program. Arch Gen Psychiatry 49: 782–787

Shear, K, Wang, Y, Skritskaya, N et al. (2014): Treatment of complicated grief in elderly persons: a randomized controlled trial. JAMA Psychiatry 71(11): 1287–1295

Souza, LH, Salum, GA, Mosqueiro, B et al. (2016): Interpersonal psychotherapy as add-on for treatment-resistant depression: a pragmatic randomized controlled trial. J Affect Disord 193: 373–380

Spanier, C, Frank, E, McEachran, AB et al. (1996): The prophylaxis of depressive episodes in recurrent depression following discontinuation of drug therapy: integrating psychological and biological factors. Psychol Med 26: 461–457

Spinelli, MG & Endicott, J (2003): Controlled clinical trial of interpersonal psychotherapy versus parenting education program for depressed pregnant women. Am J Psychiatry 160: 555–562

Spinelli, MG, Endicott, J, Leon, A et al. (2013): A controlled clinical treatment trial of interpersonal psychotherapy for depressed pregnant women at 3 New York City sites. J Clin Psychiatry 74(4): 393–399

Spitz, R (1946): Analytic depression. Psychoanal Study Child 5: 113–117

Stangier, U, Schramm, E, Heidenreich, T et al. (2011): Cognitive therapy vs interpersonal psychotherapy in social anxiety disorder: a randomized controlled trial. Arch Gen Psychiatry 68(7): 692–700

Stroud, CB, Davila, J & Moyer, A (2008): The relationship between stress and depression in first onsets versus recurrences: a meta-analytic review. J Abnorm Psychol 117(1): 206–213

Sullivan, H (1940): Conceptions of modern psychiatry. Norton, New York

Sullivan HS (1953): The interpersonal theory of psychiatry. Norton, New York

Sullivan, HS (1980): Die Interpersonale Theorie der Psychiatrie. Fischer, Frankfurt/M

Swartz, HA, Cyranowski, JM, Cheng, Y et al. (2016): Brief psychotherapy for maternal depression: Impact on mothers and children. J Am Acad Child Adol Psychiatry 55: 495–503

Swartz, HA, Rucci, P, Thase, M et al. (2018): Psychotherapy alone and combined with medication as treatments for bipolar ii depression: a randomized controlled trial. J Clin Psychiatry 79(2):pii: 16m11027

Talbot, NL, Chaudron, LH, Ward, EA et al. (2011): A randomized effectiveness trial of interpersonal psychotherapy for depressed women with sexual abuse histories. Psychiatr Serv 62(4): 374–380

Tanofsky-Kraff, M, Crosby, RD, Vannucci, A et al. (2016): Effect of adapted interpersonal psychotherapy versus health education on mood and eating in the laboratory among adolescent girls with loss of control eating. Int J Eat Disord 49: 490–498

Tanofsky-Kraff, M, Shomaker, LB, Wilfley, DE et al. (2017): Excess weight gain prevention in adolescents: three-year outcome following a randomized controlled trial. J Consult Clin Psychol 85: 218–227

Tennant, CC (2002): Life events, stress and depression: a review of recent findings. Aust N Z J Psychiatry 36: 173–182

Toth, SL, Rogosch, FA, Oshri, A et al. (2013): The efficacy of interpersonal psychotherapy for depression among economically disadvantaged mothers. Dev Psychopathol 25: 1065–1078

van Ravesteyn, LM, Lambregtse-van den Berg, MP, Hoogendijk, WJ et al. (2017): Interventions to treat mental disorders during pregnancy: a systematic review and multiple treatment meta-analysis. PLoS One 12(3):e0173397 van Schaik, DJ, van Marwijk, HW, Beekman, AT et al. (2007): IPT for late life in general practice: uptake and satisfaction by patients, therapists and physicians. BMC Fam Pract 13(8): 52–56

Verdeli, H, Clougherty, K, Onyango, G et al. (2008): Group interpersonal psychotherapy for depressed youth in IDP camps in Northern Uganda: adaptation and training. Child Adolesc Psychiatr Clin N Am 17(3): 605–624

Vos, SP, Huibers, MJ, Diels, L et al. (2012): A randomized clinical trial of cognitive behavioral therapy and interpersonal psychotherapy for panic disorder with agoraphobia. Psychol Med 42(12): 2661–2672

Wampold, BE (2015): How important are the common factors in psychotherapy? An update. World Psychiatry 14: 270–277

Weissman, MM & Klerman, GL (1993): Interpersonal counseling for stress and distress in primary care settings. In: Klerman, GL & Weissman, MM (eds). New applications of interpersonal psychotherapy. American Psychiatric Press, Washington, S. 295–318

Weissman, MM & Markowitz, JC (2012): Casebook of Interpersonal Psychotherapy. Oxford University Press, New York

Weissman, MM, Klerman, GL, Paykel, ES et al. (1974): Treatment effects on the social adjustment of depressed patients. Arch Gen Psychiatry 30: 771–778

Weissman, MM, Prusoff, BA, DiMascio, A et al. (1979): The efficacy of drugs and psychotherapy in the treatment of acute depressive episodes. Am J Psychiatry 136: 555–558

Weissman, MM, Klerman, GL, Prusoff, BA et al. (1981): Depressed outpatients. Results one year after treatment with drugs and/or interpersonal psychotherapy. Arch Gen Psychiatry 38: 51–55

Weissman, MM, Klerman, G & Markowitz, JC (2000): Comprehensive guide to interpersonal psychotherapy. Basic Books, New York

Weissman, MM, Hankerson, SH, Scorza, P et al. (2014): Interpersonal Counseling (IPC) for depression in primary care. Am J Psychothery 68(4): 359–383

Weissman, MM, Markowitz, JC & Klerman, G (2018): The guide to Interpersonal Psychotherapy: Updated and Expanded. Oxford Press, New York

Werner-Seidler, A, Afzali, MH, Chaoman, C et al. (2017): The relationship between social support networks and depression in the 2007 National Survey of Mental Health and Well-being. Soc Psychiatry Psychiatr Epidemiol 52: 1463–1473

Whisman, MA (2001): Marital adjustment and outcome following treatments for depression. J Consult Clin Psychol 69(1): 125–129

Wilfley, DE, Agras, WS, Telch, CF et al. (1993): Group cognitive-behavioral therapy and group interpersonal psychotherapy for the nonpurging bulimic individual: a controlled comparison. J Consult Clin Psychol 61: 296–305

Wilfley, DE, Welch, RR, Stein, RI et al. (2002): A randomized comparison of group cognitive-behavioral therapy and group interpersonal psychotherapy for the treatment of overweight individuals with binge-eating disorder. Arch Gen Psychiatry 59: 713–721

Wilson, GT, Wilfley, DE, Agras, WS, Bryson, SW (2010): Psychological treatments of binge eating disorder. Arch Gen Psychiatry 67(1): 94–101

Yap, MB & Jorm, AF (2015): Parental factors associated with childhood anxiety, depression, and internalizing problems: a systematic review and meta-analysis. J Affect Disord 175: 424–440

Zhou, X, Hetrick, SE, Cuijpers, P et al. (2015): Comparative efficacy and acceptability of psychotherapies for depression in children and adolescents: a systematic review and network meta-analysis. World Psychiatry 14: 207–222

Zuroff, DC, Koestner, R, Moskowitz, DS et al. (2007): Autonomous motivation for therapy: a new common factor in brief treatments for depression. Psychother Res 17(2): 137–147

5 Vergleich mit anderen Psychotherapieverfahren – Unterschiede und Gemeinsamkeiten

Petra Dykierek, Eva-Lotta Brakemeier und Elisabeth Schramm

Eine Besonderheit der Interpersonellen Psychotherapie (IPT) besteht darin, dass sie sich **keiner therapeutischen Schule** eindeutig zuordnen lässt. Anstatt an Therapieschulen orientiert sich das störungsspezifische therapeutische Vorgehen vielmehr an den Charakteristika der Depression bzw. an den speziellen Bedürfnissen depressiver Patienten. Dabei werden verschiedene Therapietechniken integriert, der Fokus bleibt allerdings stets auf **dem zwischenmenschlichen Kontext** und auf interaktionellen Prozessen.

Trotz dieser eindeutig interpersonellen Schwerpunktsetzung ist eine detaillierte Abgrenzung gegenüber anderen Therapierichtungen und -schulen (insbesondere der Kognitiven Verhaltenstherapie [KVT] und den Psychodynamischen Verfahren) wichtig – wenn auch nicht immer einfach.

So hat sich die KVT zur Behandlung depressiver Störungen in den letzten 20 Jahren erheblich weiterentwickelt und kann inzwischen eher als Oberbegriff für verschiedene Ansätze betrachtet werden. Unter dem Begriff **»Dritte Welle der KVT«** wird eine Reihe von therapeutischen Weiterentwicklungen subsumiert, die über die klassischen Komponenten der KVT bei Depressionen (z. B. nach Beck [1979]) weit hinausgehen. Hier sind therapeutische Konzeptionen zu nennen, die neben der Veränderungsperspektive, auch **Akzeptanz, Achtsamkeit, emotionsfokussierte Komponenten, Werteorientierung sowie die fokussierte Bearbeitung von schwierigen Kindheitserfahrungen durch die therapeutische Beziehungsgestaltung** in das therapeutische Vorgehen integrieren.

Auch die psychodynamischen und psychoanalytischen Therapien haben in den letzten Jahren eine Weiterentwicklung erfahren. Beispielsweise haben sich durch die Einführung des **Mentalisierungsmodells** und der daraus entstandenen mentalisierungsbasierten Therapie neue Perspektiven für die Behandlung von Depressionen eröffnet (Taubner 2018).

Sofern die aufgeführten Erweiterungen störungsspezifische Annahmen und daraus abgeleitete Interventionen zur Behandlung der Depression beinhalten, wie z. B. die Mindfulness Based Cognitive Therapy (MBCT; Segal et al. 2015), werden sie in den folgenden Ausführungen berücksichtigt. Dazu sei angemerkt, dass der hier vorgenommene Vergleich primär als **theoriegeleitet** zu verstehen ist. Die strenge Abgrenzung der einzelnen Therapieansätze geschieht hauptsächlich zu Lehr- und Forschungszwecken. In der Praxis besteht die Behandlung eines Patienten dagegen meist aus einer Kombination oder Synthese bzw. auch Integration verschiedener Ansätze und Strategien. Wie in einer Studie (Gibbons et al. 2003) bestätigt wurde, setzen sowohl IPT- als auch KVT-Therapeuten, die in der Einhaltung der Manualtreue trainiert wurden, die jeweiligen Methoden **flexibel und in**

Anpassung an die spezifischen Patientencharakteristika und den therapeutischen Prozess ein. Außerdem sind den verschiedenen Verfahren zahlreiche **therapeutische Wirkfaktoren gemeinsam**. Zu ihnen gehört, dass Therapeuten eine emphatische Beziehung aufbauen und bei ihren Patienten die Erwartung und Hoffnung wecken, dass ihnen geholfen werden kann.

Die IPT hat zahlreiche Elemente mit anderen Therapieformen gemeinsam und stellt nach Auffassung von Weissman et al. (2018) in diesem Sinne auch keine völlig neue Behandlungsform dar. Ihre Begründer selbst stellen sie aufgrund der Ähnlichkeit von Konzepten und der Art der Gesprächsführung in die Nähe der psychodynamischen Kurztherapien. Von anderen Autoren wird die IPT auch manchmal als »supportive Psychotherapie« bezeichnet. Obwohl die IPT einige Elemente supportiver Psychotherapie enthält, ist das Vorgehen jedoch weitaus systematischer und strukturierter, beinhaltet spezifische interpersonelle Interventionen und fokussiert explizit auf bestimmte Problembereiche.

Um die Unterschiede zwischen den einzelnen Verfahren transparenter zu machen, sollen folgende Aspekte verglichen werden:

- Annahmen zur Ätiopathogenese (▸ Abschn. 5.1),
- Struktur, Therapiephasen und Inhalte (▸ Abschn. 5.2),
- Therapieziele und Techniken (▸ Abschn. 5.3),
- therapeutische Beziehung (▸ Abschn. 5.4),
- Wirksamkeit (▸ Abschn. 5.5).

Aus Gründen der Überschaubarkeit konzentriert sich der Vergleich mit der IPT auf die am häufigsten zur Behandlung akuter depressiver Episoden eingesetzten Psychotherapieverfahren. Hierbei handelt es sich um:

- die »klassische« Kognitive Verhaltenstherapie (KVT nach Beck et al. [1979]),
- die Metakognitive Therapie (MKT nach Wells [2011]),
- die Mindfulness Based Cognitive Therapy (MBCT nach Segal et al. [2015]),
- die Verhaltensaktivierung (VA nach Martell et al. [2015]),
- Psychodynamische Psychotherapien (PP)
  - die tiefenpsychologisch orientierte Psychotherapie,
  - die analytische Psychotherapie,
  - mentalisierungsbasierte Ansätze.

Auf das komplexe psychodynamische Vorgehen, vor allem aber grundlegende Konzepte wie das Unbewusste, Abwehr, Struktur, Übertragung und Gegenübertragung sowie die Affekttheorie, kann an dieser Stelle nicht näher eingegangen werden. Hierzu sei die Übersicht bei Böker (2017) oder das neue Lehrbuch »Psychodynamische Psychotherapie in der Praxis« (Gumz und Hörz-Sagstetter 2018) empfohlen.

5.1 Annahmen zur Ätiopathogenese

KVT

Die **kognitive Therapie der Depression** nach Beck (1979) geht von der Annahme aus, dass depressiven Erkrankungen eine **kognitive Störung** zugrunde liegt. Im Sinne einer Prädisposition resultiere diese aus negativen Kindheitserfahrungen. Beck, als früherer Analytiker, nennt hier frühkindliche Verlusterlebnisse, die jedoch nicht näher spezifiziert werden. Nach Beck können diese Erfahrungen zur Entwicklung negativer Denkmuster (z. B. nicht liebenswert zu sein) führen, die bei belastenden Lebensereignissen »reaktualisiert« und im Sinne einer Abwärtsspirale verstärkt werden. Er stützt sich bezüglich dieser pathogenetischen Annahmen nicht explizit auf empirische Daten, sondern vielmehr auf klinische Beobachtungen. Dies gilt auch für die von ihm postulierten **depressiven Denkschemata**, die im Fokus des therapeutischen Handelns stehen. Laut Beck sind die dysfunktionalen, verzerrten Kognitionen depressiver Personen gekennzeichnet durch willkürliche (negative) Schlussfolgerungen, Generalisierungen (generelle Schlussfolgerungen aus einzelnen Ereignissen), moralisch-absolutistisches Denken und durch überhöhte Ansprüche an die eigene Person. Formal laufen diese Kognitionen unfreiwillig, automatisch und wiederholt ab. Sie sind durch ein **zirkuläres Feedbackmodell** gekennzeichnet, in das alle negativen Erfahrungen so integriert werden, dass das ungünstige Welt- und Selbstbild erhalten bleibt.

Während die eher deskriptiven Aspekte der Theorie (z. B. vermehrte negative Kognitionen über das eigene Selbst während einer depressiven Episode) **empirisch belegt** werden konnten, gibt es für die vermuteten **kausalen Zusammenhänge** (z. B. dysfunktionale Schemata als Vulnerabilitätsfaktor) **keine eindeutigen empirische Belege**. Es ist eher von moderierenden Faktoren, wie z. B. ungünstige Entwicklungsbedingungen oder Rumination, auszugehen. In einer Studie von Disner et al. (2011) fanden sich Zusammenhänge zwischen neuronalen Prozessen bzw. Strukturen und den von Beck postulierten Annahmen zur Theorie der Depression.

Eine Übersicht über weitere klassische kognitive Modelle (z. B. die Rational-emotive Therapie nach Ellis oder das Stressimpfungstraining nach Meichenbaum) findet sich bei Einsle und Hummel (2015).

Ein wichtiges Entstehungsmodell innerhalb der KVT stellt die **Verstärkerverlusttheorie** von Lewinsohn (1974) dar. Dabei wird ein **Mangel an verhaltenskontingenter positiver Verstärkung** (Belohnung) als entscheidende Variable für die Entstehung und Aufrechterhaltung einer Depression angesehen. Diese Theorie gilt als **empirisch belegt**, da der Zusammenhang zwischen Depressivität und einer geringen Rate an positiven Verstärkern, die auf depressionstypisches Verhalten folgen, in einer Vielzahl von Studien bestätigt wurde. Offen bleibt die Kausalität, d. h., ob Verstärkerverluste der Depression stets vorangehen, sie lediglich begleiten oder die Konsequenz eines depressiven Syndroms darstellen. In den letzten Jahren ist ein neues Interesse an den »behavioralen Wurzeln« – also der sog. ersten Welle der Verhaltenstherapie (VT) – zu beobachten. So wurde in der Arbeitsgruppe um Neil Jacobsen der **Behavioral-Activation-Ansatz (Verhaltensaktivierungsansatz)** zur Behandlung der Depression entwickelt, der auf dem Verstärkerverlustmodell von Lewinsohn basiert und fokussiert an einer **werteorientierten Verhaltensaktivierung** arbeitet. Mittlerweile existieren verschiedene Manuale dieses traditionell-innovativen und zugleich evidenzbasierten Ansatzes (z. B. Hofheinz und Heidenreich 2017; Martell et al. 2015; Schweiger et al. 2017).

Metakognitive Therapie: Die MKT von Wells (2011), ursprünglich zur Behandlung der generalisierten Angststörung entwickelt, bietet auch eine Konzeption für unipolare Depressionen. Wells postuliert, dass Depression die **Folge einer Aktivierung von exzessivem Grübeln und maladaptivem Bewältigungsverhalten** in Reaktion auf Traurigkeit oder negative Gedanken ist. Metakognitionen und die daraus folgenden dysfunktionalen problematischen Strategien werden mit dem Begriff »Kognitives Aufmerksamkeitssyndrom« zusammengefasst. Im metakognitiven Modell der Depression wird **Grübelprozessen** eine zentrale Bedeutung beigemessen. Es wird davon ausgegangen, dass Grübeln zunächst als Bewältigungsstrategie in Reaktion auf intrusive Gedanken, negative Stimmung oder Körpersymptome eingesetzt wird. Kommt es infolge persistierenden Grübelns zu negativen Konsequenzen (z. B. Aufrechterhaltung der traurigen Stimmung und sozialer Rückzug), verändert sich die Bewertung des Grübelns, und es wird selbst als unkontrollierbar erlebt. Negative Annahmen über das Grübeln (sog. Metasorgen) tragen somit zur Aufrechterhaltung depressiven Grübelns und depressiver Symptomatik bei. »**Nicht *was* man denkt, sondern *wie* man denkt**, ist wichtig für die Entwicklung einer Depression« (Faßbinder et al. 2015, S. 94). Empirische Untersuchungen stützen diese theoretischen Annahmen zumindest partiell. Auch zu diesem Ansatz existieren deutschsprachige Manuale (Teismann et al. 2012; Wells 2011).

Mindfulness Based Cognitive Therapy: Auch die MBCT hat sich aus der klassischen KVT heraus entwickelt und umfasst einen gruppentherapeutischen Ansatz zur Rückfallprävention bei rezidivierender unipolarer Depression. Sie basiert auf dem Modell der kognitiven Vulnerabilität und Reaktivität von Teasdale (zum aktuellen Forschungsstand s. Pfeiffer et al. 2015). Teasdale et al. (2002) beschreiben eine als »Dezentrieren« (oder »disidentification«) genannte Haltung, die aus der **Achtsamkeitspraxis** abgeleitet ist. Achtsamkeit ermöglicht dem Übenden Kontakt mit dem gegenwärtigen Augenblick, ohne sich letztlich mit ihm zu identifizieren: Gefühle und Gedanken können als vorübergehende mentale Ereignisse wahrgenommen werden – und müssen nicht als valide Beschreibungen der Realität oder der eigenen Person betrachtet werden (Heidenreich und Michalak 2018). Ähnlich wie bei der MKT, die sich aber deutlich von der MBCT abzugrenzen versucht, steht nicht die Veränderung der Inhalte depressiven Denkens im Vordergrund, sondern eine **Änderung der Haltung** (z. B. weniger wertend) gegenüber dysfunktionalen Kognitionen. MBCT kombiniert die kognitive Therapie mit der Praxis der Achtsamkeitsmeditation, die in einem sehr hohen Maße körperbezogen ist. Als deutschsprachige Manuale seien Michalak et al. (2011) sowie Segal et al. (2015) genannt.

> **Merke**
> Die KVT bezieht sich auf eine Reihe von Modellannahmen zur Entstehung und Aufrechterhaltung von Depressionen, die auf klinischen Beobachtungen, tierexperimentellen und anderen Studien beruhen. Die experimentelle Überprüfung dieser Annahmen erfolgte in bisherigen Studien zumeist a posteriori. Keines der ätiopathogenetischen Modelle bezieht *primär* den interpersonellen Kontext ein.

PP

Als ätiologischer Faktor wird bei der PP die zentrale Rolle von **Verlust-, Verunsicherungs- und Enttäuschungserlebnissen** im Verlauf der Kindheit hervorgehoben, die inzwischen auch als empirisch weitgehend gesichert gilt (Übersicht bei Schauenburg 2007, 2018 a, b). Der Verlust einer wichtigen Bezugsperson oder eines lebensbestimmenden Ideals wurde bereits von Freud (1915) als zentrales, auslösendes Moment beschrieben. Er beschrieb auch erstmals den Unterschied zwischen einer normalen Trauerreaktion und der Depression als einem Rückzug aus der Welt verbunden mit einem verminderten Selbstwertgefühl und der Entwicklung autoaggressiver Impulse. Die nächste Generation der tiefenpsychologischen Theoretiker konzentrierte sich auf die zentrale Rolle des Selbstwertgefühls, die mit Aspekten der **Bindung des Kindes an seine Bezugsperson** verknüpft wurde. Werden Eltern als vernachlässigend oder strafend erlebt, identifiziert sich das Kind mit übermäßigen, vermuteten oder auch tatsächlichen Leistungsanforderungen. Misserfolge werden in der Regel als eigenes Scheitern interpretiert, depressionsauslösende Belastungsfaktoren können von daher nicht nur Verlusterlebnisse, sondern auch Kränkungen, Hilflosigkeit, Desillusionierung und Enttäuschung sein. Die besondere Hilflosigkeit Depressiver kann als Ausdruck eines speziellen emotionalen Dilemmas verstanden werden, das als **depressiver Grundkonflikt** bezeichnet wird.

Nach Böker (2017) ist eine **unverarbeitete Trauer** bei zwei Drittel bis drei Viertel aller Betroffenen der Ausgangspunkt für die Entwicklung einer schweren Depression. »Nicht nur der Verlust durch einen Todesfall oder die Trennung in der Partnerschaft, sondern auch intime Lebensplanänderungen durch Krankheit und Verlust einer wichtigen psychosozialen Rolle (z. B. Arbeitslosigkeit) sind damit verknüpft« (Böker 2017, S. 33). Diese Annahme ähnelt sehr der IPT (s. u.).

Schauenburg (2018 a) fasst zusammen, dass psychodynamisch betrachtet alle Situationen, die mit dem Erleben von Angst, Schuld oder Scham einhergehen, bei Menschen zu Depression führen können, wenn sie das basale Sicherheitsgefühl und die Handlungsfähigkeit der Betroffenen nachhaltig beeinträchtigen.

Mentalisierungsbasierte Ansätze: Diese Ansätze gehen davon aus, dass depressive Patienten sowohl bei Objektverlusten als auch bei verschiedenen (fantasierten) Bedrohungen vor einem Verlust eine verzerrte oder zumindest verminderte Mentalisierungsfähigkeit gegenüber sich und anderen haben (Luyten et al. 2012). Unter Mentalisieren wird die Fähigkeit verstanden, sich von den **Gedanken, Gefühlen und Fantasien anderer Menschen** eine Vorstellung machen zu können. Reifes Mentalisieren schließt die Fähigkeit ein, »zu begreifen, dass das eigene Handeln durch subjektive innere Zustände beeinflusst wird (Selbst als Urheber), die nicht zwangsläufig mit den inneren Zuständen anderer identisch sein müssen« (Böker 2017, S. 106). Mentalisieren entwickelt sich in einem wechselseitigen Austausch zwischen der Mutter oder einer anderen primären Bezugsperson. Die Erkenntnisse der Bindungsforschung, auch der neueren (z. B. Fonagy et al. 2004), spielen bei der Konzeption eine bedeutsame Rolle. Die Vertreter der mentalisierungsbasierten Ansätze weisen auch auf die pathogenen Konsequenzen des Ruminierens und selbstfokussierten Denkens hin. Weitere Informationen finden sich bei Taubner (2018). Die empirische Basis wird von Schultz-Venrath (2013) als **widersprüchlich** und »wissenschaftlich noch ergänzungsbedürftig« beschrieben.

IPT

Während der PP und der KVT jeweils umfassende Theorien zugrunde liegen, ist die IPT in erster Linie empirisch abgeleitet (▶ Abschn. 4.2). Sie verfügt jedoch auch über einen **fundierten theoretischen Hintergrund**, der in den letzten Jahren sukzessive erweitert wurde (▶ Abschn. 4.1). Dabei kommt der Bindungstheorie John Bowlbys und deren experimenteller Überprüfung durch Mary Ainsworth eine besondere Bedeutung zu (▶ Abschn. 4.1). Auch Donald Kieslers Interpersonelle Theorie (1996) wird als wichtige Erweiterung der theoretischen Basis der IPT diskutiert. Neben entwicklungspsychologischen Ansätzen sind aber auch epidemiologische Studien sowie die Lebensereignisforschung hervorzuheben, die die Konzentration auf die depressionsassoziierten Behandlungsfokusse rechtfertigen (▶ Abschn. 4.2).

Zusammenfassung

Obwohl bei jedem der Verfahren unterschiedliche Schwerpunkte in der theoretischen Basis festzumachen sind und einige der hier aufgeführten Annahmen und Modelle zur Entstehung von Depressionen bisher als nicht evidenzbasiert gelten, findet sich in (fast) allen Ansätzen das Zusammenwirken biologischer, psychischer und psychosozialer Faktoren und damit das multifaktorielle bzw. biopsychosoziale Bedingungsmodell der Depression. Auch die Bedeutung der biografischen Erfahrungen wird, wenngleich mit unterschiedlichen Schwerpunktsetzungen, von allen therapeutischen Konzeptionen hervorgehoben. Sowohl die IPT als auch die Psychodynamischen Verfahren beziehen sich auf die Bindungsforschung, die KVT berücksichtigt die durch negative Kindheitserfahrungen mitbedingten dysfunktionalen Schemata. Lediglich die MKT postuliert ein informationsverarbeitendes Modell psychischer Störungen und sieht prädisponierende oder akute Bedingungsfaktoren weniger im Fokus. Ein zusammenfassender Überblick der ätiopathogenetischen Annahmen findet sich in Tabelle 5-1.

Keine der Erklärungstheorien und keines der Krankheitskonzepte kann jedoch das komplexe Bild der Depression und das Zusammenspiel verschiedenster Faktoren vollständig erklären (► Abschn. 4.2). Die beschriebenen Therapieformen sind insofern einseitig, als sie den Schwerpunkt jeweils auf ganz spezifische pathogenetische Aspekte der Depression legen. Andere Bereiche erhalten demzufolge nur sekundäre oder wenig Bedeutung. Die IPT erscheint am offensten gegenüber anderen ätiologischen Faktoren und vertritt explizit einen pluralistischen Standpunkt. Daher ist sie flexibel bezüglich des Einsatzes von klärungs-, aber auch verhaltens- und kognitionsbezogenen Techniken.

5.2 Struktur, Therapiephasen und Inhalte

KVT

In der KVT stehen dem Therapeuten eine Reihe von **strukturierten Modulen** zur Verfügung. Hautzinger (2013) beschreibt in seinem Behandlungsmanual fünf Module, die er als Vorschläge bei der Behandlung depressiver Störungen und der Überwindung der dabei typischen Probleme versteht. Im Rahmen dieser Strategiensammlung sollten Therapeuten je nach individuellen Erfordernissen immer patientenzentriert vorgehen.

Strukturierte Module nach Hautzinger (2013)

- **Modul 1:** Therapeutisches Basisverhalten im Umgang mit depressiven Patienten, Vermittlung des therapeutischen Rationals
- **Modul 2:** Verhaltensaktivierung, Tagesstrukturierung, Aufbau positiver Aktivitäten,

Tab. 5-1 Vergleich verschiedener Depressionstherapien im Hinblick auf ihre zentrale Rolle in der Ätiopathogenese.

Kognitive Verhaltenstherapie	Interpersonelle Psychotherapie	Psychodynamische Psychotherapie
• negative, dysfunktionale Annahmen und Schemata • Rumination • Verstärkerverluste	• unsichere Bindungsstile • gegenwärtige, empirisch abgeleitete interpersonelle und psychosoziale Belastungen	• Verlust, Verunsicherungs- und Enttäuschungserlebnisse (in der Kindheit) • gestörte Konfliktbewältigung • verminderte Mentalisierungsfähigkeiten

Abbau von Belastungen, Reduktion aversiver Bedingungen
- **Modul 3:** Veränderung von Kognitionen, kognitive Umstrukturierung, Werte, Ziele, Akzeptanz, metakognitive Vorgehensweisen
- **Modul 4:** Kompetenzsteigerung, Erlernen neuer Fertigkeiten, Verbesserung sozialer Fertigkeiten, Kommunikation, Achtsamkeit, Problemlösen
- **Modul 5:** Erkennen von depressiven Einbrüchen und Beginn neuer Episoden, Notfallplanung, Beibehaltung des Therapieerfolgs

Faßbinder et al. (2015) ergänzen die etablierten Inhalte durch eine Vielzahl von Techniken und Interventionen, in denen sich der Einfluss der **sog. Dritten Welle** widerspiegelt.

Strukturierte Module nach Faßbinder et al. (2015)

- **Modul 1:** Diagnostik
- **Modul 2:** Psychoedukation zur Lebensführung bei Depression (z. B. Ernährung, Bewegung, Schlaf, Arbeit, Partnerschaft)
- **Modul 3:** Psychoedukation zu den Störungsmodellen der Verhaltenstherapie (z. B. Verstärkerverlustmodell, Informationsverarbeitungsmodell, Emotionsregulationsmodell, schematherapeutisches Modell)
- **Modul 4:** Verhaltensaktivierung
- **Modul 5:** Veränderung von Kognitionen
- **Modul 6:** Metakognitive Fertigkeiten
- **Modul 7:** Achtsamkeit und Akzeptanz
- **Modul 8:** Emotionsregulation
- **Modul 9:** Interpersonelle Fertigkeiten: Handlungsplanung
- **Modul 10:** Interpersonelle Fertigkeiten: Verhaltenstraining
- **Modul 11:** Umgang mit Suizidalität und Krisen
- **Modul 12:** Rückfallprophylaxe

Eine feste Struktur wird bei Faßbender et al. (2015) nicht vorgeschlagen. Die Autoren betonen, dass Therapeuten sich die Instrumente auswählen können, die gut »zu Ihnen, Ihrem Patienten und der individuellen Aufgabenstellung passen« (Faßbinder et al. 2015, S. 7). Die Auflistung der verschiedenen Module verdeutlicht die **Vielseitigkeit der modernen KVT** und das zunehmend modulare Vorgehen. Emotionsarbeit, interpersonelle Themen, Achtsamkeit und die Akzeptanz von Unveränderbarkeit waren in früheren Konzeptionen nicht im Fokus und hatten der KVT das Image einer überwiegend auf Kognition und Verhalten konzentrierten Therapie gegeben. Diese Einschätzung ist schon seit Längerem nicht mehr haltbar, erschwert aber auch die Abgrenzung zu anderen Therapieformen.

Verhaltensaktivierung: Die Studienergebnisse von Dimidjian et al. (2006) und einiger Metaanalysen (Cuijpers et al. 2007; Shinohara et al. 2013; Spates et al. 2006; Ekers et al. 2008, 2014) führten zu einer Art **Renaissance der VA** (früher »Aufbau positiver Aktivitäten«). Diese hatte nach Hofheinz und Heidenreich (2017) innerhalb der KVT ein eher »bescheidenes Dasein« geführt. In ihrem Manual (2017) »Werteorientierte Verhaltensaktivierung« stellen die Autoren, neben theoretischen Annahmen und empirischen Befunden, eine modulare Einzeltherapie sowie eine standardisierte Gruppentherapie vor. Werteklärung sowie Abbau von Vermeidung und sozialem Rückzug spielen eine zentrale Rolle.

Modulare Einzeltherapie nach Hofheinz und Heidenreich (2017)

- **Modul 1:** Psychoedukation und Störungsmodell
- **Modul 2:** Aktivitätsbeobachtung und Werteklärung
- **Modul 3:** Aktivitätenaufbau
- **Modul 4 a:** Schwierigkeiten auf der Ebene der Auslöser
- **Modul 4 b:** Schwierigkeiten auf der Verhaltensebene

- **Modul 4 c:** Schwierigkeiten auf der Ebene der Konsequenzen
- **Modul 5:** Rückfallprophylaxe und Abschluss

Mindfulness Based Cognitive Therapy: Das MBCT-Behandlungsprogramm umfasst acht Sitzungen von 2,5-stündiger Dauer, die nach erfolgter Akutbehandlung zur Rezidivprophylaxe im wöchentlichen Abstand stattfinden. Es liegt in manualisierter Form vor (Segal et al. 2015) und beinhaltet neben psychoedukativen und klassisch kognitiven Interventionen hauptsächlich **Übungen zur Achtsamkeit**, Sitzmeditationen und Körperübungen (z. B. Body-Scan). Beim Body-Scan werden Patienten angeleitet, im Rhythmus der Atmung die Empfindungen in einzelnen Körperteilen bewusst wahrzunehmen. Durch solche u. ä. Meditationsübungen trainiert der Patient eine achtsame Einstellung, um zu einer nicht wertenden, bewussten und auf **das aktuelle Erleben bezogenen Aufmerksamkeit** zu gelangen. Dadurch soll erreicht werden, dass negative Gedanken und Gefühle als mentale Ereignisse wahrgenommen und somit akzeptiert und nicht festgehalten oder verdrängt werden müssen. Auch Mitgefühl (»compassion«) und Selbstmitgefühl spielen eine zunehmende Rolle in dem Gruppenprogramm.

Metakognitive Therapie: Bei der MKT handelt es sich um eine Kurzzeittherapie im Umfang von 8–10 Einzelsitzungen. Wichtige Behandlungskomponenten bei der Durchführung einer MKT sind die **Entwicklung eines metakognitiven individuellen Störungsmodells**, Achtsamkeitsübungen, Aufmerksamkeitstraining, Modifikation positiver und negativer Metakognitionen. Bei der Behandlung von Patienten mit akuten depressiven Störungen fokussiert das störungsspezifische metakognitive Vorgehen vor allem die Rumination. Es wird schwerpunktmäßig versucht, **Grübelprozesse** zu identifizieren, zu modifizieren und zu kontrollieren, z. B. mit Achtsamkeit und Aufmerksamkeitsverschiebungen.

Zentrale Behandlungsbausteine der MKT (modifiziert nach Wells 2011)

- Entwicklung eines metakognitiven Fallkonzepts (inkl. Sozialisation in Bezug auf metakognitives Modell)
- losgelöste Achtsamkeit (»detached mindfulness«)
- Modifikation negativer Metakognitionen
- Modifikation positiver Metakognitionen
- Aufmerksamkeitstraining
- Modifikation dysfunktionaler Bewältigungsstrategien
- Festigung neuer Verarbeitungsroutinen

Merke
Die verschiedenen Ansätze der KVT können alle als *strukturierte Kurzzeittherapien* bezeichnet werden, mit einer empfohlenen Gesamtdauer zwischen 10 und 45 Sitzungen, verteilt auf 2–12 Monate. Auch längere Behandlungen sind möglich. Üblicherweise wird *primär in der Gegenwart sowohl manualisiert als auch individualisiert* gearbeitet, wobei spezifische Strategien, Übungen und Hausaufgaben vorgegeben werden.

PP

Psychodynamische Therapien sind traditionell **weniger strukturiert** und weniger zeitlich begrenzt als die anderen hier beschriebenen Verfahren. In neueren Publikationen zur Kurzzeittherapien werden jedoch verschiedene Therapiephasen und -ebenen unterschieden. Böker (2017) beschreibt eine Einleitungsphase, in der eine umfassende Information zur depressiven Störung, zum Vorgehen in der PP und zum möglichen Einsatz von Antidepressiva erfolgt. Danach schließt sich eine

Phase des Durcharbeitens und eine Beendigungsphase an. Beim Durcharbeiten der individuell relevanten Themenbereiche geht es primär um die Auflösung der Teufelskreise der Depression und die zunehmend dysfunktionalen Strategien depressiv Erkrankter. Böker fasst es wie folgt zusammen:

> *»Die Psychodynamische Psychotherapie fokussiert insbesondere die intrapsychischen Circuli vitiosi (Abnahme des Selbstwertgefühls, Schuldgefühle) und die interpersonellen Circuli vitiosi (Verlustangst, Abhängigkeit, zunehmende Blockaden der Kommunikation zwischen den Partnern), darüber hinaus auch die kognitiven Circuli vitiosi (dysfunktionale, ›automatische‹ Gedanken und verzerrte Wahrnehmung).«*
> *(Böker 2017, S. 156)*

Die Teufelskreise entwickeln sich nicht unmittelbar aus dem **depressiven Grundkonflikt,** sondern aus den zunehmend dysfunktional werdenden Bewältigungsmechanismen: »Aus dem altruistisch-pflichtorientierten Muster resultiert Erschöpfung und Entleerung«, das »offen dependente« Muster führt zu ängstlich-anklammerndem Verhalten und ängstlich-depressiven Symptomen, das »narzisstisch-überkompensatorische Muster geht mit dem Risiko der Somatisierung einher (…)« (Böker 2017, S. 157).

Die überarbeitete zweite Version des **Operationalisierten-Psychodynamischen-Diagnostik-Systems** (OPD-2; Arbeitskreis OPD 2014) bietet Empfehlungen zur **Fokusbildung**. Es handelt sich dabei um ein Diagnosesystem, durch welches wesentliche Variablen psychodynamischer Theorien (Beziehungsmuster, innere Konfliktkonstellationen und strukturelle Bedingungen) messbar und für die Therapieplanung und -evaluation nutzbar gemacht werden können.

Mentalisierungsbasierte Psychotherapie: Mentalisierungsbasierte Interventionen für depressiv Erkankte beinhalten nach Luyten et al. (2012) folgende drei Phasen:

- **Phase I:** Einnahme einer supportiven, empathischen Haltung, wobei Hoffnung und Struktur bereitgestellt werden. Durch spezifische Interventionen (z. B. durch Psychoedukation, Pharmakotherapie und Ermutigung zu Aktivität) soll eine Erholung des Mentalisierens erreicht werden.
- **Phase II:** Durcharbeiten interpersoneller Themen und Konflikte über die Förderung des Mentalisierens mit Berücksichtigung von Selbst und Anderen, besonders der therapeutischen Beziehung. Pflege von Resilienz angesichts vergangener, gegenwärtiger und zukünftiger Widrigkeiten; neue Wege in Beziehung zu sich und anderen erproben.
- **Phase III:** Durcharbeiten des Verlusts, der Trennung, der Autonomie und der Identität, die durch das drohende Behandlungsende ausgelöst werden. Konsolidierung und Verhinderung zukünftiger Rückfälle.

Psychodynamische Kurzzeittherapien umfassen ca. 30–40 Sitzungen, dauern in der Regel 2–3 Jahre und finden im Sitzen statt. Für den Abschluss gibt es keine vorgegebene Regelung, sie sollte individuell auf den einzelnen Patienten abgestimmt werden. Eine Langzeitbehandlung ist bei Chronizität oder dem Vorliegen einer Persönlichkeitsstörung indiziert. Böker (2017) warnt davor, eine Therapie »chronisch« werden zu lassen; dies liegt dann vor, wenn Therapeut und Patient unbewusst an einem Abhängigkeitsmuster festhalten, was die Loslösung und individuelle Entwicklung erschwert bzw. unmöglich macht.

IPT

Ein Charakteristikum der IPT besteht in der flexiblen, halbstrukturierten Form des Verfahrens bei gleichzeitiger Strukturgebung durch die Bearbeitung des Behandlungsfokus (bzw. der Behandlungsfokusse) anhand der im Manual vorgegebenen Strategien. Was das **Ausmaß der Strukturierung** anbelangt, lässt sich die IPT zwischen der psychodynamischen und der kognitiv-verhaltenstherapeutischen Therapie ansiedeln. Die halboffene Struktur der IPT ermöglicht es erfahrenen Psychotherapeuten, sich an den individuellen Bedürfnissen ihrer Patienten und deren Bereitschaft zur Veränderung zu orientieren und dabei den eigenen therapeutischen Stil umzusetzen.

Trotz dieser Flexibilität hat die IPT eine »typische Struktur«, die durch das Durchlaufen der drei Behandlungsphasen (▶ Kap. 6) und durch das **systematische Bearbeiten eines depressionsassoziierten Problembereichs** oder mehrerer Problembereiche erreicht wird.

Kernelemente der IPT (nach Weissman et al. 2018)

- Anwendung eines medizinischen Modells inkl. Zuteilen der Krankenrolle
- Erheben einer Beziehungsanalyse
- Festlegen einer zeitlichen Begrenzung der Behandlung
- Fallkonzeptualisierung (Zusammenhang zwischen einem oder zwei interpersonellen Problembereich[en] und der Depressionsdiagnose)

Eine **Einteilung in Phasen** findet sich – wenn auch weniger dezidiert – auch in anderen Verfahren. In der IPT wird sie gegenüber dem Patienten und auch im Therapiemanual besonders hervorgehoben, da sie mit bestimmten Erwartungen an den Patienten und spezifischen Therapieinhalten einschließlich der therapeutischen Beziehungsgestaltung verbunden ist.

So steht in den **Anfangssitzungen** die Auseinandersetzung mit der Depression im Rahmen eines medizinischen Krankheitsmodells einschließlich der Zuteilung der aktiven Krankenrolle im Vordergrund (▶ Abschnitt 4.3). Dieses medizinische Krankheitsmodell der Depression steht bei den KVT-Ansätzen nicht im Vordergrund. Im **mittleren Teil** reduzieren sich die edukativen, anleitenden Anteile, indem den Patienten bewusst Raum zur Selbstexploration gegeben wird. Es wird darauf hingearbeitet, dass sich Patienten in ihren Beziehungen zu anderen Menschen besser verstehen, dass sie den Zusammenhang zur Depression erkennen und ihr bestehendes oder aufzubauendes soziales Netz zur Unterstützung nutzen. Die aktive Krankenrolle wird nach und nach zurückgenommen. Im Vergleich mit der KVT bleiben interpersonelle Beziehungen und damit zusammenhängende Emotionen durchgehend das zentrale Thema. Die Arbeit an spezifischen Aktivitäten oder kognitiven Annahmen kann zwar auch in der IPT zur Anwendung kommen (z. B. bei Rollenwechsel: die neue Rolle positiver sehen, neu bewerten), sie erreicht jedoch nicht das Ausmaß, die Intensität und die Strukturiertheit wie in KVT-Sitzungen. Typische strukturierte KVT-Inhalte wie die systematische Identifikation und das Überprüfen automatischer Gedanken mithilfe von Gedankentagebüchern kommen in der IPT nicht vor.

In der **Beendigungs- und damit Abschiedsphase** der IPT wird das näher kommende Therapieende thematisiert. Der Patient lernt, sich aus der therapeutischen Bindung bzw. Beziehung erfolgreich zu lösen und dadurch eine wichtige Beziehungserfahrung repräsentieren zu können. In der Regel ist dieser Therapieabschnitt mit dem Zugeständnis verbunden, den Therapeuten in Notfällen kontaktieren zu können.

Eine Abschiedsphase wird auch in der KVT angestrebt. Trotz offensichtlicher Parallelen (z.B. Zusammenfassung des Therapieerfolgs, Rückfallprophylaxe, Angebot an Auffrischungssitzungen) scheint der Abschiedsprozess pragmatischer, es wird weniger der Verlust der Bindung an den Therapeuten thematisiert, sondern eher die Rückfallprophylaxe und das Selbstmanagement.

Zusammenfassung

In allen dargestellten Depressionstherapien werden – mit Ausnahme der klassischen Psychoanalyse – abgrenzbare Therapiephasen und zugrunde liegende Behandlungsmanuale beschrieben.

Psychoedukation, Ermutigung und Symptombesprechung bzw. -bewältigung in der Anfangsphase haben sich als wichtige Therapieelemente in allen Modellen mehr oder weniger durchgesetzt.

In den mittleren Phasen der Therapien erfolgt eine gewisse Differenzierung: Bei der KVT sind es verhaltens-, kognitions-, emotionsbezogene Schwerpunktsetzungen, bei der IPT interpersonelle, bei psychodynamischen Verfahren strukturelle, interpersonelle, in jüngster Zeit aber auch »kognitive« Themen, deren biografische Verankerung stärker gewürdigt wird.

Eine Beendigungsphase wird von der KVT und der IPT hervorgehoben bzw. zeitlich und inhaltlich definiert. In psychodynamischen Therapien gab es lange Zeit in den gängigen Lehrbüchern zur Frage der Therapiebeendigung wenig Hinweise. Die Empfehlungen in einer spezifischen Ausgabe der American Psychological Association (APA 2017) sowie einem Kapitel aus einem aktuellen Lehrbuch (Müller-Ebert 2018) zur Behandlungsbeendigung ähneln jedoch den Empfehlungen zur IPT. Eine Analyse gilt als erfolgreich beendet, wenn eine stabile Veränderung des Erlebens und Verhaltens erreicht wurde. Dies kann mitunter Jahre dauern, was zu Kritik geführt hat. Ökonomische Aspekte sowie eine zu starke Abhängigkeit vom Therapeuten werden in diesem Kontext häufig aufgeführt.

5.3 Therapieziele und Techniken

KVT

Generell wird in der KVT zwischen **übergeordneten Zielen** (Symptomlinderung, Modifikation von dysfunktionalen Gedanken bzw. Annahmen und Verhalten) und **individuellen Therapiezielen** (z. B. Aufbau sozialer Kontakte) unterschieden.

Übergeordnete Ziele der KVT

- Entwicklung eines individuellen Entstehungsmodells der Depression
- Formulieren von Behandlungszielen
- Steigerung positiv erlebter Erfahrungen und Erreichen einer Balance von angenehmen, verstärkenden Aktivitäten und aversiven Aktivitäten
- Überwindung sozialer Defizite durch Verbesserung der interaktionellen Kompetenzen sowie eine Korrektur überzogener Ansprüche und Einstellungen
- Aufbau eines differenzierenden, relativierenden, auf das konkrete Verhalten bzw. Situation bezogenen Denkens
- Umgang mit suizidalen Krisen, Notfallplanung, Stabilisierung
- Rückfallprophylaxe

Die Auswahl der Strategien erfolgt in Abhängigkeit von der individuellen Fallkonzeption und kann verschiedene Interventionen beinhalten (z. B. Problemlösen, Verhaltensanalysen). Die Interventionen setzen fundierte Therapiekenntnisse in dem Verfahren voraus.

Sie sind im Vergleich mit IPT-Strategien vom Beherrschen **bestimmter Techniken** (z. B. sokratischer Dialog bei der Modifikation von Grundannahmen) abhängig und schwerer zu erlernen. Dies trifft vor allem auf die neueren, erlebnisorientierten Techniken (z. B. Imaginationsübungen, Achtsamkeit, metakognitive Fertigkeiten) zu, die eine breit gefächerte therapeutische Kompetenz erfordern.

PP

Die Ziele einer psychodynamischen Depressionsbehandlung können auf unterschiedlichen Ebenen erfolgen (Böker 2017, S. 126):

- **Symptomorientiert:** Welche Beschwerden möchten Sie in der Therapie vorrangig angehen? Bitte nennen Sie zwei der wichtigsten!
- **Strukturbezogen:** Haben Sie den Wunsch, Eigenschaften bei sich zu verändern? Möchten Sie Ihre Selbstzweifel überwinden? Möchten Sie Ihre Neigung überwinden, stets Schuld auf sich zu nehmen?
- **Interpersonell:** Möchten Sie bestimmte, wiederkehrende Muster im Umgang mit anderen Menschen in der Therapie überwinden?

Es werden zwar supportive, kognitive, edukative, suggestive und störungsspezifische therapeutische Techniken in den modernen Ansätzen einbezogen, das **Durcharbeiten affektiv geladener Erinnerung**, das Deuten und Konfrontieren sowie die Arbeit mit Übertragung und Gegenübertragung sind aber weiterhin bedeutsame Interventionen psychodynamisch ausgerichteter Therapeuten.

Mentalisierungsbasierte Interventionen betonen einen **Paradigmenwechsel**: Der Therapeut ermutigt durch spezifisches Fragen Patienten zur Selbstreflexion. Schulz-Venrath (2013, S. 192) bietet in seinem Lehrbuch Verbatimprotokolle und eine Auslistung mentalisierungsfördernder Interventionen, die auch für KVT oder IPT stehen könnten und auf eine Annäherung der Ansätze in der Depressionsbehandlung hinweisen.

- »Habe ich Sie richtig verstanden, dass Sie …?«
- »Wie glauben Sie, fühlt sich das für Ihren Mann an?«
- »Können Sie mir bitte (noch genauer) erklären, was Sie dazu brachte?«
- »Was würden Sie jemanden raten, der in einer ähnlichen Situation wäre wie Sie?«
- »Haben Sie eine Idee, wie ich mich fühle, wenn Sie es so ausdrücken?«

Der **Einsatz von Metaphern, Bildern und Analogien** wird empfohlen, ebenso bei strukturell sehr beeinträchtigten Patienten die **Einbeziehung anderer Berufsgruppen** (z. B. Sozialdiensten, Kunst-, Gestaltungs- und Körpertherapien). Weniger Deutungen, Ermutigung zum Perspektivwechsel, Erlaubnis zu Selbstmitteilungen (»self-disclosure«) weisen auf Ähnlichkeiten zum Vorgehen in der KVT hin. Die wesentlichen Prinzipien mentalisierunsgbasierter Interventionen bei Depressionen werden z. B. bei Staun (2017) beschrieben.

IPT

Neben den allgemeinen Hauptzielen der **Symptomreduktion** und der **Verbesserung interpersoneller Beziehungen** werden im IPT-Manual für jeden der IPT-typischen Problembereiche generelle Strategien und Ziele vorgegeben. Sie bieten dem Therapeuten einen Handlungsplan bei der Umsetzung der individuellen Therapieziele (▶ Kap. 6). Im Vergleich zu KVT-Strategien erscheinen sie eher mithilfe des gesunden Menschenverstands ableitbar (»common sense«) und auch für weniger erfahrene Therapeuten schneller erlernbar. So ist es z. B. für Therapeuten relativ einfach, die positiven und negativen Aspekte alter und neuer Rollen zu explorieren, welches eine bedeutsame Strategie beim IPT-Problembereich »Rollenwechsel« darstellt. Im Gegensatz zur KVT wird jedoch auf ein stark strukturierendes Vorgehen mithilfe von **Arbeitsblättern, Protokollen und Hausaufgaben** (außer im stationären Kontext) weitgehend verzichtet. Die einsichts- und klärungsorientierte Perspektive steht hingegen im Vordergrund. Dieses Vorgehen ist ähnlich wie bei psychodynamischen Therapieformen. **Deutungen und Interpretationen** sowie die ausführlichere und systematische Beschäftigung mit der Kindheit oder der lebensgeschichtlichen Vergangenheit des Patienten sind jedoch bei der IPT nicht vorgesehen. Allerdings kann die Kindheit im Rahmen eines Problemfokus stärker einbezogen werden, sollte diese mit dem interpersonellen Problem im Zusammenhang stehen. **Intrapsychische Abwehrmechanismen** wie z. B. Verleugnung oder Projektion werden vom Therapeuten zwar beachtet und ggf. in die Supervision eingebracht, jedoch ebenso wie die **Übertragungsbeziehung** innerhalb der Therapiesitzungen üblicherweise nicht thematisiert – es sei denn, die Therapie stagniert oder es tritt eine deutliche Verschlechterung beim Patienten auf. Techniken zum Verhaltensaufbau und zur direkten Problemlösung – wie man sie aus der KVT kennt – kommen durchaus auch zur Anwendung. Sie werden vor allem in späteren Therapieabschnitten oder bei passiven Patienten eingesetzt.

Einige in der IPT angewandten **Techniken** (z. B. Exploration, Ermutigung zum Gefühlsausdruck, Klärung) werden von Weissman et al. (2018) mehr der psychodynamischen Gesprächsführung zugeordnet und nicht als IPT-spezifisch definiert. Weitere Techniken wie Rollenspiele und andere verhaltensorientierte Interventionen können eher mit der KVT in Verbindung gebracht werden. Grundsätzlich liegt der Schwerpunkt der IPT auf der emotionalen Arbeit.

Auch bei den Techniken und Strategien bleibt die IPT ihrem pragmatischen Ansatz treu. Sollte sich eine Strategie oder Technik als nicht ausreichend erweisen, kann sie durch andere Interventionen ergänzt oder ersetzt werden. So haben sich z. B. zur Bewältigung traumatischer Trauer zusätzlich zu den herkömmlichen IPT-Strategien Konfrontations- und Expositionsübungen als erfolgversprechend gezeigt. Auch eine Kombination mit Elementen des Motivational Interviewing ist möglich (Shear et al. 2014). Sollten Patienten große Mühe haben, ihr Kommunikationsverhalten zu reflektieren oder zu verändern, werden Therapeuten ermutigt, andere Techniken (z. B. Akzeptanzstrategien) anzuwenden.

Zusammenfassung

Für alle dargestellten Therapieformen werden Therapieziele vorgegeben. Das Ausmaß der Symptombezogenheit dieser Ziele fällt dabei unterschiedlich aus. Während sie bei KVT und IPT eine primäre Rolle spielen, sind sie bei psychodynamischen und psychoanalytischen Verfahren eher sekundär. Auch bei den Hauptzielen gibt es eine verfahrenstypische Ausrichtung. Während bei der IPT die interpersonellen Ziele eindeutige Priorität haben, sind es bei den psychodynamischen Ansätzen mehr die Strukturdefizite des Patienten. Bezüglich der Techniken zeigen sich eine große Varianz, aber auch zahlreiche Überschneidungen. Verhaltensorientierte Techniken sind auch in der psychodynamischen Therapie kein Tabu mehr. Die IPT nimmt hier durch den schulenübergreifenden Ansatz eine pragmatische Position ein, indem sie je nach Problembereich und Patient Strategien aus existierenden Therapieansätzen integriert. Lediglich neuere, erlebnisorientierte Techniken aus der KVT oder die Arbeit mit unbewussten Inhalten sind nicht üblich.

5.4 Therapeutische Beziehung

KVT

Die traditionelle Rolle von KVT-Therapeuten besteht darin, Patienten das **individuelle Bedingungsmodell** ihrer Depression verständlich zu machen sowie ihnen zu helfen, einen anderen Umgang mit ihren oft quälenden Gedanken oder Annahmen zu finden. Sie sollten dabei freundlich, unterstützend und strukturgebend vorgehen. Die Annahmen der Patienten werden als Hypothesen aufgefasst, die auf ihren Realitätsgehalt überprüft werden. Dabei erfolgt eine konsequente Anwendung der **sokratischen Gesprächsführung**. Selbstöffnung ist unter gewissen Bedingungen erlaubt (Beck 2013). Bei der MKT werden Patienten recht direktiv über die »Schädlichkeit« ihrer Denkprozesse aufgeklärt und zu neuen Verhaltensweisen ermutigt.

Therapeuten reagieren in komplementärer Weise auf die Verhaltensweisen der Patienten (Gilbert und Leahy 2007) und nehmen die Rolle eines **kooperativen, kompetenten Beraters** ein. Das Klischee des »kalten und mechanistischen Verhaltenstherapeuten« fand man schon früh (Schaap et al. 1993) in Videoanalysen der Therapeut-Patient-Interaktionen widerlegt. Verhaltenstherapeuten wurden hinsichtlich der **Beziehungsvariablen deutlich positiver** eingeschätzt als etwa Gestalt- oder psychodynamische Therapeuten. Sie zeigten ein höheres Ausmaß an Empathie, bedingungsloser Wertschätzung und Echtheit. Dieses Ergebnis war insofern überraschend, als in den handlungsanleitenden Theorien der frühen Verhaltenstherapie der Therapeut-Patient-Beziehung wenig Bedeutung beigemessen wurde. Dies hat sich seit den 1990er-Jahren allerdings deutlich verändert. Seither gibt es eine Vielzahl von Publikationen, die sich mit der Beziehungsgestaltung in der Verhaltenstherapie beschäftigen. Selbst die Bindungstheorie, bisher ein Sujet der IPT und von Psychodynamischen Psychotherapien, ist in der KVT kein Tabu mehr. Diese Entwicklung deutet darauf hin, dass der Beziehungsaspekt auch in anderen Depressionstherapien eine deutliche Aufwertung erfahren hat. Die therapeutische Beziehung ist jedoch weiterhin durch einen »kollaborativen Empirismus« geprägt. Einsle und Hummel definieren es wie folgt:

> *»Das bedeutet, dass Patient und Therapeut zwar als Team zusammenarbeiten, aber mit unterschiedlichen Rollen. Während der Therapeut als empirischer Experte die Richtung vorgibt (...), fungiert der Patient als Datensammler.«*
>
> *(Einsle und Hummel 2015, S. 111–112)*

Caspar (2008) hat das Konzept der motivorientierten Beziehungsgestaltung eingeführt, das sich an lebensgeschichtlich entwickelten Schemata und Plänen und daraus erwachsenden, auch impliziten Motiven des Patienten orientiert (vgl. auch Caspar und Belz 2017). Diese elaborierte Systematik der motivorientierten Beziehungsgestaltung lässt sich als praktisch bewährter und durch randomisiert kontrollierte Studien gestützter (Kramer et al. 2014), allerdings auch aufwendig zu trainierender Ansatz in sämtliche Verhaltenstherapien integrieren, um schnell, flexibel und »bottom-up« hilfreiche Hypothesen zu bilden und sich entsprechend in der Beziehung zu verhalten.

PP

In neueren Arbeiten wird die Rolle des verlässlichen und empathischen Therapeuten hervorgehoben, der sich auf das Befinden und die Möglichkeiten des Patienten einlässt. Der psychodynamische Therapeut hat von Beginn an eine schützende Funktion, die auch im Falle von Abhängigkeitstendenzen des Patienten nicht zurückgewiesen werden darf. Sowohl Überengagement als auch Distanzierung sind zu vermeiden, ebenso wie suggestive Aufforderungen zu positiveren Sichtweisen oder Deutung von Aggressivität (Schauenburg 2007). Offenbar ist man sich der Gefahr bewusst geworden, dass insbesondere bei depressiven Patienten durch eine zu streng durchgehaltene Abstinenz Schuldgefühle verstärkt oder Interventionen als Vorhaltungen aufgefasst werden können. Generell stellt die therapeutische Beziehung bei den psychodynamischen Therapien ein **zentrales Therapieelement** dar. So ermöglicht das Beziehungsangebot gegenüber dem Therapeuten Rückschlüsse auf die problematischen biografischen Konfliktsituationen des Patienten und auf das »affektiv geladene Durcharbeiten« des depressiven Grundkonflikts.

In der Mentalisierungsbasierten Psychotherapie dürfen Therapeuten direkt nach- und hinterfragen, werden als Interaktionspartner »spürbarer« und widerlegen das Klischee des zurückhaltenden, »unnahbaren« Analytikers.

IPT

In der IPT wird der Therapeut zum Advokaten des Patienten, der in Anlehnung an bindungstheoretische Konzeptionen eine »sichere zwischenmenschliche Basis« bietet, von der aus eine angemessene Klärung und Lösung interpersoneller Probleme möglich wird. Die Rolle des IPT-Therapeuten ist damit freundlich-unterstützend. Durch diese Beschreibung wird bereits deutlich, dass IPT-Therapeuten in Abgrenzung zu klassischen psychoanalytischen Ansätzen **nicht neutral, sondern aktive Experten** sowie freundlich zugewandte Verbündete der Patienten sind. Dies bedeutet natürlich nicht, dass Therapeuten dem Verhalten und den Aussagen ihrer Patienten unkritisch gegenüberstehen. Die therapeutische Beziehung fungiert in der IPT trotz ihrer Besonderheiten vielmehr in wichtigen Mustern **modellhaft für eine gelungene zwischenmenschliche Beziehungsgestaltung**. So werden z. B. im Rahmen des therapeutischen Prozesses gegenseitige Erwartungen abgeklärt (z. B. was die Rolle und Aufgaben betrifft) oder Therapieziele verhandelt. Selbstöffnung (»self-disclosure«) kann unter Umständen für den Therapieprozess förderlich sein, gehört aber nicht zu den Haupttechniken.

Hinsichtlich der therapeutischen Grundhaltung befindet sich die Position des IPT-Therapeuten zwischen der direktiv anleitenden, aktiven Rolle von KVT-Therapeuten und der eher zurückhaltenden Rolle der psychodynamischen Therapeuten. IPT-Therapeuten suchen die **Balance zwischen aktiv intervenierendem und passiv reflektierendem Verhalten**, um Patienten ein Optimum an produktivem Entfaltungsspielraum zu gewährleisten. Obgleich die Übertragungsbeziehung berücksichtigt und z. B. im Rahmen einer Fallsupervision angesprochen wird, wird sie jedoch nicht in den therapeutischen Sitzungen dem Patienten gegenüber interpretiert. Dies geschieht nur in Ausnahmefällen, wenn ein Therapieabbruch droht oder der therapeutische Prozess stagniert. Wenn z. B. ein Patient dem Therapeuten gegenüber feindselige Gefühle hegt oder sich kritisiert fühlt, wird dies in einer lösungsorientierten Weise im Hier und Jetzt besprochen (z. B. »Es ist wichtig, dass Sie mir Rückmeldung darüber geben, was meine Aussagen bei Ihnen ausgelöst haben. Es ist außerdem ein gutes Beispiel für eine offene und direkte Kommunikation. Wie kann ich dafür sorgen, dass meine Aussagen Sie nicht verletzen oder missverstanden werden?«). Auf die Therapeut-Patient-Beziehung kann verstärkt fokussiert werden, wenn der Patient über keinerlei andere bedeutsame zwischenmenschliche Beziehungen verfügt, insbesondere beim Fokus »soziale Defizite/ Isolation«.

Zusammenfassung

Gemeinsam mit Ressourcenaktivierung, Problemaktualisierung, Klärung und Problemlösung zählt die Beziehungsgestaltung nach Grawe (2000) zu den allgemeinen Wirkfaktoren (»common factors«) der Psychotherapie und sollte somit eine wichtige Basisfertigkeit eines jeden Psychotherapeuten sein. In allen Depressionstherapien wird entsprechend die Bedeutsamkeit der therapeutischen Beziehung betont. Zudem heben alle die Rolle des verständnisvollen, verlässlichen Therapeuten hervor, der sich auf die Besonderheiten des depressiven Patienten einzulassen vermag. Bezüglich eines direktiven, aktiven Standpuktes nimmt die IPT auch hier wieder eine mittlere Position ein: Der IPT-Therapeut bringt sich weder so direktiv und anleitend ein wie bei der KVT noch bleibt er neutral wie ein klassisch analytisch arbeitender Therapeut. Die Abgrenzung gegenüber psychodynamischen Therapeuten erscheint angesichts der neueren Entwicklungen schwierig bzw. spekulativ. Hier ist von einer großen Varianz zwischen den einzelnen Schulen und Ausrichtungen auszugehen. In Tabelle 5-2 werden die wichtigsten Unterschiede und Gemeinsamkeiten zusammengefasst.

5.5 Wirksamkeit

KVT

Die KVT stellt die am häufigsten untersuchte psychotherapeutische Methode im Bereich der Akuttherapie der Depression bei Erwachsenen dar: Wie in einer Metaanalyse von Cuijpers et al. (2013) auf der Basis von 115 Primärstudien gezeigt werden konnte, ist KVT Kontrollgruppen wie »care as usual« oder Wartelistenkontrollen signifikant überlegen. In Kombination mit Pharmakotherapie war die KVT gegenüber der »reinen« medikamentösen Behandlung effektiver. In Studien zur Akutbehandlung, die KVT allein gegen eine medikamentöse Therapie testen, ergeben sich in der metaanalytischen Verrechnung keine statistisch bedeutsamen Unterschiede bezüglich der Symptomreduktion. Auch der Vergleich zu anderen psychotherapeutischen Ansätzen ergibt **keine durchgängige Überlegenheit** der KVT (Cuijpers et al. 2013).

Damit wird in Ansätzen die in älteren Metaanalysen ermittelte Überlegenheit der KVT gegenüber anderen Behandlungsansätzen re-

Tab. 5-2 Vergleich verschiedener Depressionstherapien im Hinblick auf die Therapeutenrolle.

Kognitive Verhaltenstherapie	Interpersonelle Psychotherapie	Psychodynamische Psychotherapie
• anleitendend • empathisch • ermutigend • wertschätzend • kooperativ • Prinzip des »kollaborativen Empirismus« und der funktionalen Beziehungsgestaltung	• aktiv • ermutigend • unterstützend • bietet »sichere Basis« im Sinne Bowlbys • Therapeut als Advokat des Patienten	• deutend • empathisch • verlässlich • akzeptierend • reflektierend • Therapeut als Hilfs-Ich und Hilfs-Über-Ich, als antwortendes Gegenüber

lativiert, zum einen aufgrund eines von Cuijpers et al. (2013) vermuteten Publikationsbias, zum anderen wegen des Vergleichs mit »Non-bona-fide-Therapien« (z. B. kein Glaube des Therapeuten an den Therapieerfolg), bei deren Ausschluss sich die Effektstärken deutlich reduzieren (Wampold et al. 2002), und schließlich wegen unterschiedlicher Studienqualitäten mit kleineren Effekten bei qualitativ besseren Studien.

Vergleicht man ergänzend die Wirksamkeit der KVT mit Bezug auf das Publikationsjahr der jeweiligen Studie, nimmt – wie eine aktuelle Metaanalyse von Johnsen und Friborg (2015) zeigt – die Wirkung der KVT **über die Jahre hinweg statistisch signifikant ab**.

In jüngster Zeit wird unter Psychotherapieforschern die These diskutiert, ob KVT der **Goldstandard** der Psychotherapie sei, für die sich sowohl Befürworter (z. B. David et al. 2018) als auch Gegner (z. B. Leichsenring und Steinert 2017) finden. Die Befürworter argumentieren, dass KVT als der beste Standard, den es derzeit gibt (und nicht als die beste Psychotherapie, die vorstellbar sei), und aus folgenden Gründen als Goldstandard bezeichnet werden könne:

- KVT wurde am meisten beforscht und weist daher die robusteste Datenlage auf.
- Keine andere Psychotherapie hat sich systematisch als wirksamer erwiesen; wenn systematische Unterschiede gefunden werden konnten, dann fielen sie zugunsten der KVT aus.
- Die theoretischen Modelle und Mechanismen der Veränderung, auf denen KVT basiert, sind bisher am meisten untersucht worden und stehen zudem im Einklang mit den aktuellen Mainstream-Paradigmen des menschlichen Geistes und Verhaltens (z. B. Informationsverarbeitung).

Verhaltensaktivierung: Die kurz- und langfristige Wirksamkeit der VA als zentraler Therapieansatz zur Akutbehandlung der Depression kann ebenfalls als empirisch gesichert gelten. In einer Metaanalyse (Cuijpers et al. 2007) konnte unter Einschluss von 16 Primärstudien eine große Effektstärke im Vergleich zu verschiedenen Kontrollbedingungen ermittelt werden (im Sinne besserer Wirksamkeit). Im Vergleich zu anderen psychologischen Interventionen erwies sich die Verhaltensaktivierung als gleich effektiv.

Metakognitive Therapie: Die empirische Evidenz der MKT nach Wells (2011) lässt sich bisher lediglich vor dem Hintergrund einer randomisiert kontrollierten Studie (RCT) sowie mehrerer Einzelstudien bewerten. In der randomisiert kontrollierten Pilotstudie von Jordan et al. (2014) – einer von den Entwicklern der MKT unabhängigen Arbeitsgruppe – war die MKT in der Behandlung von Patienten mit einer Major Depression genauso wirksam wie KVT. Kritisch ist jedoch anzumerken, dass es sich bei der randomisiert kontrollierten Studie von Jordan et al. (2014) um eine Studie ohne ausreichende statistische Power handelt, sodass kleine bis mittlere Effekte bezüglich möglicher Unterschiede zwischen KVT und MKT nicht identifiziert werden konnten (Evidenzgrad IIa).

Mindfulness Based Cognitive Therapy: In einer aktuellen Metaanalyse von Clarke et al. (2015) wurden insgesamt sieben RCTs identifiziert, in denen die Wirksamkeit von MBCT als Behandlungsansatz für depressive Patienten nach Remission untersucht wurde. Unter besonderer Berücksichtigung einer Studie von Kuyken et al. (2015) kann festgestellt werden, dass die MBCT bei besonders **vulnerablen Personen** (mit mehr als zwei Episoden in der Vorgeschichte und frühen Traumatisierungen) **wirksam bezüglich der Verhinderung weiterer Rückfälle** ist (Evidenzgrad Ia). Zu berücksichtigen ist dabei, dass es sich bei den

Studienpatienten um Personen handelt, bei denen zur Akuttherapie eine Behandlung mit Antidepressiva vorgenommen wurde. In einer Metaanalyse von sechs Studien (Strauss et al. 2014) konnte zudem erstmals gezeigt werden, dass auch depressive Patienten in der Akutphase von MBCT profitieren können.

PP

Für die psychoanalytische Langzeittherapie (Evidenzgrad IIb) der Depression ist weiterhin ein **Mangel an Wirksamkeitsnachweisen** festzustellen, während für die psychodynamische Kurzzeittherapie in den letzten Jahren mehrere Studien zur Wirksamkeitsprüfung durchgeführt wurden. So wurde 2013 in einer großen randomisierten klinischen Studie der Nachweis für die Vergleichbarkeit der Wirkung von Kurzzeittherapien (16 Sitzungen) mit psychodynamischer Therapie und KVT auf schwere und mittelschwere depressive Episoden erbracht (Driessen et al. 2013). Allerdings wies diese Studie **erhebliche methodische Mängel** auf (z.B. keine verblindete Randomisierung und kein verblindetes Outcome-Rating). In einer Metaanalyse (Driessen et al. 2015) war die psychodynamische Kurzzeittherapie bei Therapieende verschiedenen Kontrollbedingungen (Warteliste, Treatment As Usual [TAU] u.a.) signifikant überlegen. Eine Metaanalyse von Leichsenring und Rabung (2008) untersuchte die Effektivität von psychodynamischen Langzeittherapien bei komplexen psychischen Störungen, wobei nur relativ wenige Studien auf depressive Patienten abzielten. In den wenigen, methodisch teilweise unzureichenden Studien mit depressiven Patienten konnten mittlere Effektstärken ermittelt werden, jedoch wurden die Patienten teilweise über zwei Jahre behandelt, sodass unklar bleibt, welchen Anteil die Psychotherapie und welchen Anteil konfundierende Variablen (z.B. Spontanremission, Lebensereignisse) an der Reduktion der depressiven Symptomatik haben. Steinert et al. konnten in ihrer 2017 publizierten Metaanalyse erstmals zeigen, dass die psychoanalytische Therapie gleich wirksam bei der Therapie der Major Depression ist wie die KVT. Hierfür zogen sie die Ergebnisse aus 23 RCTs heran und versuchten, die Forscherloyalität durch die Zusammenarbeit mit Forschern aus beiden Schulen so gering wie möglich zu halten.

Wenn psychodynamische Kurzzeittherapie als Einzeltherapie angeboten wurde, ergab sich kein signifikanter Unterschied zu anderen Psychotherapieverfahren (u.a. KVT). Diese Effekte wurden für Follow-up-Untersuchungen bestätigt (Driessen et al. 2015), sodass bei der psychodynamischen Kurzzeittherapie insgesamt von einem Evidenzgrad Ia ausgegangen werden kann.

IPT

Die hohe Wirksamkeit der IPT gilt durch zahlreiche Studien als belegt und ist ausführlich in Abschnitt 4.6 beschrieben. Die IPT erwies sich im Allgemeinen als mindestens ebenbürtig im Vergleich zu anderen Psychotherapieverfahren (z.B. KVT) sowie zu antidepressiver Pharmakotherapie und psychologischen und medikamentösen Placebobedingungen gegenüber als überlegen.

Zusammenfassung

Wirksamkeitsnachweise liegen für alle hier aufgeführte Depressionstherapien vor (► Tab. 5-3). Am umfangreichsten ist die KVT untersucht, die bei leichter und mittelgradiger Depression gegenüber Pharmakotherapie überlegen, bei schwerer Depression dieser ebenbürtig ist. Auch die IPT erzielt mittlere bis hohe Effektstärken, eine Kombinationstherapie mit Antidepressiva erwies sich als am

Tab. 5-3 Evidenzgrade verschiedener Depressionstherapien (modifiziert nach Backenstraß et al. 2016).

Evidenzgrad	Verfahren
I a	Kognitive Verhaltenstherapie (KVT)
I a	Verhaltensaktivierung (VA)
II a	Metakognitive Therapie (MKT)
I a	Interpersonelle Psychotherapie (IPT)
II b	Psychoanalytische Langzeittherapie
I a	Psychodynamische Kurzzeittherapie

wirksamsten. Für psychodynamische Verfahren ist die Datenlage noch begrenzt, neuere – allerdings nicht unumstrittene – Metaanalysen sprechen für mittlere Effektstärken.

5.6 Fazit

In diesem Kapitel wurde versucht, sowohl die Unterschiede zu als auch die Gemeinsamkeiten bzw. Ähnlichkeiten der IPT mit anderen Depressionstherapien bzw. Therapieschulen herauszuarbeiten. Dies ist generell kein einfaches Unterfangen, da sich insbesondere die KVT in den letzten Jahren durch eine stärkere Berücksichtigung der Emotionsarbeit sowie der Beziehungsgestaltung den klassischen IPT-Themen angenähert hat. Als wesentliches Differenzierungsmerkmal gilt aber weiterhin die strikte Beibehaltung des interpersonellen Fokus und dessen emotionale Bearbeitung bei der IPT, die pragmatische und nahezu »reduktionistische« Anwendung von Techniken und Strategien sowie das explizite Zugeschnittensein auf die Bedürfnisse depressiver Patienten. Die in der Praxis häufig beobachtete Annäherung zwischen den einzelnen Therapierichtungen mag auch damit zusammenhängen, dass die IPT als schulenübergreifender Ansatz nicht den Anspruch verfolgt, eine eigene Therapieschule zu sein. Kliniker, die IPT praktizieren, verfügen üblicherweise über eine therapeutische Grundausbildung in verhaltenstherapeutischen oder psychodynamischen Verfahren. Das bleibt nicht ohne Auswirkungen auf den therapeutischen Prozess, d. h., die Durchführung einer IPT kann je nach therapeutischer Grundorientierung z. B. verhaltenstherapie-orientierter oder psychodynamischer ausfallen.

Obwohl bei der IPT viele Elemente mit anderen Therapieformen überlappen, ist sie dennoch nicht eklektisch oder unspezifisch. Auch wenn die Begründer des Verfahrens die IPT in die Nähe psychodynamischer Kurztherapien rücken, konnten im vorliegenden Kapitel ebenfalls zahlreiche gemeinsame Prinzipien und Charakteristika mit der KVT aufgezeigt werden. Darüber hinaus wurde auf verschiedene elementare Unterschiede der IPT zu psychodynamischen Konzeptionen hingewiesen.

Literatur

American Psychological Association (APA) (ed) (2017): Psychotherapy Termination. Psychotherapy 54(1): 1–122

Arbeitskreis OPD (Hrsg) (2014): Operationalisierte Psychodynamische Diagnostik OPD-2. Das Manual für Diagnostik und Therapieplanung, 3. überarb. Aufl. Huber, Bern

Backenstraß, M, Schnell, K & Schramm, E (2016): Psychotherapie bei affektiven Störungen. In: Herpertz, S, Caspar, F & Lieb, K (Hrsg). Psychotherapie – Funktions- und störungsorientiertes Vorgehen, 2. Aufl. Elsevier, München, S. 21–22

Beck, AT, Rush, AJ, Shaw, BF et al. (1979): Cognitive therapy of depression. Guilford Press, New York

Beck, J (2013): Praxis der kognitiven Therapie. Belz, Weinheim

Böker, H (2017): Psychodynamische Psychotherapie depressiver Störungen. Theorie und Praxis. Psychosozial, Gießen

Caspar, F (2008): Motivorientierte Beziehungsgestaltung – Konzept, Voraussetzungen bei den Patienten und Auswirkungen auf Prozess und Ergebnisse. In: Hermer, M & Röhrle, B (Hrsg). Handbuch der therapeutischen Beziehung. Band 1: Allgemeiner Teil. dgvt, Tübingen, S. 527–558

Caspar, F & Belz, M (2017): Motivorientierte Beziehungsgestaltung. In: Brakemeier, EL & Jacobi, F (Hrsg). Verhaltenstherapie in der Praxis. Beltz, Weinheim, S. 54–65

Clarke, K, Mayo-Wilson, E, Kenny, J & Pilling, S (2015): Can non-pharmacological interventions prevent relapse in adults who have recovered from depression? A systematic review and meta-analysis of randomised controlled trials. Clin Psychol Rev 39: 58–70

Cuijpers, P, van Straten, A & Warmerdam, L (2007): Behavioral activation treatments of depression: a meta-analysis. Clin Psychol Rev 27: 318–326

Cuijpers, P, Berking, M, Andersson, G et al. (2013): A meta-analysis of cognitive-behavioural therapy for adult depression, alone and in comparison with other treatments. Can J Psychiatry 58: 376–385

David, D, Cristea, I & Hofmann, SG (2018): Why cognitive bevioral therapy is the current gold standard of psychotherapy. Front Psychiatry 9: 4

Dimidjian, S, Hollon, SD, Dobson, KS et al. (2006): Randomized trial of behavioral activation, cognitive therapy, and antidepressant medication in the acute treatment of adults with major depression. J Consult Clin Psychol 74: 658–670

Disner, SG, Beevers, CG, Haigh, EA & Beck, AT (2011): Neural mechanisms of the cognitive model of depression. Nat Rev Neurosci 12(8): 467–477

Driessen, E, Van, HL, Don, FJ et al. (2013): The efficacy of cognitive-behavioral therapy and psychodynamic therapy in the outpatient treatment of major depression: a randomized clinical trial. Am J Psychiatry 170: 1041–1050

Driessen, E, Hegelmaier, LM, Abbass, AA et al. (2015): The efficacy of short-term psychodynamic psychotherapy for depression: a meta-analysis update. Clin Psychol Rev 42: 1–15

Ekers, D, Richards, D, Gilbody, S (2008): A meta-analysis of randomized trials of behavioural treatment of depression. Psychol Med 38(5): 611–623

Ekers, D, Webster, L, Van Straten, A et al. (2014): Behavioural activation for depression; an update of meta-analysis of effectiveness and sub group analysis. PLoS One 9(6):e100100

Einsle, F & Hummel, KV (2015): Kognitive Umstrukturierung. Beltz, Weinheim

Faßbinder, E, Klein, JP, Sipos, V & Schweiger, U (2015): Therapie-Tools Depression. Beltz, Weinheim

Fonagy, P, Gergley, G, Jurist, EL & Target, M (2004): Affektregulierung, Mentalisierung und die Entwicklung des Selbst. Klett-Cotta, Stuttgart

Freud, S (1915): Trauer und Melancholie. GW X, S. 428–446

Gibbons, MB, Connoly, MB, Crits-Christoph, P et al. (2003): Flexibility in manual-based psychotherapies: Predictors of therapist interventions in interpersonal and cognitive-behavioral therapy. Psychother Res 13(2): 169–185

Gilbert, P & Leahy, RL (2007): Basic issues in the therapeutic relationship. In: Gilbert, P & Leahy RL (eds). The therapeutic relationship in the cognitive behavioral psychotherapies. Routledge, London, S. 3–23

Gumz, A & Hörz-Sagstetter, S (Hrsg) (2018): Psychodynamische Psychotherapie in der Praxis. Beltz, Weinheim

Hautzinger, M (2013): Kognitive Verhaltenstherapie bei Depressionen. Beltz, Weinheim

Heidenreich, T & Michalak, J (2018): Achtsamkeit. In: Margraf, J & Schneider, S (Hrsg). Lehrbuch der Verhaltenstherapie, Band 1. Springer, Heidelberg

Grawe, K (2000): Psychologische Therapie, 2. Aufl. Hogrefe, Göttingen

Hofheinz, C & Heidenreich, T (2017): Werteorientierte Verhaltensaktivierung. Belz, Weinheim

Johnsen, TJ & Friborg, O (2015): The effects of cognitive behavioral therapy as an anti-depressive treatment is falling: a meta-analysis. Psychol Bull 141: 747–768

Jordan, J, Carter, JD, McIntosh, VV et al. (2014): Metacognitive therapy versus cognitive behavioural therapy for depression: a randomized pilot study. Aust N Z J Psychiatry 48(10): 932–943

Kiesler, DJ (1996): Contemporary interpersonal theory and research: Personality, psychopathology, and psychotherapy. Wiley, New York, NY

Kramer, U, Kolly, S, Berthoud, L et al. (2014): Effects of motive-oriented therapeutic relationship in a ten-session general psychiatric treatment of borderline personality disorder: a randomized controlled trial. Psychother Psychosom 83(3): 176–186

Kuyken, W, Hayes, R, Barrett, B et al. (2015): Effectiveness and cost-effectiveness of mindfulness-based cognitive therapy compared with maintenance antidepressant treatment in the prevention of depressive relapse or recurrence (PREVENT): a randomised controlled trial. Lancet 386: 63–73

Leichsenring, F & Rabung, S (2008): Effectiveness of long-term psychodynamic psychotherapy. A meta-analysis. JAMA 300(13): 1551–1565

Leichsenring, F & Steinert, C (2017): Is cognitive behavioral therapy the gold standard for psychotherapy? JAMA 318(14): 1323

Lewinsohn, PM (1974): A behavioral approach to depression. In: Freedman, RJ & Katz, MM (eds). The psychology of depression. Wiley, New York, S. 157–178

Luyten, P, Fonagy, P, Lemma, A & Target, M (2012): Depression. In: Bateman, AW & Fonagy, P (eds). Handbook of mentalising in mental health practice. American Psychiatric Publishing, Washington, DC, London, S. 385–417

Martell, CR, Dimidjian, S, Hermann-Dunn, R & Winter, L (2015): Verhaltensaktivierung bei Depression: Eine Methode zur Behandlung von Depression. Kohlhammer, Stuttgart

Michalak, J, Heidenreich, T & Williams, JMG (2011): Achtsamkeit. Hogrefe, Göttingen

Müller-Ebert, J (2018): Das Therapieende. In: Gumz, A & Hörz-Sagstetter, S (Hrsg). Psychodynamische Psychotherapie in der Praxis. Beltz, Weinheim, S. 614–624

Pfeiffer, N, Brockmeyer, T, Zimmermann, J & Backenstrass, M (2015): The temporal dynamics of cognitive reactivity and their association with the depression risk: an exploratory study. Psychopathology 48: 114–119

Schaap, C, Bennun, I, Schindler, L et al. (1993): The therapeutic relationship in the behavioral psychotherapy. Wiley, Chichester

Schauenburg, H (2007): Psychodynamische Psychotherapie. In: Schauenburg, H & Hoffmann, N (Hrsg). Psychotherapie der Depression, 2. Aufl. Thieme, Stuttgart, S. 45–65

Schauenburg, H (2018a): Depression. In: Gumz, A & Hörz-Sagstetter, S (Hrsg). Psychodynamische Psychotherapie in der Praxis. Beltz, Weinheim, S. 336–345

Schauenburg, H (2018b): Therapie der Depression. In: Gumz, A & Hörz-Sagstetter, S (Hrsg). Psychodynamische Psychotherapie in der Praxis. Beltz, Weinheim, S. 453–464

Schultz-Venrath, U (2013): Lehrbuch Mentalisieren. Klett-Cotta, Stuttgart

Schweiger, U, Sipos, V, Fassbinder, E & Klein, J (2017): Traumatisierung und Depression. PSYCH up2date 11(04): 323–335

Segal, ZV, Williams, JM & Teasdale, JD (2015): Die Achtsamkeitsbasierte Kognitive Therapie der Depression. dgvt, Tübingen

Shear, MK, Wang, Y, Skritskaya, N et al. (2014): Treatment of complicated grief in elderly persons: a randomized clinical trial. JAMA Psychiatry 71(11): 1287–1295

Shinohara, K, Honyashiki, M, Imai, H et al. (2013): Behavioural therapies versus other psychological therapies for depression. Cochrane Database Syst Rev 10:CD008696

Spates, CR, Pagoto, SL & Kalata, A (2006): A qualitative and quantitative review of behavioral activation treatment of major depressive disorder. Behav Anal Today 7(4): 508–521

Staun, L (2017): Mentalisieren bei Depression. Klett-Cotta, Stuttgart

Steinert, C, Munder, T, Rabung, S et al. (2017): Psychodynamic therapy: as efficacious as other empirically supported treatments? A meta-analysis testing equivalence of outcomes. Am J Psychiatry 174(10): 943–953

Strauss, C, Cavanagh, K, Oliver, A & Pettman, D (2014): Mindfulness-based interventions for people diagnosed with a current episode of an anxiety or depressive disorder: a meta-analysis of randomised controlled trials. PLoS One 9(4): e96110

Taubner, S (2018): Mentalisieren. In: Gumz, A & Hörz-Sagstetter, S (Hrsg). Psychodynamische Psychotherapie in der Praxis. Beltz, Weinheim, S. 110–120

Teasdale, JD, Moore, RG, Hayhurst, H et al. (2002):

Metacognitive awareness and prevention of relapse in depression: empirical evidence. J Consult Clin Psychol 70(2): 275–287

Teismann, T, Hanning, S, von Brachel, R & Willutzki, U (2012): Kognitive Verhaltenstherapie depressiven Grübelns. Springer, Berlin, Heidelberg

Wampold, BE, Minami, T, Baskin, TW & Tierney, SC (2002): A meta-(re)analysis of the effects of cognitive therapy versus ›other therapies‹ for depression. J Affect Disord 68: 159–165

Weissman, MM, Markowitz, JC & Klerman, GL (2018): Comprehensive guide to interpersonal psychotherapy. Basic Books, New York

Wells, A (2011): Metakognitive Therapie bei Angststörungen und Depression. Beltz, Weinheim

II. Manual zur Durchführung der Interpersonellen Psychotherapie

»… die letzten drei Jahre waren für mich wie ein endloser Arbeitstag ohne Pause.
Jetzt ist es vorbei … Meine arme Mutter braucht mich nicht mehr …
und die Jungen auch nicht.«
»Wie frei du dich fühlen musst.«
»Nein, … nur unsagbar leer. Nichts mehr, wofür man lebt …«

Henrik Ibsen, »Das Puppenhaus«

Die Kapitel 6 bis 14 basieren auf der Übersetzung des Original-IPT-Manuals durch E. Schramm unter Mitwirkung von S. Hedlund.

Aus: Klermann, GL, Weissman, MM, Rounsaville, BJ & Chevron, ES (1984): Interpersonal psychotherapy of depression. Basic Books, New York, S. 73 – 182

6 Ziele und Aufgaben

Ein psychotherapeutisches Verfahren lässt sich auf vielerlei Arten konzipieren. Wir haben das mit der Interpersonellen Psychotherapie (IPT) auf drei Ebenen getan: auf der Ebene der **Strategien**, die dabei helfen, bestimmte therapeutische Aufgaben auszuführen, auf der Ebene der **Techniken** und auf der Ebene der **Therapeutenrolle**. Auf der Ebene der Techniken und der Therapeutenrolle gleicht die IPT vielen anderen Therapieverfahren. Die eigentliche Besonderheit liegt auf der Ebene der Strategien.

Die IPT-Strategien werden in **drei Behandlungsphasen** eingesetzt. Während der ersten Phase wird die Depression im Rahmen eines **medizinischen Krankheitsmodells** diagnostiziert und dem Patienten erklärt. Nach Abschluss dieser Phase beginnt der mittlere Abschnitt, in der die relevanten, aktuellen interpersonellen Problembereiche (Fokusse) durchgearbeitet werden. In der Phase des Behandlungsabschlusses wird, wie auch bei anderen Therapieverfahren, über die Gefühle bei der Ablösung gesprochen, es werden die Therapieerfolge zusammengefasst und die noch ausstehende Arbeit umrissen. In dieser Phase findet also ebenso wie bei anderen Kurzzeittherapien eine explizite Vorbereitung auf das Therapieende statt.

In der folgenden Aufstellung wird die IPT-Struktur einschließlich der Techniken und der Therapeutenrolle beschrieben. Sie liefert außerdem die Grundlage, auf der das Verfahren und die Fallbeispiele ausführlich vorgestellt werden (▶ Kap. 8–15).

I. Anfangssitzungen

A. Auseinandersetzung mit der Depression

- die Symptome erheben,
- das Syndrom beim Namen nennen,
- dem Patienten Depressionen und deren Behandlung erklären,
- dem Patienten die »Krankenrolle« zuteilen,
- die Notwendigkeit einer medikamentösen Behandlung abklären.

B. Die Depression in einen interpersonellen Kontext bringen

- derzeitige und vergangene Beziehungen explorieren, die für die bestehende depressive Symptomatik von Bedeutung sind; mit dem Patienten abklären:
  - die Art der Beziehungen,
  - die Erwartungen des Patienten und der Bezugspersonen aneinander und inwieweit diese erfüllt werden,
  - befriedigende und unbefriedigende Aspekte der Beziehungen,
  - Veränderungswünsche des Patienten hinsichtlich der Beziehungen.

C. Problembereiche identifizieren

- Hauptproblembereich bestimmen, der mit dem Beginn der Depression zusammenhängt, und Behandlungsziele festlegen,
- Bestimmen, welche Beziehung oder welcher Aspekt der Beziehung im Zusammenhang mit der Depression steht und welche Veränderungsmöglichkeiten gegeben sind.

D. Dem Patienten das Konzept der IPT erklären und einen Therapievertrag abschließen

- ihm das Problemverständnis des Therapeuten nahebringen (Rational der IPT),

- sich auf den relevanten Problembereich und die Behandlungsziele einigen,
- Vorgehensweise bei der IPT beschreiben: Schwerpunkt im Hier und Jetzt; Einbringen relevanter Themen vonseiten des Patienten; Analyse derzeitiger interpersoneller Beziehungen; organisatorische Aspekte der Behandlung wie z. B. Behandlungsdauer, Sitzungsfrequenz, Termine, Gebühren, Umgang mit versäumten Terminen.

II. Mittlere Sitzungen – Arbeit an den Problembereichen[1]

A. Trauer

Ziele:
- den Trauerprozess fördern,
- dem Patienten helfen, Interessen und Beziehungen wieder aufzunehmen, um über den Verlust hinwegzukommen.

Strategien:
- Symptome besprechen,
- den Beginn der Symptomentwicklung in Bezug zum Tod der Bezugsperson setzen, die Beziehung des Patienten zu dem Verstorbenen rekonstruieren,
- die Abfolge und Reihenfolge der Ereignisse kurz vor, während und nach dem Tod beschreiben lassen,
- damit verbundene Gefühle (sowohl positive als auch negative) explorieren,
- Möglichkeiten finden, wieder auf andere Menschen zuzugehen.

B. Interpersonelle Konflikte und Auseinandersetzungen

Ziele:
- den Konflikt identifizieren,
- einen Handlungsplan entwickeln,
- Erwartungen und/oder gestörte Kommunikation verändern, um zu einer befriedigenden Lösung zu gelangen.

Strategien:
- Symptome besprechen,
- Beginn der Symptomentwicklung in Bezug setzen zu dem offenen oder verdeckten Konflikt, den der Patient mit der jeweiligen Bezugsperson hat,
- Stadium des Konflikts bestimmen:
  - Verhandlungsstadium (die Beteiligten beruhigen, um eine Lösung zu erleichtern),
  - Sackgasse (Disharmonie erhöhen, um wieder in das Verhandlungsstadium zu gelangen),
  - Auflösungsstadium (beim Trauerprozess unterstützen),
- Verstehen, wie nicht reziproke Rollenerwartungen zum Konflikt beigetragen haben:
  - Worum geht es in dem Konflikt?
  - Worin bestehen die Unterschiede in den Erwartungen und Wertvorstellungen?
  - Welche Veränderungsmöglichkeiten bestehen?
  - Wie wahrscheinlich ist das Finden von Alternativen?
  - Welche Möglichkeiten stehen zur Veränderung der Beziehung zur Verfügung?
- Bestehen Parallelen zu anderen Beziehungen?
  - Worin besteht der Gewinn des Patienten?
  - Welche unausgesprochenen Erwartungen stehen hinter dem Verhalten des Patienten?
- Wie wird der Konflikt aufrechterhalten?

C. Rollenwechsel und -übergänge

Ziele:
- den Verlust der alten Rolle betrauern und akzeptieren,

1 Anm. d. Verf.: Als fünften Fokus – somit über die vier Problembereiche von Klermann et al. (1984) hinausgehend – erachten die Autoren das Thema »Arbeitsstress« (► Kap. 16).

- dem Patienten helfen, die neue Rolle positiver zu sehen,
- das Selbstwertgefühl wiederherstellen durch das Aufbauen von Zuversicht, den Anforderungen neuer Rollen gerecht werden zu können.

Strategien:
- Symptome besprechen,
- die Symptome der Depression in Bezug setzen zu den Schwierigkeiten bei der Bewältigung der aktuellen Veränderung im Leben des Patienten,
- positive und negative Aspekte alter und neuer Rollen besprechen,
- Gefühle bezüglich des Verlustes explorieren,
- Gefühle bezüglich der Veränderung an sich explorieren,
- Möglichkeiten innerhalb der neuen Rolle abklären,
- das Ausmaß des Verlustes realistisch einschätzen,
- zur angemessenen Äußerung von Gefühlen ermuntern,
- zum Aufbau eines sozialen Stützsystems und neuer Fertigkeiten, welche die jetzige Rolle erfordert, ermutigen.

D. Isolation und Einsamkeit
Ziele:
- die soziale Isolation des Patienten verringern,
- das Aufnehmen neuer Beziehungen unterstützen.

Strategien:
- Symptome besprechen,
- Symptome der Depression in Bezug setzen zu der sozialen Isolation oder Unausgefülltheit,
- positive und negative Aspekte früherer wichtiger Beziehungen besprechen,
- sich wiederholende Beziehungsmuster explorieren,
- positive und negative Gefühle des Patienten dem Therapeuten gegenüber besprechen und nach Parallelen in anderen Beziehungen suchen.

III. Sitzungen in der Endphase
- das nahende Ende der Therapie ausführlich besprechen,
- berücksichtigen, dass die Beendigung eine Zeit des Abschiednehmens und der Trauer darstellt,
- das Gefühl für Autonomie stärken.

IV. Spezifische Techniken
- Exploration,
- Ermutigung zu Gefühlsäußerungen,
- Klärung,
- Kommunikationsanalyse,
- Einsetzen der therapeutischen Beziehung,
- Techniken zur Verhaltensänderung,
- sonstige Techniken.

V. Therapeutenrolle
- Der Therapeut ist Anwalt des Patienten und keine neutrale Instanz.
- Der Therapeut ist aktiv, nicht passiv.
- Die therapeutische Beziehung wird nicht als Übertragungsreaktion interpretiert.
- Die therapeutische Beziehung ist keine Freundschaft.

7 Diagnose von Depression und interpersonellen Problemen

Die Interpersonelle Psychotherapie (IPT) hat **zwei Schwerpunkte**:

- die depressiven Symptome zu lindern,
- sich mit den sozialen und zwischenmenschlichen Problemen zu beschäftigen, die im Zusammenhang mit dem Auftreten der Symptome gesehen werden.

In der Anfangsphase der Therapie wird ein **Behandlungsvertrag** ausgearbeitet. Außerdem setzt sich der Therapeut zu diesem Zeitpunkt eingehend mit der depressiven Symptomatik auseinander und identifiziert die Problembereiche. Während der Anfangsphase werden sowohl die Depression als auch die interpersonellen Probleme diagnostiziert und inhaltlich abgeklärt. In diesen Sitzungen hat der Therapeut **sechs Aufgaben**:

- sich mit der Depression eingehend befassen,
- eine Beziehungsanalyse durchführen und den Zusammenhang zwischen der Depression und dem interpersonellen Kontext herstellen,
- die Hauptproblembereiche identifizieren,
- das Rational und das Ziel der interpersonellen Therapie vermitteln,
- einen Behandlungsvertrag mit dem Patienten abschließen,
- die Rolle des Patienten in der Therapie erläutern.

7.1 Die Anfangssitzungen – Auseinandersetzung mit der Depression

Zu Beginn der ersten Sitzung schildert der Patient, was ihn dazu veranlasst hat, die Behandlung aufzusuchen. Außerdem wird die **Vorgeschichte der depressiven Verstimmung** und der zugehörigen Symptome besprochen und die Notwendigkeit einer **medikamentösen Behandlung** abgeklärt. Für alle Patienten ist eine körperliche Untersuchung mit einer umfassenden internistischen Abklärung erforderlich, sofern diese nicht in den letzten sechs Monaten stattgefunden hat. Bei Patienten, die über 40 Jahre alt sind, sollte die körperliche Untersuchung sogar noch kürzer zurückliegen.

Bei der Anamnese der depressiven Verstimmung werden **frühere Episoden** und deren jeweilige interpersonelle Auslöser und/oder Folgen erfasst. Außerdem wird abgeklärt, unter welchen Umständen diese Episoden abgeklungen sind. Die depressive Symptomatik des Patienten wird hinsichtlich ihrer Schwere und Ausgestaltung erfasst, um über eine mögliche begleitende Pharmakotherapie zu entscheiden. Ebenso muss Suizidalität sorgfältig abgeklärt werden.

Der Patient sollte in den ersten beiden Sitzungen über seinen depressiven Zustand aufgeklärt werden sowie Unterstützung und Hilfe bei der **Symptombewältigung** erfahren. Dies ist wichtig, um eine aktive Behandlungsbereitschaft beim Patienten herzustellen und ihm das Gefühl zu vermitteln, dass unmittelbar an den Problemen »gearbeitet« wird.

Erhebung der Symptome

In der ersten Sitzung soll ausführlich erhoben werden, wie lange der Patient bereits unter den Symptomen leidet und wie ausgeprägt sie sind. Diese Strategie hat eine **dreifache Zielsetzung**:

- Sie ermöglicht dem Psychotherapeuten, die Diagnose zu stellen.
- Dem Patienten wird das Gefühl vermittelt, dass die Probleme in ein Raster passen, das vom Therapeuten antizipiert und als klinisches Syndrom verstanden wird. Auf diese Weise versteht der Patient seine für ihn möglicherweise unerklärlichen, als abnormal empfundenen Symptome und Verhaltensweisen als Teil eines Musters, das zeitlich begrenzt und, wenn auch unangenehm, dennoch behandelbar ist.
- Die Symptome werden unter Berücksichtigung des zeitlichen Rahmens in einen interpersonellen Kontext gesetzt, der später den Schwerpunkt der Psychotherapie darstellen soll.

Zur Symptomerhebung gehört es, gegenwärtige und frühere suizidale Gefühle, Gedanken und Verhaltensweisen detailliert abzuklären. Wie mit **Suizidalität** umzugehen ist, wird in Abschnitt 18.5 beschrieben. Die in Abschnitt 3.2 aufgeführten **DSM-5-Kriterien** für Depression bieten Richtlinien, anhand derer die Symptome besprochen werden können.[2] Auch die Hamilton-Depressionsskala kann für die systematische Abklärung der Symptome nützlich sein.

Die häufigsten Symptome bzw. Befindlichkeitsstörungen lassen sich durch die nachfolgend beispielhaft zusammengestellten Fragenblöcke erfassen.

2 Anm. d. Verf.: Die in der Originalfassung des Manuals vorgeschlagenen DSM-III- und Research Diagnostic Criteria wurden zwischenzeitlich überarbeitet.

Depressive Stimmung

»Wie haben Sie sich in der letzten Woche, einschließlich heute, gefühlt? Können Sie Ihre Stimmung beschreiben? Waren Sie traurig, niedergeschlagen, deprimiert? Können Sie dies näher beschreiben? Wie schlimm ist das für Sie gewesen?«

»Mussten Sie weinen? Hilft es Ihnen zu weinen? Hatten Sie das Gefühl, dass Sie weinen wollten, aber nicht konnten?«

»Haben Sie sich hoffnungslos gefühlt? Waren Sie unfähig zu kontrollieren, was mit Ihnen geschieht, dem Wohlwollen anderer ausgeliefert oder unfähig, für sich selbst zu sorgen?«

»Wie haben Sie Ihre Zukunftsperspektive gesehen? Können Sie sich vorstellen, dass es Ihnen bald wieder besser gehen wird?«

Schuldgefühle

»Haben Sie sich für Dinge beschuldigt, die Sie getan haben? Haben Sie sich selbst schlecht gemacht oder herabgesetzt? Denken Sie, dass Sie kein guter Mensch sind?«

»Haben Sie Ihre Freunde und Familie im Stich gelassen? Fühlen Sie sich dafür schuldig?«

»Haben Sie das Gefühl, dass Sie an Ihrem Zustand selbst schuld sind? In welcher Weise? Wie stark ausgeprägt ist dieses Gefühl? Denken Sie, dass Sie sich versündigt haben?«

Suizidalität

»Denken Sie viel über den Tod nach? Hatten Sie jemals das Gefühl, dass das Leben nicht lebenswert ist? Wünschten Sie sich, tot zu sein?«

»Hatten Sie daran gedacht, sich das Leben zu nehmen? Hatten Sie irgendetwas in dieser Richtung geplant? Hatten Sie bereits begonnen, einen Plan auszuarbeiten?«

»Haben Sie tatsächlich einen Selbsttötungsversuch unternommen?«

Insomnie

»Schlafen Sie sofort ein, wenn Sie zu Bett gehen? Nehmen Sie Schlafmittel?«

»Haben Sie jede Nacht Einschlafschwierigkeiten? Wie lange brauchen Sie zum Einschlafen? Was geht Ihnen durch den Kopf, wenn Sie wach liegen?«

»Wenn Sie eingeschlafen sind, schlafen Sie dann gut? Sind Sie unruhig oder werden gelegentlich wach? Stehen Sie dann auf?«

»Wachen Sie frühmorgens auf? Bleiben Sie dann wach, oder schlafen Sie noch einmal ein? Wachen Sie früher auf als normalerweise?«

Arbeit und Aktivitäten

»Wie lief es bei der Arbeit, Hausarbeit, mit Ihren Hobbys, Interessen und Ihrem Privatleben? War das früher anders?«

Psychomotorische Hemmung

Eine psychomotorische Hemmung im Verhalten des Patienten sollte ausschließlich anhand der Beobachtung während des Gesprächs beurteilt werden und nicht anhand von Aussagen zu subjektiven Beschwerden. Es ist darauf zu achten, ob das Denken und Sprechen verlangsamt, die Konzentrationsfähigkeit und die motorische Aktivität eingeschränkt oder Apathie und Stupor zu beobachten sind.

Psychomotorische Unruhe

Psychomotorische Unruhe sollte ebenfalls anhand des Verhaltens während des Gesprächs beurteilt werden. Psychomotorische Unruhe ist als Ruhelosigkeit verbunden mit Angst definiert. Sie sollte von primärer Angst unterschieden werden, da sich Unruhe auf ein beobachtbares Phänomen körperlicher Ruhelosigkeit bezieht, die als qualvoll empfunden wird.

Psychische Angst

»Haben Sie sich nervös, ängstlich oder schreckhaft gefühlt? Haben Sie sich angespannt gefühlt, oder konnten Sie sich nur schwer entspannen? Haben Sie sich um Kleinigkeiten Sorgen gemacht?«

»Hatten Sie eine angstvolle Vorahnung, als könne etwas Schreckliches geschehen?«

»Haben Sie sich in bestimmten Situationen ängstlich gefühlt? Solche Situationen könnten sein, dass Sie allein zu Hause sind, allein aus dem Haus gehen, sich in Menschenmengen befinden oder reisen. Haben Sie Probleme mit Höhen oder in Fahrstühlen?«

Somatische Angst

»Haben Sie unter einem der folgenden Symptome gelitten: Zittern, Beben, übermäßiges Schwitzen, Würge- oder Erstickungsgefühle, Anfälle von Atemnot, Schwindel, Ohnmachtsgefühle, Kopfschmerzen, Schmerzen im Nacken, Kribbeln oder Druck im Magen?«

»Wie häufig kam das vor? Wie schlimm ist es gewesen?«

Die folgende Symptomgruppe umfasst eine Vielzahl häufiger körperlicher Beschwerden von Angstpatienten, einschließlich gastrointestinaler Probleme wie Flatulenz und Verdauungsprobleme, kardiovaskulärer Störungen wie Palpitationen, Kopfschmerzen, Atembeschwerden und genito-urinärer Symptome.

Gastrointestinale Symptome

»Wie war Ihr Appetit? Litten Sie unter einem Völlegefühl?«

»Wie häufig haben Sie Stuhlgang? Ist das jetzt anders als sonst?«

Allgemeine körperliche Symptome
»Sind Sie leicht erschöpfbar? Fühlen Sie sich ständig müde? Strengt es Sie an, irgendetwas zu tun? Verbringen Sie viel Zeit im Bett? Schlafend?«

»Leiden Sie unter Schmerzen? Einem bleiernen Gefühl?«

Diese Gruppe von Symptomen beinhaltet Schweregefühle in den Gliedern, im Rücken oder im Kopf. Außerdem gehören zu ihr subjektive Gefühle wie Energieverlust und Erschöpfbarkeit. Es ist darauf zu achten, ob sich die Symptome in der Intensität und Häufigkeit verändern. Typischerweise sind diese Symptome der Depression vage und unklar definiert, und es ist äußerst schwierig, vom Patienten eine befriedigende Beschreibung zu erhalten.

Sexuelle Symptome
»Ich möchte Ihnen jetzt ein paar Fragen zu Ihrem Sexualleben stellen. Haben Sie das Interesse an Ihrem Partner verloren? Haben Sie weniger sexuellen Antrieb als sonst? Oder haben Sie Schwierigkeiten, sexuell erregt zu werden? Sind Sexualkontakte weniger häufig? Haben Sie Schwierigkeiten, eine Erektion oder einen Orgasmus zu bekommen?«

Umgang mit körperlichen Beschwerden
Diese Kategorie bezieht sich auf die **Einstellung des Patienten zu körperlichen Beschwerden**. Es spielt keine Rolle, ob diese eine realistische Basis haben oder nicht. Der hypochondrische Patient beschäftigt sich mehr mit körperlichen als mit psychischen Symptomen und kommt im Gespräch immer wieder darauf zurück.

Gewichtsverlust
»Haben Sie an Gewicht verloren, seit die Schwierigkeiten begannen? Wie viel?«

Hier soll der maximale Gewichtsverlust des Patienten seit Krankheitsbeginn eingeschätzt werden.

Krankheitseinsicht
»Welcher Art, würden Sie sagen, sind Ihre Probleme? Betrachten Sie sich selbst als psychisch krank? Was ist die Ursache?«

Einsicht bezieht sich darauf, dass der Patient seine Störung als psychisch bedingt und als depressiv geprägt erkennt. Sowohl der Denkstil als auch das Hintergrundwissen des Patienten bestimmen, wie seine Einsichten über sich selbst sowie sein Verständnis der Psychodynamik und der Ursachen seiner Depression beurteilt werden können. Dabei ist darauf zu achten, zwischen einem Patienten, der die depressive Erkrankung nicht versteht und einem, der nicht zugeben will, »psychische Probleme« zu haben, zu unterscheiden.

Jeder Mensch hat bestimmte Vorstellungen und Ansichten über körperliche oder psychische Krankheiten und hat daher seine eigenen Klassifikationen und diagnostischen Systeme. Die Einstellungen des Patienten sollten ohne Widerspruch oder Hinterfragen erhoben werden. Manche Patienten betrachten ihre Erfahrung im religiösen Sinn: »Gott bestraft mich für meine Selbstsüchtigkeit.« Andere beschuldigen z. B. ihre Mutter oder einen Ehepartner dafür, nicht »liebevoll genug« oder »gefühlskalt und unsensibel« gewesen zu sein.

Tagesschwankungen
»Zu welcher Tageszeit fühlen Sie sich am besten? Morgens? Nachmittags? Abends? Wann geht es Ihnen am schlechtesten?«

Diese Fragen dienen dazu, wiederkehrende Stimmungsschwankungen und andere Symptome in der ersten und zweiten Tageshälfte zu erkennen. In der Regel fühlt sich der Patient entweder in der einen oder anderen Tageshälfte besser. Gelegentlich geht es dem Patienten nachmittags besser und sowohl morgens als auch abends schlechter.

Depersonalisation

»Hatten Sie einmal das Gefühl, dass alles unwirklich ist, dass Sie unwirklich sind oder dass die Umwelt entrückt, entfernt, seltsam oder verändert wirkt? Ich meine damit nicht nur das Gefühl, dass Sie sich wirklich nicht vorstellen konnten, dass Sie diese Erkrankung je einmal hätten.«

Paranoide Symptome

»Sind Sie anderen gegenüber misstrauisch? Denken Sie, dass andere hinter Ihrem Rücken über Sie sprechen oder sich über Sie lustig machen?«

Wenn ein Patient mit »Ja« antwortet, soll nach Verfolgungsideen weitergefragt werden, die keine depressiven Züge aufweisen. Das heißt, sie haben nichts zu tun mit Schuld oder dem Gefühl, dass die Verfolgung verdient ist. Falls paranoide Ideen depressive Züge aufweisen, kann dies Teil der übertriebenen Schuldgefühle oder anderer depressiver Wahnideen sein.

Zwangsgedanken und Zwangshandlungen

»Ist Ihnen aufgefallen, dass Sie Dinge, die Sie bereits ausgeführt haben, immer wieder überprüfen oder wiederholen müssen? Müssen Sie Dinge in einer ganz bestimmten Weise, in einer bestimmten Reihenfolge oder mit einer bestimmten Häufigkeit tun?«

»Kamen Ihnen unerfreuliche, erschreckende oder lächerliche Gedanken oder Worte in den Sinn und gingen nicht mehr weg, auch wenn Sie versucht haben, sie loszuwerden?«

»Befürchten Sie, Sie könnten eine schreckliche Tat begehen, ohne es zu wollen?«

Benennung der Symptome

Stellt sich, nachdem die Symptome abgeklärt sind, heraus, dass der Patient tatsächlich eine depressive Erkrankung hat (DSM-5-Kriterien, ► Abschn. 3.2), dann sollte ihm explizit mitgeteilt werden, dass seine vielfältigen Symptome einen ganz bestimmten Namen haben. Weiterhin wird erklärt, dass ein **depressives Syndrom diagnostiziert** wurde und dass die Probleme mit dem Schlaf und dem Appetit, die Kopfschmerzen, die Hoffnungslosigkeit, der Interessenverlust und die Ermüdbarkeit alle Teil einer Depression sind. Erbringen die Ergebnisse der körperlichen Untersuchung keine spezifischen somatischen Ursachen für diese Symptomatik, so kann der Therapeut dem Patienten versichern, dass sie als Teil einer Depression zu sehen sind. Die Patienten müssen wissen, dass sie keine ernsthafte organische Erkrankung haben, nicht »verrückt« sind oder werden, und ihre Schlaf- und Konzentrationsschwierigkeiten nicht auf eine beginnende Demenz zurückzuführen sind.

Die **Diagnose** kann dem Patienten etwa folgendermaßen vermittelt werden.

Vermittlung der Diagnose

»Ihre Symptome [die an dieser Stelle genau aufgeführt werden, also Kopfschmerzen, Schlafprobleme, Erschöpfung usw.] scheinen keine organische Grundlage zu haben. Das bedeutet nicht, dass die Symptome nicht tatsächlich bestehen und dass es Ihnen nicht schlecht geht – Ihre Kopfschmerzen, Erschöpfung usw. sind tatsächlich vorhanden. Die Symptome, die Sie beschreiben, sind alle Teil einer Depression. Ihr Appetit und Ihr Schlaf sind gestört, und Sie haben das Interesse an Ihren üblichen Aktivitäten verloren. Sie reagieren gereizter auf Ihre Kinder und kommen mit Ihrem Ehemann nicht mehr zurecht. Sie können sich nicht vorstellen, Ihre Arbeit zu verrichten, an der Sie vorher Interesse hatten. Sie haben keine Energie, keinen Schwung mehr. Dies alles ist Teil des klinischen Bildes einer

Depression. Ihre Gedanken über den Tod, ihre Müdigkeit und das Gefühl der Sinnlosigkeit, die Frage, wie es mit Ihrem Leben weitergehen kann, Ihr Energieverlust, alles ist Teil der depressiven Symptomatik. Die Symptome, die Sie beschreiben, kommen bei depressiven Menschen häufig vor. Sie befinden sich in den Fängen einer schweren Depression.«

Erläuterung von Depressionen und deren Behandlung

Nach der spezifischen Diagnose werden dem Patienten einige allgemeine **Informationen über Depression** gegeben. Außerdem sollte erklärt werden, worauf er sich einstellen muss.

Allgemeine Informationen über Depressionen

»Depression ist eine häufige Störung. Über 3–4 %[3] der erwachsenen Bevölkerung sind davon betroffen. Die Erkrankung kann den Einzelnen sehr beeinträchtigen, aber sie lässt sich gut behandeln. Die Aussicht auf Genesung ist gut. Es steht eine Vielzahl von Behandlungsmöglichkeiten zur Verfügung. Sie dürfen die Hoffnung nicht gleich aufgeben, wenn der erste Behandlungsversuch fehlschlägt. Die meisten Menschen mit einer Depression sprechen jedoch sofort auf die Therapie an, und die Prognose ist gut. Sie werden sich besser fühlen und wieder zu Ihrem gewohnten Leistungsniveau zurückkehren, sobald die Symptome abklingen.«[4]

»Psychotherapie gilt als eine der Standardmaßnahmen bei der Depressionsbehandlung. Ihre Wirksamkeit konnte in einer Vielzahl wissenschaftlicher Untersuchungen nachgewiesen werden. Psychotherapie soll Ihnen helfen, die Probleme anzugehen, die zur Depression entscheidend beigetragen haben.«

Zuteilung der Krankenrolle

Die Erhebung der Symptome, die Diagnose und die Informationen über die Depression und deren Behandlung dienen dazu, dem Patienten das Konzept der **»Krankenrolle«** nahezubringen. Diese Rolle ermöglicht es dem Patienten, kompensatorisch, jedoch **zeitlich begrenzt**, Zuwendung von anderen zu erhalten, die ihm – tatsächlich oder nach subjektivem Empfinden – in der Vergangenheit nicht in ausreichendem Maße zuteilwurde.

Die Idee der »Krankenrolle« wurde erstmals von Talcott Parsons (1951) vorgestellt. Parsons, Soziologieprofessor an der Harvard Medical School und einer der Gründer der Medizinischen Soziologie, stellte fest, dass es sich bei Krankheit nicht nur um einen »Zustand«, sondern auch um eine soziale Rolle handelt. Die wesentlichen Kriterien einer sozialen Rolle betreffen die Einstellung sowohl desjenigen, der die Rolle innehat, als auch der anderen, mit denen er Kontakt hat. Eine Reihe sozialer Normen legen angemessenes Verhalten für Personen in dieser Rolle fest.

Parsons beschrieb **vier Funktionen** der Krankenrolle:

- Die kranke Person wird von gewissen üblichen **sozialen Verpflichtungen befreit**. Diese Freistellung muss sozial definiert und akzeptiert sein.
- Der Betroffene ist ebenfalls von bestimmten **Verantwortlichkeiten freigestellt**.
- Der Betroffene wird als jemand betrachtet, der sich in einem sozial unerwünschten Zustand befindet, der so **schnell wie möglich beendet** werden sollte.

3 Anm. d. Verf.: Neuere epidemiologische Studien geben insgesamt höhere Prävalenzen an. Für Deutschland beträgt das Erkrankungsrisiko der erwachsenen Bevölkerung etwa 8 % innerhalb eines Jahres (► Abschn. 3.4).

4 Anm. d. Verf.: Dieser optimistische Ausblick ist nach neueren Forschungsergebnissen leider nicht uneingeschränkt gewährleistet. Etwa ein Drittel der Patienten kehren nicht mehr zum ursprünglichen Leistungsniveau zurück, und die Störung hat ein hohes Rezidivrisiko. Die Dauer einer Episode beträgt unter Behandlung in der Regel etwa drei Monate (► Abschn. 3.5).

- Der Betroffene wird als »hilfsbedürftig« betrachtet. Er übernimmt die Rolle des Patienten, die ihre eigenen **Verpflichtungen** beinhaltet, insbesondere die Krankheit zu akzeptieren und bei der Genesung mitzuhelfen.

Die Symptome abzuklären, hilft dem Psychotherapeuten zu beurteilen, ob für den jeweiligen Patienten das oben beschriebene Konzept der Krankenrolle überhaupt passt. Falls ja, werden der Patient und ggf. auch seine **Bezugspersonen entsprechend informiert**. Dieses Vorgehen legitimiert die Krankenrolle und definiert den Patienten als hilfsbedürftig. Außerdem wird er dadurch vorübergehend von bestimmten sozialen Verpflichtungen entlastet und von der Verantwortung für den depressiven Zustand befreit.

Der Behandlungs- und Genesungsprozess muss so beschrieben werden, dass dadurch die Krankenrolle **zeitlich eingegrenzt** wird. Der Patient muss wissen, dass er zur Mitarbeit am Genesungsprozess verpflichtet ist. Er wird informiert, dass er die Krankenrolle so bald als möglich wieder aufgeben soll. Beim Aufgeben der Krankenrolle und bei der Genesung muss er allerdings unterstützt werden (Suchman 1965 a, b). Die Gesundungsphase beginnt, sobald der Patient in den Behandlungsprozess eingebunden ist.

Der Therapeut könnte dem Patienten die Krankenrolle mit folgenden Worten zuweisen:

Krankenrolle zuweisen

»Es ist in Ordnung, wenn Sie sich in den Momenten, in denen es Ihnen so schlecht geht, nicht unterhaltsam und gesellschaftsfähig fühlen. Warum sagen Sie nicht direkt zu Ihrem Ehemann, dass Sie im nächsten Monat, während der aktiven Behandlungsphase Ihrer Depression, lieber keine Gäste einladen möchten und dass Sie sich gerne mit ihm absprechen möchten, bevor er für Sie beide etwas verabredet? Sie werden jetzt aktiv in die Behandlung eingebunden sein, und wir werden im nächsten Monat gezielt an Ihrer Genesung arbeiten. Es ist zu erwarten, dass Sie allmählich wieder in der Lage sein werden, Ihr normales Leben aufzunehmen, und in etwa zwei Monaten sollten Sie wieder ziemlich aktiv sein können. Mit der Zeit werden wir die Probleme, die mit Ihrer Depression zu tun haben, zunehmend besser verstehen und bewältigen, und wir haben allen Grund zu der Hoffnung, dass Sie sich sogar noch besser fühlen werden als früher.«

Dem depressiven Patienten wird als zentrales Konzept erklärt, dass Depression eine Erkrankung ist, über die er keine vollständige Kontrolle hat, aber von der er mithilfe der Behandlung ohne ernsthaften bleibenden Schaden genesen wird. Betroffene betrachten ihre Erkrankung oft unter moralischen Gesichtspunkten. So wird Depression als Versagen, als Zeichen von Schwäche, als eine gerechte Strafe für Fehlverhalten in der Vergangenheit oder sogar als absichtlich herbeigeführter Zustand angesehen. Diese negative Sichtweise ist Bestandteil des depressiven Affektes, und dies sollte dem Patienten auch so vermittelt werden (► Tab. 7-1).

Notwendigkeit einer medikamentösen Behandlung[5]

Ob eine psychopharmakologische Behandlung notwendig ist, hängt von der **Schwere und Dauer der Symptome,** den **Wünschen und früheren Erfahrungen** des Patienten und nicht zuletzt von eventuellen **medizinischen Kontraindikationen** ab. Trotz Empfehlungen in allgemein anerkannten Leitlinien, die Pharmako- und Psychotherapie

---

5 Anm. d. Verf.: Der folgende Abschnitt wurde aktualisiert (s. auch Abschn. 3.6).

Tab. 7-1 DSM-5-Kriterien für die nähere Bestimmung von Melancholiemerkmalen.

Subtyp »Mit melancholichen Merkmalen«
A. Eines der folgenden Symptome kommt vor, während die aktuelle Episode ihr schwerstes Ausmaß aufweist: • Verlust an Freude bei allen oder beinahe allen Aktivitäten • Verlust der affektiven Ansprechbarkeit auf üblicherweise angenehme Stimuli (fühlt sich nicht viel besser, auch nicht vorübergehend, wenn sich etwas Positives ereignet)
B. Drei (oder mehr) der folgenden Symptome kommen vor: • eine eigenständige Qualität der depressiven Verstimmung, die durch eine tiefgreifende Mutlosigkeit, Verzweiflung und/oder Verdrießlichkeit oder durch ein »Gefühl der Gefühllosigkeit« gekennzeichnet ist • die Depression ist regelhaft morgens stärker ausgeprägt • morgendliches Früherwachen (d. h. mindestens zwei Stunden vor der üblichen Aufwachzeit) • ausgeprägte psychomotorische Erregung oder Hemmung • signifikante Appetitlosigkeit oder Gewichtsverlust • exzessive oder unangemessene Schuldgefühle
Beachte: Der Subtyp »Mit melancholischen Merkmalen« wird verwendet, wenn diese Merkmale während des am stärksten ausgeprägten Stadiums der Erkrankung vorhanden sind. Es gibt einen nahezu vollständigen Verlust der Fähigkeit zur Freude, nicht nur eine Verminderung. Eine Richtlinie, um die Abwesenheit einer affektiven Reagibilität zu beurteilen, besteht darin, dass selbst hocherwünschte Ereignisse nicht mit einer nachhaltigen Stimmungsaufhellung verbunden sind. Entweder gibt es gar keine Stimmungsaufhellung oder nur eine partielle Aufhellung (z. B. bis zu 20–40 % der gewöhnlichen Aufhellung jeweils nur für wenige Minuten). Die »eigenständige Qualität« der Stimmungslage, die für das klinische Erscheinungsbild »Mit Melancholischen Merkmalen« charakteristisch ist, wird als qualitativ anders erlebt als die Stimmungslage während einer nicht melancholischen depressiven Episode. Eine depressive Stimmungslage, die als lediglich schwerer, länger andauernd oder ohne Grund vorkommend beschrieben wird, wird nicht als eigenständig in ihrer Qualität angesehen. Veränderungen der Psychomotorik sind nahezu immer anwesend und können von anderen Personen beobachtet werden. Melancholische Merkmale zeigen nur eine mäßig ausgeprägte Tendenz, sich bei derselben Person über alle Episoden hinweg zu wiederholen. Sie kommen häufiger bei stationären als bei ambulanten Patienten vor, sie sind weniger wahrscheinlich bei leichten als bei schweren Episoden einer Major Depression, und sie treten mit höherer Wahrscheinlichkeit bei depressiven Patienten mit psychotischen Symptomen auf.

Quelle (vom Verf. ins Deutsche übersetzt): American Psychiatric Association (2013): Diagnostic and Statistical Manual of Mental Disorders, 5th ed. American Psychiatric Association, Washington, DC

als gleichermaßen wirksam angeben, gibt es keine differenzielle Indikation für den jeweiligen Patienten. Es gibt zunehmend Hinweise darauf, dass die Kombination von Medikation und Psychotherapie vor allem bei **schwer und chronisch depressiven Patienten** den Monotherapien überlegen ist. Außerdem tritt die Wirkung der Medikation in der Regel früher ein als die einer psychologischen Therapie. Deswegen sollte eine kombinierte Behandlung auch bei Suizidalität besonders berücksichtigt werden.

Da sich die Leitlinien bisher darauf beziehen, dass alle derzeit zugelassenen Antidepressiva bei ambulanter Anwendung eine vergleichbare Wirksamkeit zeigen, sich aber hinsichtlich Nebenwirkungs- und Interaktionspotenzial unterscheiden, sollte sich die Auswahl des Antidepressivums an folgenden Kriterien orientieren: Verträglichkeit, Überdosierungssicherheit, Handhabbarkeit, Ansprechen auf frühere Krankheitsepisoden, individuelle Anwendungserfahrung des Behandelnden, Komorbidität und Komedikation sowie Patientenpräferenzen. Eine neuere Netzwerk-Metaanalyse (Cipriani et al. 2018) schlussfolgert allerdings, dass einige Antidepressiva bevorzugt eingesetzt werden sollten, da diese eine vergleichsweise hohe Response- und vergleichsweise geringe Drop-out-Rate aufwiesen (▶ Abschn. 3.6).

Gehen **belastende Lebensumstände** zeitlich der Depression voraus, ist der wirksame Einsatz von Medikamenten in Kombination mit Psychotherapie keineswegs ausgeschlossen. Vielmehr gibt die Mehrzahl der Patienten, auch solche mit melancholischen Merkmalen (▶ Tab. 7-1), belastende Ereignisse im Vorfeld der depressiven Störung an. Bei depressiven Episoden auf Basis einer Dysthymie ist die Anwendung von Antidepressiva in Kombination mit Psychotherapie ebenfalls zu empfehlen. Besteht die depressive Symptomatik auch unter Medikation weiter, kann IPT als Augmentierungsstrategie eingesetzt werden.

7.2 Die Depression im interpersonellen Kontext

Beziehungsanalyse (Interpersonal Inventory)

Sobald die depressiven Symptome erhoben sind, fragt der Therapeut den Patienten, was sich in seinen sozialen und zwischenmenschlichen Lebensbereichen abgespielt hat, als die Symptome begannen. Die Identifikation von Schlüsselpersonen und Kernpunkten ergibt sich daraus häufig von selbst. Sollte dies nicht der Fall sein, hilft es, die gegenwärtigen und vergangenen Beziehungen zu analysieren, um ein vollständiges Bild von den **wichtigen aktuellen sozialen Interaktionen** des Patienten zu erhalten.

Dazu empfiehlt es sich, wichtige Beziehungen des Patienten mit anderen, beginnend in der Gegenwart, sorgfältig zu explorieren. Dies kann entweder innerhalb der Sitzungen erfolgen, oder der Therapeut kann den Patienten bitten, einen Lebenslauf mit Informationen über Beziehungen und bedeutsame zwischenmenschliche Ereignisse zu erstellen.

Im Rahmen der Beziehungsanalyse sollte der Patient folgende Informationen über jede Person geben, die für ihn von Bedeutung ist:

- In welcher Beziehung steht diese Person zu dem Patienten, wie häufig sind die Kontakte und welche gemeinsamen Aktivitäten gibt es?
- Welche gegenseitigen Erwartungen bestehen an die Beziehung? Werden diese Erwartungen erfüllt?
- Welches sind die befriedigenden und unbefriedigenden Aspekte der Beziehung? Kann der Patient dafür konkrete Beispiele geben?
- Wie möchte der Patient die Beziehung verbessern? Indem er sein eigenes Verhalten verändert oder das der anderen Person?

Obwohl sich die Beziehungsanalyse hauptsächlich auf die ersten beiden Sitzungen konzentriert, kann sie in weniger systematischer Weise während des gesamten weiteren Behandlungsprozesses ergänzt werden.

Identifikation der Hauptproblembereiche

Bei der Beziehungsanalyse geht es dem Therapeuten hauptsächlich darum, die **zentralen interpersonellen Themen** des Patienten zu erkennen. Es sind genau die Themen, die für die derzeitige depressive Episode von Relevanz sind. Außerdem geht der Therapeut der Frage nach, welche Aspekte dieser Schwierigkeiten veränderbar sind. Er sollte so lange Informationen sammeln, bis er den Hauptproblembereich festmachen kann. Bei der Auseinandersetzung mit der Depression ganz zu Beginn der Behandlung wird ohnehin über problematische Bereiche gesprochen. Dies hat außerdem den Nebeneffekt, dass der Patient von der ausschließlichen Beschäftigung mit den akuten bedrängenden und überwältigenden Symptomen abgelenkt wird. Vor allem in der Anfangsphase wird viel über die Depression gesprochen. Dies stellt meist den besten Übergang zu einer Besprechung der zwischenmenschlichen Probleme dar, die mit dem Auftreten der Depression im Zusammenhang stehen.

Mit dem Satz »Lassen Sie uns zusammentragen, was sich in Ihrem Leben abgespielt hat«, beginnt der Psychotherapeut, den Patienten nach aktuellen **Veränderungen** in seinen Lebensumständen, seiner Stimmung und seiner sozialen Funktionsfähigkeit zu fragen.

Aktuelle Veränderungen

»Was hat sich sonst noch in Ihrem Leben in der Zeit abgespielt, als es anfing, Ihnen schlecht zu gehen? Bei der Arbeit? Zu Hause? In Ihrer Familie? Mit Ihren Freunden? Gab es irgendwelche Veränderungen? Wie haben Sie sich in letzter Zeit gefühlt? Haben Sie sich viele Sorgen gemacht? Haben Sie in letzter Zeit weniger Kontakt mit anderen gehabt? Macht es Ihnen weniger Freude, Dinge zu tun, die Ihnen sonst Spaß gemacht haben – wie z. B. Ihre Arbeit, Ihre Freunde, die Familie, Essen, Sex, Hobbys oder Fernsehen?«

Als Nächstes soll der Therapeut bestimmen, in welcher Beziehung die **Lebensumstände** zum ersten Auftreten der **Symptome** stehen.

Lebensumstände und Symptome

»Wann fingen Sie an, sich depressiv zu fühlen? Was ging in Ihrem Leben vor sich? Als Sie von dem Verhältnis Ihres Mannes erfahren haben, war das ungefähr zu der Zeit, als Sie anfingen, sich niedergeschlagen zu fühlen?«

Die Problembereiche sollten genau definiert werden, da sie dem Therapeuten dabei helfen, gemeinsam mit dem Patienten eine Behandlungsstrategie zu formulieren. Da die IPT zeitlich begrenzt ist, zielt diese Strategie üblicherweise auf **ein oder zwei der vier Problembereiche** ab, die depressive Patienten häufig erfahren. Diese Bereiche werden in den Kapiteln 8 bis 11 definiert und ausführlich besprochen[6]. Die interpersonellen Probleme werden so in ein System gebracht, das für den Patienten mögliche Veränderungen zulässt. Diese Aufstellung ist nicht erschöpfend, und sie stellt auch keine tiefgründige Ausführung dar. Es soll auch nicht versucht werden, damit die Dynamik der depressiven Störung zu erklären. Vielmehr hilft dieses Klassifikationssystem dem Therapeuten, realistische Ziele und angemessene Behandlungsstrategien aufzustellen.

Bei den Problembereichen handelt es sich um:

- Trauer,
- Auseinandersetzungen mit dem Ehepartner oder Partner, mit den Kindern oder anderen Familienmitgliedern, Freunden oder Mitarbeitern,
- Rollenwechsel und -übergänge; hierzu gehören z. B. eine neue Arbeitsstelle anzutreten, das Elternhaus zu verlassen, an einem anderen Ort zu studieren oder in ein neues Heim oder eine neue Gegend umzuziehen; aber auch Scheidung oder ökonomische

---

6 Anm. d. Verf.: In Kapitel 16 wird der neu konzeptualisierte fünfte Fokus »Arbeitsstress« beschrieben.

und andere Veränderungen in der Familie gehören zu diesem Problembereich,
- interpersonelle Defizite, die zu Einsamkeit und sozialer Isolation führen.

Diese Themen schließen sich nicht unbedingt gegenseitig aus. Der Patient präsentiert möglicherweise eine **Kombination von Problemen in verschiedenen Bereichen**, oder es können schlecht umrissene und gewichtige Schwierigkeiten in jedem dieser Problemfelder bestehen. Für jeden Patienten schätzt der Psychotherapeut jeweils die individuellen Bedürfnisse ein und welche Faktoren nach Angaben des Patienten zur Depression beigetragen haben. Zusätzlich fragt er den Patienten, welche individuellen Bedürfnisse er bei sich selbst sieht. Bei Patienten mit weitreichenden Problemen kann der Therapeut sich in seiner Wahl des Behandlungsfokus von den direkt vorausgegangenen Ereignissen der aktuellen depressiven Episode leiten lassen.

Gelegentlich können sich Patient und Therapeut **nicht auf einen Therapiefokus einigen**. Patienten wollen oder können manchmal nicht erkennen, in welchem Ausmaß sie unter einem bestimmten Problem leiden. Zwei Beispiele:
- Manche Patienten mit Ehekonflikten vermeiden es, über ihre Probleme zu sprechen, weil sie Angst haben, dadurch eventuell die eheliche Beziehung noch mehr zu gefährden.
- Patienten mit pathologischen Trauerreaktionen nehmen vielleicht die Quelle der jährlichen Depressionsepisoden nicht bewusst zur Kenntnis.

Wenn sich Therapeut und Patient nicht auf den Behandlungsfokus einigen können, hat der Therapeut drei Möglichkeiten:
- Er kann die Behandlungsziele so lange aufschieben, bis der Patient die Bedeutung des Themas erkennt.
- Er kann sehr allgemeine Ziele bestimmen, in der Hoffnung, im Laufe der Therapie genauer fokussieren zu können.
- Er kann die Prioritäten des Patienten akzeptieren. Er hofft dann darauf, dass bei näherer Betrachtung der Fokus auf relevantere Themen gerichtet werden kann.

Den dritten Ansatz wandte z. B. ein Therapeut bei einer Patientin an, die sich zunächst darüber beschwerte, dass ihre Kinder sie »verrückt« machen würden. Einige Sitzungen später sprach sie jedoch ihren dringlicheren Kummer über die außereheliche Beziehung ihres Mannes an.

Der jeweilige Problembereich wird üblicherweise bestimmt, indem auf den offensichtlich **belastendsten Bereich**, ggf. auch auf zwei belastendste Bereiche, fokussiert wird. Dabei kann es sich z. B. um drohenden Arbeitsplatzverlust, Probleme mit den Kindern, eheliche Spannungen oder einen Umzug handeln. Das Ziel hierbei ist, die aktuellsten Stresssituationen, auf welche sich die verbleibenden Sitzungen konzentrieren, klar zu identifizieren.

Der Patient sollte seine Probleme mit eigenen Worten beschreiben können und dadurch Entlastung finden. Aber es sollte dem Patienten nicht gestattet werden, das Gespräch mit irrelevanten Besorgnissen zu dominieren. Bei der Suche nach dem geeigneten Fokus für eine Kurzbehandlung kann eine systematische **Aufstellung aller besonderen lebensgeschichtlichen Vorkommnisse** nützlich sein. Diese Vorkommnisse müssen nicht in mechanischer Reihenfolge abgehandelt werden, aber alle Bereiche sollten ausreichend abgedeckt sein. Enthalten sein sollten außerdem die Anamnese der gegenwärtigen Symptome, die Vorgeschichte der aktuellen Lebensumstände sowie der derzeitigen interpersonellen Beziehungen und die aktuellen Veränderungen in diesen drei Bereichen.

Die Aufgabe der Psychotherapie ist es, dem Patienten dabei zu helfen, jene **Schlüsselpersonen** zu identifizieren, mit denen er Schwierigkeiten hat. Gemeinsam mit dem Patienten sollte herausgefunden werden, worin diese Schwierigkeiten bestehen und ob es Wege gibt, diese Beziehungen befriedigender zu gestalten. Die Probleme werden mit Formulierungen zusammengefasst, die direkt aus den Beschreibungen des Patienten abgeleitet wurden. Es wird dabei auch deutlich gemacht, dass die nächsten Sitzungen zum Ziel haben, dem Patienten bei seinen Problemen zu helfen.

Zusammenhang zwischen interpersonellen Problemen und der Depression

»Nach dem, was Sie gesagt haben, sieht es so aus, als ob Sie ... [das oder die aktuellen Probleme klar benennen, z. B.:] ... Schwierigkeiten in Ihrer Ehe oder Auseinandersetzungen mit Ihrem Partner haben; Angst haben, den Arbeitsplatz zu verlieren; sich in Ihrer neuen Wohnung unwohl fühlen; sich einsam fühlen; Ihre alten Freunde vermissen. Diese Probleme können natürlich etwas mit Ihrer Depression zu tun haben. Ich würde mich gerne mit Ihnen in den nächsten Wochen so wie bisher für ungefähr jeweils eine Stunde treffen, um herauszufinden, wie Sie besser mit der Situation umgehen können.«

Die Reaktion des Patienten auf diese Art der Exploration der interpersonellen Aspekte der Depression kann auf **drei verschiedene Arten** ausfallen:

- Der Patient besteht möglicherweise darauf, eine unentdeckte körperliche Erkrankung zu haben.
- Er verharrt möglicherweise bei den Symptomen der Depression (z. B. Schlafstörungen, Müdigkeit) und leugnet jeglichen Zusammenhang zu Lebensbelastungen.
- Er erkennt in unterschiedlichem Ausmaß an, dass aktuelle Lebensbelastungen bestehen.

Die erste Reaktion kommt selten vor, und ihr ist am schwierigsten zu begegnen. Mit der dritten Reaktion ist natürlich am einfachsten umzugehen. Auf jeden Fall sollte ein Patient, der auf die erste oder zweite Weise reagiert (d. h. mit Leugnung) nicht bestraft oder belehrt werden. Wenn seine Einstellung weiterhin bestehen bleibt, kann es notwendig sein, weitere Sitzungen zu verschieben und eine weitere körperliche Untersuchung anzubieten oder vielleicht eine zweite Meinung von einem anderen Arzt einzuholen. An dieser Stelle sollte der Therapeut behutsam vorgehen – dem Patienten eine beruhigende Rückmeldung geben, sich nicht in eine Auseinandersetzung verwickeln lassen und nicht versuchen, mit aller Gewalt die Meinung des Patienten zu ändern. Es nützt mehr, der Vorgabe des Patienten zu folgen, allerdings dabei nie die Realität der Symptome und das reale Leiden, das sie verursachen, zu leugnen. Wenn ein Patient weiterhin die derzeitigen Probleme abstreitet, sollte immer eine weitere Sitzung angeboten werden. Dem Patienten wird mitgeteilt, dass man ihn dann gerne noch einmal fragen würde, was in seinem Leben vorgeht und wie es ihm geht.

Vertieftes Verständnis

»Ich kann verstehen, dass diese ... [die Symptome des Patienten aufführen] ... Kopfschmerzen oder Schlafprobleme unangenehm sind. Ich würde gerne versuchen, in den nächsten Wochen zu verstehen, was die Ursache sein könnte. Lassen Sie uns abwarten, wie Sie sich nächste Woche fühlen.«

In manchen Fällen kann es angebracht sein, mit dem Patienten über seine **Wahrnehmung** zu diskutieren.

Diskussion der Patientenwahrnehmung

»Wir stimmen beide überein, dass Sie Probleme haben mit … [die Symptome aufführen] … Schlaf oder Energie, aber wir haben unterschiedliche Vorstellungen davon, was der Kontext sein könnte. Lassen Sie uns gemeinsam sehen, wie es Ihnen weiterhin geht und was wir in den nächsten Wochen herausfinden können.«

Wenn Patient und Therapeut nach einigen Wochen immer noch nicht in der Lage sind, sich auf Problembereiche und/oder Behandlungsziele und auf einen Therapievertrag zu einigen, ist die Behandlung mit IPT **möglicherweise nicht durchführbar**, denn der Patient wird voraussichtlich seine Unzufriedenheit in Schweigen, versäumten Sitzungen oder in einem Therapieabbruch zum Ausdruck bringen. Wie mit solchen besonderen Problemen umgegangen werden kann, wird in Kapitel 18 behandelt.

IPT-Konzepte und Behandlungsvertrag

Der Therapeut kann bereits bei der Erhebung der oben beschriebenen Symptomvorgeschichte die Fragen so stellen, dass dem Patienten vermittelt wird, dass Depression nicht eine mysteriöse Erkrankung ist, sondern im **Zusammenhang mit zwischenmenschlichem Verhalten** steht.

Viele Patienten sind sich bewusst, dass Probleme mit anderen Menschen für ihren Zustand eine wichtige Rolle spielen. Häufig aber beziehen sie die Probleme nur auf sich selbst und führen sie auf ihr persönliches Versagen oder ihre eigenen Unzulänglichkeiten zurück. Vielleicht haben solche Patienten nach außen hin unbelastete soziale Beziehungen. Sie können aber auch sozial so isoliert sein, dass sie nicht erkennen können, auf welche Weise zwischenmenschliche Defizite ihre Vulnerabilität für Depression erhöhen. Diese Patienten brauchen vielleicht eine **Erklärung** wie die folgende.

Erklärung des IPT-Konzepts

»Wir leben in einer Welt, in der andere Menschen eine große Rolle spielen, auch wenn wir manchmal denken, wir stehen alleine im Leben. Obwohl die Ursachen der Depression ungeklärt sind, steht ihr Auftreten häufig im Zusammenhang mit Problemen in persönlichen Beziehungen, z. B. mit dem Ehepartner, den Kindern, der Familie oder Kollegen. Probleme mit anderen oder der Verlust von Bezugspersonen können bei manchen Menschen eine Depression auslösen; andere Menschen wiederum werden durch die depressiven Symptome daran gehindert, mit ihren Mitmenschen so ungezwungen wie sonst umzugehen. Wir versuchen, bei dieser Behandlung herauszufinden, was Sie von anderen wollen und brauchen und wie Sie das erreichen können.«

Nach dieser allgemeinen Erklärung sollte für den Patienten zusammengefasst werden, welche Auffassung der Therapeut über seine derzeitigen Probleme in sozialen Beziehungen hat. Um herauszuarbeiten, wie wichtig zwischenmenschliche Probleme sind, wird der Patient gefragt, durch welche Veränderungen er sich besser fühlen würde. Die Antwort beinhaltet in den meisten Fällen verbesserte zwischenmenschliche Beziehungen, auch wenn dies nicht gleich offensichtlich ist. So kann z. B. die Antwort, mehr Geld zu wollen, als ein Schritt zum Aufbau von erfüllenden Beziehungen gesehen werden. Denn der Patient erwartet, dass ihm Geld größeren Respekt bei anderen verschafft, dass es mit mehr Geld weniger Streitigkeiten gibt usw.

Danach sollte der Psychotherapeut das **Vorgehen bei der IPT** erklären. Besonders betont wird, dass der Schwerpunkt auf dem **Hier und Jetzt** liegt, wenn die interpersonellen Probleme besprochen werden.

Vorgehen der IPT: Aktuelles Leben

»Wir werden über Ihr Leben sprechen, so wie es sich jetzt aktuell gestaltet.«

Der Patient sollte wissen, dass die allgemeine Behandlungsstrategie darin besteht, derzeitige und wichtige vergangene **Beziehungen** zu besprechen mit dem Ziel, die Problembereiche zu klären und auf eine Lösung hinzuarbeiten.

Vorgehen der IPT: Beziehungen und Bezugspersonen

»Wir werden über Ihre Beziehungen zu wichtigen Bezugspersonen sprechen.«

Die Aufgabe des Patienten bei diesem Prozess ist, gemeinsam mit dem Therapeuten über den **Behandlungsfokus** zu entscheiden und aktuelles Material einzubringen, das zur Thematik gehört. Der Patient sollte wissen, dass er größtenteils für die Auswahl von Gesprächsthemen verantwortlich ist. Wenn es jedoch nötig ist, wird der Therapeut das Gespräch auf den vereinbarten Problembereich zurückbringen.

Gesprächsfokus

»Ich gehe davon aus, dass Sie über diese Beziehungen und Ihre Gefühle offen mit mir sprechen möchten. Wenn ich das Gefühl habe, dass das Gespräch in eine weniger nützliche Richtung geht, werde ich es Ihnen sagen.«

Aufsetzen des Behandlungsvertrags

Es werden **zwei oder drei Behandlungsziele** festgelegt. Auch wenn die IPT zum Ziel hat, die zwischenmenschlichen Beziehungen zu verbessern, stellt doch die Linderung der Symptome wie z. B. verbesserter Appetit oder verbesserter Schlaf ebenfalls einen wichtigen Bestandteil der Therapie dar. Wenn die Patienten in der Therapie an ihren Problemen arbeiten, erfahren sie üblicherweise auch eine Entlastung auf Symptomebene. Die angestrebten Ziele sollten im Behandlungsverlauf erreichbar sein: Der Schwerpunkt liegt darauf, bei der Lösung eines konkreten Problems voranzukommen, und nicht auf langfristigen Lösungen für den Rest des Lebens. Um die weiteren Behandlungsziele zu klären, kann man den Patienten bitten, die angestrebten Ziele in eine **Hierarchie** zu bringen. Beschrieben ist dieses Vorgehen in der Zielerreichungsskala (Goal-Attainment-Skala; Kirusek 1976). Der Patient definiert für jeden Problembereich, was der bestmögliche, der am ehesten zu erwartende und der schlechteste Ausgang wäre. Wird dem Patienten zu Beginn der Therapie klar, welche Behandlungsergebnisse er erhofft, kann er während des Therapieverlaufs auch kleine Fortschritte leichter erkennen.

Wenn der Therapeut und der Patient die Ziele der Behandlung gemeinsam festlegen, gibt der Therapeut bei dieser Gelegenheit dem Patienten eine **zusammenfassende Rückmeldung**. Dies beinhaltet das allgemeine Verständnis des Therapeuten vom jeweiligen interpersonellen Problembereich und vom Ausmaß der Probleme. Patienten, die zum ersten Mal psychiatrische Symptome erleben, schätzen ihre Probleme oftmals unrealistisch ein (s. nachfolgendes Fallbeispiel).

Als Nächstes einigt man sich über die **praktischen Aspekte der Behandlung** wie Dauer und Frequenz der Sitzungen, Termine, Gebühren und Umgang mit versäumten Sitzungen. Am Ende der ersten Sitzung sollte ein **expliziter Behandlungsvertrag** aufgestellt worden sein. Der Vertrag sollte den sozialen bzw. interpersonellen Kontext der Intervention, die kurze Dauer und den Problembereich hervorheben. Im Folgenden ein Fallbeispiel und entsprechende Formulierungsvorschläge:

Ein 27-jähriger Mann hatte in den letzten Jahren zum dritten Mal seinen Arbeitsplatz verloren. Er kam infolgedessen mit einer mittelschweren Depression zur Behandlung. Aufgrund seiner depressiven Symptome befürchtete er, dass es unaufhaltsam »mit ihm bergab ginge«. Im Verlauf des Erstgesprächs wurde deutlich, dass der letzte Arbeitsplatzverlust von dem Patienten teilweise heraufbeschworen worden war. Als er nämlich anfing, sich am Arbeitsplatz zu integrieren, bekam er das Gefühl, dass Mitarbeiter und Vorgesetzte ihn »ausnutzten«. Dieses Gefühl hatte ihn auch schon bei seinen beiden anderen Arbeitsplätzen beschlichen. Er reagierte darauf, indem er sich zurückzog, langsamer arbeitete und der Arbeit fernblieb. Dieses Verhalten veranlasste jedes Mal entweder ihn oder seinen Arbeitgeber zu kündigen.
Als der Behandlungsvertrag aufgesetzt wurde, erklärte ihm der Therapeut, dass er unter einer mittelschweren depressiven Störung leide, dass es eine gute Prognose für Besserung gebe und dass nichts auf eine schwere Beeinträchtigung hinweise, die eine stationäre Einweisung rechtfertigen würde. Der Therapeut sagte weiterhin, dass es anscheinend bei den Arbeitsproblemen des Patienten ein konstantes Muster gebe, da das Gefühl, ausgenutzt zu werden, immer wieder in derselben Situation aufkam. Ein Behandlungsziel für den Patienten könne sein, die Ursachen dafür herauszufinden und so in Zukunft befriedigendere Arbeitsbedingungen zu schaffen.

Interventionskontext

»Wir werden versuchen zu verstehen, welche aktuellen Belastungen und Beziehungen in Ihrem Leben zu der Depression beitragen.«

Dauer

»Ich würde mich gerne einmal wöchentlich für weitere 12–16 Sitzungen ungefähr eine Stunde lang mit Ihnen treffen, um mit Ihnen zusammen zu verstehen, was Sie in Ihrem Leben belastet und in welcher Weise dies zu Ihrer Depression beiträgt.«

Problembereich

»Nach dem, was Sie mir erzählt haben, begann Ihre Depression mit dem noch nicht lange zurückliegenden Wechsel von der Schule zur Universität. Ich würde gerne mit Ihnen die kritischen Bereiche besprechen, die Sie als offensichtlich mit der Depression verknüpft beschreiben. Einen Bereich stellt der Übergang dar, den Sie vom Schüler zum Studenten vollziehen mussten. Damit verbunden war ja die Frage, ob dies in die Richtung der gewünschten beruflichen Laufbahn führt. Im zweiten Bereich geht es darum, wie Sie mit jemandem, egal ob Mann oder Frau, näheren Kontakt herstellen und beibehalten können. Unter näherem Kontakt verstehe ich eine enge und vertrauensvolle Beziehung mit einem Menschen, auf den Sie sich verlassen können und von dem Sie sich verstanden fühlen. Das dritte Problem scheint zu sein, wie Sie in einem umfassenderen sozialen Gefüge einen Platz finden und wie Sie ein Zugehörigkeitsgefühl entwickeln können, anstatt isoliert zu sein. Möchten Sie über diese Themen sprechen?«

Rollenvermittlung

In den ersten Sitzungen wird die Vorgeschichte erhoben, und gemeinsam mit dem Patienten werden die Behandlungsziele festgelegt. Dabei ist der Therapeut vergleichsweise direktiver und aktiver als normalerweise in den späteren Sitzungen, obwohl Psychotherapie ein explorativer Prozess ist, der nicht immer linear abläuft. Der Patient ist für die Auswahl der Themen in den weiteren Sitzungen verantwortlich und muss dies wissen. Der Therapeut hält sich entsprechend mehr zurück. Um den Patienten vorzubereiten, welche **Rolle** ihm bei der Therapie zukommt, kann etwa Folgendes gesagt werden.

Patientenrolle

»Da wir jetzt ungefähr wissen, in welche Richtung wir gehen, möchte ich das weitere Vorgehen mit Ihnen abstimmen. Ihre Aufgabe wird sein, über die

Dinge zu sprechen, die Sie beschäftigen. Dazu gehört insbesondere alles, was Sie emotional betrifft und von emotionaler Bedeutung für Sie ist. Wir haben bereits bestimmte Bereiche festgelegt, in denen es Raum für Veränderungen gibt. Und wir haben uns auf bestimmte Ziele geeinigt. Natürlich werden wir Themen besprechen, die für diese Fragestellungen relevant sind. Es können jedoch auch andere wichtige Fragestellungen auftauchen, wenn wir miteinander arbeiten. Diese können Sie auch ansprechen. Ich bin nicht nur an dem interessiert, was vorgefallen ist, sondern sogar noch stärker an Ihren Gefühlen bezüglich dieser Ereignisse. Sie sind von nun dafür verantwortlich, die für Sie wichtigsten Themen auszuwählen. Schließlich wissen Sie selbst am besten, wie Sie fühlen und welche Beziehungen Ihnen Probleme bereiten. Es gibt kein ›richtiges‹ oder ›falsches‹ Gesprächsthema, solange es Sie bewegt. Es sollte Sie nur emotional beschäftigen. Dazu gehören übrigens auch Ihre Gefühle bezüglich unserer therapeutischen Beziehung oder der Therapie selbst.
Manchmal kommen einem Ideen oder Gefühle in den Sinn, die einem nicht sinnvoll erscheinen oder einem peinlich sind. Diese Ideen und Gefühle einzubringen und zu besprechen, ist ein wichtiger Bestandteil der Therapie. Sprechen Sie über Ihre Gefühle, die Sie während der Sitzung oder beim späteren Nachdenken darüber haben.«

Die IPT weist sowohl dem Patienten als auch dem Therapeuten jeweils **spezifische Rollen** zu. Als Vorbereitung auf die Therapie und als Prototyp für andere Beziehungen sollten die gegenseitigen Rollenerwartungen explizit geklärt werden. Dies ist ein Verhandlungspunkt im Therapievertrag, und die Erfahrung dieser Verhandlung kann für den Patienten ein Beispiel dafür sein, konstruktiv mit zwischenmenschlichen Beziehungen im Hier und Jetzt umzugehen.

7.3 Beginn der mittleren Sitzungen

Die mittleren Sitzungen beginnen, nachdem der Behandlungsvertrag abgeschlossen ist und die zu bearbeitenden Problembereiche festgelegt sind. Wie der Therapeut in diesen Sitzungen vorgeht, richtet sich danach, welche Problembereiche ausgewählt wurden.

Die mittleren Sitzungen konzentrieren sich auf die Bearbeitung von ein oder vielleicht zwei Problemfeldern. Der Therapeut hat dabei **drei zusammenhängende Aufgaben**:

- dem Patienten dabei zu helfen, zum Problembereich gehörige Themen zu besprechen,
- auf den Gefühlszustand des Patienten und auf die therapeutische Beziehung zu achten, um die vertrauensvolle Selbstöffnung des Patienten zu fördern,
- den Patienten davon abzuhalten, die Therapie zu blockieren.

Thematischer Fokus

Der Patient wird ermutigt, die **Initiative bei der Auswahl der Gesprächsthemen** zu ergreifen. Jede Sitzung beginnt damit, dass der Therapeut entweder darauf wartet, dass der Patient anfängt, oder nur eine allgemeine Frage stellt. Solch eine Frage wäre z. B. »Womit sollen wir heute beginnen?«. Dieses Vorgehen dient dazu, neue Inhalte zu explorieren. Es ermöglicht dem Patienten, ggf. auch den Behandlungsfokus zu ändern und zuvor unerkannte oder verdrängte Probleme einzubringen.

Bringt der Patient relevante und zielführende Inhalte ein, braucht der Therapeut in der Sitzung nicht besonders aktiv zu fokussieren. Wenn ein Patient jedoch anscheinend irrelevante Dinge anspricht oder ein Thema vermeidet, das ihn vermutlich beschäftigt, sollte ihm der Therapeut erst einmal Zeit lassen. In dieser Zeit kann festgestellt werden, ob die Thematik wirklich irrelevant ist. Erst danach wird versucht, das Thema auf Dinge zu lenken, die eher dem Erreichen der Behandlungsziele dienen. Die **Relevanz** muss nicht unbedingt sofort ersichtlich sein. Hierzu ein Beispiel:

> Ein 43-jähriger Mann hat Eheprobleme. Er beginnt eine seiner Sitzungen damit, ausschweifend seine Abscheu zu schildern, die er gegenüber den Bewohnern eines sozial schwächeren Viertels hegt, durch das er auf seinem Weg zur Sitzung fuhr. Sie seien schlampig und ungezogen. Dies führte jedoch dazu, dass eine ähnliche Abscheu vor der nachlässigen Art seiner Frau und seiner Mutter ergiebig exploriert werden konnte.

Die anfänglichen Aussagen eines Patienten über seine Probleme werden oft im Laufe der Behandlung revidiert. Vielleicht misstraut er dem Therapeuten noch, oder er schätzt die Probleme wirklich falsch ein, jedenfalls stellt der Patient möglicherweise zunächst relativ unbedeutende Dinge als wichtige Bereiche dar. Gleichzeitig spielt er die eigentlichen Hauptbelange herunter. Es kann aber auch vorkommen, dass der Psychotherapeut vermutet, dass ein vom Patienten heruntergespielter Problembereich von größter Bedeutung ist. In diesen Fällen ist es schwierig, nach nur wenigen Sitzungen zu einem Behandlungsvertrag zu kommen. Möglicherweise ändert sich der Behandlungsfokus in den mittleren Sitzungen, wenn man den Themenkomplex aus einer anderen Perspektive sieht. Im Allgemeinen wird der Fokus der IPT-Sitzungen jedoch direkt aus der **Beziehungsanalyse** und den **Zielen der Anfangssitzungen** abgeleitet. Bei jedem Problembereich ist die Abfolge des therapeutischen Vorgehens dieselbe:

- Zuerst wird der Problembereich allgemein exploriert.
- Als Nächstes wird auf die Erwartungen und Wahrnehmungen des Patienten fokussiert.
- Danach werden alternative Umgangsweisen mit dem Problembereich herausgearbeitet.
- Zuletzt werden neue Verhaltensweisen aufgebaut.

In den Explorationsphasen der Behandlung wird der Patient darum gebeten, die Beziehung mit der Person oder den Personen, mit denen es Probleme gab, systematisch durchzusprechen. Der Patient sollte ausführlich über gegenseitige Erwartungen und bedeutsame Interaktionen berichten. Oft werden hier Problemfelder wie z. B. mangelnde Kommunikation oder unrealistische Erwartungen deutlich, auf welche dann die Aufmerksamkeit gezielt gerichtet wird. Manchmal resultieren zwischenmenschliche Schwierigkeiten nicht aus Fehlverhalten der Beteiligten, sondern einfach aus widersprüchlichen Forderungen oder Erwartungen aneinander. In solchen Fällen sollte diese Situation klargestellt werden.

Der Patient muss häufig nicht nur konfliktierende Erwartungen erkennen, sondern sich entscheiden, ob er etwas verändert oder so weitermacht wie bisher. In letzterem Fall muss er vor allem lernen, gewisse Einschränkungen zu akzeptieren. Die **Rolle des Therapeuten** besteht nun darin, den Patienten an die verschiedenen Möglichkeiten heranzuführen, nachdem er ihn zuvor ausführlich exploriert hat. Entscheidet sich der Patient dafür, neues Verhalten auszuprobieren, entwickelt der Therapeut mit ihm gemeinsam neue Strategien, wie er mit Problemen umgeht und seinen Fortschritt richtig einschätzt.

Literatur

Cipriani, A, Furukawa, TA, Salanti, G et al. (2018): Comparative efficacy and acceptability of 21 antidepressant drugs for the acute treatment of adults with major depressive disorder: a systematic review and network meta-analysis. Lancet 391(10128): 1357–1366

Kiresuk, TJ (1976): Goal attainment scaling of a country mental health service. In: Markson, EW & Allen, DF (eds). Trends in mental health evaluation. DC Heath, Lexington, MA

Parsons, T (1951): Illness and the role of the physician: a sociological perspective. Am J Orthopsychiatry 21: 452–460

Suchmann, EA (1965a): Social patterns of illness and care. J Health Behav 6: 2–16

Suchmann, EA (1965b): Stages of illness and medical care. J Health Behav 6: 114–128

8 Trauer

Die Trauer über den Tod einer geliebten Person kann normal oder **abnorm bzw. kompliziert** verlaufen. Die Interpersonelle Psychotherapie (IPT) befasst sich mit Depressionen, die im Zusammenhang mit komplizierten Trauerreaktionen auftreten. Solche Reaktionen resultieren aus der Unfähigkeit, die verschiedenen **Phasen eines normalen Trauerprozesses** zu durchlaufen[7].

8.1 Normale Trauer

Obwohl normale Trauer um eine geliebte verstorbene Person vieles mit Depression gemeinsam hat, sind beide Zustände dennoch **nicht gleichzusetzen**. Bei normaler Trauer erlebt der Betroffene zwar auch Traurigkeit, Schlafstörungen sowie Unruhe und ist nur vermindert fähig, Alltagsaufgaben zu bewältigen. Aber diese Merkmale von Trauer verschwinden gewöhnlich von selbst bzw. ohne Behandlung in zwei bis vier Monaten. Voraussetzung ist, dass der Trauernde einen Prozess durchläuft, in dessen Verlauf er immer weniger von Erinnerungen an die geliebte Person in Beschlag genommen ist (Lindemann 1944; Siggins 1966). Menschen, die normale Trauer erleben, suchen im Allgemeinen keinen Psychiater auf.

8.2 Abnorme Trauer

Unangemessenes Trauern kann zur Depression führen und tritt entweder unmittelbar nach dem Verlust auf oder irgendwann später, wenn der Patient an den Verlust erinnert wird.

Zwei Arten von abnormen Trauerprozessen werden bei depressiven Personen häufig beobachtet: **verzögerte Trauer** und **verzerrte Trauer**. Bei der verzögerten Trauerreaktion wird die Trauer hinausgeschoben und erst lange nach dem Tod des geliebten Menschen durchlebt. Möglicherweise wird die Reaktion dann nicht dem ursprünglichen Verlust zugeordnet, obwohl die Symptome ganz normale Trauersymptome sind. Der verzögerten oder unbearbeiteten Trauerreaktion kann ein kürzlich eingetretener, weniger bedeutsamer Verlust vorausgegangen sein. In anderen Fällen kann die verzögerte Trauer dadurch ausgelöst werden, dass der Patient das Sterbealter des unbetrauerten Toten erreicht. Wenn man die trauernde Person nach früheren Verlusten befragt, wird sich zeigen, dass in Wirklichkeit der frühere Verlust betrauert wird.

Eine verzerrte Trauerreaktion kann entweder unmittelbar nach dem Verlust oder erst Jahre später auftreten. Traurigkeit oder dysphorische Stimmung müssen nicht unbedingt vorhanden sein, aber oft bestehen stattdessen nicht affektive Symptome. Bei diesen Manifestationen werden häufig verschiedene Fachärzte in Anspruch genommen, bevor ein Psychotherapeut zu Rate gezogen wird, um die wahre Natur solcher Reaktionen zu entschlüsseln.

---

7 Anm. d. Verf.: Siehe auch Abschn. 4.6, »Komplizierte Trauer«.

Diagnose einer abnormen Trauerreaktion

Häufig ist es offensichtlich, dass die Depression des Patienten durch einen bedeutsamen Verlust ausgelöst wurde. In anderen Fällen dagegen besteht vielleicht nur eine indirekte Beziehung zwischen der derzeitigen Depression und dem früheren Verlust. Wenn die zwischenmenschlichen Beziehungen des Patienten abgeklärt werden, ist es von großer Bedeutung, dass der Patient auch Bezugspersonen beschreibt, die jetzt tot oder aus anderen Gründen abwesend sind. Zu dieser Beschreibung gehören die **Todesumstände** und die **Verhaltens- und Gefühlsreaktionen** des Patienten darauf. Hinweise auf einen möglicherweise pathologischen Trauerprozess finden sich in Tabelle 8-1.

Um abnorme Trauer zu diagnostizieren, kann der Therapeut Folgendes fragen:

Tab. 8-1 Hinweise auf einen komplizierten Trauerprozess.

Hinweise	Therapeutenfragen
Multiple Verluste	• Was hat sich in Ihrem Leben sonst noch um die Zeit des Todes herum ereignet? • Ist sonst noch jemand gestorben oder fortgegangen? • Was hat Sie seither daran erinnert? • Ist irgendjemand auf ähnliche Weise oder unter ähnlichen Umständen verstorben?
Unangemessene Trauer in der Trauerzeit	• Wie ging es Ihnen in den Monaten nach dem Tod? • Litten Sie unter Schlafstörungen? • Konnten Sie weiterleben wie bisher? • Konnten Sie weinen, oder fehlten Ihnen die Tränen?
Vermeidungsverhalten bezüglich des Todes	• Haben Sie vermieden, zur Beerdigung zu gehen? • Haben Sie vermieden, das Grab zu besuchen?
Symptome, die um bedeutsame Daten herum auftreten	• Wann ist die Person gestorben? • An welchem Datum? • Begannen Ihre Probleme etwa um dieselbe Zeit?
Angst vor der Krankheit, die den Tod verursacht hat	• An was ist die Person gestorben? • Was waren die Symptome? • Haben Sie Angst, unter derselben Krankheit zu leiden?
Umgebung genau so belassen, wie sie war, als die Bezugsperson starb	• Was haben Sie mit den persönlichen Gegenständen des Verstorbenen gemacht? • Und mit dem Zimmer? • Haben Sie alles so belassen, wie es war, als die Person starb?
Fehlende Unterstützung von der Familie oder anderen während der Trauerzeit	• Auf wen konnten Sie zählen, als die Person starb? • Wer half Ihnen? • An wen haben Sie sich gewandt? • Wem haben Sie sich anvertraut?

Diagnose abnormer Trauer

»Mir fällt auf, dass Sie Ihre Mutter nicht erwähnt haben, als Sie über Ihre Eltern sprachen. Ist irgendjemand, dem Sie nahestanden, in letzter Zeit verstorben? Könnten Sie mir über dessen Tod berichten? Wann, wo und unter welchen Umständen ist die Person gestorben? Wie haben Sie es aufgenommen, als Sie vom Tod erfuhren? Wie ging es Ihnen in den darauf folgenden Wochen? Haben Sie weitergelebt wie bisher?«

Ziele und Strategien der Behandlung

Die **zwei Ziele** der Depressionsbehandlung im Rahmen einer Trauerreaktion sind:

- den verzögerten Prozess der Trauer zu fördern,
- dem Patienten dabei zu helfen, Interessen und Beziehungen wieder aufzunehmen, um den Verlust auszugleichen.

Die Hauptaufgaben des Therapeuten bestehen darin, gemeinsam mit dem Patienten die **Bedeutung des Verlustes** realistisch einzuschätzen.

Der Patient soll sich von einer lähmenden Bindung zur toten Person befreien, um dadurch wieder Energien für den Aufbau neuer Interessen und befriedigender neuer Beziehungen zu haben. Um dieses Ziel zu erreichen, werden Strategien und Techniken angewandt, die Erinnerungen an die verlorene Person und Gefühle hinsichtlich der Erfahrungen mit dem Toten in den Mittelpunkt rücken.

Exploration von Gefühlen

Abnorme Trauerreaktionen gehen oft mit einem **fehlenden sozialen Netz** zur Unterstützung des Trauernden einher. Dementsprechend besteht die therapeutische Hauptstrategie darin, den Patienten zu ermutigen:

- über den Verlust nachzudenken,
- Ereignisse vor, während und nach dem Tod in ihrer Abfolge und Wirkung zu besprechen,
- damit verbundene Gefühle zu äußern.

Auf diese Weise ersetzt der Psychotherapeut das fehlende soziale Netzwerk.

Über den Verlust sprechen

»Erzählen Sie mir bitte über die verstorbene Person. Was war sie für ein Mensch? Was haben Sie zusammen unternommen? Wie starb sie? Wann haben Sie von der Krankheit erfahren? Könnten Sie dies näher beschreiben? Wie ging es Ihnen dabei?«

Beruhigendes Rückversichern

Patienten äußern häufig Angst davor, etwas aufzureißen, was »begraben« war. Sie befürchten, »zusammenzubrechen«, nicht mit Weinen aufhören zu können oder in anderer Form die Kontrolle zu verlieren. In solchen Fällen kann der Therapeut den Patienten wissen lassen, dass die geäußerten Befürchtungen nicht ungewöhnlich sind, aber dass Trauern innerhalb einer Psychotherapie **selten zum Zusammenbruch** führt.

Horowitz (1976) hat **typische Themen** im dysphorischen Denken von Personen identifiziert, die ein belastendes Ereignis (z. B. einen schmerzlichen Verlust) erlebt haben:

- die Angst davor, das Ereignis könnte sich wiederholen, auch wenn dies nur gedanklich passiert,
- Scham über die Hilflosigkeit, das Ereignis nicht verzögert oder verhindert zu haben,
- Wut auf die Person, die die Quelle des Ereignisses ist; im Fall von Tod ist dies die tote Person,
- Schuld oder Scham über aggressive Impulse oder zerstörerische Fantasien,
- Schuldgefühle des Überlebenden: Die geliebte Person ist gestorben und man selbst nicht; die Person, die überlebt hat, ist froh,

am Leben zu sein, und fühlt sich deswegen schuldig,

- die Angst vor einer Identifikation oder Verschmelzung mit dem Opfer,
- die Traurigkeit über den Verlust.

Der Therapeut sollte diese Themen aufgreifen, wenn sie zur Sprache kommen und dem Patienten dabei helfen, sie anzusprechen. Es ist sogar häufig beruhigend, wenn der Therapeut die Beschwerden des Patienten »vorhersagen« kann, indem er Gedanken und Gefühle in diesem Sinne erfragt.

Gefühle ansprechen

»Es ist ganz normal, dass Sie sich aufgebracht und durcheinander fühlen, wenn Sie über den Verlust sprechen. Sie werden sich aber bald wieder besser fühlen.«

Rekonstruktion der Beziehung

Patienten mit abnormen Trauerreaktionen sind häufig auf den Tod fixiert und vermeiden es dadurch, sich mit ihrer komplexen **Beziehung zum Verstorbenen** auseinanderzusetzen. Der Therapeut sollte die Beziehung des Patienten zum Toten gründlich sach- und gefühlsbezogen explorieren. Dies gilt sowohl für die Zeit, in der die Person noch lebte, als auch für den gegenwärtigen Kontext der Beziehung. Der Patient möchte möglicherweise gegenüber dem Verstorbenen keinerlei ärgerliche oder feindselige Gefühle zulassen. Vielleicht hat er auch das Gefühl, von der geliebten Person verlassen worden zu sein. Wenn der Trauerprozess durch starke negative Gefühle dem Toten gegenüber blockiert ist, sollte der Therapeut den Patienten ermutigen, diese Gefühle auszudrücken. Aber diese Ermutigung sollte nicht in Form einer Konfrontation erfolgen, denn sonst könnte die Feindseligkeit vom Verstorbenen auf den Therapeuten verlagert werden. Kommen negative Gefühle zu schnell auf, sind sie meist von Schuldgefühlen begleitet. Der Patient könnte dann beschließen, die Therapie abzubrechen. Auf die aufkommenden ambivalenten Gefühle kann der Patient vorbereitet werden. Der Therapeut versichert ihm, dass den negativen Gefühlen positive und trostspendende folgen und sich seine Einstellung dem Verstorbenen gegenüber verbessert.

Beziehung zum Verstorbenen

»Erzählen Sie mir bitte, wie Ihr Leben mit der verstorbenen Person war. Wie hat es sich seither verändert? Jede Beziehung hat ihre Höhen und Tiefen – das ist ganz normal. Welche gab es bei Ihnen?«

Erkenntnisgewinn

Die oben beschriebenen Schritte werden dem Patienten helfen, sich auf eine neue und gesündere Art an die verstorbene Person zu erinnern. Zum Beispiel sieht ein Patient einen Elternteil dann nicht mehr länger als Übeltäter an, sondern erkennt, dass die Mutter oder der Vater krank war. Dann ist er auch in der Lage, sowohl das Verhalten des Elternteils als auch seine eigene Reaktion darauf zu verstehen. Um zu dieser **neuen Sichtweise** zu gelangen, kann der Therapeut sowohl emotionale als auch sachliche Reaktionen hervorrufen. Der Patient wird dadurch besser verstehen, welche Faktoren zu der problematischen Trauerreaktion entscheidend beigetragen haben. Ein Patient, der eine pathologisch enge Bindung zum Verstorbenen beibehalten möchte, kann Folgendes gefragt werden:

Einstellung zum Verstorbenen

»Was haben Sie an der verstorbenen Person gemocht? Welche Dinge haben Sie nicht gemocht?«

Verhaltensänderung

Wenn Patienten aufhören, ihre Energie weiterhin in die anhaltende abnorme Trauer zu investieren, werden sie möglicherweise offener für den **Aufbau neuer Beziehungen**. Damit lässt sich die »Lücke« füllen, die der Verstorbene hinterlassen hat. An dieser Stelle kann der Therapeut den Patienten aktiv dazu anzuleiten, verschiedene Möglichkeiten in Betracht zu ziehen, um mit anderen wieder Kontakt aufzunehmen. Hierzu können Verabredungen, Kirchenbesuche, das Engagement in Organisationen oder eine Arbeitstätigkeit gehören.

Leben nach dem Verlust

»Wie gestaltet sich Ihr Leben im Moment? Haben Sie versucht, den Verlust auszugleichen? Wer sind Ihre Freunde? Welche Aktivitäten könnten Ihnen Spaß machen?«

8.3 Abnorme Trauer – das Beispiel von Frau T.

Frau T., eine verheiratete Frau Ende 50, wurde in ein örtliches Krankenhaus aufgenommen. Ihr rechtes Bein war von der Hüfte ab gelähmt. Bevor die Symptome zwei Monate zuvor begannen, war die Frau in ihrer Gemeinde sehr aktiv. Sie widmete sich der Kirche und führte eine glückliche Ehe. Ungefähr ein Jahr vor dem Krankenhausaufenthalt wohnten sie und ihr Ehemann im oberen Stockwerk eines Zweifamilienhauses und ihre Mutter im ersten Stockwerk.

Frau T. hielt allen Bemühungen von Internisten, Neurologen, Neurochirurgen und orthopädischen Chirurgen »stand«. Hoch entwickelte Laborverfahren bestätigten wiederholt, dass sie gesund sei und eigentlich aufstehen und laufen könnte.

Frau T. litt unter einer Depression. Sie sprach langsam und gab an, unter Schlafschwierigkeiten und morgendlichem Früherwachen mit Grübeln zu leiden. Sie sah niedergeschlagen aus und hatte in den letzten sechs Wochen ungefähr fünf Kilo abgenommen. Sie hatte keine früheren depressiven Episoden in ihrer Vorgeschichte. Eine ausführliche Anamnese erbrachte, dass ungefähr drei Monate vor der Klinikaufnahme Frau T.s Hausarzt, der sie seit Kindheit betreute, eines schmerzlichen und qualvollen Todes gestorben war. Sie wusste nicht genau, um welche Krankheit es sich gehandelt hatte, aber sie sagte, sie sei von seinem Tod sehr betroffen gewesen. Sie erwähnte nur flüchtig, dass ihre Mutter ungefähr vor einem Jahr verstorben sei. Sie gab an, dass dieser Todesfall ihr keine großen Probleme bereitet habe.

Die dritte Sitzung erbrachte mehr Informationen über die Mutter. Diese lebte in den letzten Jahren im selben Haus wie die Patientin im unteren Stockwerk. Die Patientin musste sie pflegen und ging mehrmals täglich hinunter, da das rechte Bein der Mutter gelähmt war und sie sich nicht bewegen konnte. Es muss eine große Entlastung gewesen sein, als Frau T.s Mutter starb, und der Tod verursachte nur eine sehr schwache Trauerreaktion. Ungefähr ein Jahr später trat jedoch ein ausgeprägtes Schuldgefühl auf. Die Patientin fing an, den Stock ihrer Mutter zu benutzen und ging immer weniger aus dem Haus. Es sah so aus, als ob die Lähmung für die Patientin eine Möglichkeit war, mit ihrem Schuldgefühl – verursacht durch die Gefühle über den Tod ihrer Mutter – fertigzuwerden. Die Trauer über den Tod ihres Hausarztes komplizierte das Problem. Die Patientin wurde am ersten Todestag ihrer Mutter stationär aufgenommen.

Das therapeutische Vorgehen war supportiv und nondirektiv. Die Rekonstruktion der Beziehung der Patientin zu beiden verstorbenen Personen stellte den ersten Behandlungsschritt dar. Die Patientin wurde dazu ermutigt, ausführlich die Umstände des Todes ihrer Mutter zu beschreiben. Dazu gehörte auch deren körperliche Pflege in den letzten Jahren, ihre gemeinsamen täglichen Aktivitäten und die Reaktionen der Patientin sowohl während dieser Jahre als auch zur Zeit des Todes. Sie wurde auch gebeten, die Umstände von der Krankheit und dem Tod ihres Hausarztes zu beschreiben. Ebenso sollte sie ihre Reaktion darauf schildern, da sie vor allem bei ihm Trost gesucht hatte.

Die mögliche Bedeutung der Lähmung konnte nicht übereinstimmend interpretiert werden. Als der Therapeut in einer Sitzung auf den Zusammenhang zwischen der Lähmung der Mutter und dem Benutzen des Stocks der Mutter anspielte, brach die Patientin beinahe die Behandlung ab.

Anfangsphase (Sitzungen 1 bis 3)

In der ersten Sitzung beschrieb die Patientin ihre Schuldgefühle darüber, nicht gut genug für die Pflege der Mutter gesorgt zu haben. Sie hatte das Gefühl, dass ihre Mutter heute noch leben könnte, hätte sie ihr nur das gesunde Bein massiert und dafür gesorgt, dass sie sich an die verschriebene Diät hielt. Sie bedauerte weiterhin ihr mangelndes Mitgefühl für ihren Hausarzt, der selbst krank war, obwohl sie davon nichts wusste, und den sie wiederholt um Hilfe und Rat im Zusammenhang mit ihrer Mutter gebeten hatte.

Bis zur zweiten Sitzung hatte die Patientin allmählich angefangen, am Stock zu gehen, und in der dritten Woche konnte sie sogar ohne Gehstock laufen. Sie wurde aus dem Krankenhaus entlassen und setzte die wöchentliche Psychotherapie fort. Ihre Schlaf- und Appetitstörungen besserten sich, aber sie blieb weiterhin psychomotorisch verlangsamt.

Mittlere Phase (Sitzungen 4 bis 9)

Während der mittleren Behandlungsphase wurde Frau T.s Ärger über ihre Mutter und ihren Arzt deutlich. Die Patientin beschrieb, wie ihre Mutter sie ohne Anlass anschrie, sofort zu ihr herunterzukommen und sie zu versorgen, sodass die Patientin in den sechs Monaten vor ihrem Tod so gut wie nie die Wohnung der Mutter verließ. Frau T. nahm es ihrer Mutter übel, dass sie deswegen ihre Enkel nicht mehr besuchen konnte und kirchliche sowie alle sozialen Aktivitäten mit ihrem Mann aufgeben musste. Obwohl er sich nie offen darüber beschwert hatte, zog sich ihr Mann immer mehr von ihr zurück und war emotional weniger zugänglich.

Die weitere Besprechung brachte eine seit Langem bestehende Bitterkeit zwischen der Patientin und ihrer Mutter zutage. Die Mutter hatte sie gezwungen, die Schule zu verlassen und zu arbeiten, da »eine Hochschulausbildung für ein Mädchen Verschwendung« sei. Im Gegensatz dazu studierte ihr Bruder Jura. Sie ärgerte sich, dass sie alle familiären Bürden tragen musste. Ihr Bruder kam einmal pro Woche zu Besuch, brachte Blumen oder Pralinen mit und wurde als »der gute Sohn« angesehen. Sie dagegen, die ihre Mutter nahezu voll versorgte, konnte es ihr nie recht machen.

Im Endstadium der Krankheit ihrer Mutter ging Frau T. zu ihrem Arzt, weil sie sich so ausgelaugt und erschöpft fühlte. Es wurde ihr gesagt, er könne keine Patienten sehen, und sie wurde überwiesen. Sie fühlte sich von dem Arzt, der seit Kindheit ihr Vertrauter gewesen war, verlassen und zurückgewiesen.

Beendigungsphase (Sitzungen 10 bis 12)

Als die Behandlung zu Ende ging, zeigte die Patientin keinerlei Symptome und benutzte den Stock nicht mehr. Sie hatte ihre kirchlichen Aktivitäten wieder aufgenommen und plante, ins untere Stockwerk zu ziehen und die weniger komfortable obere Wohnung zu vermieten. Sie und ihr Bruder hatten ein ausführliches Gespräch über die Umstände, unter denen sie die Schule verlassen hatte, und sie war in der Lage, ihm ihre Gefühle darüber mitzuteilen. Sie beschrieb ihre Zufriedenheit mit ihren eigenen Kindern und Enkeln und das erfüllte Leben, das sie und ihr Mann zusammen hatten.

Frau T. wollte die Behandlung nur ungern beenden, aber sie hatte einen neuen Hausarzt gefunden, der voraussichtlich als Ansprechpartner in Belastungszeiten zur Verfügung stehen würde. Sie ging, ohne jemals über die möglichen psychogenen Ursachen ihrer Lähmung gesprochen zu haben. Sie war aber zum Behandlungsende vollkommen frei von depressiven Symptomen.

In gewisser Hinsicht ist dieser Fall nicht typisch für die IPT, da kein expliziter therapeutischer Vertrag existierte. Trotzdem wurde die problematische Trauer aufgelöst, weil die Beziehungen zu den Verstorbenen exploriert wurden. Zudem erhielt die Patientin die Möglichkeit, berechtigte Gefühle über ihre tote Mutter zu äußern.

Literatur

Horowitz, M (1976): Stress response syndromes. Aronson, New York

Lindemann, E (1944): Symptomatology and management of acute grief. Am J Psychiatry 101: 141–148

Siggins, LD (1966): Mourning: a critical survey of the literature. Int J Psychoanal 47: 14

9 Interpersonelle Konflikte und Auseinandersetzungen

Ein interpersoneller Konflikt besteht dann, wenn der Patient und mindestens eine Bezugsperson **unterschiedliche Erwartungen an ihre Beziehung** haben. Ein Beispiel für solch eine unterschiedliche Rollenerwartung ist eine Frau, die erwartet, dass ihr Mann finanziell für sie sorgt, sie jedoch eine Arbeit annehmen muss, um Rechnungen bezahlen zu können. Der Ehemann dagegen erwartet, dass er und seine Frau die finanzielle Verantwortung teilen. Ein anderes Beispiel dafür ist eine Mutter, die von ihrer halbwüchsigen Tochter erwartet, in alle Details derer Freundschaften eingeweiht zu werden. So hatte es ja schließlich ihre Mutter auch mit ihr einmal gehalten. Die Tochter dagegen möchte einige Dinge für sich behalten.

Der IPT-Therapeut wählt interpersonelle Konflikte dann als Fokus, wenn sie mit großer Wahrscheinlichkeit zur Entstehung oder Aufrechterhaltung der Depression beigetragen haben. Dies ist meist dann der Fall, wenn die Auseinandersetzungen stagnieren oder sich wiederholen und nur wenig Hoffnung auf Verbesserung besteht. Unter solchen Umständen verlieren depressive Patienten an Selbstwertgefühl, da sie das Gefühl haben, die Konflikte nicht länger unter Kontrolle zu haben. Sie haben den Eindruck, die Beziehung und das, was sie bedeutet, verlieren zu können, oder sie fühlen sich wegen des Konflikts unfähig, ihr eigenes Leben zu bewältigen. Typische, die Depression aufrechterhaltende Faktoren bei Rollenkonflikten sind die mutlose Haltung des Patienten, dass sich nichts ändern lässt, ungünstige Kommunikationsgewohnheiten oder tatsächlich unüberbrückbare Unterschiede.

9.1 Diagnose interpersoneller Konflikte

Wenn der Therapeut Rollenkonflikte als Fokus der Interpersonellen Psychotherapie (IPT) auswählt, müssen Hinweise auf **aktuelle offene** oder **verdeckte Konflikte** mit einer Bezugsperson vorliegen. Solche Konflikte werden üblicherweise im Rahmen der anfänglich geäußerten Beschwerden des Patienten oder bei der Beziehungsanalyse aufgedeckt. Bei einigen wissenschaftlichen Untersuchungen zur IPT haben sich Rollenkonflikte als der häufigste Problembereich erwiesen. In der Praxis kann es jedoch schwierig sein, gravierende interpersonelle Konflikte bei depressiven Patienten zu erkennen (Paykel 1982).

Meistens sind depressive Patienten voller Hoffnungslosigkeit und suchen die Ursachen für ihren Zustand nur bei sich selbst. Wenn es keinen klaren Auslöser für die depressive Episode gibt und wenn keine Probleme in derzeitigen zwischenmenschlichen Beziehungen erwähnt werden, sollte der Therapeut während der **Beziehungsanalyse** (▶ Abschn. 7.2) ebenso auf das Ausgelassene achten wie auf das, was gesagt wird. Unvollständige oder überidealisierte Beschreibungen von derzeitigen oder früheren bedeutsamen Beziehungen können Hinweise auf Schwierigkeiten geben, die sich der Patient nicht eingestehen oder nicht näher anschauen möchte. Der Patient sollte behutsam danach gefragt werden, wie sich seine Beziehungen vor oder nach dem Auftreten der depressiven Symptome verändert haben. Zu verstehen, in welcher Weise zwischenmenschliche Probleme der Depression vorausgegangen sind oder in welcher Weise sie die Genesung verhindern, kann bestimmte therapeutische Strategien nahelegen.

9.2 Ziele und Strategien der Behandlung

Um Rollenkonflikte zu behandeln, sollte dem Patienten dabei geholfen werden, zunächst den **Konflikt zu identifizieren**. Dann wird ein **Handlungsplan** aufgestellt, und schließlich werden ungünstige **Kommunikationsmuster verändert** oder **Erwartungen neu bewertet**. Damit soll der Konflikt zufriedenstellend gelöst werden. Entweder verändern sich die Erwartungen oder Verhaltensweisen des Patienten und/oder der anderen Person, oder er gelangt zu toleranteren und verträglicheren Einstellungen. All dies verbessert die Situation des Patienten, ob mit oder ohne den Versuch, Bedürfnisse außerhalb der Beziehung zu befriedigen. Manchmal kann auch eine gütliche Auflösung der Beziehung eine Lösung darstellen. Der IPT-Therapeut hat keine besondere Verpflichtung, den Patienten dazu zu bringen, seine Schwierigkeiten nur auf eine bestimmte Art zu lösen. Er unternimmt auch keine Versuche, nicht funktionierende Beziehungen zu retten.

Wird der Behandlungsplan aufgestellt, bestimmt der Therapeut zunächst das **Stadium des Konflikts**:

- Im Verhandlungsstadium sind sich der Patient und die Bezugsperson ihrer Differenzen offen bewusst und versuchen aktiv, Veränderungen herbeizuführen, auch wenn sie dabei erfolglos sind.
- Im Stadium der »Sackgasse« wurden die Gespräche zwischen Patient und Bezugsperson eingestellt, es besteht ein schwelender Groll, der typisch für »kalte Ehen« ist.
- Im Auflösungsstadium ist die Beziehung unwiderruflich zerrüttet.

Die **Aufgaben** und **Erwartungen** des Therapeuten in diesen drei Stadien sind unterschiedlich. Zum Beispiel kann die Intervention bei einer Sackgassensituation darin bestehen, offenkundige Disharmonie herauszuarbeiten, um die Verhandlungen wieder aufzunehmen. Bei einem Konflikt in einem unbefriedigenden Verhandlungsstadium dagegen sollten die Beteiligten zum Zwecke der leichteren Konfliktlösung beruhigt werden. Das therapeutische Vorgehen bei Konflikten im Auflösungsstadium hat vieles gemeinsam mit der Therapie der Trauer, wie sie in Kapitel 8 beschrieben wurde. Der Therapeut versucht dabei, dem Patienten zu helfen, die Beziehung zu relativieren und frei zu werden, neue Bindungen einzugehen.

Ganz allgemein besteht die **Behandlungsstrategie** des IPT-Therapeuten bei zwischenmenschlichen Konflikten darin, mit dem Patienten abzuklären, inwieweit unterschiedliche Rollenerwartungen zum Konflikt beitragen. Im nächsten Schritt sollten die Konflikte und Rollenverhandlungen zu einer Lösung gebracht werden. Dieser Schritt von der Exploration zum eigentlichen Handeln kann sich über den gesamten Therapieverlauf erstrecken. Dafür wird in den frühen Sitzungen die Exploration und Kommunikationsanalyse und in den späteren Sitzungen die Entscheidungsanalyse durchgeführt. Sind die Probleme klar definiert, können Exploration und Entscheidungen jedoch auch in einer einzigen Sitzung stattfinden.

Werden Rollenkonflikte exploriert, sammelt der Therapeut **Informationen auf verschiedenen Ebenen**. Auf der praktischen Ebene sollen folgende Fragen beantwortet werden:

- Worin liegen bei diesem Konflikt die angeblichen Probleme?
- Worin unterscheiden sich die Erwartungen und Wertvorstellungen des Patienten und der Bezugsperson?

- Was wünscht sich der Patient von der Beziehung?
- Über welche Ressourcen verfügt der Patient, um eine Veränderung herbeizuführen?

Um zu verstehen, welche Bedeutung der jeweils bearbeitete Konflikt hat, sucht der Therapeut nach **Parallelen in früheren Beziehungen**. Die Parallelen können offensichtlich sein, z. B. wenn eine Patientin wiederholt Beziehungen mit alkoholkranken Männern eingeht. Oft aber sind sie subtiler, z. B. wenn der Patient andere dahingehend manipuliert, ihn zurückzuweisen. Nützliche Fragen hierzu sind:

Parallelen in früheren Beziehungen
»Ist Ihnen das früher schon einmal passiert? Haben Sie andere ähnliche Beziehungen? Die Beziehung, die Sie beschrieben haben, hat deutliche Ähnlichkeiten zu der Beziehung mit …«

Wenn Parallelen entdeckt werden, müssen folgende Schlüsselfragen exploriert werden:

- Welchen Gewinn zieht der Patient aus seinem Verhalten?
- Welche zentralen unausgesprochenen Annahmen stehen dahinter?
- Warum begibt sich der Patient wiederholt in ähnlich unerfreuliche Situationen?

Da den interpersonellen Strategien beider Parteien besondere Aufmerksamkeit zuteil wird, lassen sich häufig auch **problematische Kommunikationsmuster** aufdecken. Zum Beispiel werden wiederholte qualvolle Konflikte oftmals aufrechterhalten, wenn die Beteiligten fürchten, negative Gefühle auszudrücken und sich damit auseinanderzusetzen. Andererseits können sie auch versuchen, lösbare Probleme zu ignorieren, indem sie einfach darauf warten, dass die Dinge »sich von selbst regeln«. Es kann nützlich sein, den Patienten danach zu fragen.

Konflikte ansprechen
»Haben Sie XY direkt gesagt, was Sie empfinden? Was glauben Sie, würde passieren, wenn Sie das tun würden? Könnten Sie es versuchen?«

Der Patient sollte sich seine komplexen gemischten **Gefühle von Ärger, Furcht und Traurigkeit** eingestehen und Strategien zum Umgang mit diesen entwerfen. Beispiele dafür wären, Situationen zu vermeiden, in denen diese Gefühle entstehen, Wünsche direkt zu äußern oder impulsives Verhalten zu reduzieren, das auf irrationalen Verdächtigungen beruht. Wenn der Patient die Rollenkonflikte einschließlich seiner eigenen Rolle dabei ausreichend versteht, können Therapeut und Patient die Folgen verschiedener Alternativen sorgfältig abwägen.

Ein Rollenkonflikt kann dann erfolgreich ausdiskutiert werden, wenn der Patient in der Lage ist, seine Bedürfnisse und Wünsche der anderen Person direkt mitzuteilen. Zusammen können sie dann eine Lösung ausarbeiten, in der die Bedürfnisse beider berücksichtigt werden. Die Bedürfnisse des anderen werden besser verstanden, und es wird auf beiden Seiten einen Kompromiss geben.

9.3 Ein interpersoneller Rollenkonflikt – das Beispiel von Frau E.

Frau E. war 28 Jahre alt und seit zehn Jahren verheiratet, als sie die Behandlung begann. Sie arbeitete gemeinsam mit ihrem Mann in dessen Geschäft. Sie gab an, das Interesse an allem um sie herum verloren zu haben, sich zunehmend reizbar zu fühlen und Eheprobleme zu haben. Zu ihren Symptomen gehörten niedergeschlagene Stimmung, Einschlafschwierigkeiten, Appetit- und Interessenverlust und ein tief greifendes Gefühl, als Frau unzulänglich zu sein. Die Beziehung zu ihrem Mann hatte sich in den letzten vier oder fünf Monaten erheblich verschlechtert. Sie glaubte, dass er sie und ihre

Zuneigung als selbstverständlich betrachte. Sein Interesse an ihr ginge nur so weit, als sie seine sexuellen Bedürfnisse befriedigte und als seine Angestellte tätig war. Die Patientin schwankte zwischen Selbstanklage und Hilflosigkeit einerseits und wütenden Vorwürfen an ihren Mann wegen seiner Gleichgültigkeit und seines mangelnden Interesses an ihren Wünschen andererseits. Als sie zuerst über den einen und dann den anderen Bereich sprach, verlor sie bald den roten Faden. Sie sah ihre Depression im Zusammenhang mit dem ausschließlichen Interesse ihres Mannes an seinem Geschäft. Daraus resultierte ihrer Meinung nach eine Veränderung in ihrer Beziehung. Obwohl sie den Beginn ihrer Schwierigkeiten auf vier oder fünf Monate vor Behandlungsbeginn datierte, konnte sie kein auslösendes Ereignis angeben. Stattdessen berichtete sie über ihre wachsende Unzufriedenheit mit dem, was sie als »selbstsüchtige und kontrollierende Haltung« ihres Mannes und als seine »Gleichgültigkeit ihren Gefühlen gegenüber« wahrnahm. Als Frau E. über die Vorgeschichte ihrer Ehe berichtete, äußerte sie nostalgische Gefühle für die »gute alte Zeit«, als sie arm, aber glücklich gewesen seien. Sie gab an, sich zunehmend ausgeschlossen zu fühlen, seitdem er vor fünf Jahren das Geschäft gekauft habe. Die Exploration ihrer zwischenmenschlichen Beziehungen ergab ein Gefühl mangelnder sozialer Unterstützung sowie ein chronisches Gefühl der Einsamkeit. Beides stand im Zusammenhang mit ihrer Unfähigkeit, engere Beziehungen einzugehen oder aufrechtzuerhalten. Sie war eines von neun Kindern einer zerrütteten Familie. Obwohl alle Familienmitglieder in der gleichen Stadt lebten, hatten sie untereinander nur minimalen Kontakt. Die Patientin stand ihrer Mutter ziemlich nahe, aber diese Beziehung war belastet, da die Patientin glaubte, ihre Mutter habe ihren Ehemann nie gebilligt.

Anfangsphase (Sitzungen 1 bis 4)

Zunächst wurden Informationen über die gegenwärtige Depression gesammelt. Weiterhin wurde exploriert, welche Ereignisse bei Frau E. im Zusammenhang mit dem Beginn der Depression standen. Auch wurde Frau E. gefragt, in welcher Weise die Depression sich auf ihre Ehe ausgewirkt habe. Der Therapeut fragte außerdem, was Frau E. sich von der Therapie versprach, was sie erwartete und wie ihr die Therapie helfen könne. Sie gab an, Folgendes zu wollen:

- »jemanden zum Reden«, da sie sich unfähig fühle, diese Dinge mit ihrem Mann zu besprechen,
- zu lernen, wie sie sich ihrem Mann gegenüber behaupten könne,
- ihren Mann dazu zu bringen, sie zu respektieren, sie als erwachsene Frau zu behandeln und nicht als verantwortungsloses Kind oder als seine Angestellte.

Am Ende der ersten Sitzung war sich der Therapeut immer noch unsicher, wie die Aussagen der Patientin hinsichtlich der IPT-Problembereiche in ein Konzept zu bringen waren. Obwohl die soziale Vorgeschichte deutlich auf interpersonelle Defizite der Patientin hinwies, kam sie zur Behandlung mit dem spezifischen Problem eines interpersonellen Rollenkonflikts. Im weiteren Verlauf der Sitzung wurden daher die stagnierenden Ehekonflikte zum zentralen Fokus.

In den frühen Sitzungen konzentrierte sich Frau E. auf ihre ambivalenten Gefühle gegenüber ihrer Ehe sowie auf die Abhängigkeit von ihrem Ehemann. Sie drückte weiterhin Enttäuschung darüber aus, was es bedeute, eine »verheiratete Frau« zu sein. Dann beschrieb sie den allmählichen Prozess, wie sie zunehmend in die Abhängigkeit und unter die Kontrolle ihres Mannes geraten war. Sie verhielt sich ihm gegenüber, als sei er ein überkritischer Vater. Sie hatte Angst, ihn zu verärgern, war aber selbst ärgerlich darüber, dass sie es ihm anscheinend nicht recht machen konnte. Sie hatte eine äußerst eingeschränkte Vorstellung über die ihr zur Verfügung stehenden Veränderungsmöglichkeiten und dachte, sie müsse entweder ihre eigenen Wünsche ihrem Mann zuliebe verleugnen oder die Ehe beenden. Die Beziehungsanalyse ergab ein Muster von Rückzugsverhalten, Verleugnung und/oder indirekter Kommunikation ihrer Wünsche. Sie schien von anderen zu erwarten, dass diese »wissen«, was sie braucht, und fühlte sich zurückgewiesen, wenn Bedürfnisse ihr nicht von den Augen abgelesen und erfüllt wurden.

In diesen Sitzungen wurde geklärt, was Frau E. von der Ehe erwartete und was sich ihrer Meinung nach ändern müsste, damit es ihr besser ginge. Da sie an der Ehe festhielt, bestanden die Ziele darin, die Kommunikation mit ihrem Ehemann zu verbessern und einige unabhängige Interessen zu entwickeln. Sie sollte so weniger davon abhängig sein, dass ihr Mann all ihre Bedürfnisse erfüllte.

Das Kommunikationsproblem, das die Patientin mit ihrem Mann hatte, wurde zuerst besprochen. Sie beschrieb einen Streit, den sie am Abend zuvor gehabt hatten. Sie sah ein, dass ihre übliche Art, die Auseinandersetzung mit den eigentlichen Problemen zu vermeiden, zur zunehmenden Entfremdung der Partner beitrug. Sie sagte, sie könne ihre wahren Wünsche nur ausdrücken, wenn sie wütend sei. Das Ausmaß ihrer Wut allerdings erschrecke sie und verursache Schuldgefühle – deshalb würde sie sich schweigend zurückziehen, innerlich aber weiterhin kochen. Während dieser Sitzungen begann sie, wenn auch indirekt, über ihren Verdacht zu sprechen, ihr Mann »habe etwas« mit einer jungen Frau, die bei ihnen im Geschäft arbeitete. Als ob sie ihrer eigenen Beurteilung nicht trauen könne, bemerkte sie: »Jeder sagt es, aber ich kann es einfach nicht so sehen … ich weiß nicht.« Später sagte sie, ihr Mann habe die letzten Jahre über eine Reihe von Freundinnen gehabt, aber sie habe das sichere Gefühl, dass er sie nicht verlassen würde. Die vierte Sitzung endete mit der Zusicherung der Patientin, dass sie versuchen würde, mit ihrem Mann über ihre Erwartungen an ihn zu sprechen. Sie wolle nicht länger darauf warten, bis sie explodiere. Typischerweise schwächte sie diese Aussage jedoch ab, indem sie sagte: »Aber Sie werden sehen …, es wird nicht funktionieren.«

Mittlere Phase (Sitzungen 5 bis 8)

Frau E. brachte zu Beginn der fünften Sitzung einen Brief mit, den ihr Mann ihr am Abend zuvor geschrieben hatte. Viele Menschen verkehren brieflich miteinander, weil sie glauben, dass Gespräche über schwierige Themen leichter werden, wenn man sich zunächst schriftlich verständigt. In dem Brief sprach er von seiner Liebe zu ihr, seiner Traurigkeit über ihre unglückliche Ehe und seiner Frustration über seine vermeintliche Unfähigkeit, »eine Wende herbeiführen« zu können. Die Patientin äußerte Zweifel über die Ehrlichkeit ihres Ehemanns: »Ich kann es einfach nicht glauben – es scheint, als wolle er mich nur dorthin bringen, wo er mich haben möchte, und dann fängt alles wieder von vorne an.« Als der Therapeut vorschlug, dass der Ehemann ja für eine Sitzung dazukommen könnte, wurde sie ziemlich unruhig und sagte: »Ich möchte nicht mehr über ihn sprechen. Ich möchte nur noch über meine eigenen Probleme sprechen.« Später willigte sie ein, ihn zu fragen, glaubte aber, er werde nicht kommen.

Als Herr und Frau E. zu der gemeinsamen Sitzung kamen, zeigten sich die in den vorherigen Sitzungen besprochenen Kommunikationsprobleme deutlich. Frau E. schwieg den größten Teil der Stunde und ließ hauptsächlich ihren Ehemann das Gespräch bestreiten. Nachdem sie zögernd angefangen hatte, über ihre Beschwerden zu erzählen, konfrontierte sie ihren Mann schließlich mit seiner Affäre, die er prompt leugnete. Erst gegen Ende der

Stunde hatten beide begonnen, direkter miteinander zu reden, anstatt ausschließlich über den Therapeuten.

Nach der gemeinsamen Sitzung veränderte sich Frau E.s äußeres Erscheinungsbild augenscheinlich. Bisher hatte sie eher verhärmt, ärmlich und düster ausgesehen und war üblicherweise schwarz gekleidet. Nun fing sie an, helle Farben zu tragen, und ihre gesamte Ausstrahlung war von einer aufgeheiterten, zuversichtlichen »Aufwärts«-Qualität. Sie und ihr Mann waren einige Male zum Abendessen ausgegangen und hatten Verwandte besucht, die sie lange Zeit nicht mehr gesehen hatten. Obwohl die Patientin mit dieser Erweiterung ihrer Aktivitäten zufrieden war, hegte sie trotzdem weiterhin Zweifel über die Motive ihres Mannes. Sie beschrieb mehrere Begebenheiten, bei denen sie sich zurückgewiesen fühlte, als sie damit angefangen hatte, ihm gegenüber ihre Wünsche zu äußern. Am eindrucksvollsten jedoch war ihr Entschluss, »ihn wissen zu lassen, was in mir vorgeht, ob er es hören möchte oder nicht«. Sie sprach auch über ihre Angst, dass andere Leute, und hier insbesondere ihre Familie, denken könnten, sie bilde sich ein, etwas »Besseres« zu sein, seit sie und ihr Mann finanziell abgesichert waren. Sie beschrieb ihren bescheidenen finanziellen Hintergrund und ihr eigenes Unbehagen mit seiner »neureichen« Art. Während Herr E. seinen Erfolg und die damit verbundene gesellschaftliche Anerkennung genoss, war dies Frau E. irgendwie peinlich. Dieses Verhalten ihres Mannes schien noch eine weitere trennende Barriere zwischen ihr, ihrer Familie und früheren Freunden darzustellen. Sie war sozusagen von ihren Wurzeln abgeschnitten, fühlte sich aber auch mit ihrem neuen gesellschaftlichen Status nicht wohl.

In den mittleren Sitzungen wurde lange exploriert, welche Anstrengungen das Paar unternommen hatte, wieder Kontakt miteinander und ihren Familien herzustellen. Gegen Ende der achten Sitzung gab Frau E. zu, Angst vor dem Ende der Therapie zu haben. In der darauf folgenden Woche rief Herr E. an, um den Termin seiner Frau abzusagen, da »... meine Frau krank ist und nicht selbst anrufen wollte.«

Beendigungsphase (Sitzungen 9 bis 12)

In der achten Sitzung fing Frau E. wieder mit Schwierigkeiten an, die sie mit ihrem Mann wegen seines Geschäftes hatte. Der Inhalt und die Qualität ihrer Aussagen erinnerten aber an die erste Sitzung. Ihre verhältnismäßig introspektive Haltung, die sie in den vorhergehenden Sitzungen gezeigt hatte, schien ganz verschwunden. In der Mitte der Stunde wurde Frau E. jedoch ruhig und irgendwie nachdenklich. Schließlich sagte sie: »Ich habe Angst, meinem Mann meine Liebe zu zeigen, das ist alles.«

Als der Therapeut begann, diese Gefühle anzusprechen, bemerkte sie fast nebenbei, dass ihr Mann von Scheidung gesprochen habe. Obwohl sie darauf bestand, dass sie diese Aussage nicht wirklich ernst nähme, schien sie doch eine verheerende Auswirkung auf ihre Verfassung zu haben. Gegen Ende der Sitzung brachte sie noch einmal das nahende Ende der Therapie zur Sprache. Dabei gab sie ihren Bedenken Ausdruck, sich noch nicht stark genug zu fühlen, um es alleine zu versuchen.

In den folgenden Sitzungen explorierte der Therapeut weiterhin die Gefühle der Patientin über das bevorstehende Ende der Behandlung. Die Patientin neigte allerdings dazu, das Thema zu vermeiden oder leugnete ihre Gefühle. Das Paar hatte jetzt wieder häufiger Auseinandersetzungen. Ein Teil des Konflikts kreiste um den Wunsch des Ehemanns nach einem Kind. Sie stand diesem Wunsch sehr ambivalent gegenüber, da sie das Gefühl hatte, dadurch noch mehr gebunden zu sein. Sie hatte auch Angst davor, dass ihr Mann sie verlassen könnte, wenn sie ein Baby hätte. Die Angst war nicht vollkommen irrational, zumal sowohl ihr als auch sein Vater ihre jeweiligen Familien verlassen hatten. Ein anderer Aspekt ihres Widerstandes, schwanger zu werden, bestand in dem Gefühl, dass sie damit nur wieder ihrem Mann »nachgeben« würde. Trotz der vermehrten Auseinandersetzungen zwischen ihnen gab sie an, sich weniger depressiv zu fühlen als in der Woche zuvor. »Die Dinge anzusprechen, ist besser, als alles für sich zu behalten«, sagte sie. In der letzten Sitzung war Frau E. unruhig. Alle Versuche, ihre Gefühle über das Ende der Therapie zu erfragen, stießen auf Ablehnung oder wurden mit kaum verstecktem Ärger erwidert.

Drei Tage nach dieser bewegten Abschlusssitzung rief Frau E. jedoch an, um sich »zu entschuldigen« und zu sagen, dass sie sich wirklich besser fühle nach alledem. Sie lehnte eine Überweisung zur weiteren Behandlung ab: »Ich glaube, ich möchte es alleine versuchen.«

9.4 Ein interpersoneller Rollenkonflikt – das Beispiel von Herrn D.

Herr D., ein 31-jähriger verheirateter Mann, war zum Zeitpunkt des Erstgesprächs arbeitslos. Er fand aber innerhalb einer Woche eine Arbeit als Assistent eines Fernsehmonteurs. Herr D. klagte hauptsächlich darüber, in den letzten Monaten weniger Energie und Motivation gehabt zu haben. Er berichtete von Schwierigkeiten, Arbeiten an seinem Haus zu beenden, da er körperlich schnell erschöpft sei. Er schlief auch weniger und hatte wenig Interesse an Sex. »Meine Gefühle haben mich verlassen«, sagte er.

Anfangsphase (Sitzungen 1 bis 4)

Herr D. war der älteste Sohn einer konservativen italienischen Familie. Seine Mutter beschrieb er als gefühlvolle Frau, die die Familie versorgte. Seinen Vater schilderte er als einen strengen, »kalten« Mann, mit dem er nie zurechtgekommen sei. Der Vater war kritisch, unzugänglich und »einschüchternd«. Herr D. beschrieb sich selbst als schlechten Schüler, der kein Interesse an der Schule hatte. Er verließ die Schule in der elften Klasse und ging zur Marine, um der Prophezeiung seines Vaters zu trotzen, dass er das niemals schaffen würde. Nachdem seine Zeit dort vorbei war, wurde er unter der Leitung seines Vaters Bauarbeiter. Der Vater war zu dieser Zeit Bauleiter. Dieses Arbeitsverhältnis war häufig durch Auseinandersetzungen belastet.
Vor fünf Jahren erlitt Herr D. einen Sturz, bei dem er ein Bein verletzte. Dadurch war es ihm nicht mehr möglich, Bauarbeiten auszuführen. Er hatte diese Arbeit aber als produktiv und lukrativ empfunden. Er wurde abhängiger von seiner Frau, die wiederum ihre Arbeit aufgegeben hatte, um ihn in der Zeit zu pflegen, in der er im Rollstuhl saß. Herr D. gab an, dass er mittlerweile Bauleiter hätte sein können, wäre ihm nicht der Sturz dazwischengekommen. Aufgrund seiner körperlichen Behinderung wechselte er die Arbeit und wurde nach einer Umschulung Fernsehmonteur. Er neigte dazu, die Auswirkung seiner Verletzung auf sein Selbstwertgefühl herunterzuspielen und sprach hauptsächlich über seine Eheprobleme.

Bei seinen Terminen wirkte Herr D. oftmals müde und aufgelöst und lieferte von sich aus keine spontanen Informationen. Deswegen blieb der Therapeut aktiv, indem er spezifische Fragen stellte und eine **detaillierte Beziehungsanalyse** erstellte. Als zentrales Thema kristallisierte sich ein Gefühl der Unzulänglichkeit und Machtlosigkeit heraus. Dieses Gefühl bestand gegenüber seinem Leben im Allgemeinen, aber noch mehr gegenüber seinen Beziehungen zu seinem Vater und seiner Frau.

Als die Anfangssitzungen ihrem Ende entgegengingen, war deutlich geworden, dass Herrn D.s depressive Symptomatik mit den Ehekonflikten zusammenhing. Diese bestanden in seiner Schwierigkeit, seine Wünsche gegenüber seiner Frau auszudrücken und in der gegenseitigen Entfremdung. Die Behandlung konzentrierte sich auf seine **Einsicht** darin, was ihn davon abhielt, mit seiner Frau konstruktiv zu kommunizieren.

Mittlere Phase (Sitzungen 5 bis 8)

Als Herr D. anfing, über die Beziehung zu seiner Frau zu sprechen, begann er in der fünften Sitzung zu weinen. Er beschrieb, wie unglücklich er in seiner Ehe sei, sowie seine Schwierigkeiten, Gefühle zu artikulieren, da er sich »taub« fühle. Er habe viele seiner Gefühle »zurückgehalten«, was in der Beziehung zu seiner Frau zu einem empfindlichen Bruch geführt habe.

In der folgenden Sitzung sprach er wieder über seine Familie und begann zum ersten Mal, einige Ähnlichkeiten zwischen ihm und seinem Vater zu erkennen. Er meinte, dass er seine Frau in vielerlei Hinsicht in derselben distanzierten Weise behandeln würde, wie sein Vater ihn behandelt habe.

Die siebte Sitzung erwies sich als Wendepunkt. Er war offener und beschrieb, dass das Zusammensein mit seiner Frau in der letzten Woche sehr »emotional« und eng gewesen sei. Das Paar hatte offener miteinander gesprochen und konnte schließlich eine gemeinsame Entscheidung treffen. Sie wollten lieber eine größere Summe von der Versicherung für seine Behinderung annehmen, als die Entschädigung in Form von Schwerbehindertenzahlungen zu erhalten. Mit dieser Entscheidung, die das Paar von großen finanziellen Belastungen befreite, hatten sich beide mehr als ein Jahr herumgeschlagen.

In der achten Sitzung gab Herr D. an, sich insgesamt besser zu fühlen. Er stellte fest, dass seine Frau ihm auf halber Strecke entgegenkam, als er versuchte, sich zu ändern. Er hatte seine Gedanken und Gefühle mit ihr besprochen, und ihre Reaktion habe ihn angenehm überrascht. Er besprach mit dem Therapeuten Möglichkeiten, seine Frau weiterhin an seinen Gefühlen teilhaben zu lassen.

Beendigungsphase (Sitzungen 9 bis 12)

In dieser Phase der Therapie verlor Herr D. seinen Arbeitsplatz. Er erläuterte die Umstände, die zu seiner Entlassung geführt hatten und seine Gefühle von Verletztheit und Ärger darüber. Dass er sich nicht sofort nach einer neuen Arbeitsstelle umschaute, war ihm selbst ein Rätsel. Er dachte jedoch, dass diese Reaktion zum einen auf die noch ausstehende Versicherungssumme zurückzuführen sei. Zum anderen habe er das Bedürfnis, seine Arbeitssituation erst einmal in Ruhe abzuklären und bedachter zu planen. In dieser Situation holte er die Meinung seiner Frau ein. Früher, so meinte er, habe er in einer solchen Situation Streit mit seiner Frau angefangen und indirekt seine Arbeitssorgen auf sie abgewälzt. Er plante, sich in der folgenden Woche nach einer Arbeit umzuschauen. Erst wolle er jedoch Zeit haben, seine Möglichkeiten zu überdenken.

In der zehnten Sitzung sagte Herr D., dass er sich vor dem Beginn der Behandlung zu sehr von seiner Frau zurückgezogen habe und dass er nun mehr Offenheit ihr gegenüber riskieren wolle. Er sei überrascht gewesen herauszufinden, dass sie nicht negativ oder »barsch« reagiert habe, als er seine Gefühle äußerte. Vielleicht, so meinte er, solle er die Reaktionen seiner Frau nicht weiterhin vorschnell beurteilen, aber er habe immer noch das Gefühl, er könne nicht allzu viele intime

Gefühle mit ihr teilen. Seine Angst, sie damit zu verärgern, sei immer noch viel zu groß. Als der Abschluss der Therapie besprochen wurde, gab er zu, dass seine anfängliche Angst davor, sich auf eine Behandlung einzulassen, darin bestanden hätte, Gefühle preiszugeben, die er nicht zeigen wollte. Er hatte Angst, der Therapeut würde »in seinen Kopf schauen« und Gefühle aus ihm herauszwingen. Nun sei er vielmehr angenehm überrascht, Therapie als etwas zu erfahren, das ihn befähige, sich selbst besser kennenzulernen und mehr über sich herauszufinden.

Die elfte Sitzung eröffnete er damit, dass er viel zu sagen hätte. Er denke freudig darüber nach, als Vertragshändler zu arbeiten und damit sein eigener Chef zu sein. Er fühle sich zu Hause zuversichtlicher, weniger antriebsarm und fähig, freiwillig Hausarbeiten durchzuführen. Dadurch würde seine Frau ihn weniger unter Druck setzen. Er habe ihr direkt mitgeteilt, wann er ihr helfen wolle und habe sie nicht ohne Erklärung zurückgewiesen. Er gab zu, dass die finanziellen Probleme und die erzwungene Untätigkeit nach seinem Unfall äußerst demoralisierend gewesen seien. Zusätzlich habe das Gefühl, bei seiner Arbeit als Fernsehmonteur zu versagen, auch zu seiner Depression beigetragen. Er habe eben nicht an die Grenzen seiner Möglichkeiten gehen können. Als der Abschluss der Therapie besprochen wurde, sagte Herr D., dass er immer noch irritiert darüber sei, wie wenig er seine Frau an so vielen Dingen teilhaben lassen konnte, dass dies aber mit dem Therapeuten anders sei.

In der letzten Sitzung äußerte sich Herr D. positiv über die Therapie und sagte, er habe das Gefühl des »Wiedererwachens« in sich verspürt. Er habe sich in der Behandlung entspannt gefühlt und wolle die gleiche Offenheit, die er in der Therapie erlebt habe, seiner Frau gegenüber herstellen.

9.5 Ein interpersoneller Rollenkonflikt – das Beispiel von Frau M.

Frau M., eine 27-jährige verheiratete Frau, kam aufgrund einer Depression in Behandlung. Sie litt seit der Geburt ihres zweiten Kindes vor fast drei Jahren unter depressiven Symptomen. Sie sah die Depression im Zusammenhang mit der seit Langem währenden Unzufriedenheit mit ihrer Ehe. Ihre zweite Schwangerschaft sei z. T. ein Versuch gewesen, die Ehe zu retten. Ihr älteres Kind war zu diesem Zeitpunkt vier Jahre alt und erforderte weniger intensive Betreuung. Aber durch die Geburt des zweiten Kindes habe sie sich nur noch belasteter und gefangener in einer unglücklichen Ehe gefühlt.

Anfangsphase (Sitzungen 1 bis 4)

Frau M. war in den ersten beiden Jahren ihrer Erkrankung leicht bis mittelschwer depressiv. Vor ungefähr einem Jahr hatte sie sich sehr verzweifelt gefühlt und über Suizid nachgedacht. Sie war jedoch in der Lage, gegen diese Gefühle anzukämpfen. Kurz danach ging sie eine außereheliche Beziehung mit einem Mann aus der Nachbarschaft ein. Als sich diese Beziehung anbahnte, fühlte sich die Patientin zunächst besser. Dies war jedoch nur von kurzer Dauer, da sie und die Frau ihres Liebhabers bald darauf gute Freundinnen wurden. Ihr Ehemann befreundete sich mit ihrem Liebhaber, und die beiden Paare verbrachten viel Zeit miteinander. Frau M. war sich sicher, dass weder ihr eigener Mann noch die Ehefrau des Liebhabers von dem Verhältnis wussten, aber ihre Depression verschlechterte sich im Verlauf des Jahres beträchtlich. Eine Vielzahl von Gefühlen überwältigte sie – Schuldgefühle, weil sie ihren Mann und ihre beste Freundin betrog, Eifersucht auf die Beziehung ihres Liebhabers zu seiner Frau, Enttäuschung über ihre eigene Ehe und über die Beziehung zu ihrem Liebhaber. Zu Beginn der Behandlung fühlte sie sich unfähig, diese Konstellation weiterhin zu ertragen, aber auch unfähig, irgendeine Veränderung herbeizuführen.

Die Symptome von Frau M. äußerten sich in niedergeschlagener Stimmung, Grübeln und Schuldgefühlen, einem schwachen Selbstwertgefühl und Pessimismus. Außerdem litt sie unter Ängsten, die zusammen mit Befürchtungen, verlassen zu werden, auftraten. Hinzu kamen Einschlafschwierigkeiten sowie verminderte Energie mit häufigem Tagesschlaf. Auch ihre Fähigkeit, den Haushalt zu führen, war beeinträchtigt. Sie litt weiterhin unter Konzentrationsschwierigkeiten, Interessenverlust und Freudlosigkeit an nahezu allen Aktivitäten, hatte schlechten Appetit und verlor an Gewicht. Sie vernachlässigte viele ihrer Haushaltspflichten, berichtete aber, dass ihr Mann gewillt gewesen sei, vieles davon zu übernehmen, als ihm ihre Depression in den letzten Monaten auffiel. Sie hatte vor Kurzem eine Halbtagsarbeit als Verkäuferin aufgegeben, da sie sich nicht konzentrieren oder zur Arbeit aufraffen konnte. Zu Beginn der Behandlung hegte sie einfach nur die Hoffnung, sich bald besser zu fühlen, um so nicht mehr ihren Mann zu belasten und wieder ihren Teil zur Ehe beitragen zu können.

Zunächst wurde eine Strategie für die erste Behandlungsphase geplant. Der Therapeut sah sich mit zwei Aufgaben konfrontiert: Erstens der Patientin zu helfen, die derzeitige depressive Symptomatik zu bewältigen, und zweitens die aktuelle Ehesituation zu klären. Um die Depression besser unter Kontrolle zu bekommen, plante der Therapeut gemeinsam mit der Patientin ihren Tagesablauf im Detail anzuschauen. Er wollte herausfinden, welche Umstände im Laufe eines Tages zu Stimmungsveränderungen führten. Dadurch, so hoffte er, könne man die depressiven Symptome und die Leistungsbeeinträchtigung besser beeinflussen. Der Ehekonflikt befand sich in einer Sackgasse. Daher konzipierte der Therapeut den Fall derart, dass er verschiedene Veränderungsmöglichkeiten in Betracht zog. Eine Möglichkeit war, die Ehe fortzusetzen und zu versuchen, Frau M.s Unzufriedenheit in der Ehe zu verstehen und zu verändern. Mögliche hilfreiche Veränderungen bestünden in dem Versuch, die Beziehung zu ihrem Ehemann direkt zu verbessern und/oder ihr zu helfen, andere befriedigende Aktivitäten außerhalb der Ehe zu finden. Solche Aktivitäten müssten allerdings weniger innere Konflikte verursachen als das außereheliche Verhältnis. Um die Durchführbarkeit solcher Optionen abzuwägen, wollte der Therapeut die Vorgeschichte der ehelichen Beziehung detailliert abklären. Außerdem wollte er jene Verhaltensweisen und Einstellungen beider Partner erheben, die zur Unzufriedenheit beitrugen. Weiterhin müsste geklärt werden, wie wahrscheinlich jeder Partner in der Lage wäre, diese Verhaltensweisen und Einstellungen zu verändern. Um herauszufinden, welche befriedigenden Aktivitäten außerhalb der Ehe für Frau M. möglich wären, wollte der Therapeut das soziale Netzwerk der Patientin ergründen und abklären, welche Möglichkeit für eine Veränderung oder Erweiterung bestünde. Bedenkt man, wie konfliktreich für die Patientin die außereheliche Beziehung war, erschien es unwahrscheinlich, dass die Ehe besser werden konnte, solange das Verhältnis weiter bestand.

Eine andere Möglichkeit in diesem Szenario stellte die Trennung oder Scheidung mit oder ohne Fortsetzung des Verhältnisses dar. Die Patientin sollte einschätzen, was ihr das Verhältnis bedeutete und welche Absichten sie diesbezüglich verfolgte. Sie müsste auch einschätzen, wie es wohl wäre, ihren Ehemann zu verlassen: Wie die Kinder versorgt wären, wie sich die Beziehungen mit ihrer und der Familie ihres Mannes ändern würden usw.

Die Patientin hatte unmittelbar nach ihrem Schulabschluss geheiratet und von Anfang an ihre Ehe angezweifelt. Sie hatte ihren Mann kennengelernt, unmittelbar nachdem sie von einem stark idealisierten Freund zurückgewiesen worden war. Sie fühlte wenig Leidenschaft für ihren Ehemann, erlebte ihn jedoch als sicher und unterstützend. Sie kam allerdings an dem Tag ihrer Hochzeit von den Gedanken an ihren früheren Freund nicht los und hatte eine Vorahnung, dass sie ihren Ehemann niemals wirklich lieben würde. Dies schien zu einer sich selbst erfüllenden Prophezeiung geworden zu sein. Die Patientin schob die Hauptsschuld an ihren ehelichen Problemen auf die Unfähigkeit ihres Mannes, seine Liebe für sie offen zu zeigen. Sie erinnerte sich an mehrere Versuche, ihn an häuslichen Aufgaben zu beteiligen. Am Ende musste sie dann doch alles selbst machen. Er schien mehr an seinen Freunden, als an seiner Familie interessiert zu sein. Ein Jahr nach der Heirat wurde die Patientin schwanger und versuchte von da an, sich mehr den Aufgaben einer Hausfrau und Mutter zu widmen.

Obwohl Frau M. ihren Mann als nicht an ihr interessiert beschrieb, schien er ziemlich besorgt und hilfsbereit gewesen zu sein, als sie depressiver wurde. Er hatte Hausarbeiten übernommen, hatte sich mehr der Kinder angenommen, zeigte anscheinend echtes Mitleid und hatte ihr zugeredet, sich in Behandlung zu begeben. Obwohl sie erkennen konnte, dass dieses Verhalten ein Zeichen für seine Sorge um sie war, konnte sie diese Sichtweise nur schwer akzeptieren. Denn dadurch wurden wiederum ihre Schuldgefühle wegen ihrer Liebesaffäre verstärkt. Aber die Patientin hatte noch einen anderen Anteil an den Eheproblemen. Es war ihre Art, mit Ärger und Enttäuschung über ihren Mann umzugehen. Sie distanzierte sich emotional und schmollte, ohne ihm jemals wirklich mitzuteilen, worüber sie verärgert war. Sie gab an, dass sie und ihr Mann trotz ihrer Unzufriedenheit mit der Ehe kaum stritten oder laute Auseinandersetzungen hatten. Sie würde in der Regel eben einfach nachgeben.

Als die Kindheit der Patientin näher betrachtet wurde, zeigte sich, dass sie in erster Linie geheiratet hatte, um aus dem Elternhaus herauszukommen. Die Patientin war das mittlere von drei Kindern. Beide Elternteile waren Alkoholiker und hatten häufig gewalttätige Auseinandersetzungen.

Im Laufe der nächsten drei Sitzungen wurde klar, dass die Patientin ihren Liebhaber nicht ernst nahm, obwohl sie sich ständig gedanklich mit ihrem Verhältnis beschäftigte. Sie beschrieb ihn als verantwortungslos und in vielerlei Hinsicht weniger attraktiv als ihren Ehemann. Sie sprach aufgeregt über ihre geheimen Treffen, war aber über die Oberflächlichkeit der Beziehung enttäuscht, die aus kurzen Kontakten sexueller Art bestand, bei denen sie häufig noch nicht einmal erregt war. Sie wurde von Eifersucht auf die Frau des Liebhabers gequält und vermutete, dass sie nur zu seiner Ablenkung diente. Obwohl sie sich intensiv mit dem Verhältnis beschäftigte, sah sie keine Zukunft darin. Selbst wenn sie daran interessiert wäre, ihren Ehemann zu verlassen, sagte sie, würde sie nicht einen Mann wie ihren Liebhaber heiraten. Außerdem sei dieser nicht daran interessiert, seine Frau zu verlassen. Trotzdem fühlte sich die Patientin ebenso unfähig, die Beziehung abzubrechen, wie sie keine Hoffnung mehr auf eine befriedigende Beziehung zu ihrem Ehemann hatte.

In der dritten Sitzung war die Patientin weniger depressiv. Sie besprach die Thematik in einer nichtssagenden, affektlosen Weise, die ganz im Gegensatz zu ihrer eingestandenen Schuld und den angegebenen konfliktgeladenen Gefühlen stand. Die Art und Weise, mit der sie ihr Verhältnis darstellte, war spielerisch und exhibitionistisch. Alle Versuche des Therapeuten, die Patientin mit Fragen z. B. über ihre Erwartungen an diese Beziehung zu konfrontieren, wurden ignoriert oder vermieden. Am Ende der ersten Sitzungen versuchte der Therapeut, Behandlungsziele abzustecken. Die Patientin nannte relativ schnell zwei Ziele. Sie wolle sich weniger depressiv fühlen und mehr Liebe für ihren Mann empfinden. Auf die Frage, was sie darunter verstehen würde, ihren Mann zu lieben, drückte sie sich sehr pessimistisch aus. Sie gab aber auch zu, der Ehe bisher keine Chance gegeben zu haben.

Frau M.s Depression schien mit ihrer Unzufriedenheit in der Ehe zusammenzuhängen. Diese Unzufriedenheit konnten sich jedoch weder sie noch ihr Mann eingestehen. Sich damit auseinanderzusetzen, war beiden unmöglich. Obwohl sich der Ehemann der Depression seiner Frau bewusst war und er die Grenzen in ihrer Beziehung deutlich erlebte, hatte die Patientin ihre Unzufriedenheit nie explizit zum Ausdruck gebracht. Auch hatte sie nie versucht, etwas zu ändern, um ihre Beziehung befriedigender zu gestalten. Die Ehe war leblos, ohne offene Konflikte, und sie steckte in einer Sackgasse. Der Therapeut hatte das Ziel, der Patientin über dieses Stadium hinauszuhelfen. Daher konzentrierte er sich hauptsächlich auf jene Einstellungen und Verhaltensweisen der Patientin, welche die eheliche Beziehung in der Sackgasse hielten.

Ihr deutlichster Anteil an dem Ehekonflikt bestand darin, dass sie unfähig war, ihre Wünsche zu definieren und mitzuteilen. Der Kern ihrer Unzufriedenheit war ihr Gefühl, dass ihr Mann kein Interesse und keine Liebe für sie zeigte, dass er sie aus seinem Leben ausschloss und keine gemeinsamen Aktivitäten mit ihr unternehmen wollte. Sie selbst unternahm allerdings ebenfalls kaum etwas, um ihn mehr an ihrem Leben zu beteiligen. Sie war in diesem Punkt der Ansicht, er müsse auch ohne viele Worte wissen, was sie wolle. Die Patientin sollte dazu gebracht werden, ganz genau zu bestimmen, was sie sich von ihrem Mann wünschte und was sie nicht bekam. Dann sollte sie ihm mithilfe des Therapeuten diese Dinge direkt und angemessen mitteilen. Bis zu einem gewissen Grad sollte der therapeutische Schwerpunkt auf der Kommunikation psychoedukativen Charakter haben. Der Therapeut wollte sich darauf konzentrieren, welche Gelegenheiten partnerschaftlicher Verständigung die Patientin verpasste. Außerdem musste in Erwägung gezogen werden, dass Frau M.s Kommunikationsprobleme etwas mit der Angst vor tätlichen Auseinandersetzungen zu tun hatten, wie sie sie als Kind bei ihren Eltern miterlebt hatte.

Auf einer zweiten Ebene zielte die Therapie darauf ab, der Patientin deutlich zu zeigen, welche Rolle ihr Pessimismus spielte, den sie ja in Bezug auf eine glückliche Ehe hegte. Diese fundamentale Unsicherheit in engen Beziehungen zeigte sich einerseits gegenüber dem idealisierten Schulfreund, der sie verlassen hatte. Andererseits zeigte sie sich in dem übertriebenen Versuch, sich zu vergewissern, dass sie dem Liebhaber wirklich etwas bedeutete. Obwohl sie meinte, ihr Ehemann würde sie nicht genug lieben, konnte sie dies tolerieren. Sie hatte ihn so weit entwertet, dass sie sich nahezu selbst glauben machte, dass er ihr egal sei. Der Therapeut plante, an diesen grundlegenden Ängsten vor Nähe zu arbeiten. Er stellte die ehrliche Betroffenheit und Sorge des Ehemanns den abwertenden Aussagen der Patientin gegenüber. Außerdem konfrontierte er die Patientin damit, dass ihr Ehemann im Gegensatz zu ihren Eltern sehr wohl in der Lage sei, sich um sie zu kümmern.

Durch eine dritte Taktik sollte die Patientin den destruktiven Charakter der außerehelichen Beziehung erkennen. Wie die Patientin bereits zugegeben hatte, war die Beziehung nur wenig befriedigend und hatte keine Zukunft. Sie war genau genommen nur eine energieverzehrende Ablenkung, die sie davon abhielt, sich mehr um ihre Ehe zu kümmern.

Ein vierter Ansatz, die Beziehung zu verbessern, bestand darin, andere und geeignetere Quellen zu finden, wie sie außerhalb der Ehe Zufriedenheit finden konnte. Sie in ein soziales Netzwerk außerhalb ihrer Kernfamilie einzubinden, könnte Frau M. helfen, ihrer Ehe eine neue Perspektive abzugewinnen. Außerdem könnte sie Unabhängigkeit und ein Gefühl der Kompetenz entwickeln, wenn sie außerhalb des Hauses eingebunden wäre. Auf diese Weise könnte sie Persönlichkeitsaspekte zum Ausdruck bringen, die sie in der Ehe bisher nicht ausdrücken konnte.

Mittlere Phase (Sitzungen 5 bis 10)

Während der mittleren Behandlungsphase ließ sich der Therapeut die Interaktionen mit dem Ehemann beschreiben, um die Kommunikation und Gefühle beider Partner genau zu verstehen.

Der gesamte Therapieprozess zeichnete sich durch große Variabilität aus, da ihre Stimmung und ihr Engagement stark schwankten. Obwohl sie sich in allen Sitzungen eher vermeidend und unkonzentriert zeigte, war sie ungefähr nach der Hälfte der Sitzungen in der Lage, sich auf nützliche Gespräche über ihre Eheprobleme einzulassen. In anderen Stunden wiederum beschwerte sie sich über verschiedene Quellen der Unzufriedenheit, ohne ihren eigenen Anteil an den Problemen zu erkennen. Trotz dieser Schwankungen machte sie in verschiedenen Bereichen Fortschritte. Erstens berichtete sie von zahlreichen kleinen Begebenheiten, bei denen sie versucht hatte, ihrem Mann direkter mitzuteilen, in welcher Weise sie sich von ihm vernachlässigt fühlte. Sie war über seine positive Reaktion auf ihre Forderungen überrascht und empfand, dass die Beziehung nun besser wurde. Sie begann, sich von ihrem Liebhaber zurückzuziehen, sah ihn weitaus weniger häufig und dachte weniger über ihn nach.

Frau M.s Fortschritt in dieser Behandlungsphase resultierte teilweise aus der Strategie des Therapeuten, auf Themen einzugehen, die Frau M. und ihren Mann im Allgemeinen und ihre Kommunikation im Besonderen betrafen. Wenn die Patientin versuchte, auf andere Themen auszuweichen, stellte der Therapeut entweder keine weiteren Fragen dazu, oder er sprach es direkt an, dass sie von ihrem zentralen Thema abweichen. Dadurch, dass der Fokus konsequent beibehalten wurde, verbesserte sich Frau M.s partnerschaftliche Kommunikation. Interessanterweise zeigte die Patientin auch Veränderungen in Bereichen, die nicht zum eigentlichen Hauptfokus gehörten. Beispielsweise arbeitete sie wieder und verbrachte weniger Zeit mit ihrem Liebhaber. Sie gab auch an, liebevollere Gefühle ihrem Ehemann gegenüber zu empfinden.

Beendigungsphase (Sitzungen 11 und 12)

Obwohl das Behandlungsende bereits in mehreren früheren Sitzungen ausdrücklich angesprochen wurde, veränderte sich die Art der Interaktionen während der beiden letzten Sitzungen noch ein wenig. Es ging nun hauptsächlich darum, wie die Patientin weitermachen wollte. Sie wiederholte ihr Bedürfnis, selbstsicher und direkt in der Kommunikation mit ihrem Mann zu werden, und sie beendete das außereheliche Verhältnis. Dieser Schritt war allerdings weiterhin mit Angst verbunden. Ihre Depression hatte sich gebessert, und sie hatte nicht das Gefühl, zu diesem Zeitpunkt weitere Behandlung zu benötigen.

Literatur

Paykel, E (1982): Life events and early environment. In: Paykel, E (ed). Handbook of affective disorders. Guilford Press, New York, S. 146–161

10 Rollenwechsel und Rollenübergänge

Eine depressive Störung kann sich entwickeln, wenn jemand mit **Lebensveränderungen** nicht fertigwird, die einen Wechsel der sozialen Rolle erfordern. Fast jeder Mensch hat mehrere Rollen im sozialen System, und diese Rollen werden unauslöschlich zu einem Teil des Selbst. Die Rollen selbst sowie der damit verbundene Status beeinflussen das soziale Verhalten und die zwischenmenschlichen Beziehungsmuster des Einzelnen erheblich. Wenn eine schnelle Anpassung an neue, unvertraute Rollen erwartet wird, kommt es häufig dazu, dass die soziale Leistungsfähigkeit beeinträchtigt wird. Dies ist besonders bei Veränderungen der Fall, die vom Betroffenen als **Verlust** erlebt werden. Nicht jeder, der einen Rollenwechsel vollzieht, erlebt die Veränderung als Verlust. Rollenveränderungen werden häufig von solchen Personen als Verlust erlebt, die zu Depressionen neigen. Der Verlust kann, wie im Falle einer Scheidung, unmittelbar offensichtlich sein. Er kann aber auch subtiler sein wie beim Verlust von persönlicher Freiheit infolge der Geburt eines Kindes. Berentung oder irgendein anderer Wechsel der sozialen oder beruflichen Rolle, besonders wenn er verminderten sozialen Status mit sich bringt, stellt oft eine andere Form von subtilem Verlust dar. Umzug, Arbeitsplatzwechsel, Verlassen des Elternhauses, ökonomische Veränderung und Veränderungen der Rollen innerhalb der Familie infolge von Krankheit, neuen Verantwortungen oder Berentung sind andere Beispiele für Rollenwechsel und -übergänge.

Am häufigsten treten Rollenwechsel auf, wenn der Mensch in einen **anderen Lebenszyklus** übertritt. Da diese Veränderungen als Teil des zeitlich vorgegebenen Ablaufs von biologischem Wachstum und Entwicklung vorgegeben sind oder im Rahmen sozialer oder kultureller Muster erwartet werden, sind es sog. normative Wechsel. Der Übergang von der Kindheit zur Adoleszenz, der Eintritt in das geburtsfähige Alter, das Ende des geburtsfähigen Alters sowie die Abnahme der körperlichen Leistungsfähigkeit im Alter sind biologisch normative Prozesse. Zu den sozialen Wechseln, die im Wesentlichen durch soziale Klassenzugehörigkeit oder zeitgeschichtlichen Hintergrund bestimmt sind, gehören der Schuleintritt oder das Verlassen des Elternhauses, die Heirat, der berufliche Aufstieg und die Berentung.

Wenn man glaubt, in einer neuen Rolle zu versagen, oder mit der neuen Rolle oder dem Status unzufrieden ist, kann man depressiv werden. Diese Schwierigkeiten stehen häufig im Zusammenhang mit bestimmten **Annahmen über die neue Rolle**. Oft sind sich die Patienten dieser Annahmen nur teilweise bewusst, aber sie können im Rahmen der Therapie systematisch aufgedeckt werden. So lässt sich herausfinden, was der Wechsel für die jeweilige Person bedeutet. Menschen, die paradoxerweise nach einer angestrebten Beförderung depressiv werden, stehen häufig im Spannungsfeld von Verantwortung und Unabhängigkeit. Eigentlich würden sie sich in einer untergeordneten Rolle wohler fühlen, in einer weniger anspruchsvollen Position mit mehr Anleitung durch andere.

Eine Depression tritt häufig auf, wenn man erkennt, wie notwendig ein normativer Rollenwechsel ist, gleichzeitig die erforderlichen Veränderungen nur schwierig zu vollziehen sind. Es gibt auch Situationen, in denen eine Person erkennt, in einer bestimmten Rolle versagt zu haben, aber unfähig ist, das Verhalten oder die Rolle zu ändern. Treten Depressionen im Rahmen von Rollenwechseln und -übergängen auf, fühlt sich der Patient meist unfähig, mit der veränderten Rolle fertigzuwerden. Der Übergang kann entweder als **Bedrohung des Selbstwert- und Identitätsgefühls** erlebt werden oder als eine Herausforderung, die man nicht bewältigen kann (► Tab. 10-1).

In der **Regel** treten bei der Bewältigung von Rollenwechseln folgende **Schwierigkeiten** auf:

- Die familiären Unterstützungen und Bindungen gehen verloren.
- Begleitende Emotionen wie Ärger oder Angst müssen bewältigt werden.
- Neue soziale Fertigkeiten werden plötzlich benötigt.
- Das Selbstwertgefühl ist herabgesetzt.

Den **Entwicklungsstadien des Erwachsenenlebens** wurde etwa seit Beginn der 70er-Jahre zunehmende Beachtung geschenkt. Levinson (1978), Lidz (1976), Erikson (1968) und Keniston (1968) haben (neben anderen) untersucht, welche Probleme und Aufgaben Erwachsene im Rahmen von Entwicklungsstadien haben. Eine Depression hat häufig auch Bezüge zu entwicklungsbedingten Rollenübergängen. So beinhaltet z. B. eine Depression im späten Adoleszenten- oder frühen Erwachsenenalter typischerweise Schwierigkeiten, ein befriedigendes Rollenidentitätsgefühl zu entwickeln oder enge Beziehungen außerhalb der Familie aufzubauen. Patienten mit diesen Problemen sind oft übermäßig an ihre Primärfamilie gebunden. Zu anderen Rollenübergangsproblemen, die typisch für das frühe Erwachsenenalter sind, gehören die mangelnde Anpassung

Tab. 10-1 Aufgaben bei Rollenwechseln.

Aufgaben	Therapeutenfragen
Bewertung der aufgegebenen Rolle erleichtern	• Erzählen Sie mir darüber, was Sie aufgegeben und verloren haben oder was verändert wurde – das alte Haus, der frühere Arbeitsplatz, das Zusammenleben mit den Eltern, der frühere Ehepartner? • Was waren die guten Seiten? • Was waren die schlechten? • Was gefiel Ihnen? • Was gefiel Ihnen nicht?
Zum Ausdruck von Gefühlen ermuntern	• Was für ein Gefühl war es, … aufzugeben oder zu verlassen? • Erzählen Sie mir über Ihren Weggang. • Wie haben Sie sich in der neuen Situation gefühlt? • Wie ging es Ihnen am Anfang?
Soziale Fertigkeiten zur Bewältigung der neuen Rolle entwickeln	• Was wird von Ihnen verlangt? • Wie schwer ist das? • Wie geht es Ihnen dabei? • Was läuft gut? • Was läuft schlecht?
Neue zwischenmenschliche Beziehungen, Bindungen und soziale Unterstützung aufbauen	• Wen kennen Sie? • Wer kann Ihnen helfen? • Gibt es Leute, die Sie gerne kennenlernen möchten?

an die Rollen als Berufstätiger, Ehepartner oder Elternteil.

Im mittleren Erwachsenenalter kann Depression mit einer Reihe von **Faktoren** zusammenhängen. Hier sind in erster Linie fehlende Befriedigung oder ausbleibender Erfolg bei der gewählten beruflichen Laufbahn, Eheprobleme oder die allmähliche Abnahme der elterlichen Verantwortung zu nennen. Im fortgeschrittenen Alter kann Depression verbunden sein mit dem Verlust der Rolle und des Status als Berufstätiger durch Berentung, mit abnehmender Gesundheit sowie dem Verlust der sozialen Unterstützung durch Krankheit oder Tod von Verwandten und Freunden.

10.1 Diagnose problematischer Rollenwechsel und -übergänge

Um Rollenwechsel als Fokus für die Interpersonelle Psychotherapie (IPT) zu diagnostizieren, sollten Hinweise vorliegen, dass die Depression und die damit verbundenen Probleme darauf zurückzuführen sind, dass der Patient seine Lebensführung durch einen Rollenwechsel verändert hat. In den meisten Fällen wird dem Patienten und seinen Bezugspersonen dieser Zusammenhang deutlich sein, und der Patient wird den Wechsel ohne Weiteres erkennen. Beispiele hierfür sind das Verlassen der Schule, die Suche nach einer ersten Arbeitsstelle, die bevorstehende Heirat, die kurz zurückliegende Scheidung oder die Berentung.

Um **Rollenwechsel zu explorieren**, haben sich folgende Fragen als hilfreich erwiesen:

Veränderungen explorieren

»Könnten Sie mir etwas über die Veränderung berichten? In welcher Weise hat sich Ihr Leben verändert? Von welchen wichtigen Bezugspersonen mussten Sie sich trennen? Von welchen Personen wurde deren Platz übernommen? Wie haben Sie sich in der neuen Rolle gefühlt?«

10.2 Behandlungsplanung bei Rollenwechseln und -übergängen

Die Fragestellungen können sich je nach Lebensphase, in der sich der Patient befindet, unterscheiden. Jedoch sind bestimmte Elemente allen Rollenwechseln gemein, und sie können helfen zu definieren, welche Aufgabe und Ziele die IPT bezüglich dieser Wechsel hat. Die Rollenwechsel zu bewältigen, stellt den Patienten vor **vier Aufgaben**, die problematisch sein können:

- Die bisherige Rolle muss aufgegeben werden.
- Schuldgefühle, Ärger oder Verluste müssen zum Ausdruck gebracht werden.
- Neue Fertigkeiten müssen angeeignet werden.
- Neue Bindungen und ein soziales Unterstützungssystem müssen aufgebaut werden.

Diese Aufgaben sind in Tabelle 10-1 aufgelistet, und es werden Fragen vorgeschlagen, um einzuschätzen, wo der Patient steht.

Bewertung der alten Rolle

Die erste Aufgabe hat Ähnlichkeit mit der Förderung des **Trauerprozesses** (▸ Kap. 8). Der Psychotherapeut hilft dem Patienten dabei, die aufgegebene Rolle zu relativieren. Die aufgegebenen Tätigkeiten und Beziehungen werden genauer unter die Lupe genommen. Im Allgemeinen neigen Patienten mit Schwierigkeiten bei der Bewältigung von Rollenwechseln dazu, die Vorteile der alten Rolle zu idealisieren, während sie deren negative Aspekte bagatellisieren. Einerseits sollte der Patient die Schwierigkeiten der alten Rolle erkennen, andererseits sollte er aber auch die positiven Aspekte sehen.

Zum Beispiel hatte eine Patientin große Schwierigkeiten, die Trennung von ihrem Ehemann zu verkraften. Verheiratet zu sein, war ihrer Ansicht nach für eine Frau sozial erwünscht, egal unter welchen Umständen. Sie hatte verdrängt, wie zerrüttet ihre Ehe gewesen war und wie destruktiv sie sich auf ihr Leben auswirkte. Die Rolle einer geschiedenen Frau war für sie einfach inakzeptabel.

Ermutigung zum Ausdruck von Gefühlen

Selbst wenn eine Veränderung erwünscht und angestrebt ist, kann es als Verlust erlebt werden, die alte Rolle aufzugeben. In der Folge tritt ein Trauerprozess ein. In der alten und vertrauten Rolle hat der Patient vielleicht das befriedigende Gefühl erfahren, die erforderlichen sozialen Fertigkeiten beherrscht zu haben, die notwendig waren, um die Rolle auszufüllen. Er hat viel für diese Lebensphase typische Bestätigung daraus gewonnen. Darüber hinaus war die alte Rolle möglicherweise mit einem befriedigenden sozialen Unterstützungssystem verbunden gewesen. Dies hatte das Selbstwertgefühl in entscheidender Weise stabilisiert.

Um den Übergang zu erleichtern, kann erfragt werden, welche **Gefühle** zusammen mit dem Wechsel aufgetreten sind, wie z. B. Trauer, Schuldgefühle oder Ärger und Enttäuschung. Sie könnten vielleicht dadurch entstanden sein, dass man den eigenen Ansprüchen nicht gerecht geworden ist.

Aufbau neuer sozialer Fertigkeiten

Die meisten bedeutsamen Rollenwechsel erfordern, dass man sich **neue Fertigkeiten** aneignet. Der IPT-Therapeut ist kein Berufsberater, der einschätzen kann, für welche Berufe sich der Patient eignet. Hingegen hilft er dem Patienten einzuschätzen, was die Rollenerwartungen für ihn bedeuten. Er versucht, die Annahmen und Gefühle zu identifizieren, die den Patienten daran hindern, die Situation besser zu bewältigen. Die neue Rolle erfordert vielleicht Fertigkeiten, die nötig sind, um den Anforderungen zu entsprechen und neue Beziehungen und Bindungen aufzubauen.

Der Therapeut kann dem Patienten helfen, bereits vorhandene Kompetenzen und Fertigkeiten realistisch einzuschätzen, um den Wechsel zu bewältigen. Dabei hält der Therapeut aufmerksam nach Bereichen Ausschau, in denen der Patient seine Fähigkeiten über- oder unterschätzt. Zu solchen Fertigkeiten kann z. B. gehören, selbst eine neue Wohnung zu finden, in einer neuen Umgebung zurechtzukommen, eine neue Arbeitsstelle zu finden oder zu lernen, gesellschaftlich zu repräsentieren. Häufig ist die Bewältigung solcher neuen Anforderungen schwierig und daher mit sozialen Ängsten verbunden. Solche sozialen Ängste lassen sich abbauen, indem gemeinsam mit dem Patienten schwierige Situationen durchgegangen werden. Der Therapeut kann den Patienten bitten, sich vorzustellen, was schlimmstenfalls passieren könnte.

Andere Schwierigkeiten stellen inkorrekte oder stereotype **Annahmen über die neue Rolle** dar. Diese Einstellungen haben sich oftmals herausgebildet, als Schlüsselpersonen in der Vergangenheit beobachtet wurden. Manchmal hat sich der Patient auch mit solchen Schlüsselpersonen identifiziert. Gemeinsam ist ihnen, dass sie keine geeigneten Modelle abgegeben haben. Um diesen stereotypen Annahmen entgegenzuwirken, kann der Therapeut Beispiele aufzeigen, die dem Stereotyp widersprechen.

Zum Beispiel hatte eine 62-jährige Frau große Schwierigkeiten, sich auf eine Seniorengruppe einzulassen, weil es für sie bedeutete, dass sie »alt« war. Sie verstand unter »alt«, isoliert zu sein und Aktivitäten und Interessen aufzugeben. Damit beschrieb sie in Wirklichkeit ihre eigene soziale Isolation. Im Gegensatz dazu zeigte ihr sogar der wenige Kontakt, den sie mit der Seniorengruppe hatte, dass diese Menschen weniger »alt« und im Grunde lebhafter und aufgeweckter waren als sie selbst.

Aufbau sozialer Unterstützung

Eine neue Rolle zu übernehmen, bedeutet oftmals, ein **neues soziales Unterstützungssystem** aufzubauen und neue Arten von Beziehungen oder vertraute Arten von Beziehungen mit neuen Personen herzustellen. Die erhaltene Bestätigung im Rahmen der neuen sozialen Rolle kann darüber hinaus fremd und weniger wünschenswert sein als die im Rahmen der alten Rolle. Solch ein Wechsel kann z. B. auftreten, wenn eine Frau wieder in die Arbeit einsteigt, nachdem ihre Kinder keine Vollzeitbetreuung mehr benötigen. Obwohl sie vielleicht bereits Erfahrung mit der Arbeitswelt gesammelt hatte, können sich die Arbeitsanforderungen seit dieser Zeit beträchtlich verändert haben. Vielleicht erscheinen sie auch nach einer mehrjährigen Pause schwieriger zu bewältigen. Es kommt auch oft vor, dass die gewünschte oder mögliche Art der Arbeit heute vollkommen anders ist als früher. Viele Frauen haben Angst, die immer noch oft als solche wahrgenommene »Welt des Mannes« zu betreten.

Der Therapeut sollte dabei behilflich sein, die notwendige soziale Unterstützung aufzubauen. Dazu wird zunächst geklärt, welche Kontaktgelegenheiten überhaupt bestehen. Depressive Patienten haben wahrscheinlich Möglichkeiten zum Aufbau neuer Beziehungen übersehen und sind deswegen einsam.

10.3 Rollenwechsel – das Beispiel von Frau F.

Frau F. ist 27 Jahre alt und Mutter eines sechsjährigen Sohnes. Sie arbeitet halbtags als Verkäuferin. Drei Wochen nach einem Suizidversuch mit verschiedenen frei verkäuflichen Medikamenten kam sie zur Behandlung. Auslöser für diesen Suizidversuch war das Ende einer außerehelichen Beziehung. Sie war seit zehn Jahren mit einem alkoholkranken Mann verheiratet, der ihr zwar finanzielle Sicherheit bot, aber wenig Gefühle zeigte. Mit dieser Ehe war sie chronisch unzufrieden. Außerdem war der Ehemann verbal und manchmal tätlich aggressiv, wenn er trank, was mehrmals pro Woche vorkam. Die außereheliche Beziehung der Patientin »machte ihr deutlich, was ihr entgangen ist«. Das Verhältnis dauerte nur wenige Monate, und der Liebhaber war dann zu einer anderen Frau zurückgekehrt. Unmittelbar nachdem sie davon erfuhr, unternahm Frau F., die sich nun verlassen und hoffnungslos fühlte, einen impulsiven Suizidversuch. Sie wurde notfallmäßig behandelt und danach nach Hause geschickt, wo sie stark ausgeprägte depressive Symptome entwickelte. Nachdem diese Symptome drei Wochen lang anhielten, suchte sie professionelle Hilfe auf. Dies war ihre erste depressive Episode.

Anfangsphase (Sitzungen 1 bis 3)

Frau F. sah einen klaren Zusammenhang zwischen der Depression und ihrer Schwierigkeit, ihre Ehe zu beenden und die Abhängigkeit aufzugeben. Sie hatte ihren Ehemann einige Jahre zuvor einmal verlassen, aber während dieser Trennung behandelte er sie wieder besser, und nach zwei Monaten kehrte sie zu ihm zurück. Es war jedoch schnell wieder alles beim Alten, und Frau F. fühlte sich gefangen. Sie erhoffte von der Therapie, dass sie ihr helfen werde, ihren Mann zu verlassen. Sie fand, dass sie es verdiente, besser behandelt zu werden, aber sie war sich unsicher, ob sie wirklich den Absprung von ihrer Ehe schaffen könnte. Sie fühlte sich

gleichgültig, freudlos und war pessimistisch, dass irgendwelche positiven Veränderungen eintreten könnten.
Frau F. und ihre fünf Jahre jüngere Schwester wuchsen bei einer dominanten, passiv-aggressiven Mutter auf. Ihr Vater hatte die Familie wegen einer anderen Frau verlassen, als die Patientin sechs Jahre alt war. Ihre Mutter ließ sich nicht auf andere Männer ein, und die Patientin erinnerte sich an das Gefühl, dass ihr die Familie wie eine Gruppe unattraktiver, ausgestoßener Frauen vorkam, die es nicht schafften, die Zuwendung eines unterstützenden Mannes zu erhalten. Wie sie sich selbst und ihre Familie einschätzte, stand im Gegensatz zu ihrer persönlichen Attraktivität und ihren sozialen Fähigkeiten. Tatsächlich war sie eine beliebte und gute Schülerin gewesen. Ihre Mutter hatte eine übermäßig enge und umklammernde Beziehung zu ihr. Ihre Heirat im Alter von 17 Jahren wurde als Mittel gesehen, die Mutter und ihr Zuhause zu verlassen. Dies hielt die Mutter jedoch nicht davon ab, sich in die Angelegenheiten der Tochter einzumischen. Sie hatte immer noch Skrupel, ihrer Mutter zu widersprechen, und gab an, auch daran in der Behandlung arbeiten zu wollen.

Zum Zeitpunkt der zweiten Sitzung hatte die Patientin ihren Mann gebeten auszuziehen. Er hatte ohne Weiteres eingewilligt und dadurch zum Ausdruck gebracht, wie unzufrieden er mit der Ehe war. Die Patientin fühlte sich ermutigt und berichtete, dass sich ihre depressiven Symptome verbessert hätten. Sie beschrieb weiterhin, dass sie die Beziehung mit ihrem Ehemann überraschenderweise ohne inneren Konflikt abgebrochen hatte. Und dies trotz ihrer jahrelangen Unsicherheit darüber. Sie erzählte auch, dass sie in der Kommunikation mit ihrer Mutter offener und direkter geworden sei, als es z. B. um ihren Urlaub ging. Diese zwei Sitzungen beschäftigten sich im Großen und Ganzen mit der Beziehung zu ihrem Mann und ihrer Mutter. Bei diesem Gespräch wurde deutlich, dass sie vermied, für ihre Entscheidungen Verantwortung zu übernehmen. Sie brachte andere, wie ihre Mutter oder ihren Mann, dazu, Entscheidungen für sie zu treffen. Sie misstraute ihrem eigenen Urteilsvermögen und zögerte, die Dinge selbst zu durchdenken. Ihr Unbehagen, für sich selbst Verantwortung zu übernehmen, stand in engem Zusammenhang mit einer ganz bestimmten Vorstellung: Den Mann zu verlieren oder ihn zu vertreiben, hieße, unattraktiv, unweiblich und entwertet zu sein. Genau so hatte sie sich selbst und ihre Mutter empfunden, als ihr Vater sie verließ. Ihr Beziehungsmuster zu einem Mann bestand darin, sich voll auf ihn einzulassen, um jeden Preis mit ihm zusammenzubleiben und alle Fehler zu übersehen. Sie hatte auch Angst davor, alleine zu sein, da sie noch nie alleine als Familienoberhaupt gelebt hatte.

Nachdem die ersten drei Sitzungen sehr informativ waren, wurde der Therapiefokus festgelegt. Frau F. sollte darin unterstützt werden, den Rollenwechsel zu bewältigen, den die Trennung von ihrem Mann mit sich bringen würde. Deswegen sollte ihr geholfen werden:

- neue Möglichkeiten für soziale Unterstützung zu finden; damit sollte die Funktion ihres Mannes und dessen Familie ersetzt werden,
- ihre Ängste vor dem Alleinsein zu erkennen und zu verändern; ebenso sollte sie ihre Neigung abbauen, ihrem eigenen Urteilsvermögen zu misstrauen,
- sich ein neues Repertoire an sozialen Fertigkeiten anzueignen; dazu gehörte z. B. die Kindererziehung,
- zu erkennen, was sie selbst wert ist und welchen Wert es im Vergleich dazu hat, irgendeinen Mann zu haben.

Es wurde entschieden, ihren Fall im Rahmen von Rollenwechseln und nicht von Rollenkonflikten zu konzipieren. Grundlage für diese Entscheidung war Frau F.s Überzeugung, dass die Differenzen zwischen ihr und ihrem Ehemann unüberbrückbar seien, sowie ihre ausgesprochene Sicherheit darüber, die Ehe beenden zu wollen.

Mittlere Phase (Sitzungen 4 bis 10)

Trotz der Trennung von ihrem Ehemann fühlte sich die Patientin weiterhin gut. Bei der Suche nach alternativen Unterstützungsmöglichkeiten hatte sie sich zunächst an Familienmitglieder gewandt, einschließlich ihrer Schwiegereltern und ihrer Mutter. Alle hatten sie dazu gedrängt, sich doch mit ihrem Mann zu versöhnen, indem sie ihn als »bemitleidenswert« darstellten. Sie erkannte, dass die Suche nach Unterstützung bei diesen Personen in der Vergangenheit dazu beigetragen hatte, dass sie jedes Mal zu ihrem Mann zurückgekehrt war. Daher begann sie stattdessen, Beziehungen zu alten Freundinnen wieder aufzunehmen. Noch vor der fünften Sitzung war der Ehemann gekommen und hatte sie darum gebeten, es noch einmal mit ihm zu versuchen, aber sie hatte abgelehnt. Nach diesem Vorfall untersuchte der Psychotherapeut, ob die Möglichkeit einer versöhnlichen Lösung des Konflikts bestand. Er fragte die Patientin nach den Umständen, unter denen sie sich eine Versöhnung vorstellen könne. Frau F. äußerte, dass sie unter keinen Umständen gewillt wäre, die Ehe wieder aufzunehmen.

Vier Wochen nach der Trennung begann sie, sich mit Männern zu verabreden. Sie empfand dies als positive Erfahrung. Sie kam sich allerdings dabei merkwürdig vor, nach zehn Jahren wieder zu überlegen, was sie von den Männern, mit denen sie ausging, wollte und erwartete. Genau zu dieser Zeit fingen Schwierigkeiten mit ihrem Sohn an. Er fiel in der Schule und zu Hause durch schlechtes Benehmen auf. Sie erkannte, dass sie die Erziehung zum großen Teil ihrem Mann überlassen hatte und dass sie sich unwohl gefühlt hatte, mit dem Kind über die Trennung zu sprechen. Mehrere Sitzungen wurden damit verbracht, ausführlich über ihren Umgang mit ihrem Sohn zu sprechen. Es wurde besprochen, in welcher Weise sie mit ihm über die Trennung sprechen konnte und welche möglichen Ansätze es in der Erziehung gab. Darauf verbesserte sich das Verhalten des Sohnes, und sie fühlte sich ihm wieder näher.

Nach der fünften Sitzung besserten sich die Symptome der Patientin. Sie hatte immer noch gute und schlechte Tage, aber die freudlosen, gleichgültigen, hoffnungslosen Gefühle waren verschwunden.

Die Patientin verabredete sich weiterhin mit Männern und fing an, sich mehr für einen bestimmten Mann zu interessieren. In der Behandlung beschäftigte sie sich mit der Frage, was sie zu Beginn ihrer Ehe an ihrem Mann so attraktiv gefunden hatte. Er war ihr »sicher«, weil er von ihr abhängig geworden war und weil er ohne sie so »bemitleidenswert« war. Sie erkannte, dass sie sich zu solchen Männern hingezogen fühlte, die schnell und bedingungslos an ihr interessiert waren, weil sie große Angst davor hatte, zurückgewiesen zu werden. Infolgedessen war sie bei der Wahl der Männer, mit denen sie sich einließ, nicht besonders kritisch. Daraufhin wurden frühe Warnzeichen identifiziert, die ihr dabei helfen könnten, ähnliche unproduktive Muster bei ihren zukünftigen Männerbeziehungen zu erkennen.

Beendigungsphase (Sitzungen 11 bis 13)

Als das Ende der Behandlung näher kam, gab Frau F. Gefühle der Leere und Langeweile an. Auch habe sie das Gefühl, dass ihr Leben zu nichts führe. Sie brachte dies nicht mit dem Ende der Behandlung in Zusammenhang, sondern sprach prinzipiell davon, sich wertlos zu fühlen, wenn sie ohne einen Mann leben würde. Dieses Gefühl trat auf, obwohl sie ihren jetzigen Zustand durchaus nicht als dauerhaft ansah. Daraufhin wurde in der Therapie mehr über ihre früheren Gefühle der Selbstverdammung und Wertlosigkeit ohne Vater gesprochen, und die Patientin begann auch darüber zu sprechen, wie schrecklich es wäre, alt und hässlich zu werden. Der Therapeut stellte diese Gefühle in einen Zusammenhang mit dem Ende der Therapie und mit den Ängsten der Patientin, auf sich alleine gestellt zu sein. Er versuchte, ihren Befürchtungen ihre tatsächliche Kompetenz ebenso gegenüberzustellen wie ihre Attraktivität. Zu dieser Zeit unternahm der Ehemann einen weiteren Versuch, die Patientin dazu zu bringen, ihn wieder aufzunehmen. Obwohl sie in Versuchung geriet, erinnerte sie sich wieder an die alten Verhaltensmuster. Zwar fühlte sie sich im Moment einsam und unglücklich, aber die Ehe wieder aufzunehmen, würde sie zu einem noch länger anhaltenden Unglücklichsein verdammen. In der letzten Sitzung fasste sie zusammen, welche Einstellungen und Verhaltensweisen sie in der Behandlung verändert hatte. Sie sah, dass sich die Beziehung zu ihrem Kind verbessert hatte, wie ihr Freundeskreis an Männern und Frauen gewachsen war, sah ihre Verabredungen und ihr verbessertes Unabhängigkeits- und Kompetenzgefühl. Auf dieser Grundlage beschloss sie, nicht wieder ihr altes Leben aufzunehmen, selbst wenn sie sich mit einem bestimmten Ausmaß an Einsamkeit abfinden musste.

Die akute depressive Phase der Patientin war durch eine außereheliche Beziehung ausgelöst worden, die deutlich machte, was sie in ihrer Ehe vermisste. Obwohl sie sich schon lange dessen bewusst war, wie unzufrieden sie mit ihrem Mann war, hatte sie diese Tatsache ignoriert. Erst als sie erfahren hatte, wie eine Beziehung sein kann, begab sie sich in Therapie mit dem Wunsch, ihre destruktive Ehe aufzugeben. Zu diesem Zeitpunkt fühlte sie sich aber nicht in der Lage, diese Veränderung alleine durchzuführen. Der Therapeut half der Patientin dabei, die neuen Anforderungen einzuschätzen, die ein Rollenwechsel zu einer unabhängigen alleinerziehenden Mutter mit sich bringen würde. Die Patientin musste einigen Anforderungen standhalten, wenn die Trennung von ihrem Mann erfolgreich sein sollte. Hierzu gehörte es, Einsamkeit zu ertragen und ihr Selbstwertgefühl beizubehalten, ohne sich mit einem Mann zu identifizieren, mit ihrem Kind umgehen zu können sowie neue Freunde zu gewinnen und sich mit Männern zu verabreden. Bei all diesen Anforderungen half der Therapeut ihr, die damit verbundenen Ängste zu erkennen und festzustellen, dass sie tatsächlich über genügend Ressourcen verfügte, um ihnen zu entsprechen. Wichtig war auch zu klären, wie Frau F. darüber dachte, eine alleinerziehende Mutter zu sein. Der Therapeut vermittelte ihr darüber hinaus, wie sie mit ihren Sohn umgehen könnte. Solche Informationen konnte sie sonst nirgendwo bekommen. Ebenso wichtig war es für die Patientin, durch ihr soziales Umfeld unterstützt zu werden. Hier konnte sie mithilfe des Therapeuten neue Möglichkeiten finden, die weniger konfliktreich waren als die Beziehungen zu ihrer Mutter und ihren Schwiegereltern. Um die neue Rolle zu übernehmen, musste geklärt werden, welche Gefühle die alte Rolle – als Ehefrau und Tochter – begleiteten. Erst jetzt konnte die Patientin erkennen, dass sie im Verlauf dieser Beziehungen weitaus mehr verloren als gewonnen hatte. Diese Sichtweise half ihr, den nötigen Kraftaufwand für die gewünschte Veränderung aufzubringen. In ihrer neuen Rolle brauchte sie Bestätigung, die sie erhielt, wenn sie auf sich selbst vertraute. Sie konnte nun erleichtert und stolz über ihren Rollenwechsel sein.

Literatur

Erikson, EH (1968): Identity: Youth and crisis. Norton, New York

Kensiton, K (1968): Young radicals. Harcourt Brace, New York

Levinson, DJ (1978): The seasons of a man's life. Knopf, New York

Lidz, T (1976): The person. Basic Books, New York

11 Einsamkeit und Isolation[8]

Einsamkeit und Isolation werden als Behandlungsfokus gewählt, wenn der Patient in seiner Vorgeschichte sozial isoliert war und überwiegend **gestörte** oder **nicht tragende zwischenmenschliche Beziehungen** aufweist. Patienten mit solchen Defiziten haben im Erwachsenenalter möglicherweise nie dauerhafte oder enge Beziehungen erlebt. Patienten, die in ihrer Vorgeschichte extrem sozial isoliert waren, sind im Allgemeinen schwerer gestört als Patienten mit anderen Problembereichen.

11.1 Diagnose von Einsamkeit und Isolation

Menschen brauchen, um sich erfolgreich an die jeweiligen sozialen Umstände anzupassen, enge Bindungen mit Bezugspersonen oder Familienangehörigen. Sie brauchen wenige intensive, aber befriedigende Beziehungen mit Freunden und Bekannten sowie angemessene Herausforderungen und Beziehungen in ihrer Arbeitsrolle. Bei Patienten mit Einsamkeit und Isolation ist es sinnvoll, nur bei denjenigen, die **sozial völlig isoliert** sind, diesen Problembereich als Fokus zu wählen. Sozial isolierte Patienten verfügen in der Regel über keinerlei Beziehungen zu nahestehenden Personen oder Freunden und über keinerlei Arbeitsrolle. Die Betroffenen können dauerhafte oder vorübergehende mangelnde soziale Fertigkeiten aufweisen.

11.2 Ziele und Strategien der Behandlung

Bei Einsamkeit und Isolation besteht das Behandlungsziel darin, die soziale Isolation des Patienten zu vermindern. Da zum Zeitpunkt der Behandlung keine bedeutsamen Beziehungen vorhanden sind, liegt der Behandlungsfokus auf vergangenen Beziehungen, auf der **Beziehung zum Therapeuten** und auf dem **Aufbau neuer Beziehungen**.

Beim Umgang mit interpersonellen Defiziten hat der Therapeut drei Aufgaben:

- frühere bedeutsame Beziehungen einschließlich negativer und positiver Aspekte abzuklären,
- darauf zu achten, ob sich in diesen Beziehungen Probleme wiederholen oder sich Parallelen finden lassen,
- negative und positive Gefühle gegenüber dem Therapeuten sowie Parallelen zu anderen Beziehungen anzusprechen.

Frühere wichtige Beziehungen haben bei diesen Patienten größte Bedeutung. Hierbei ist insbesondere auf die Beziehungen in der Kindheit zu Familienangehörigen zu achten. In jeder einzelnen Beziehung sollte sowohl der beste als auch der schlechteste Anteil herausgefiltert werden. Werden solche früheren Beziehungen erfolgreich durchgesprochen, können sie dem Patienten optimalerweise als Modell dafür dienen, befriedigende neue Be-

---

8 Anm. d. Verf.: Dieser Problembereich wurde – abweichend vom Originalmanual – von unserer und anderen Arbeitsgruppen in »Einsamkeit und Isolation« umbenannt, da es ungünstig, möglicherweise kränkend und wenig ressourcenorientiert erscheint, diesen Fokus dem Patienten gegenüber als »interpersonelle Defizite« zu kommunizieren.

ziehungen aufzubauen. Der Therapeut stellt dazu folgende Fragen:

Neue Beziehungen

»Erzählen Sie mir über Ihre derzeitigen Freunde. Ihre engere Familie. Wie oft sehen Sie sie? Was unternehmen Sie gerne gemeinsam? Welche Probleme haben Sie mit ihnen?«

Weiterhin sind die **Beziehungen**, von den aktuellen bis zu den frühesten, abzuklären.

Aktuelle und frühere Beziehungen

»Wie können Sie jetzt Freunde finden? Und wie Beschäftigungen, die Ihnen früher Spaß gemacht haben?«

Herr B. (28) lebte sehr zurückgezogen. Eine positive Beziehung in der Vergangenheit wurde dazu benutzt, ihm zu helfen, neue befriedigende Beziehungen zu finden. Obwohl er den Kontakt zu seinen Eltern in den späten Teenagerjahren abgebrochen hatte, erinnerte sich Herr B. mit Zufriedenheit an die konkret umschriebenen Arbeiten, die er und sein Vater zusammen durchgeführt hatten. Da es ihm unangenehm war, in unstrukturierten Situationen unter Menschen zu sein, übernahm er eine strukturierte ehrenamtliche Arbeit in einem örtlichen Krankenhaus. So konnte er seine soziale Isolation reduzieren.

Gescheiterte Beziehungen oder frühere zwischenmenschliche Schwierigkeiten ausführlich abzuklären, kann den Therapeuten auf wahrscheinliche Problemfelder in neuen Beziehungen aufmerksam machen. Der Therapeut sollte danach suchen, ob in schwierigen Situationen regelmäßig ablaufende Muster vorkommen. Er hilft dem Patienten, diese Situationen zu erkennen, damit dieser sie zukünftig vermeidet oder daran arbeitet, seine Schwierigkeiten allmählich zu beseitigen.

Eine 30-jährige Frau hatte sich von sozialen Kontakten mit anderen zurückgezogen und ihre Arbeit verloren. Sie hatte extreme Angst, mit mehr als zwei oder drei Personen gleichzeitig zusammen zu sein. Sie entwickelte psychophysiologische Symptome in Gruppensituationen und zog sich bei vielen Angelegenheiten auf peinliche Weise zurück. Sie fühlte sich ausgeschlossen, unbeliebt und ängstlich. Diese Gefühle hatten etwas mit ihrer früheren Familiensituation zu tun. Als sie in der Lage war, ihr Problem zu erkennen, fand sie eine geeignete Arbeit in einem kleinen Geschäft, in dem sie häufigen Kontakt mit nur einer Person (ihrem Chef) hatte. Sie verminderte ihre Isolation auch weiterhin, indem sie jeweils nur eine einzelne Person zu sich nach Hause einlud.

Bei sozial isolierten Patienten muss der Patient-Therapeut-Beziehung weit mehr Beachtung geschenkt werden als bei anderen Patienten. Diese Beziehung liefert dem Therapeuten die direktesten Angaben über den Beziehungsstil des Patienten. Werden in dieser Beziehung auftauchende Probleme gelöst, kann das dem Patienten ein **Modell** liefern, das er beim Aufbau anderer Beziehungen anwenden kann. Verzerrte oder unrealistische negative Gefühle gegenüber dem Therapeuten oder der Therapie sollten unbedingt offen ausgesprochen werden. Typischerweise zieht es diese Patientengruppe vor, die Beziehung lieber abzubrechen, anstatt die offene Konfrontation mit dem anderen zu suchen und die Beziehungsproblematik zu klären.

Ein 24-jähriger Mann war zu Beginn der siebten Sitzung auffallend still und begann über Therapieabbruch zu sprechen. Er glaube nicht, dass ihm geholfen werden könne. Als der Therapeut nachfragte, ob er sich über irgendetwas, das der Therapeut getan oder nicht getan hatte, geärgert hatte, erwiderte er, dass der Therapeut ihn, genau wie alle anderen, zurückgewiesen habe. Als er gebeten wurde zu erklären, was er meine, stellte sich heraus, dass er eine ermutigende Aussage des Therapeuten vollkommen missverstanden hatte. Der Patient war erleichtert darüber, dass er das Missverständnis aufgedeckt und auch, dass er seine Besorgnis geäußert hatte. Dieser Vorfall lieferte die Basis für eine ausführlichere Besprechung der allgemein sehr gehemmten Kommunikation des Patienten mit anderen.

Bei Patienten mit zwischenmenschlicher Verarmung dient der Umgang mit negativen Gefühlen dem Therapeuten gegenüber nicht nur als Modell für interpersonelles Lernen, sondern auch als **Sicherheitsventil**. Es hindert den Patienten daran, wegen irgendeiner vermeintlichen Kleinigkeit die Therapie frühzeitig abzubrechen.

Das in der Therapie Gelernte muss nun vom Patienten auf Alltagssituationen übertragen werden können. Dazu kann der Therapeut ausgiebigen Gebrauch von Kommunikationsanalysen und Rollenspielen machen. Der Patient kann, mit oder ohne Erfolg, versucht haben, seine Kontakte zu anderen zu erhöhen. Diese Versuche näher anzuschauen, zeigt, wo einfach zu korrigierende Defizite im Kommunikationsverhalten des Patienten liegen. Um dem Patienten dabei zu helfen, seine Hemmung zu überwinden, andere anzusprechen, bietet der Therapeut an, schwierige Situationen im **Rollenspiel** durchzugehen.

Rollenspiel Kontaktaufnahme

»Nehmen wir an, Sie betreten bei einer Party einen Raum voller fremder Personen. Was könnten Sie tun, um ein paar Leute näher kennenzulernen?«

Die Kurzbehandlung von Einsamkeit und Isolation ist besonders schwierig, und die Zielsetzung sollte deshalb auf den **»Anfang« der Arbeit** an diesen Problemen beschränkt bleiben und nicht unbedingt auf die Lösung derselben abzielen.

11.3 Einsamkeit und Isolation – das Beispiel von Herrn R.

Herr R. war 22 Jahre alt, alleinstehend und lebte bei seiner Mutter. Neben seiner Arbeit als Koch besuchte er halbtags eine Abendschule, um einem Studium nachzugehen. Zur Behandlung kam er auf Anraten seines Arbeitgebers. Herr R. klagte über depressive Stimmung und Reizbarkeit in den letzten ein oder zwei Monaten. Zu seinen depressiven Symptomen gehörten außer Appetitlosigkeit mit einem Gewichtsverlust von etwa fünf Kilo im vergangenen Monat Schlafstörungen, Weinkrämpfe, vermindertes Interesse an seinen sonstigen Aktivitäten, Energieverlust, Freudlosigkeit und Reizbarkeit. Suizidgedanken bestritt er. Zwei Wochen vor der Erstuntersuchung hatte er seine Mutter während einer Auseinandersetzung geschlagen. Die Frage, ob er jemals zuvor tätlich gegen sie geworden sei, verneinte er. Er hatte sich noch nie zuvor in psychiatrische Behandlung begeben.
Herr R. berichtete, die Symptome seien ungefähr einen Monat vor dem Ende seiner dreijährigen Beziehung zu einer Frau aufgetreten, die die Beziehung zu ihm wegen seiner »Launenhaftigkeit« und emotionalen Unzugänglichkeit abgebrochen hatte. Seitdem hatte er sie weder gesehen noch gesprochen.
Herr R. war als unehelicher Sohn einer 19-jährigen Frau in einer ländlichen Umgebung zur Welt gekommen. Der Vater des Patienten hatte die Mutter noch während der Schwangerschaft wegen einer anderen Frau verlassen, sich in einer nahe gelegenen Stadt niedergelassen und weitere Kinder gehabt. Herr R. wurde von seiner Mutter alleine aufgezogen und hatte keinen Kontakt zum Vater. Als er dreizehn Jahre alt war, zogen er und seine Mutter um. Der Patient erlebte den Umzug als sehr schwierigen Wechsel: Er fühlte sich fehl am Platz und schämte sich wegen seines Dialekts und seiner Ungeschicklichkeit im Sport. Er hatte wenige Freunde und führte ein ziemlich einsames Dasein. In den nächsten Jahren wurde er in der Schule zunehmend schlechter und hatte wegen seines

Benehmens ständig Streit mit seiner Mutter. Bald danach lernte er seine Freundin, eine sehr gute Schülerin, kennen, die eine spezielle Schule besuchte, auf der ehemals schlechte Schüler auf eine akademische Laufbahn vorbereitet wurden. Sie konnte Herrn R. zu einem Wechsel auf diese Schule überreden. Hier entwickelte er sich zu einem Sportler und gab sein selbstzerstörerisches Verhalten auf. Er fing an, sich für eine berufliche Laufbahn als Lehrer zu interessieren, immatrikulierte sich nach dem Schulabschluss an einer Hochschule und arbeitete halbtags als Koch, um seine Ausbildung zu finanzieren.
Zwei Jahre vor Therapiebeginn kam die Mutter des Patienten, die bei der Telefonvermittlung arbeitete, wegen Komplikationen im Rahmen eines Diabetes mellitus ins Krankenhaus und wurde daraufhin depressiv. Da sie nicht krankenversichert war, fielen hohe Krankenhausrechnungen an. Kurz vor dem Klinikaufenthalt seiner Mutter hatte Herr R. vorgehabt auszuziehen. Seine Freundin wollte, dass er eine eigene Wohnung nahm, sodass das Paar für sich allein sein konnte. Die Sorge um den psychischen Zustand seiner Mutter und ihre Schulden veranlassten ihn jedoch dazu, bei ihr wohnen zu bleiben. Er schränkte sein Studium ein und arbeitete ganztags. Zum Zeitpunkt der Untersuchung hatte die Mutter des Patienten ihre Arbeit noch nicht wieder aufgenommen.

Anfangsphase (Sitzungen 1 bis 4)

Beim Erstgespräch trug der Patient zerknitterte, weite Kleidung. Er saß zusammengesunken auf seinem Stuhl und sprach so leise, dass er schwierig zu verstehen war. Er war schwer depressiv. Nach einer umfassenden körperlichen Untersuchung wurde er auf ein trizyklisches Antidepressivum eingestellt. Es wurde mit 100 mg Imipramin begonnen, das während der ersten Woche allmählich auf 200 mg zur Nacht gesteigert und dann bei dieser Dosis belassen wurde. Zusätzlich wurden mit dem Patienten zwei Sitzungen Interpersoneller Therapie (IPT) pro Woche vereinbart. Dies sollte so lange beibehalten werden, bis sich eine deutliche Besserung seiner Symptome zeigte. Danach waren wöchentliche Sitzungen vorgesehen. In den anfänglichen Sitzungen wurden die Symptome des Patienten ausführlich abgeklärt und Fragen zur Medikamenteneinnahme besprochen. Mit Beginn der zweiten Sitzung erschien der Patient etwas weniger depressiv, sprach mehr und begann, stärker auf sein Äußeres zu achten. Der Therapeut unterstützte den Patienten aktiv bei der Bewältigung von Alltagsproblemen, die aufgrund seiner schweren Depression am Arbeitsplatz aufgetreten waren.

Ferner begann der Therapeut damit, die Beziehung des Patienten zu seiner Freundin, seinen Mangel an sozialen Fertigkeiten und die Ereignisse, die zum Abbruch der Beziehung geführt hatten, zu explorieren. Die Beziehung zu seiner Freundin war Herrn R. extrem wichtig gewesen, da sie ihm ein Vorbild dafür war, wie er sich dem Leben in einer neuen Umgebung anpassen konnte. Außerdem leitete sie ihn im Umgang mit anderen Menschen an. Die Beziehung gestaltete sich jedoch mehr wie zu einer älteren Schwester. Der Patient hatte Angst vor der Nähe und Bindung, die seine Freundin verlangte, und neigte zum Rückzug, wenn ihre Forderungen zunahmen. Er konnte die emotionale Bindung nicht über längere Zeit aufrechterhalten, fühlte sich seiner Freundin unterlegen und ihres Interesses nicht wert. Außerdem empfand er Schuldgefühle, da diese Beziehung für ihn gleichbedeutend mit weniger Loyalität seiner Mutter gegenüber war. Tatsächlich bestand der unmittelbare Auslöser für die Trennung darin, dass er sich weigerte, mit seiner Freundin zusammenzuziehen.

Auch die Beziehung zu seiner Mutter wurde abgeklärt. Dabei wurde deutlich, wie er die Erwartungen seiner Mutter wahrnahm. Er war eben der einzige Sohn einer Frau, die niemals geheiratet hatte. Seine Mutter behandelte ihn als etwas ganz Besonderes, allerdings auch als jemanden, auf den sie als Partnerersatz zählen konnte. Sie hatte ihm erzählt, dass man sie bei seiner Geburt gedrängt hatte, ihn zur Adoption freizugeben, dass sie sich aber trotz aller Demütigungen und Unannehmlichkeiten für ihn entschieden hatte. Einerseits gab die Mutter ihm das Gefühl, er sei für ihr Wohlbefinden unerlässlich, weil sie seine Liebe und Zuwendung brauchte. Andererseits vermittelte sie ihm aber auch, das Kind eines vollkommen verantwortungslosen Vaters zu sein, der sie in der Schwangerschaft verlassen hatte. Der schlechte Vater musste oft als Beispiel dafür herhalten, was aus ihm selbst mal werden könnte. Deswegen sah Herr R. seinen Wunsch nach Beziehungen mit anderen Frauen und sein Vorhaben, von zu Hause auszuziehen, als Zeichen, dass er, wie schon sein Vater, ein nichtsnutziger Mann war, der seiner Mutter unrecht tat.

Als die aktuellen Beziehungen angesprochen wurden, zeigte sich, dass Herr R. zum Zeitpunkt des Behandlungsbeginns außer seiner Mutter niemandem nahestand. Beziehungen zu Männern wurden vermieden, da er sich im Vergleich zu ihnen unbeholfen, gehemmt und unzulänglich vorkam. Obwohl er sich unmännlich und mit starken Frauen wie seiner Mutter überidentifiziert fühlte, empfand er für viele Männer auch Verachtung, weil sie in seinen Augen verantwortungslos mit Drogen und Frauen umgingen. Seine einzige ernsthaftere Beziehung zu Frauen bestand zu besagter Freundin. Obwohl er sich in der Lage fühlte, Frauen kennenzulernen, verfügte er über keinerlei Fähigkeiten, eine dauerhafte Beziehung aufzubauen. Die zwischenmenschlichen Beziehungen des Patienten in der Schule und am Arbeitsplatz waren relativ oberflächlich. Er gab sich große Mühe, nicht wegen entweder sehr guter oder sehr schlechter Leistungen aufzufallen.

Da es dem Patienten an aktuellen Beziehungen und sozialen Fertigkeiten mangelte, wurde der Problembereich als »interpersonelles Defizit« definiert. Die therapeutische Strategie war folgende:

- Es sollte auf frühere bedeutsame Beziehungen fokussiert werden. Dann war zu klären, wie er die Erwartungen seiner Mutter wahrnahm. Positive Erfahrungen, die modellhaft für neue Beziehungen stehen könnten, sollten identifiziert werden. Seine Ansichten über den Vater sollte er noch einmal überprüfen, um zu einem realistischen und ausgewogenen Bild zu gelangen. Beispiele wie sein Vater hinderten den Patienten daran, bedeutsame reife Beziehungen aufzunehmen. Der Therapeut hoffte, diesen Modellcharakter gemeinsam mit dem Patienten durchsprechen zu können.
- Es sollte auf die Patient-Therapeut-Beziehung als direkte Informationsquelle über Herrn R.s Beziehungsstil fokussiert werden, um derzeit bestehende zwischenmenschliche Probleme zu verändern.

Der unmittelbare Fokus lag auf der aktuellen Lebenssituation des Patienten und seinen Beziehungen zur Mutter, zur Freundin und zu Gleichaltrigen.

Mittlere Phase (Sitzungen 5 bis 8)

Unter der Imipramin-Behandlung zeigten sich am Ende der fünften Sitzung kaum noch nennenswerte Symptome. Herrn R.s Stimmung war aufgehellter, und seine äußere Erscheinung hatte sich beträchtlich verändert, da er mehr auf Kleidung und Körperpflege achtete. Zudem bekundete er ein zunehmendes Interesse an Aktivitäten.

Die fünfte Sitzung fand nach einer einwöchigen Pause statt. Der Therapeut hatte einen Urlaub geplant und dies mit dem Patienten zu Beginn der Behandlung besprochen.

Herr R. berichtete, alleine zu einigen Sportveranstaltungen gegangen zu sein und Zeit mit Malen und Schreiben verbracht zu haben. Beides seien Aktivitäten, die er in den letzten paar Monaten vermieden habe. Auf die Frage des Therapeuten, ob er sich wieder verabreden wolle, antwortete er, dass er Angst habe, mit einer Frau eine Beziehung anzufangen. Er befürchtete, emotional rasch anhänglich und, wie er es nannte, dann »schnell abgehängt« zu werden. Zur Abwesenheit des Therapeuten in der vorausgegangenen Woche äußerte er sich nicht direkt. Da es ihm gut zu gehen schien, empfahl der Therapeut für die verbleibenden Sitzungen wöchentliche Treffen, und Herr R. stimmte zu.

Am Tag der sechsten Sitzung rief ein Kollege des Patienten an. Er teilte mit, dass dieser verreist sei und seinen Termin nicht wahrnehmen könne, in der nächsten Woche aber wiederkäme. Doch auch zu diesem Termin erschien der Patient nicht – und rief auch nicht an, um abzusagen. Als der Therapeut ihn am nächsten Tag telefonisch an seinem Arbeitsplatz erreichte, sagte Herr R., er habe den Termin vergessen, käme aber in der folgenden Woche zur üblichen Zeit zu seinem nächsten Termin.

Der Therapeut dachte über die beiden nacheinander versäumten Termine und die fünfte Sitzung noch einmal nach und kam zu dem Schluss, dass Herr R. wahrscheinlich über den Urlaub des Therapeuten ziemlich verärgert war. Möglicherweise hatte er sich auch über die Umstellung von wöchentlich zwei auf eine Sitzung geärgert.

In der folgenden Woche erschien Herr R. zur üblichen Zeit. Er erklärte, dass er seine Sitzung vor zwei Wochen nicht habe wahrnehmen können, weil er seine beiden Halbschwestern, die anderen Kinder seines Vaters, die er bis dahin noch nie erwähnt hatte, besucht habe. In einem Gespräch über den Vater hätten sie seine Ansicht bestätigt, dass der Vater in der Tat ein verantwortungsloser Mann sei. Das Versäumen der zweiten Sitzung erklärte Herr R. damit, dass er eine Frau kennengelernt habe, die ihm gefallen habe, und er an dem Nachmittag, an dem sein Termin anberaumt war, mit ihr zusammen gewesen sei. Er habe gewusst, dass er seinen Termin versäume, habe es aber für wichtiger gehalten, bei der Frau zu bleiben.

Der Therapeut merkte an, dass der Patient sich nie über den Urlaub des Therapeuten geäußert habe. Nachdem der Patient zunächst dabei blieb, keine Einwände dagegen gehabt zu haben, gab er schließlich zu, auf den Therapeuten sauer gewesen zu sein. Dieser habe ihn alleingelassen, »gerade als wir angefangen hatten«. Er habe sich zu diesem Zeitpunkt sogar überlegt, die Behandlung abzubrechen. Der Therapeut wies darauf hin, dass auch Herr R., genauso wie er selbst, Urlaub genommen habe. Der Patient räumte ein, dass zwischen den beiden Ereignissen ein Zusammenhang bestehen könnte. Danach fragte der Therapeut, warum er nicht früher über seine Gefühle gesprochen habe. Dies führte zu einem produktiven Gespräch über Herrn R.s Schwierigkeit, Ärger auszudrücken. Besprochen wurde auch seine Befürchtung, dass die Dinge unweigerlich außer Kontrolle gerieten, wenn er seine Gefühle äußern würde. Er war in der Lage zuzugeben, dass die Therapie ihm viel bedeute. Er zeigte sich auch überrascht und dankbar, dass der Therapeut nicht negativ auf seinen Ärger reagiert hatte. In dieser Sitzung berichtete Herr R. auch von seinen jüngsten Bemühungen, am Arbeitsplatz Freunde zu finden. Er beschrieb sein Unbehagen, einen der Kollegen anzusprechen. Es wurde ein Rollenspiel durchgeführt, in dem der Patient ausprobierte, was er sagen könnte.

Beendigungsphase (Sitzungen 9 bis 11)

In der nächsten Sitzung sprach Herr R. seine Gefühle gegenüber einem Mann an, mit dem seine Mutter sich neuerdings verabredete. Er hielt den Mann, wie seinen Vater, für verantwortungslos und glaubte, dass seine Mutter durch ihr Zusammensein mit ihm mangelnden Verstand an den Tag lege. Der Patient überlegte, entweder mit ihr oder mit dem Mann zu besprechen, dass er die Beziehung eigentlich missbillige. Der Therapeut stellte infrage, ob diese Einmischung in das Privatleben der Mutter angemessen sei. Doch der Patient versicherte ihm, dass er es für angebracht hielte, auf seine Mutter »aufzupassen«. Nun wurde sein Gefühl, seiner Mutter verpflichtet zu sein, ausführlicher besprochen. Diese Verpflichtung meinte er der Mutter gegenüber zu haben, da sie ihn als Kind nicht weggegeben habe. Auch seine Befürchtung, dass er, wie sein Vater, zur Verantwortungslosigkeit neige, wurde angesprochen. Er berichtete darüber, wie schwer es seine Mutter während seiner frühen Kindheit gehabt habe. Dafür wolle er »sich bei ihr revanchieren«. Daraufhin gab der Therapeut zu bedenken, dass die Verabredungen der Mutter ein Zeichen dafür sein könnten, dass auch sie zu einer Ablösung bereit war. Er erklärte weiterhin, dass Herr R. die stützende Beziehung zu seiner Mutter ja nicht aufgeben müsse, dass es in seinem Alter jedoch angebracht sei, stärker seinen eigenen Bedürfnissen und Beziehungen nachzugehen. Er wurde darin bestärkt, seine Mutter direkt darauf anzusprechen, ob sie sich eine Ablösung wünschte.

In der folgenden Sitzung äußerte Herr R. entschiedener als zuvor den Wunsch, auf eigenen Beinen zu stehen. Die Tatsache, nicht früher ausgezogen zu sein, habe zur Trennung von seiner Freundin beigetragen. Er sprach über seinen Wunsch, »die Welt zu sehen«, solange er noch jung sei. Außerdem wolle er mehr über seinen Vater erfahren und beschrieb eine ergreifende Szene: Mit 16 Jahren habe er Verwandte besucht, und eine Tante habe ihm einige Stunden lang vom früheren Leben seines Vaters erzählt. Obwohl er mit der Mutter gerne über seinen Vater sprechen wollte, habe er schon als kleines Kind den Eindruck gehabt, dass ihr dies unangenehm sei. Deswegen habe er davon abgesehen. Der Vater sei lediglich im Rahmen spontaner ärgerlicher Äußerungen erwähnt worden. Jetzt beabsichtige er, mit seiner Mutter über den Vater zu sprechen, sei aber noch nicht so weit. Der Therapeut übte mit ihm, was er zu seiner Mutter sagen könnte, und stellte Spekulationen dazu an, was er wohl als Antwort erwarten könne. Der Patient sprach darüber, dass er selbst dieses neue Wissen um die negativen Seiten des Vaters der Leere vorzöge, die er empfand, wenn er an ihn dachte.

Zu Beginn der nächsten Sitzung kündigte der Patient seinen Entschluss an, zum Ende des kommenden Sommers aus der Wohnung seiner Mutter auszuziehen. Die Entscheidung sei nach einer langen Unterhaltung mit seiner Mutter gefallen. Zu seiner Überraschung hätte sie zugestimmt, dass er mehr Unabhängigkeit brauche. Er gab zu, dass es ihm gefallen hatte, dass seine Mutter von ihm abhängig gewesen sei. Dies wäre seine Chance gewesen, ihr alles zurückzugeben, was sie für ihn getan habe. Es störte ihn, dass sie das Gespräch über seinen Wunsch auszuziehen, mit solchem Gleichmut hingenommen hatte. Er fragte sich, ob seine Wahrnehmung von ihr als einer zerbrechlichen Frau überhaupt zutreffend war. Obwohl er mit seiner Mutter über den Vater gesprochen habe, sei sie nicht willens oder fähig gewesen, über die ständig von ihr benutzten Stereotypen hinauszugehen. Herr R. plante für diesen Sommer eine Reise zu seinen Verwandten, um sie nach seinem Vater zu fragen. Weiterhin plante er, gegen Ende des Sommers Urlaub auf den karibischen Inseln zu machen, was er schon seit Langem habe tun wollen. Er und seine Mutter hatten darüber gesprochen, dass sie wieder arbeiten würde, sobald sie sich besser fühlte. Er war zu der Einsicht gelangt, dass er ausziehen und seine Mutter trotzdem weiterhin finanziell unterstützen könne und dass es ihr nun gut genug ginge, um ihre Arbeit wieder aufzunehmen.

Als das Therapieende nahte, berichtete der Patient, bei der Arbeit und in seinen Beziehungen in der Schule selbstsicherer zu werden und mehr Initiative beim Aussuchen von Freunden zu zeigen. Er war überrascht und erleichtert, dass seine Mutter gegenüber seinen Plänen, in eine eigene Wohnung zu ziehen, so kooperationsbereit war, daher fühlte er sich bereits unabhängiger. Obwohl er immer noch traurig über den Verlust seiner Freundin war und den Wunsch äußerte, sie wieder zu sehen, wollte er sich auch gerne auf eine neue Beziehung einlassen. Er meinte, einer Frau nun vielleicht mehr geben zu können. Er hatte die Medikation vor mehreren Wochen abgesetzt, ohne dass die Symptome wieder aufgetreten waren. Zum Ende der letzten Sitzung weinte er und dankte dem Therapeuten für seine Hilfe.

Obwohl Herr R. die Behandlung mit einer schweren Depression begonnen hatte und erhebliche lang andauernde Probleme mit zwischenmenschlichen Beziehungen aufwies, war er in der Lage, die Kurzzeittherapie zu nutzen und wesentlich davon zu profitieren. In den frühen Sitzungen benötigte er Pharmakotherapie und ein aktives, supportives, strukturierendes Vorgehen als Hilfe bei der Alltagsbewältigung. Nachdem die Symptome durch diese Strategie zurückgegangen waren, konnte er mehrere bedeutsame Veränderungen vornehmen. Erstens war er bei der Interaktion mit dem Therapeuten im Zusammenhang mit dessen Urlaub und seinen eigenen versäumten Sitzungen fähig, seinen Wunsch zu erkennen, eine Beziehung mit einer unterstützenden Person einzugehen. Noch wichtiger aber war, dass er Gelegenheit hatte zu lernen, dass ärgerliche Gefühle in einer Beziehung konstruktiv besprochen werden können und nicht notwendigerweise deren Ende bedeuten. Durch die Möglichkeit, seinen Ärger mit dem Therapeuten zu besprechen, fühlte er sich bestätigt und besser in der Lage, die therapeutische Arbeit fortzusetzen.

Bei der Besprechung der aktuellen Beziehung zu seiner Mutter konnte er seinen angemessenen Wunsch nach Unabhängigkeit ausdrücken. Im Laufe der Sitzungen konnte der Patient erkennen, dass viele seiner Gefühle irrational waren. Es waren jene Gefühle, die ihn an das Zusammenleben mit der Mutter gebunden hielten – übertriebene Schuldgefühle und die Angst, mit dem Vater identifiziert zu werden. Außerdem war er überrascht, dass seine Mutter seinen Auszug aus der gemeinsamen Wohnung unterstützte, ihr eigenes Leben führte und sich mit einem neuen Mann verabredete.

In seinen ambivalenten Gefühlen gegenüber dem Vater erkannte er, dass er ein Mann sein konnte, ohne wie sein Vater werden zu müssen. Er begann, die Mythen über seinen Vater von der Wirklichkeit zu trennen, indem er Verwandte über den Vater befragte. Dies war ein wichtiger Prozess, denn er hatte das Gefühl, nicht wirklich wissen zu können, wer er selbst war, ohne zu wissen, wer sein Vater war. Obwohl bei Ende der Therapie noch viel Arbeit ausstand, um ein erfülltes Leben zu führen, fühlte sich der Patient stärker und optimistischer denn je.

Die Hauptziele der frühen Sitzungen bestanden darin, wichtige Hintergrundinformationen zu erhalten, eine tragfähige therapeutische Beziehung aufzubauen und dem Patienten zu helfen, seine Symptome zu reduzieren und zu verhindern, dass er sich noch stärker von Gleichaltrigen zurückzog. Der

Therapeut behielt eine warme und supportive Haltung bei, blieb aber relativ zurückhaltend. Er hatte das Gefühl, dass Herr R. sich in seinem eigenen Tempo »öffnen« müsse, um sich nicht bedroht zu fühlen. Da es an aktuellen Beziehungen mangelte, wurden hauptsächlich die Gefühle des Patienten über vergangene Beziehungen erkundet, insbesondere familiäre Beziehungen. Er sollte seine sozialen Kontakte innerhalb der Familie und unter Gleichaltrigen erweitern. Spätere Sitzungen beschäftigten sich mit Fragen zum Ende der Therapie und dienten dazu, noch einmal zusammenzufassen, woher ein Teil seiner interpersonellen Schwierigkeiten rührte. Er begann, verschiedene Aktivitäten wieder aufzunehmen und war weniger stark sozial isoliert.

12 Beenden der Behandlung

Bei der Interpersonellen Psychotherapie (IPT) handelt es sich ausdrücklich um eine Kurzzeittherapie mit **festgesetztem bzw. nicht offenem Ende**. Der anfänglich geschlossene Vertrag ist daher möglichst einzuhalten. Wie bei anderen Kurzzeittherapien auch, sollte in den letzten zwei bis vier Sitzungen ausdrücklich über das Ende der Therapie gesprochen werden.

Zum Behandlungsende ist der Patient vor die Aufgabe gestellt, eine Beziehung aufzugeben und gleichzeitig die Zuversicht zu entwickeln, weitere Probleme ohne Hilfe des Therapeuten zu bewältigen. Fühlt sich der Patient von diesen Aufgaben überfordert, können die **depressiven Symptome wieder auftreten**, wenn sich das Ende der Therapie nähert. Auch nach dem Abschluss der Behandlung ist dies möglich. Die symptomatische Verschlechterung kann wiederum ein erneut auftretendes Gefühl der Hoffnungslosigkeit mit sich bringen.

Daher sollten die letzten drei bis vier Sitzungen Folgendes beinhalten:

- Der Abschluss der Behandlung muss ausführlich besprochen werden.
- Das Behandlungsende wird als Zeit der potenziellen Trauer anerkannt.
- Dem Patienten werden seine autonomen Kompetenzen bewusst gemacht.

Vermutlich hat der Patient neue Bewältigungsarten ausprobiert, sodass er mittlerweile über ein erneuertes Selbstwertgefühl verfügt. Trotzdem denkt er vielleicht, dass sein Fortschritt vollständig von der Hilfe des Therapeuten abhing und dass ohne ihn ein Rückschlag unvermeidbar ist.

Der Patient sollte wissen, dass das Behandlungsziel der IPT darin liegt, ihn bei der erfolgreichen Bewältigung seines Lebens zu unterstützen. Die therapeutische Beziehung soll die Genesung und die Kompetenzen des Patienten außerhalb der Therapie fördern. Sie ist aber kein Ersatz für »echte« Beziehungen im Leben.

In mindestens drei oder vier verbleibenden Sitzungen spricht der Therapeut das Thema des Behandlungsabschlusses an und fragt nach den **Reaktionen des Patienten**, wenn dieser nicht bereits von sich aus entsprechende Informationen gegeben hat. Viele Patienten sind sich nicht bewusst, dass sie überhaupt Gefühle hinsichtlich des Endes der Behandlung haben. Andere zögern möglicherweise, sich einzugestehen, wie viel ihnen die Beziehung zum Therapeuten bedeutet. Sie können ihre negativen Gefühle als Rückfall interpretieren, wenn sie sich dabei ertappen, dass sie die Beziehung jetzt schon vermissen. Manche erleben auch ein leichtes Aufflackern von Symptomen, wenn das Ende naht. Damit keine Missverständnisse aufkommen, sollte klargestellt werden, dass es gegen Therapieende vollkommen normal ist, Gefühle wie Besorgnis, Ärger oder Traurigkeit darüber zu verspüren, dass die Behandlung nun bald vorbei sein wird. Dass diese Gefühle auftreten, spricht aber nicht für ein Wiederkehren der Depression.

Der Patient sollte seine eigene Kompetenz wahrnehmen, neue Probleme zu bewältigen. Um dies zu fördern, macht der Therapeut den Patienten systematisch während der gesamten Behandlung auf seine **unabhängigen Erfolge** aufmerksam. Er verweist auf Freunde, die Familie, die Kirche oder andere Quellen zugänglicher sozialer Unterstützung und zeigt dem Patienten, auf welche Art und Weise er neuerdings seine Schwierigkeiten bewältigt. In der letzten Sitzung bestärkt der Therapeut das Gefühl des Patienten, dass er zukünftige Probleme in den Griff bekommen kann. Dazu wird besprochen, in welchen Bereichen zukünftige Schwierigkeiten zu erwarten sind. Gemeinsam mit dem Patienten wird z. B. anhand von Rollenspielen durchgegangen, wie er mit verschiedenen Ungewissheiten umgehen könnte. Besonders wichtig ist, dass der Patient in Zukunft beurteilen kann, wann er Hilfe benötigt. **Frühe Warnzeichen** psychischer Belastung sowie Belastungssituationen sollten identifiziert und Ressourcen zur Bewältigung – Familie, Freunde oder andere Ressourcen – besprochen werden.

Die zuvor etablierten Muster bei der therapeutischen Arbeit müssen nicht unterbrochen werden, wenn das Ende der Therapie naht. Manche Patienten bringen sogar am Schluss der Behandlung noch neue Themen ein. Typischerweise werden neue Problemfelder allerdings eher weniger eingebracht, wenn die letzte Sitzung näher kommt. Dies bietet die Möglichkeit, den Behandlungsverlauf und die Optionen, die noch offen bleiben, zusammenzufassen. Dem Patienten wird Gelegenheit gegeben, den Behandlungsverlauf zu beurteilen und über seine Bedürfnisse für die Zukunft nachzudenken.

12.1 Mögliche Schwierigkeiten

Für die meisten Patienten ist das Ende einer Therapie mit einem gewissen Unbehagen verbunden. Ob die Therapie planmäßig beendet wird, sollte allerdings nicht vom Unbehagen des Patienten abhängig gemacht werden. Einem Patienten, der die Therapie nicht abschließen möchte, sollte gesagt werden, dass eine weitere Therapie **prinzipiell möglich** ist. Allerdings sollte eine Wartezeit von mindestens vier bis acht Wochen dazwischen liegen, um zu sehen, ob eine Weiterbehandlung wirklich nötig ist. **Ausnahmen** davon werden bei Patienten gemacht, die immer noch schwer symptomatisch sind und wenig oder gar keine Verbesserung im Verlauf der Therapie erreicht haben. In solchen Fällen sollten alternative Behandlungsverfahren einschließlich vorher noch nicht ausprobierter Medikamente, eine andere Psychotherapieform oder eine Psychotherapie mit einem anderen Therapeuten in Betracht gezogen und ggf. sofort eingeleitet werden.[9]

Zu einem Patienten, der zwar frei von ernsthaften Symptomen ist, sich jedoch unwohl oder zögerlich bezüglich der Beendigung fühlt, kann der Therapeut etwa Folgendes sagen:

Beendigung der Therapie

»Viele Patienten empfinden leichtes Unbehagen, mit diesen Sitzungen aufzuhören. Dies trifft natürlich besonders zu, wenn Sie sie als hilfreich empfunden haben. Wir haben die Erfahrung gemacht, dass ein gewisser Zeitraum ohne Behandlung in der Regel sinnvoll ist. Lassen Sie uns abwarten, wie es Ihnen in den nächsten acht Wochen geht, bevor wir über eine Weiterbehandlung entscheiden. Sie können mich natürlich anrufen, wenn es nötig ist, und wir werden dann die weitere Behandlung arrangieren.«

12.2 Indikationen für eine Langzeitbehandlung

Für bestimmte Patienten ist eine **Langzeitbehandlung** indiziert. Dazu gehören oftmals Patienten mit überdauernden Persönlichkeits-

9 Anm. d. Verf.: Der Umgang mit Schwierigkeiten bei der Beendigung der Therapie wird in Abschnitt 18.6 näher besprochen.

problemen, aber auch solche, die Beziehungen zwar beginnen, aber nicht aufrechterhalten können. Ebenso sind hier Patienten mit interpersonellen Defiziten zu nennen, die über keinerlei Fähigkeiten verfügen, Beziehungen anzuknüpfen und sich deswegen dauerhaft einsam fühlen. Patienten mit wiederkehrender Depression, die einer prophylaktischen Behandlung bedürfen, benötigen ebenso eine längerfristige Behandlung wie Patienten, die nicht auf die Therapie angesprochen haben und immer noch akut depressiv sind.

Bei einer Kurzzeittherapie sollte der ursprünglich vereinbarte Zeitrahmen möglichst **eingehalten** werden. Patienten, die eine länger dauernde Behandlung brauchen, sollten überwiesen werden oder mit demselben Therapeuten einen neuen Vertrag abschließen, der den Fokus verändert und den Einsatz anderer Techniken zulässt.

13 Spezifische Techniken

Viele der bei der Interpersonellen Psychotherapie (IPT) angewandten Techniken werden häufig bei der psychodynamischen Psychotherapie verwendet und sind z. T. von Bibring (1953) und von Menninger und Holzman (1973) beschrieben worden. Jede einzelne Technik wird in einer bestimmten Abfolge und unterschiedlich häufig angewandt, je nachdem, welche Merkmale der Patient aufweist und wie seine jeweilige interpersonelle Problematik gelagert ist. Diese Techniken werden klinisch arbeitenden Psychotherapeuten vertraut sein, die in mehreren Psychotherapieformen erfahren sind. Sie werden hier genau definiert, um näher zu beschreiben, welche Optionen dem IPT-Therapeuten zur Verfügung stehen. Die Techniken stellen jedoch **nicht das hauptsächliche Element** der IPT dar. Für diese Behandlungsform sind die Strategien charakteristisch. Jeder Patient benötigt eine unterschiedliche Kombination von Techniken. Einige Techniken werden bei einem Patienten verstärkt zum Einsatz kommen und andere gar nicht. Die Reihenfolge, in der die Techniken im Folgenden aufgeführt sind, richtet sich danach, wie direktiv der Therapeut vorgehen will. Ein zweites Auflistungskriterium ist (mit Ausnahme der »sonstigen Techniken«), wie häufig die einzelnen Techniken im Laufe des therapeutischen Prozesses zur Anwendung kommen.

13.1 Explorative Techniken

Informationen über die Symptome und gegenwärtigen Probleme des Patienten mithilfe explorativer Techniken zu sammeln, kann entweder **direkt oder indirekt** erfolgen.

Nondirektive Exploration

Unter nondirektiv werden **allgemeine, offene Fragen oder Formulierungen** verstanden. Dabei ist es am besten, dem Patienten bei seinen Antworten z. B. in der Wortwahl oder der Angabe von Details freien Lauf zu lassen. Allgemeine, offene Fragen eignen sich besonders gut dazu, eine relativ ungezwungene Besprechung von Inhalten zu fördern. Dies gilt insbesondere in den ersten Phasen einer Sitzung. Der Therapeut kann die Sitzung schweigend oder mit einer sehr allgemeinen Eröffnungsfrage wie z. B. »Womit sollen wir heute beginnen?« anfangen. Auch wenn Themen bereits in einer relativ ergiebigen Weise besprochen werden, können nondirektive Techniken eingesetzt werden, um den Patienten zum Weiterreden zu ermuntern. Zu diesen **Techniken** gehören:

- **Unterstützende Wertschätzung:** Dies ist eine metakommunikative nondirektive Technik, wie z. B. Nicken, »Mhm«, »Ich verstehe« oder »Fahren Sie bitte fort« zu sagen. Zu ihr gehören auch andere Bemerkungen, die dazu dienen, zum Weiterreden zu motivieren.
- **Vertiefung des besprochenen Themas:** Dies ist eine der nondirektiven Techniken, bei der der Therapeut den Patienten direkt dazu anhält, mit einem begonnenen Thema fortzufahren. Er bittet den Patienten, auf eine zuvor besprochene Fragestellung zurückzukommen, oder er wiederholt vom Patienten verwendete Schlüsselbegriffe und bedeutungsgeladene Ausdrücke.
- **Rezeptives Schweigen:** Dies ist ebenfalls eine nondirektive Technik. Der Therapeut behält dabei eine interessierte und auf-

merksame Haltung bei, die den Patienten indirekt dazu ermuntert weiterzusprechen.

Die nondirektive Exploration ermöglicht es dem Patienten, neue Inhalte einzubringen oder Problembereiche zu identifizieren, die nicht in den Anfangssitzungen besprochen wurden. Mithilfe dieser Technik erhält man auch eine Zusammenfassung von den Geschehnissen, die sich seit der letzten Sitzung ereignet haben. Da darauf verzichtet wird, bestimmte Teile einer Sitzung zu strukturieren, fördert der Therapeut damit das Verantwortungsgefühl des Patienten in der Behandlung. Denn der Patient kann die Bereiche selbst aussuchen, auf die er sich konzentrieren möchte. Dies fördert das Gefühl, vom Therapeuten verstanden und angenommen zu sein, weil dieser die Themenwahl des Patienten als angemessen akzeptiert.

Leitlinien

Der **optimale Einsatz** nondirektiver Exploration findet bei dem gesprächigen Patienten statt, der über eine gute Einschätzung seiner Probleme verfügt und in nützlicher Weise mit dem Therapeuten kommuniziert. Diese Technik kann sich auch als vorteilhaft erweisen, wenn der Patient Schwierigkeiten hat, etwas zuvor nicht Offenbartes mitzuteilen. Sie lässt sich außerdem anwenden, wenn der Therapeut versucht, den Behandlungsverlauf zu verändern. Diese Technik sollte nicht eingesetzt werden, wenn der Patient nicht gesprächig ist oder stecken bleibt und nach Orientierung sucht oder wenn aktivere oder spezifischere Techniken wie z. B. Entscheidungsanalyse oder Kommunikationsanalyse erforderlich sind.

Direktes Erfragen

Bei dieser Technik werden **direkte Fragen** eingesetzt, oder es wird gezielt ein neues Thema abgeklärt. Unter diese Kategorie therapeutischer Techniken fallen auch Fragebögen, in denen die depressiven Symptome aufgeführt sind. Offene Fragen sollten detaillierteren Nachfragen vorangehen. So würde z. B. bei Fragen über den Ehepartner eines Patienten die erste Frage lauten: »Erzählen Sie mir etwas über Ihren Ehemann«, welcher dann zunehmend spezifischere Fragen folgen. Zu den Techniken des direkten Erfragens gehört die Beziehungsanalyse (Interpersonal Inventory), bei der es sich um eine systematische detaillierte Exploration wichtiger Beziehungen des Patienten mit seinen Bezugspersonen handelt (► Abschn. 7.2).

Leitlinien

Direktes Erfragen eignet sich am besten, um einen bestimmten Problembereich sorgfältig abzuklären. Ebenso können mit dieser Technik die interpersonellen Hypothesen des Therapeuten überprüft werden. Spezifische Fragen sollten nur gestellt werden, wenn man damit eine bestimmte Absicht verfolgt wie z. B. dem Patienten zu helfen, seine Rolle in einer bestimmten Situation zu erkennen, oder um eine Informationsgrundlage zu schaffen. Die Fragen müssen auch in einem gewissen Zusammenhang zu dem bereits Besprochenen stehen. Zu viel Hin- und Herspringen und spezifische geschlossene Fragen sollten vermieden werden. Spezifische Fragen ohne einen bestimmten Grund zu stellen, ist ebenso falsch, wie einen Patienten mit Fragen zu unterbrechen, der gerade dabei ist, ein Thema in ergiebiger Weise zu besprechen.

13.2 Ermunterung zum Gefühlsausdruck

Es gibt eine Reihe therapeutischer Techniken, die dem Patienten dabei helfen sollen, seine **Gefühle auszudrücken, zu verstehen und damit umzugehen**. Das relativ ungezwungene Äußern von Gefühlen unterscheidet Psychotherapie von anderen Beziehungen, in denen affektive Anteile häufig stark eingeschränkt werden. Der Lernprozess in der Therapie besteht in **emotionalem Lernen**, und der Umgang mit Gefühlen ist entscheidend, wenn Veränderungen eingeleitet werden sollen. Werden neue interpersonelle Strategien aufgebaut, kann es hilfreich sein, Gefühle gegenüber anderen Personen äußern zu können. Der Patient kann dann Prioritäten setzen und emotional bedeutungsvolle Ziele anstreben.

Abhängig von der Art des Affekts und dem jeweiligen Patienten kann der IPT-Therapeut drei allgemeine Strategien verfolgen:

- Er kann dem Patienten helfen, sich schmerzliche Gefühle, die nicht geändert werden können oder sollten, einzugestehen und zu akzeptieren.
- Er kann dem Patienten helfen, seine affektiven Erfahrungen zu nutzen, um erwünschte interpersonelle Veränderungen zu erreichen.
- Er kann den Patienten ermutigen, neue und uneingestandene wünschenswerte Affekte zuzulassen, die wiederum den Entwicklungs- und Veränderungsprozess unterstützen können.

Akzeptanz schmerzlicher Gefühle

Viele Patienten haben übertriebene Schuldgefühle, wenn sie gegenüber anderen Bezugspersonen feindselige oder sexuelle Gefühle verspüren. Sie sind sich solcher Gefühle möglicherweise nur z. T. bewusst. So besteht ein wichtiger Aspekt bei verzerrten oder verzögerten Trauerreaktionen in unannehmbaren Gefühlen. Wenn der Patient Zeichen von schmerzlichen, uneingestandenen oder unterdrückten Gefühlen dieser Art aufweist, sollte der Therapeut ihn dazu ermutigen, die Gefühle klar auszudrücken. Eine Möglichkeit, dies zu tun, besteht darin, dass der Therapeut sensible Bereiche abfragt. Zum Beispiel fragt er nach Einzelheiten bei einer Interaktion des Patienten mit anderen Personen, oder er vertieft Themen, auf die der Patient eine emotionale Reaktion gezeigt hat. Eine zweite Möglichkeit besteht darin, dass er wiederholt nach Gefühlen fragt, die der Patient erlebt, wenn emotionale Themen in der Behandlung auftauchen. Wenn Gefühle ausgedrückt werden, ist es wichtig, dass der Therapeut dem Patienten hilft, diese zu **akzeptieren**. Bestätigende Aussagen wie »Die meisten Menschen würden so empfinden« oder »Natürlich sind Sie ärgerlich« können hilfreich sein. Oder der Therapeut vermittelt durch Schweigen seine stillschweigende Akzeptanz der Gefühle des Patienten. Für Patienten, die befürchten, dass sie ihre feindseligen oder sexuellen Gefühle ausagieren, muss man den Unterschied zwischen Gefühlen und Handlungen klarstellen: Die Gefühle müssen nicht zwingend von entsprechenden Handlungen gefolgt sein.

Umgang mit Gefühlen in zwischenmenschlichen Beziehungen

Manche Psychotherapieschulen vertreten die Einstellung, dass die beste Art, mit Gefühlen umzugehen, darin besteht, diese Gefühle sowohl innerhalb als auch außerhalb der Therapie kathartisch auszudrücken. Bei der IPT werden geäußerte Gefühle in der Therapiesitzung als **wichtiger Ausgangspunkt** für die weitere therapeutische Arbeit betrachtet. Gefühle außerhalb der Sitzung auszudrücken, ist an und für sich kein Therapieziel. Der Patient sollte jedoch darin unterstützt werden, effektiver mit zwischenmenschlichen Beziehungen umzugehen. Dies kann je nach Umständen beinhalten, **Affekte auszudrücken oder zu unterdrücken**. Der IPT-Therapeut kann dem Patienten auf mehrere Arten helfen, seine emotionalen Erfahrungen auszudrücken. Erstens können der Patient und die Bezugsperson Veränderungen beschließen, die jene Umstände ausschalten, in denen unangenehme Gefühle auftreten. Zum Beispiel empfindet ein Patient, der wiederholt über das Verhalten seines Ehepartners enttäuscht und verärgert ist, möglicherweise anders, wenn sich das Verhalten des Partners ändert. Zweitens kann der Patient lernen, unangenehme Situationen zu vermeiden, wenn dies angemessen ist. Eine dritte Art des Umgangs mit Gefühlen besteht darin, das Gefühl hinauszuzögern oder erst dann auszuagieren, wenn man sich beruhigt hat. Dazu gehören Strategien wie z.B. eine Auseinandersetzung aufzuschieben, bis beide Partner etwas Abstand von dem Streitthema gefunden haben. Eine vierte Art, schmerzliche Gefühle zu verändern, besteht darin, seine Denkweise über ein emotional besetztes Thema zu verändern. Danach wird sich das Gefühl infolge der neuen Denkweise ebenfalls verändern. Diese Strategie hat besonders viel Bedeutung, wenn es darum geht, Angst zu bewältigen. Patienten zeigen häufig ausgeprägte Angst, wenn irrationale Gedanken und Befürchtungen auftreten. Werden die irrationalen Gedanken aufgedeckt und der Patient darin unterstützt, ein alternatives Verständnis einer Situation zu entwickeln, kann das die Angst reduzieren. Ärger kann sich ebenfalls auflösen, wenn der Patient seine Bewertung der ärgerauslösenden Situation revidiert. Oftmals beinhaltet dieses revidierte Verständnis, dass unveränderbare Umstände in einer reiferen Form akzeptiert werden.

Zulassen unterdrückter Affekte

Manche Patienten sind emotional eingeschränkt, oder es mangelt ihnen in bestimmten Situationen daran, sich emotional angepasst zu verhalten. In solchen Situationen werden normalerweise **intensive Gefühle** erlebt. Die Patienten können so selbstunsicher sein, dass sie keinen Ärger empfinden, wenn ihre Rechte verletzt werden. Andere Patienten können Ärger verspüren, haben aber nicht den Mut, ihn selbstsicher zum Ausdruck zu bringen. Wieder andere fühlen sich möglicherweise nicht ärgerlich, weil es ihnen noch nie aufgefallen ist, dass sich Mitmenschen ihnen gegenüber anders verhalten sollten. Bei diesen Patienten kann es günstig sein, darauf hinzuweisen, dass sie schlecht behandelt oder missbraucht werden. Patienten, die Schwierigkeiten haben, andere Arten von Gefühlen – wie z.B. Zuneigung, Dankbarkeit oder Besorgnis – zu erfahren und auszudrücken, kann dabei geholfen werden, irrationale Befürchtungen aufzudecken, denn solche Befürchtungen unterdrücken häufig diese Emotionen.

Leitlinien

Bei emotional extrem eingeschränkten Patienten kann diese Technik gar nicht genug angewendet werden, besonders wenn sie sich intensiven Gefühlen wie z.B. Traurigkeit, Ärger oder Liebe nicht bewusst zu sein scheinen. Der Therapeut sollte stets auf **emotional wichtige Aussagen** achten und dazu ermutigen, diese zu vertiefen.

Für andere Patienten kann die Strategie darin bestehen, überwältigende emotionale Erlebnisse zu unterdrücken. Diese Patienten sind von intensiven, diffusen und überwältigenden emotionalen Erlebnissen geplagt. Darüber hinaus ist es wahrscheinlich kontraproduktiv, ärgerliche, feindselige oder traurige Gefühlsausbrüche zu wiederholen. Es muss dabei der Versuch gemacht werden, die Gefühle zu verstehen. In solchen Fällen kann der Therapeut den Ausdruck der Affekte unterbrechen, indem er z. B. den Patienten fragt, welche Gedanken er über diese Gefühle hegt. Alternativ dazu kann der Therapeut mit dem Patienten verschiedene Strategien erarbeiten, um das Ausagieren von impulsiven Gefühlen hinauszuschieben. So wird Zeit gewonnen, über die Konsequenzen nachzudenken.

Patienten, die zu emotionalen Reaktionen motiviert werden sollten, müssen von solchen Patienten unterschieden werden, die gerade nicht dazu motiviert werden sollten. Andere Fehler des Therapeuten können sein, Hinweise auf emotionale Betroffenheit zu übersehen, die Technik nicht einzusetzen, wenn es nötig ist, und die Gefühle des Patienten verbal oder nonverbal zu missbilligen.

13.3 Klärung

Der Therapeut verwendet Klärung als Technik, um die Äußerungen des Patienten **umzustrukturieren und rückzumelden**. Diese Technik zielt darauf ab, dem Patienten unmittelbar bewusst zu machen, was tatsächlich kommuniziert wurde. Langfristig gesehen wird es dadurch für den Patienten leichter, über zuvor vermiedene Themen zu sprechen. Spezifische **Techniken zur Klärung** sind:

- Den Patienten bitten zu wiederholen oder umzuformulieren, was gerade gesagt wurde. Dies ist besonders nützlich, wenn er etwas Falsches, Überraschendes oder Ungewöhnliches gesagt oder früheren Aussagen widersprochen hat.
- Der Therapeut kann umformulieren, was der Patient gesagt hat. Er kann den Patienten fragen, ob er dies damit sagen wollte. Das Umformulieren erfolgt so, dass die Aussage des Patienten in einen interpersonellen Kontext gesetzt wird. Zum Beispiel beschrieb ein Patient, dass seine Frau zu spät nach Hause gekommen ist. Er äußerte seine Gefühle durch die Aussage »Da gab es Ärger«, woraufhin der Therapeut erwidert, »Sie waren ärgerlich auf Ihre Frau?«
- Der Therapeut kann auf die logische Weiterführung einer Aussage des Patienten hinweisen. Er kann auch auf die impliziten Annahmen in dem Gesagten hindeuten.

Die Aufmerksamkeit des Patienten darauf zu lenken, dass in seinen Aussagen **Gegensätze oder Widersprüche** enthalten sind, gehört zu den nützlichsten Klärungstechniken. Es können z. B. Widersprüche zwischen dem affektiven Ausdruck des Patienten und der verbalen Besprechung eines Themas auffallen. Oder es können im Laufe der Zeit Diskrepanzen zu früheren Darstellungen bemerkt werden, wenn das gleiche Thema noch einmal eingebracht wird. Gegensätze können zwischen einer geäußerten Absicht und offenem Verhalten gesehen werden, ebenso wie zwischen den geäußerten Zielen des Patienten und seinen realistischen Grenzen. Wird der Patient mit widersprüchlichen Aussagen konfrontiert, sollte dies im Sinne einer Frage und nicht einer Anklage geschehen. Auf Widersprüche kann z. B. hingewiesen werden, indem man fragt: »Ist es nicht interessant, dass Sie sagen … während Sie zuvor … gesagt haben?« oder »Was bedeutet der Widerspruch zwischen … und …?«

Aussagen, die eine tief greifende und wenig hilfreiche Einstellung beinhalten, können ausdrücklich wiederholt werden. Der Patient wird dann gefragt, ob das seiner wirklichen Einstellung entspricht. Manche Menschen haben z. B. die Angewohnheit, in Extremen zu denken. Beispielsweise kann der Therapeut bemerken, dass der Patient denkt, er sei entweder ein totaler Erfolgsmensch oder ein vollkommener Versager, und dass er zwischen diesen Extremen keine Abstufungen lässt.

Leitlinien

Optimal wird diese Technik eingesetzt, wenn der Therapeut bestimmte Hypothesen hat und Klärungstechniken dann anwendet, wenn der Patient über das jeweilige Thema spricht. Oder der Therapeut kommt während der Sitzung noch einmal auf einen bestimmten Punkt zurück, um sicherzugehen, dass der Patient verstanden hat, worum es geht. Die Technik sollte verwendet werden, wenn der Patient dafür offen scheint. Ist er emotional gerade mit einem anderen Thema beschäftigt, ist sie nicht angebracht.

13.4 Kommunikationsanalyse

Die Kommunikationsanalyse wird eingesetzt, um abzuklären, ob **Störungen in der Kommunikation** vorliegen, und um sie zu identifizieren. Ziel dabei ist, dem Patienten einen effektiveren Kommunikationsstil beizubringen. Konkret sucht der Therapeut Kommunikationsprobleme aus, indem er den Patienten darum bittet, ein wichtiges Gespräch oder eine Auseinandersetzung sehr detailliert zu beschreiben.

Gestörte Kommunikation kann für interpersonelle Konflikte verantwortlich sein, sogar dann, wenn die Beteiligten gegenseitig unterstützende oder kompatible Erwartungen aneinander haben. Wenn es eine realistische Basis für einen Konflikt gibt, kann mangelhafte Kommunikation eine relativ geringfügige Meinungsverschiedenheit unlösbar machen. Kommunikationsfehler können in verschiedenster Art auftreten. Die meisten beinhalten, dass einer der Partner unfähig ist, offen Fehlannahmen über die Gedanken, Gefühle oder Absichten des anderen zu korrigieren. Zu den häufig auftretenden **Kommunikationsschwierigkeiten** gehören die folgenden:

- Unklare, indirekte nonverbale Kommunikation anstelle offener Konfrontation: Verbale Kommunikation hat gegenüber nonverbaler Kommunikation viele Vorteile, denn sie ist deutlicher und verständlicher. Viele Patienten misstrauen aber verbaler Kommunikation oder haben Angst, ihre Gefühle oder Gedanken offen auszudrücken. Sie greifen lieber auf nonverbale Kommunikation oder Handlungen zurück, um sich anderen gegenüber verständlich zu machen. Sie schmollen z.B., wenn sie ärgerlich sind, oder führen suizidale Gesten durch, wenn sie sich einsam oder zurückgesetzt fühlen. Die Person, an die diese Handlungen gerichtet sind, kann dann natürlich nicht wissen, worum es geht oder wie sie am besten reagiert.
- Es wird fälschlicherweise angenommen, dass kommuniziert wurde: Viele Menschen gehen davon aus, dass andere ihre Bedürfnisse oder Gefühle kennen, ohne sie äußern zu müssen. Sie erwarten vom anderen, dass er ihre Wünsche antizipiert oder tatsächlich ihre Gedanken lesen kann. Oft führt das zu Ärger und Frustration, die ebenfalls unausgesprochen bleiben. Andere wiederum, die versucht haben, sich auszudrücken, vergewissern sich nicht, dass sie gehört oder verstanden wurden.
- Es wird fälschlicherweise angenommen, dass man verstanden wird: Viele depressive Patienten befürchten massive Vergeltung oder Kritik von anderen und haben Angst zu fragen, ob die wahrgenommene Kritik tatsächlich als solche beabsichtigt war.
- Unnötig indirekte verbale Kommunikation: Viele depressive Patienten sind äußerst gehemmt, wenn sie eigentlich vernünftige Erwartungen oder Kritik an anderen direkt ausdrücken wollen. Dabei staut sich Missmut darüber auf, von jemandem schlecht behandelt worden zu sein, der sich eines

Angriffs von seiner Seite aus gar nicht bewusst ist. Anstelle direkter Kommunikation benutzt der Patient Anspielungen oder zweideutige Botschaften.
- Schweigen – die Kommunikation wird beendet: Viele Patienten haben herausgefunden, dass Schweigen eine effektive und provozierende Art ist, mit einer Meinungsverschiedenheit umzugehen. Sie sind sich vielleicht aber des destruktiven Potenzials einer vorzeitig beendeten Kommunikation gar nicht bewusst.

Leitlinien

Die Kommunikationsanalyse zielt darauf ab, diese und andere Kommunikationsstörungen zu identifizieren und den Patienten anzuleiten, effektiver zu kommunizieren. Um Kommunikationsfehler zu erkennen, muss der Therapeut auf die Annahmen achten, die der Patient über die Gedanken oder Gefühle anderer hat. Optimal wird diese Technik bei Konflikten angewandt, insbesondere dann, wenn eine kürzliche Auseinandersetzung oder ein erfolgloses Gespräch stattgefunden hat. Der Patient wird gebeten, sich ganz genau zu erinnern, auch wenn er Widerstand zeigt oder gelangweilt ist. Dem Patienten sollte gestattet werden, zuerst seine eigenen Schlussfolgerungen zu ziehen, bevor der Therapeut Rückmeldung gibt.

13.5 Einsetzen der therapeutischen Beziehung

Bei dieser Technik werden jene Gefühle des Patienten zum Gesprächsfokus, die er dem Therapeuten und/oder der Therapie gegenüber hegt. Die Gedanken, Gefühle, Erwartungen und Verhaltensweisen im Rahmen **der therapeutischen Beziehung spiegeln die typische Art des Patienten** wider, wie er auch in anderen Beziehungen denkt und/oder sich verhält.

Bei der Einzeltherapie ist die Beziehung zwischen dem Patienten und dem Therapeuten die einzige unmittelbare (»live«) Informationsquelle, die über den Beziehungsstil des Patienten zur Verfügung steht. Menschen eignen sich eine typische Art an, mit der sie jede zwischenmenschliche Beziehung angehen. Daher kann die Interaktion zwischen dem Therapeuten und dem Patienten dazu verwendet werden, etwas über andere Beziehungen zu erfahren. Bei der IPT stellt die therapeutische Beziehung **nicht den primären Behandlungsfokus** dar, und Versuche, von der therapeutischen Dynamik auf die anderer Beziehungen zu schließen, werden nur selten unternommen. Wenn der Patient jedoch beginnt, über den Therapeuten in einer Weise zu denken oder sich ihm gegenüber zu verhalten, die den Therapiefortschritt behindert, muss auf die therapeutische Beziehung im Hier und Jetzt eingegangen werden. Dies zu unterlassen, führt voraussichtlich dazu, dass die Therapie frühzeitig beendet oder unproduktiv wird.

Der Patient wird zu Beginn der Behandlung angewiesen, Beschwerden, Befürchtungen und/oder andere aversive Gefühle zu äußern, die im Behandlungsverlauf über den Therapeuten oder den therapeutischen Prozess aufkommen. Dies erleichtert dem Therapeuten, die Beziehung zu beobachten. Eher positive Gefühle wie z. B. ein übertriebenes Gefühl, von einem »mächtigen« Experten Hilfe zu erhalten, müssen nicht so systematisch abgeklärt werden, zumal sie wahrscheinlich dem Behandlungsfortschritt eher dienlich als hinderlich sind.

Den Patienten darin zu bestärken, **negative Gefühle über den Therapeuten** zu äußern, erfüllt viele wichtige Funktionen. Es kann ein Modell für die Interaktionen mit anderen sein, wenn Patient und Therapeut über die legitimen oder unrealistischen Besorgnisse des Patienten diskutieren. Dem Therapeuten wird weiterhin ermöglicht, Verzerrungen zu korrigieren und echte Schwächen oder Probleme in der Behandlung zu erkennen. Ferner kann die Analyse unrealistischer negativer Reaktionen wertvolle Informationen liefern. Der Patient kann diese Informationen dazu verwenden, seine verzerrte Sichtweise von anderen zu verstehen oder zu korrigieren. Zum Beispiel können übertriebene Befürchtungen, angegriffen, lächerlich gemacht, verlassen oder bestraft zu werden, aufgedeckt werden, wenn der Patient sensible Bereiche im Gespräch vermeidet oder zeitweise in Schweigen versinkt.

Leitlinien

Diese Technik wird optimalerweise eingesetzt bei:

- **Interpersonellen Konflikten:** Es wird Rückmeldung darüber gegeben, wie jemand auf andere wirkt, und es wird dem Patienten geholfen, pathologische Interaktionen zu verstehen. Er erlebt diese Interaktionen mit dem Therapeuten noch einmal, geht dabei aber einen Schritt weiter und löst sie auf.
- **Trauer und Verlust:** Die Reaktionen auf den Therapeuten können darauf hinweisen, wie sich der Patient von anderen abgeschottet hat. Er kann auch Beziehungen entwickelt haben, welche die Beziehung mit der verstorbenen Person widerspiegeln.
- **Interpersonellen Defiziten:** Der Patient hat zum Therapeuten, modellhaft für andere Beziehungen, eine Bindung entwickelt.

Entscheidend für den Einsatz der Technik ist ein günstiger Zeitpunkt. Sie ist besonders dann nützlich, wenn Probleme wie z. B. Zuspätkommen oder Schweigen auftreten. Das Problem sollte jedoch nicht angesprochen werden, bevor sich ein therapeutisches Bündnis entwickelt hat. Die realen Grenzen der Beziehung und die realen Merkmale von Patient und Therapeut müssen berücksichtigt werden.

Diese Technik zu einem ungünstigen Zeitpunkt einzusetzen, ist ebenso ein Fehler, wie die Interaktionen des Patienten mit dem Therapeuten misszuverstehen. Es ist auch falsch, die korrekte Wahrnehmung des Patienten über den Therapeuten oder die therapeutische Beziehung nicht zu beachten.

13.6 Techniken zur Verhaltensänderung

Eine anhaltende Besserung der Depression hängt üblicherweise davon ab, ob sich das Verhalten des Patienten außerhalb der Therapie verändert hat. Bei der IPT kann der Therapeut Folgendes einsetzen, um Verhaltensveränderungen zu begünstigen:

- direktive Techniken,
- die Entscheidungsanalyse,
- das Rollenspiel.

Direktive Techniken

Zu den direktiven Techniken gehören z. B. **Aufklärung, Ratschläge, als Modell zu fungieren oder direkte Hilfe** beim Lösen praktischer Probleme. Wird in der Anfangsphase der Behandlung ein positives Arbeitsverhältnis aufgebaut, kann der Therapeut dem Patienten ggf. direkt beim Lösen praktischer Probleme helfen. Solche praktischen Probleme können z. B. die Suche nach einer Transportmöglichkeit, einer Wohnung oder finanzieller Unterstützung vom Staat sein. Da das Behandlungsziel darin besteht, dem Patienten zum unabhängigen Handeln zu verhelfen, sollte vermieden werden, ihn zu sehr direkt zu unterstützen oder ihm Ratschläge zu erteilen.

Er wird vielmehr angeleitet, neue Situationen für sich selbst zu analysieren und eigene Entscheidungen zu treffen. Als allgemeine Strategie sollte der Therapeut im Verlauf der Behandlung von der relativ direkten zur relativ indirekten Hilfestellung gelangen. Wenn direkte Interventionen angebracht erscheinen, können folgende **Techniken** angewendet werden:

- **Ratschläge und Vorschläge:** Sie sollten nur dann angeboten werden, wenn der Patient nicht in der Lage ist, für sich selbst eine einigermaßen günstige Entscheidung zu treffen. Manchmal bitten Patienten um Ratschläge, die sie gar nicht benötigen, oder sie fordern Hilfe in einem Bereich, in dem sich der Therapeut nicht auskennt, um ihn zu testen. In diesen Fällen kann der Therapeut erforschen, welche unrealistischen Erwartungen der Patient an ihn hat. Ein Ratschlag kann zu bestimmten Zeitpunkten entscheidend sein. Er kann aber auch der Behandlung schaden, da er dem allgemeinen Prinzip widerspricht, dass der Patient für sich selbst verantwortlich ist. Dies gilt auch, wenn er dem Ratschlag von jemand anderem folgt.
- **Grenzen setzen:** Grenzen zu setzen, kann bei äußerst impulsiven Patienten notwendig sein, deren Verhalten für sie selbst oder für die Behandlung destruktiv ist. Der Therapeut kann entscheiden, ob er vom Patienten verlangt, ein bestimmtes Verhalten aufzugeben, wenn er bei ihm in Behandlung bleiben möchte.
- **Psychoedukation (Aufklärung):** Sie hat eine entscheidende Funktion in der IPT, und zwar im Allgemeinen und im Spezifischen. Letztendlich zielen alle Interventionen der IPT darauf ab, den Patienten über seine Interaktionen mit anderen aufzuklären. Möglicherweise weiß der Patient gar nicht genau, welches die zentralen Themen in seinem Leben sind. Der Therapeut kann den Patienten informieren, welche Merkmale die depressive Erkrankung aufweist, und er kann ihm Möglichkeiten erklären, wie praktische Probleme zu lösen sind. Es ist besser, Informationen zu vermitteln, als Ratschläge zu geben. Informationen zielen eher darauf ab, den Patienten mit Fähigkeiten auszustatten, mit deren Hilfe er seine eigenen Entscheidungen treffen kann.
- **Direkte Hilfe sollte ausschließlich eingesetzt werden, um praktische Probleme zu lösen:** Bei zwischenmenschlichen Problemen wird dem Patienten vermittelt, dass diese sich nur längerfristig lösen lassen und der Patient, mit Unterstützung von außen, selbst dafür verantwortlich ist.
- **Als Modell zu dienen, hat Ähnlichkeit damit, Ratschläge zu geben:** Dazu gehört es, Beispiele zu geben, wie der Therapeut mit ähnlichen Problemen wie die des Patienten umgegangen ist. Die Technik ist günstig, um Patienten zu vermitteln, dass nicht nur sie alleine Schwierigkeiten haben und dass andere auch gelernt haben, ihre Probleme zu lösen.

Leitlinien

Direktive Techniken sollten, mit Ausnahme der Psychoedukation, nur wenig zum Einsatz kommen. Am besten werden sie in den frühen Sitzungen angewandt, um eine Atmosphäre zu schaffen, in welcher der Therapeut als eine unterstützende Person wahrgenommen wird. Weiterhin sind direkte Anweisungen günstig, wenn dem Patienten durch Informationen eindeutig weitergeholfen werden kann oder wenn er grob fehlinformiert ist. Ratschläge sollten idealerweise in Form von Hilfestellung erfolgen. Hierbei gilt es, Möglichkeiten zu berücksichtigen, die zuvor nicht bedacht wurden. Direkte Vorschläge sind zu vermeiden. Der Wortlaut wäre folgendermaßen: »Eine Sache, die Sie bedenken sollten, ist ...«

Diese Technik sollte nicht häufig angewandt werden. Auch Vorschläge, die zu spezifisch oder direkt sind oder die das Autonomiegefühl des Patienten untergraben können, sind zu vermeiden. Vorschläge, die auf fehlerhaften Informationen oder Wahrnehmungen beruhen, sind natürlich ebenfalls unangebracht.

Entscheidungsanalyse

Dabei handelt es sich um eine Technik, bei der dem Patienten geholfen wird, ein weites **Spektrum an Alternativen und deren Folgen** zu berücksichtigen. Sie können angewendet werden, um ein bestimmtes Problem zu lösen. Dies ist die hauptsächliche handlungsorientierte Technik der IPT. Sie sollte ausdrücklich mit dem Ziel vermittelt werden, sie auch außerhalb der Therapie anzuwenden. Viele depressive Patienten weisen eine Vorgeschichte selbstschädigender Entscheidungen auf. Dies rührt daher, dass sie nicht alle Alternativen in Betracht ziehen und die Folgen ihrer Handlungen nicht auswerten. Die Rolle des Therapeuten bei der Entscheidungsanalyse besteht darin, dem Patienten ein erweitertes Spektrum an Optionen zugänglich zu machen und darauf zu bestehen, dass nicht gehandelt wird, bevor jede einzelne Option ausreichend untersucht wurde.

Die Technik der Entscheidungsanalyse kann jederzeit angewandt werden, wenn der Patient ein zwischenmenschliches Problem zu lösen hat. Der Therapeut sollte mit einer allgemeinen Frage beginnen: »Welche Alternativen, glauben Sie, stehen Ihnen im Moment zur Verfügung?« oder »Lassen Sie uns versuchen, alle zur Verfügung stehenden Möglichkeiten in Betracht zu ziehen«. In der darauf folgenden Besprechung achtet der Therapeut darauf, auf nützliche Alternativen hinzuweisen, die der Patient nicht bedacht hat. Außerdem leitet er den Patienten an, sich die wahrscheinlichen Folgen jeder dieser Möglichkeiten anzuschauen. In der Entscheidungsanalyse wird häufig deutlich, wie äußerst eingeschränkt der Patient mögliche Alternativen sieht oder welch unrealistische Vorstellungen er von den Konsequenzen seiner Handlungen hat. Obwohl der Therapeut bei der Entscheidungsanalyse sehr aktiv ist, liegt die Entscheidung für eine der Alternativen beim Patienten.

Leitlinien

Der optimale Einsatz dieser Technik erfolgt, wenn der Patient ein Problem zunächst besprochen und sorgfältig analysiert hat. Dabei vermeidet es der Therapeut, konkret vorzuschlagen, was zu tun ist. Es sollte jederzeit die Möglichkeit bestehen, das Problem weiter zu besprechen und darüber nachzudenken. Die Folgen jeder Handlung sollten gründlich bedacht werden.

Der Patient darf nicht durch zu viel Aktivität oder Druck zu einer Entscheidung gedrängt werden. Auch sollte diese Technik erst eingesetzt werden, wenn alle Informationen vorliegen. Werden die Möglichkeiten in einer bestimmten Situation zu eng gefasst, dann werden unter Umständen nicht alle Optionen berücksichtigt, oder die Folgen des Verhaltens werden nicht sorgfältig durchdacht.

Rollenspiel

Der Therapeut übernimmt bei dieser Technik die Rolle einer anderen Person. Rollenspiel kann eingesetzt werden, um zwei wichtige **Aufgaben** zu erfüllen:

- Die Gefühle und der Kommunikationsstil des Patienten können exploriert werden.
- Neue Verhaltensweisen, wie der Patient anderen gegenüber auftreten kann, können eingeübt werden.

Im Sinne der ersten Aufgabe wird das Rollenspiel angewandt, wenn der Therapeut das Gefühl hat, dass der Patient einen unzureichenden Eindruck von seinen Beziehungen mit anderen vermittelt. Wenn der Therapeut die andere Person spielt, reagiert der Patient möglicherweise in einer unverfälschten und aufschlussreichen Weise.

Im Sinne der zweiten Aufgabe kann das Rollenspiel dazu verwendet werden, dem Patienten beizubringen, mit anderen auf eine neue Weise umzugehen. Ein Beispiel hierfür wäre selbstsicheres Auftreten. Zwischen dem Gedanken daran, sich anders zu verhalten, und der tatsächlichen Ausführung liegt ein weiter Weg. Oftmals ist der Patient sich schon seit Jahren bewusst, dass er gerne eine Veränderung herbeiführen würde, war aber nicht in der Lage, diese auch durchzuführen. Das Rollenspiel ermöglicht dem Patienten, in einem **sicheren Kontext zu üben**, und kann so einen fließenden Übergang zwischen Plan und Handlung ermöglichen.

Leitlinien

Diese Technik kann behilflich sein, wenn die Gefühle des Patienten über ein Thema herausgearbeitet werden sollen. Das Rollenspiel schafft eine Struktur für den Ausdruck der Gefühle. Diese Technik kann auch dazu dienen, Strategien für schwierige Situationen einzuüben. Es handelt sich allerdings um eine Technik, die bei der IPT insgesamt nur wenig eingesetzt wird.

Rollenspiele sollten nicht angewandt werden, wenn es nicht nötig ist. Es ist aber auch ein Fehler, ein Rollenspiel nicht aufzuarbeiten oder gar kein Rollenspiel zu versuchen, wenn der Patient nicht in ein Thema hineinfindet.

13.7 Sonstige Techniken

- **Einen Vertrag schließen:** Dies bezieht sich auf eine Reihe halbstrukturierter Aufgaben in der oder den Anfangssitzung(en). Die Aufgaben zielen darauf ab, Informationen über die IPT zu vermitteln und zu erreichen, dass der Patient bei der therapeutischen Arbeit partnerschaftlich kooperiert. Zu den Aufgaben gehört, dass das Rational der IPT und die IPT-Techniken individuell erklärt werden. Zu ihnen gehört auch eine Rückmeldung darüber, was der Therapeut denkt, warum der Patient in die Therapie gekommen ist. Auch die praktischen Aspekte der Behandlung wie Länge und Frequenz der Sitzung, Dauer der Therapie, Termine, versäumte Sitzungen, Kosten usw. (► Abschn. 7.2) müssen besprochen werden.

- **Administrative Details:** Dieser Teil der Behandlung hat mit der formalen Durchführung oder organisatorischen Aspekten der Therapie zu tun. So müssen Termine abgesprochen und Urlaubszeiten eingeplant werden.

Literatur

Bibring, E (1953): Mechanisms of depression. In: Greenacre, P (ed). Affective disorders. International Universities Press, New York, S. 13–48

Menninger, KA & Holzman, P (1973): Theory of psychoanalytic technique. Basic Books, New York

14 Ein integratives Fallbeispiel

An einem Fall, bei dem die **Trauer** um den Verlust einer geliebten Person im Vordergrund steht, werden einerseits die Strategien und Techniken der Interpersonellen Psychotherapie (IPT) veranschaulicht. Andererseits sollen sie mit denen verglichen werden, die in anderen Psychotherapien verwendet werden. Außerdem wird deutlich, wie die IPT zeitlich abläuft, wie und wann die Problembereiche exploriert werden, welche Techniken wann zum Einsatz kommen und wie sich die Rolle des Therapeuten gestaltet.

14.1 Strategien und Abfolge der Interventionen

Anfangsphase (Sitzungen 1 und 2)

Frau C., eine 62-jährige Witwe, kam zur Behandlung einer Depression, die seit einem Jahr bestand. Sie wurde sich erst nach dem Tod ihres Ehemanns dieser Erkrankung »bewusst«. Dieser starb an den Folgen eines Diabetes. Die Patientin wies in ihrer Vorgeschichte keine frühere depressive Episode auf. Zu ihren Symptomen gehörte, abgrundtief traurig zu sein und keine Verbesserung ihrer Stimmung zu verspüren, egal was um sie herum geschah. Sie beschäftigte sich übermäßig mit Erinnerungen an den Tod ihres Ehemanns und hatte Schuldgefühle ihm gegenüber. Deutlich waren Gefühle der Unzulänglichkeit, da sie sich unfähig fühlte, nach seinem Tod ihre Angelegenheiten zu regeln. Sie schlief viel, zeigte psychomotorische Verlangsamung und hatte ernsthafte Konzentrationsschwierigkeiten. Sie hatte sich so weit zurückgezogen, dass sie ihre sozialen Kontakte auf ihre beiden erwachsenen Kinder eingeschränkt hatte und jetzt meinte, ihnen zur Last zu fallen. Sie meinte, die depressiven Symptome seien nur eine Fortsetzung ihrer Trauerreaktion und diese Gefühle seien normal. Später, als die Symptome weiter anhielten, wurde sie zunehmend verzweifelter. Sie hatte keine Hoffnung, dass sie jemals darüber hinwegkommen könne, obwohl sie Suizidgedanken verneinte. Frau C. begab sich zwei Monate vor dem ersten Termin mit dem Psychotherapeuten in einer anderen Klinik in ambulante Behandlung. Dort wurde sie mit Amitriptylin behandelt. Sie verspürte eine leichte Stimmungsverbesserung. Die Medikation wurde jedoch abgesetzt, als sie zur Behandlung ihrer Psoriasis stationär aufgenommen wurde. Während ihres Krankenhausaufenthalts blieb sie einigermaßen symptomfrei, wurde aber nach ihrer Rückkehr nach Hause so depressiv wie zuvor. Sie erfüllte die DSM-Kriterien für eine Major Depression.

Interpersoneller Kontext

Frau C. brachte ihre Depression ganz klar mit der Krankheit und dem Tod ihres Mannes in Verbindung. Sein Zustand hatte sich seit ihrer beider Berentung vor vier Jahren in zunehmendem Maße verschlechtert. Obwohl sie eigentlich geplant hatten, während ihrer Berentung zu reisen und deswegen ihren Urlaub aufgeschoben hatten, akzeptierte sie einen durch die Pflege ihres Mannes eingeschränkten, isolierten Lebensstil. Sie verließ das Haus nur selten ohne ihn und brach den Kontakt mit Freunden und Bekannten ab. Das Schlimmste an der Krankheit ihres Mannes war sein psychischer Verfall. Kurz vor seinem Tod musste er in ein psychiatrisches Landeskrankenhaus eingewiesen werden. Er entwickelte dort eine schwere vaskuläre Erkrankung, die es notwendig machte, ihn in eine andere Klinik zu verlegen und ein Bein zu amputieren. Von diesem Zeitpunkt an bis zu seinem Tod war ihr Mann psychisch völlig inkohärent.

In einem Gespräch über ihr vergangenes Familienleben versicherte Frau C., dass die eheliche Beziehung vor der Krankheit ihres Mannes gut und vollkommen befriedigend war. Sie waren 35 Jahre lang verheiratet gewesen. Ihr Verhältnis zu den beiden Kindern, einem 31-jährigen Sohn und einer 28-jährigen Tochter, war belastet durch ihre Schwierigkeit, die Kontrolle über die beiden aufzugeben. Der Sohn war alkoholkrank, seit über einem Jahr abstinent und lebte in einem Wohnheim für psychisch Kranke. Wenn er Fortschritte in Richtung Rehabilitation machte, dann nur, wenn Frau C. ihm bei diesem Problem nicht zu helfen versuchte. Die Beziehung zur Tochter war weniger belastet, wahrscheinlich weil die Tochter als eher »selbstständig« und von Frau C. unabhängig beschrieben wurde. Es gab in der Vergangenheit etwas Streit darüber, dass Frau C. sich in die Angelegenheiten ihrer Tochter einmischte. Aber das Verhältnis hatte sich in den letzten Jahren verbessert.

Obwohl Frau C. erkannte, dass sie neue Aktivitäten und soziale Kontakte entwickeln musste, glaubte sie nicht, dazu jemals in der Lage zu sein. Sie beschrieb, dass sie diesbezüglich »zwei Persönlichkeiten« aufweise. Denn es gebe einen beträchtlichen Gegensatz zwischen dem, was sie im Zusammensein mit anderen Menschen erlebe, und dem, was sie zuvor erwartet hatte. Sie hatte ihre Arbeit als Sekretärin viele Jahre lang gut bewältigt und hatte eine Anzahl von Freundinnen an ihrem Arbeitsplatz. Sie hatte das Gefühl, keine Schwierigkeiten damit zu haben, Freunde zu gewinnen oder sich mit ihnen zu treffen, obwohl sie ihre Aktivitäten größtenteils auf die Familie konzentrierte. Die Krankheit ihres Mannes führte zu einem mehr oder weniger vollständigen Abbruch des Kontakts mit ihren Freunden, insbesondere während seines letzten Lebensjahres. Frau C. hatte das Gefühl, sie sei bei ihren alten Freunden jetzt nicht mehr willkommen, weil diese beleidigt seien, da sie die Beziehung lange Zeit vernachlässigt hätte. Aus diesem Grund erwartete sie, zurückgewiesen zu werden, wenn sie jetzt versuchen würde, mit anderen wieder Kontakt aufzunehmen. Ihre Erwartung, zurückgewiesen zu werden, und ihr Gefühl, nicht gerne unter Menschen zu sein, standen in krassem Widerspruch zu dem, was dann tatsächlich ablief, wenn andere sie baten, gemeinsam etwas zu unternehmen. Sie berichtete, dass es ihr bis jetzt immer Spaß gemacht habe und dass andere ihre Gesellschaft schätzten. Zum Beispiel hatten ihr ihre Zimmergenossen im Krankenhaus gesagt, dass sie über ihr Weggehen betrübt waren, weil sie gerne mit ihr zusammen gewesen seien. Sie erkannte, dass sie sich in sozialen Beziehungen wahrscheinlich angemessen verhalten könnte, wenn sie nur ihre negative Erwartungshaltung aufgeben und sich dazu zwingen könnte, mehr Aktivitäten zu planen. Aber sie gab auch tief greifende Befürchtungen an, von anderen in Beschlag genommen und ausgenutzt zu werden, wenn sie Freundschaften über mehr als nur oberflächliche Kontakte hinausgehen ließ.

Anmerkung zur Anfangsphase

Der Therapeut erhob in den ersten Sitzungen die Informationen mit dem Ziel, zwei Arten von allgemeiner Information zu erhalten:

- Die **Art und die Schwere der Symptome** sollten abgeklärt werden.
- **Interpersonelle Aspekte**, die im Zusammenhang mit dem Auftreten der derzeitigen depressiven Episode standen, sollten bestimmt werden.

Der erste Teil der Sitzung begann mit allgemeinen Fragen wie etwa »Was hat Sie hierher geführt?«, denen eine systematische Abklärung der Symptome folgte. Danach wurden die gegenwärtigen sozialen Umstände eingeschätzt. Weiterhin verschaffte sich der Therapeut einen **Überblick über das soziale Netz und wichtige Aktivitätsbereiche**, wie z. B. Arbeit und Freunde. Ebenso wurde erfasst, welche Ereignisse dem Auftreten der depressiven Symptome vorausgegangen und gefolgt waren.

Anfängliche Symptombewältigung

Nachdem die depressiven Symptome abgeklärt waren, diagnostizierte der Therapeut die Schwere der Depression als mittelmäßig, sodass keine Klinikaufnahme erforderlich war. Außerdem hatten die Symptome in der Vergangenheit bis zu einem gewissen Grad auf Medikamente angesprochen. Die Depression wurde als situativ bedingt eingeschätzt, und daher wurde entschieden abzuwarten, ob eine **medikamentöse Therapie** wirklich notwendig wäre. Vielleicht würde nach dem Therapiebeginn eine gewisse Verbesserung der Symptome auftreten. Das Konzept einer situativen Depression ist kontrovers. Trotzdem würden viele klinisch arbeitende Therapeuten die Vorgeschichte von Patienten wie Frau C. so interpretieren, dass die Depression im Zusammenhang mit den sozialen Umständen und Lebensereignissen steht, die zur Zeit des Auftretens der Symptome bestanden (Hirschfeld 1981). Mithilfe von **Psychoedukation** und beruhigenden Bestärkungen wurde in der ersten Sitzung mit den Symptomen umgegangen.

Psychoedukation

»Die unterschiedlichen Symptome, unter denen Sie gelitten haben – die Traurigkeit und das Weinen, die Antriebslosigkeit, die Konzentrationsschwierigkeiten, der Wunsch, keinem anderen Menschen zu begegnen –, stellen allesamt einen Teil des Krankheitsbildes einer Depression dar. Unter diesem Krankheitsbild leiden Sie anscheinend infolge vielfacher Verluste der letzten Jahre. Wie Sie vorhin selbst angemerkt haben, ist die Art, wie Sie jetzt sind, eindeutig anders, als Sie vorher waren. Sie haben Ihren Mann verloren. Sie hatten seine Unterstützung und Gesellschaft schon vor längerer Zeit verloren. Sie haben Ihre Pläne für eine glückliche Berentung aufgeben müssen. Es ist sehr schwer, über diese Verluste hinwegzukommen. Ein Teil von dem, was ich tun werde, besteht darin, Ihnen dabei zu helfen, sich mit den Verlusten auseinanderzusetzen und Sie bei deren Bewältigung zu unterstützen. Wenn wir dies tun, gehe ich davon aus, dass sich Ihre Symptome bessern werden.«

Anfängliche Formulierung der Strategie

Nachdem die Depression in einen Kontext gestellt wurde, versuchte der Therapeut zu verstehen, worum es im Einzelnen ging und wie Veränderungen eingeleitet werden könnten. Ein Teil seines Plans sah vor, ein **Arbeitsbündnis** mit der Patientin herzustellen. Daher sollte bereits in der ersten Sitzung mit der Arbeit an den Problemen begonnen werden. Außerdem wollte er der Patientin das Gefühl geben, dass sie sich verstanden fühlte. Er wollte sie auch wissen lassen, was sie von der Psychotherapie erwarten könne. Die Patientin sah die Depression in klarem Zusammenhang mit dem Tod ihres Mannes, konnte jedoch nicht begreifen, warum sie nicht in der Lage war, darüber hinwegzukommen. Aus der Besprechung der letzten Jahre ihres Mannes wurde deutlich, dass **mehrere Aspekte der Todesumstände** Frau C. daran hinderten, den Verlust unkompliziert zu betrauern.

> Sie hatte auf die lange Krankheit ihres Mannes und seinen allmählichen gesundheitlichen Abbau reagiert, indem sie beides leugnete. Daher erwartete sie von ihm, sich verantwortungsvoller zu verhalten, als er dazu in der Lage war. So führten sein psychischer Verfall und seine Hilflosigkeit dazu, dass sie ärgerlich über ihn wurde und sich wahrscheinlich sogar seinen Tod herbeiwünschte. Diese Gefühle sollten dann nach seinem Tod die Quelle schwerer Schuld darstellen. Insbesondere bedauerte sie die Rolle, die sie bei seiner Krankenhausaufnahme gespielt hatte, von der er nicht zurückkehrte. Obwohl die Krankheit außerhalb des Einflussbereichs ihres Mannes gelegen hatte, war Frau C. ärgerlich darüber, dass sie ihre Pläne für eine glückliche Rentenzeit aufgeben musste.

Zunächst sollte der Patientin dabei geholfen werden, ihre **Schuldgefühle** abzubauen, die sie aufgrund ihres Verhaltens während der Krankheit und bei dem Tod ihres Mannes hatte. Dazu sollte sie ein realistischeres Bild über die Ereignisse gewinnen. Die allgemeine Strategie bestand darin, die Beziehung zu ihrem Ehemann, die Todesumstände und ihre Gedanken an den Verstorbenen zu besprechen. Während diese Themen besprochen wurden, behielt der Therapeut typische Gefühle pathologischer Trauer im Auge. Zu ihnen gehörten einerseits die **Scham** darüber, hilflos zu sein und das Ereignis nicht verhindern zu können. Andererseits auch die **Wut** über die Person, die Ursache für dieses Ereignis ist, und die **Schuld** aufgrund aggressiver Impulse, wie z.B. destruktiver Fantasien über die verlorene Person. Es gehört zu diesen Gefühlen aber auch die Schuld des Überlebenden, sich erleichtert zu fühlen, dass der andere gestorben ist und nicht man selbst. Weiterhin die **Traurigkeit** über den Verlust sowie die **Angst** vor Identifikation oder Verschmelzung mit dem Opfer.

Tauchten solche Themen auf, versuchte der Therapeut, die Gefühle der Patientin zu klären und auf deren **unrealistischen Charakter** hinzuweisen. Mit dieser Art von therapeutischer Arbeit wurde in der ersten Sitzung begonnen, noch während die Anamnese erhoben wurde. Die Patientin berichtete z.B., wie schuldig sie sich fühlte, dass ihr Mann während seiner letzten Lebensmonate in ein psychiatrisches Landeskrankenhaus eingeliefert wurde. Sie drückte auch ihr Bedauern darüber aus, dass sie nicht mehr mit ihm darüber sprechen konnte. Nun erbat der Therapeut Informationen über den Zustand ihres Mannes. Dabei stellte sich heraus, dass der Mann zuletzt unerträglich geworden war. Er war nachts herumgewandert, war inkohärent, gewalttätig und bedrohlich geworden. Es wurde klar, dass sie sich schuldig und traurig fühlte, weil sie ihn gegen Ende nicht mehr selbst versorgen konnte. Andererseits konnte ihr aber auch aufgezeigt werden, dass sie keine andere Wahl hatte.

Ein zweites Hauptziel der Behandlung wurde ebenfalls auf der Grundlage der anfänglichen Informationserhebung festgelegt: Die Patientin sollte bei der **Wiederaufnahme sinnvoller Aktivitäten** unterstützt werden. Zu Beginn der Behandlung konnte sie lediglich den Kontakt mit den Kindern halten und den Haushalt bewältigen. Sie zögerte, alte Freunde aufzusuchen, nicht nur aus schlechtem Gewissen, sie vernachlässigt zu haben. Sie befürchtete auch, ihre depressive Stimmung bei ihnen nicht im Griff zu haben. Sie wusste von einem aktiven Seniorenzentrum in ihrer Umgebung, zögerte aber, alleine hinzugehen. An einer örtlichen Volkshochschule belegte sie zwar einen Kurs, überlegte aber, diesen wieder aufzugeben. Darüber hinaus opferte sie sich im Umgang mit anderen oft fürsorglich auf, befürchtete aber gleichzeitig, ausgenutzt zu werden. Trotz ihrer gegenwärtigen sozialen Defizite hatte die Patientin relativ aktive Beziehungen mit Freunden gepflegt, bevor sie in Rente ging. Außerdem gestand sie ein, trotz großer Erwartungsangst den Kontakt mit anderen doch zu genießen, wenn sie erst einmal mit ihnen zusammen war.

Frau C. sollte geholfen werden, ihre offensichtlichen **sozialen Fertigkeiten wieder zu nutzen**. Daher besprach der Therapeut mit ihr, welche Möglichkeiten sie hätte, mit anderen in Kontakt zu kommen, und ermunterte sie, entsprechend zu handeln. Ihre negativen Erwartungen darüber, was aus den verschiedenen Möglichkeiten werden könnte, wurden herausgearbeitet, und sie wurde mit dem unrealistischen Charakter dieser Erwartungen konfrontiert. Zum Beispiel berichtete die Patientin in der ersten Sitzung, wie ihre Beziehung mit ihrer früheren besten Freundin endete. Sie konnte ihre Freundin nicht besuchen und den Ehemann alleine lassen, und der Zustand ihres Mannes war ihr zu peinlich, um ihre Freundin zu sich einzuladen. Sie konnte sich jetzt nicht dazu überwinden, die Freundin anzurufen, weil diese beleidigt sein würde, vernachlässigt worden zu sein. Der Therapeut fragte, ob die Freundin es verstehen würde, wenn sie es ihr erklären würde. Die Patientin räumte ein, dass sie sich das gut vorstellen könnte.

Nun wurde der Verlust des Ehemanns besprochen und das gegenwärtige soziale Funktionsniveau der Patientin erhoben. Hierzu erforschte der Therapeut nicht nur die Vorgeschichte, sondern half der Patientin auch, verschiedene Situationen zu klären und mit ihr gemeinsam alternative Sichtweisen zu entwickeln. Am Ende der ersten Sitzung erklärte der Therapeut der Patientin die IPT-Behandlung. Er stellte heraus, dass die Depression offensichtlich im **Zusammenhang mit dem Verlust ihres Ehemanns** steht.

Erklärung der IPT-Behandlung

»Einer der Gründe, warum wir Menschen manchmal Schwierigkeiten haben, nach dem Tod einer nahestehenden Person noch einmal neu anzufangen, ist, dass es schwer ist, dem Verlust ins Auge zu schauen. Wirklich darüber nachzudenken, was der Verlust bedeutet, und sich selbst zu erlauben, die schmerzlichen Gefühle zuzulassen, ist nicht einfach. Eines der Dinge, die wir in der Therapie versuchen können, ist, herauszufinden, was zwischen Ihnen und Ihrem Mann vorgefallen ist und was Ihr Mann Ihnen bedeutet hat. Wir werden in einer Weise vorgehen, die möglicherweise am Anfang schmerzhaft für Sie ist. Aber ich glaube, dies ist notwendig, wenn Sie wieder ein aktives Leben führen wollen. Wir werden außerdem nach Wegen suchen, wie Sie Ihr Leben wieder genießen können. Und es sieht in der Tat so aus, als ob Sie bereits einen Anfang gemacht hätten, was diesen Aspekt betrifft. Es scheint jedoch auch, dass Sie zahlreiche tief verwurzelte Einstellungen haben, von denen Sie in gewissem Ausmaß erkennen, dass sie nicht realistisch sind. Dazu gehört z. B. der Unterschied zwischen dem tatsächlichen Verlauf der Dinge und Ihren Erwartungen. Sie haben weiterhin viele Ängste, dass andere Sie irgendwie nicht mögen, Sie meiden oder vielleicht ausnutzen werden. Wir werden einige Zeit darauf verwenden, um herauszufinden, was diese Dinge so übermächtig und zwingend erscheinen lässt. Wir werden auch nach Wegen suchen, wie Sie Ihre Hemmungen überwinden können. Wir werden uns für zwölf Sitzungen treffen, und ich hätte gerne, dass Sie Themen einbringen, die Sie beschäftigen, sowie Gedanken oder Gefühle, über die Sie gerne sprechen würden. Ich möchte Sie außerdem darum bitten, dass Sie sich darauf vorbereiten, dass wir über die wichtigen Beziehungen, die Sie gegenwärtig und in der Vergangenheit hatten, sprechen werden.«

In der zweiten Sitzung sprach die Patientin zwei Hauptthemen an, die mit der Zielsetzung der Behandlung zu tun hatten. Dies waren einerseits die Erfahrungen mit dem Zusammenleben und dem Tod ihres Mannes und andererseits ihre Versuche, sich ein eigenes **Leben ohne ihn aufzubauen**. Die Patientin hatte eine hochgradig desorganisierte und gestörte Kindheit erlebt. Ihre Mutter war gestorben, als sie fünf war, und im Alter von sieben Jahren wurden die Kinder dem alkoholkranken Vater weggenommen. Bis zu ihrem 18. Lebensjahr lebte sie für relativ kurze Zeiträume bei mehreren Pflegeeltern. Sie beschrieb diese Erfahrung als schmerzhaft und frustrierend, weil die Pflegeeltern ihre Pflegekinder gerne als unbezahlte Haushaltshilfen betrachteten. Mit 18 zog sie mit einer älteren Schwester zusammen. Fünf Jahre später heiratete sie ihren Mann nach einer ausgedehnten Vorlaufzeit. Er war ihr einziger ernsthafter Verehrer gewesen. Im Verlauf der Sitzung sprach Frau C. immer häufiger über **beunruhigende Erinnerungen**, die sie an die letzten Jahre ihres Mannes hatte. Im Vordergrund dieser Erinnerungen stand insbesondere seine furchtbar mit anzusehende Unfähigkeit, sich selbst zu versorgen. Gegen Ende wurde er psychotisch und war ihr gegenüber verbal aggressiv. Sie beschrieb noch einmal ihre schuldbesetzte Erleichterung, als er stationär aufgenommen wurde und dann starb. Der Therapeut versuchte, annehmend und einfühlsam zu sein, als er nach Einzelheiten ihrer Erinnerungen an diese Zeit fragte.

Eng mit diesem Thema hing zusammen, **neue Aktivitäten aufzunehmen**. Die Patientin berichtete über einen Seniorenkreis, über zukünftige Hochschulkurse, ehrenamtliche Arbeit und Treffen mit Freunden meist im Zusammenhang mit ihren Ängsten vor diesen Aktivitäten. Sie fühlte sich besonders ängstlich, weil sie jetzt alleine war und nicht mehr so wählerisch sein konnte wie damals, als ihr Mann noch am Leben war und sie auf ihn zurückgreifen konnte. Sie hatte auch das Gefühl, dass verheiratete frühere Freunde kein Interesse mehr an ihr haben würden, weil sie nicht mehr in einer Paarbeziehung stand. Außerdem dachte sie, ihre Depression sei so offensichtlich, dass wohl kaum jemand daran Interesse haben könnte, sich mit ihr zu treffen. Der Therapeut konfrontierte sie vorsichtig mit diesen Punkten, brachte sie dazu, Gegenbeispiele zu geben, und wies auf unrealistische Aspekte hin. Gegen Ende dieser Sitzung beschloss der Therapeut, der Patientin ein trizyklisches **Antidepressivum** zu verschreiben. Diese Entscheidung beruhte einerseits darauf, dass die Depression, wie in dieser Sitzung deutlich wurde, anhielt und sie andererseits in der Vergangenheit bereits positiv auf Medikamente angesprochen hatte.

Mittlere Phase (Sitzungen 3 bis 8)

In der dritten Sitzung berichtete die Patientin, sich besser zu fühlen, und sie konnte mehrere kleine Erfolge auf dem Weg zu einem **aktiveren Leben** verbuchen. Sie fuhr zum ersten Mal seit langer Zeit nachts Auto, wobei sie erzählte, ihr Mann hätte ihr Angst vor nächtlichem Autofahren eingeflößt. Sie hatte zum ersten Mal seit dem Tod ihres Mannes Freunde bei sich zum Abendessen. Außerdem hatte sie begonnen, häufiger auszugehen und mit einem örtlichen Seniorenzentrum Kontakt aufzunehmen.

Frau C. hatte auch angefangen, darüber nachzudenken, wie sehr sie sich durch ihre gehemmte Persönlichkeitsstruktur eingeschränkt hatte. Sie erkannte, dass sie sich immer noch so verhielt, als sei ihr Mann am Leben. Sie fühlte sich immer noch schuldig, wenn sie Dinge tat, die er nicht gutgeheißen hätte. Außerdem fühlte sie sich schuldig, wenn sie Geld ausgab, das sie beide verdient hatten, oder wenn sie Veränderungen im Haus vornahm. In ihrem Alltagsleben, so berichtete sie, hielt sie weiterhin für ihn einen Platz im Haus frei, schlief nur auf ihrer Bettseite und benutzte nur ihre Hälfte des Kleiderschranks. Die Sitzung endete mit einer **neuen Erkenntnis**: Sie, und nicht er, konnte nun bestimmen, ob sie sich einschränkt oder sich erlaubt, etwas zu unternehmen. Außerdem erlebte sie durch den Verlust seiner Person (die sie geschätzt und geliebt hatte) ein Ausmaß an Freiheit, wie seit 40 Jahren nicht mehr.

In der vierten Sitzung wurde der Inhalt der vorhergehenden Sitzungen wiederholt und vertieft. Frau C. sprach über ihr aktiveres Sozialleben und ihre Pläne für zukünftige Hochschulkurse und für ehrenamtliche Arbeit. Während sie sprach, fiel ihr auf, dass sie nicht nur dabei war, ihre alte Leistungsfähigkeit wiederzugewinnen, sondern dass sie sich selbst völlig **anders wahrnahm und verhielt**. Sie sagte, sie habe erkannt, dass sie den größten Teil ihres Lebens in einer sehr kontrollierenden, einschränkenden Atmosphäre verbracht hatte – erst bei Pflegeeltern und dann mit einem vorsichtigen, kontrollierenden Ehemann. Sie hatte diese Einschränkungen und Begrenzungen als selbstverständlich hingenommen und hatte jetzt erst begonnen herauszufinden, inwieweit sie diese Dinge verändern wollte. Zum Beispiel hatte sie einen Haushaltsplan, bei dem sie jeden Wochentag mit einer bestimmten Aufgabe verbrachte. Montag war Waschtag. Wenn sich an einem Montag eine attraktive Tätigkeit anbot, war sie peinlich berührt davon, wie schwierig es für sie war, den Waschtag zu verlegen. Sie fand es jedoch übertrieben, in welchem Ausmaß sie ihr Leben verplante.

In der fünften Sitzung gab es einen Wendepunkt. Zwei Wochen waren seit der letzten Sitzung vergangen. In dieser Sitzung hatte Frau C. das Ergebnis der psychologischen Tests erhalten, die zu Forschungszwecken mit ihr durchgeführt worden waren. Es waren verschiedene Checklisten und Inventare, die den Patienten Rückmeldung darüber geben, ob sie sich verbessert haben. Sie hatte den Eindruck, dass die psychometrischen Verfahren zeigten, dass sich ihr Zustand **erheblich gebessert** hatte. Nun meinte sie, sie hätte nichts mehr zu sagen und wolle die Zeit des Therapeuten nicht weiter verschwenden. Der Therapeut nahm diese Aussagen wörtlich und sprach davon, die Therapie nach ein oder zwei weiteren Therapiesitzungen zu beenden. Er ermunterte sie, den Verlauf der Behandlung zusammenzufassen und noch bestehende Probleme anzusprechen. Daraufhin sprach sie über ihre **Befürchtungen**, dass ihre Gesundheit mit dem Alter schlechter werden würde. Sie war auch besorgt darüber, dass sie sich noch nicht durch den Stapel an Rechnungen durchgearbeitet hatte, der von der Behandlung ihres Mannes noch auf ihrem Schreibtisch liegen würde. Weiterhin befürchtete sie, dass ihre Besserung ausschließlich auf die Medikation zurückzuführen sei und dass sie beim Absetzen des Medikaments einen Rückfall erleiden würde. Trotz dieser pessimistischen Themen sprach sie auch darüber, wie sie sich jetzt fühlte, wo sie nun nach neuen Regeln leben lernte. Der Therapeut schlug vor, dass die Therapie nicht lediglich darin bestehen müsse, Symptome zu besprechen, sondern sich auch auf ihre Erfahrung, anders zu leben, beziehen könnte. Erleichtert und dankbar bemerkte sie, **schließlich doch in Therapie bleiben** zu wollen.

Die sechste Sitzung drehte sich um die Bedeutung eines eigenartigen, anhaltenden »verrückten« Gefühls, das sie neuerdings hatte. Es war, »als ob ich noch alles zu Ende bringen muss«, bevor etwas Schreckliches passieren würde. Sie hatte sich zunehmend besser gefühlt und nahm immer weitere neue Aktivitäten auf, besonders im Rahmen von Weihnachtsvorbereitungen. Es waren die ersten Weihnachten ohne ihren Mann. In dieser Sitzung sprach sie über verschiedene Aspekte des Todes ihres Mannes und konnte ihr verrücktes Gefühl mit der **Angst** in Zusammenhang bringen, dass auch sie sterben würde. Sie würde sterben als Strafe, ausgerechnet wenn das Leben wieder vielversprechend erschien. Sie gab auch an, dass ihre beiden Katzen kurz nach dem Tod ihres Mannes verschwunden waren, und dieser Verlust hatte ihre Verzweiflung stark gesteigert. Sie berichtete, noch keinen Grabstein für das Grab ihres Mannes besorgt zu haben, und ihr wurde klar, dass sie sich in gewisser Weise immer noch nicht dazu überwinden konnte, ihren Mann in einem Grab zurückzulassen, während sie **weiterhin ihr Leben genoss**.

Die Patientin begann die siebte Sitzung damit, ihre erzielten Fortschritte zusammenzufassen. Sie sagte, sie **fühle sich besser als je zuvor** und würde eine Art Wiedergeburt erleben, indem sie die Zeit nachholte, die sie durch die Depression und die Pflege ihres Mannes verloren hatte. Sie war sich durch ein Gespräch mit einer anderen verwitweten Frau, die immer noch depressiv war, gerade darüber bewusst geworden, wie depressiv sie selbst gewesen ist. Sie war weiterhin beschämt darüber, wie sie auf andere gewirkt haben musste, als sie depressiv war. Sie würde ihren Mann, jetzt wo die Feiertage näher kämen, sehr vermissen. Diese Gefühle seien kontrollierbar und sogar auf eine bittersüße Art angenehm. Sie sagte, er sei die einzige Person gewesen, mit der sie über vieles aus ihrem früheren Leben sprechen konnte, und nur ihr Mann habe sie wirklich verstanden. Nun fragte sie sich, wie sie weiterhin ohne ihn auskommen würde. Auf die Frage, wie ihr die Teilnahme am Seniorenzentrum gefallen hätte, erwiderte sie, dass sie langsam Spaß daran hätte zuzugeben, dass sie selbst eine »alte Dame« sei. Sie machte sich etwas **Sorgen, nach der Behandlung wieder depressiv** zu werden. Deswegen wurden einerseits verschiedene weitere Behandlungsmöglichkeiten durchgegangen und andererseits die Umstände besprochen, unter denen sie wieder depressiv werden könnte. Sie hatte damit begonnen, neue Dinge in ihr Leben zu integrieren, einschließlich neue Lieder anzuhören, Vertrauen ins Autofahren zu entwickeln und sich zwei Katzen als Ersatz für die beiden anzuschaffen, die sie kurz nach dem Tod ihres Mannes verloren hatte.

In der achten Sitzung brachte die Patientin Weihnachtsgebäck mit, das der Therapeut dankend annahm, ohne weiter darauf einzugehen. Am Anfang der Sitzung wurde die Patientin daran erinnert, dass nach dieser Sitzung nur noch vier weitere Termine verblieben. Die Patientin beschrieb ihre befriedigenden Feiertage, einschließlich eines Weihnachtsessens, das sie für ihre Familie zubereitet hatte, sowie andere soziale Aktivitäten. Sie versicherte, »glücklich oder zumindest so glücklich wie für mich möglich« zu sein. Nach kurzem Schweigen sagte sie, dass ein Gedanke sie weiterhin beschäftigte und ihr wiederholt in den Sinn kam. Dabei handelte es sich um die **Erinnerung daran, wie sie versucht hatte, ihren Mann zu erwürgen**, kurz bevor er in ein Krankenhaus eingeliefert wurde. Der Rest der Sitzung wurde ausführlich darüber gesprochen, wie schlimm das letzte Lebensjahr ihres Mannes gewesen war. Der Vorfall, den sie erinnerte, war passiert, nachdem er sie in agitierter Weise imaginärer Liebhaber beschuldigt hatte. Um diese Zeit herum war er nicht nur pflegebedürftig und inkohärent, sondern auch paranoid geworden. Er schlief zu ungewöhnlichen Zeiten, und man musste auf ihn aufpassen, damit er keinen Schaden im Haus anrichtete oder sich selbst bei dem Versuch verletzte, etwas zu reparieren. Was die Situation verschlimmerte, war, dass der Arzt sich weigerte, den psychischen Verfall ihres Mannes zu registrieren. Die Patientin berichtete, damals das Gefühl gehabt zu haben, völlig übertrieben zu haben. Die Szene, an die sie sich erinnerte, war ein entscheidender Wendepunkt für sie, denn ihr Mann wurde kurz danach ins Krankenhaus eingewiesen.

Anmerkung zu den mittleren Sitzungen

Zur Rolle des Therapeuten: In den ersten Sitzungen war identifiziert worden, worin die wahrscheinlichen Auslöser der Depression lagen. Ebenso waren die zwei **interpersonellen Hauptziele** der Behandlung herausgearbeitet worden. Dementsprechend ging der Therapeut jede einzelne Sitzung mit einem allgemeinen Plan an. Er achtete darauf, welche Inhalte im Zusammenhang mit den Behandlungszielen standen und suchte nach Gelegenheiten, Fortschritte in Richtung dieser Ziele zu machen. In einer typischen Sitzung wurden die Gesprächsthemen von der Patientin eingebracht, die sehr artikuliert und behandlungsmotiviert war, sobald sich ihre Depression verbessert hatte. Der Therapeut hörte der Patientin aus zwei Gründen genau zu: Erstens um auf Inhalte zu fokussieren, die mit

Gedanken und Gefühlen über ihren Ehemann und dessen Tod sowie mit dem **Leben ohne ihn** zu tun hatten. Besonders aufmerksam war er, wenn sie darüber sprach, auf welche Weise sie weiterhin ihr Leben einschränkte. Denn diese Einschränkungen beruhten auf Erinnerungen an ihren Mann und **ärgerlichen Gefühlen** über ihn. Er plante, ihr zu der Erkenntnis zu verhelfen, dass sie ihr eigenes Leben führen und auch die Gefühle des Ärgers akzeptieren konnte. Zweitens hörte der Therapeut genau hin, wenn sie über Pläne für **neue oder wieder aufgenommene Aktivitäten** sprach. Dabei achtete er auf Bemerkungen, die darauf hinwiesen, dass sie zögerte oder unrealistische Annahmen äußerte. Außerdem wurde in den Therapiesitzungen ihre Wahrnehmung über die ihr zur Verfügung stehenden Möglichkeiten erweitert.

Der Therapeut hatte also in jeder Sitzung diese allgemeinen Strategien im Sinn und versuchte, das Gespräch dementsprechend zu lenken. Die besprochenen Themen und die Richtung des Gesprächs waren jedoch an den von der Patientin eingebrachten Inhalten ausgerichtet. Nachdem sie bei der Auswahl der Themen die Initiative ergreifen durfte, machte sie in verschiedener und überraschender Weise deutlich, in welchem Ausmaß sich ihr Leben um die **fortgesetzte Trauer** um ihren Mann drehte. Sie weigerte sich, dies aufzugeben und dadurch neue Dinge zuzulassen. In den Therapiesitzungen ging es fast immer um die zwei Hauptthemen der Therapie: die **Trauer um ihren Mann** und den **Aufbau neuer Aktivitäten**. Während diese Themen in jeder Sitzung angesprochen wurden, kamen jedoch auch neue Aspekte auf, und sie offenbarte sich immer mehr. Diese Offenbarungen gipfelten in der Aussage, dass sich ein Teil ihrer Schuld um den Versuch drehte, ihren Mann in einem Wutanfall zu erwürgen. Die Patientin war erst dann in der Lage, dieses Geheimnis preiszugeben, als sich eine **vertrauensvolle Beziehung zum Therapeuten** entwickelt hatte. Darüber hinaus hatte sie zu diesem Zeitpunkt die weniger schwierigen Aspekte im Umgang mit dem Tod und der Krankheit ihres Mannes bereits akzeptiert. Typisch für eine erfolgreiche Therapie ist es, dass die ursprüngliche Form des aktuellen Problembildes sich wiederholt, wenn bisher zurückgehaltene Informationen offengelegt werden. Diese Öffnung wird häufig erst auf einem anscheinend gewundenen Pfad und erst nach einer Reihe von Sitzungen erreicht, in denen der Patient Fortschritte zu machen scheint, nur um dann wieder auf eine Gesprächsebene zurückzufallen, die frühere Sitzungen charakterisiert hatte. Ein Aspekt dieser Wiederholung besteht in der **Bedeutung wichtiger Details**. In diesem Fall waren die in der sechsten Sitzung erwähnten Katzen, die kurz nach dem Tod des Ehemanns verschwunden waren, ein solch wichtiges Detail. Erst in der siebten Sitzung wurde die symbolische Bedeutung dieses Verlustes deutlich, da sich die Patientin zwei neue Katzen angeschafft hatte.

Beendigungsphase (Sitzungen 9 bis 12)

In der neunten Sitzung fasste Frau C. noch einmal ihren **Fortschritt** in der Volkshochschule zusammen. Im ersten Semester ihres Englischkurses hatte sie eine sehr gute Note bekommen. Außerdem schilderte sie ihre Aktivitäten im Seniorenzentrum und mit ihren Freunden. Sie beschrieb, dass sie die Gesellschaft alter Leute, die sie zunächst nur zögernd aufgesucht hatte, jetzt akzeptiere. Dies war sicher so, weil es ihr bisher schwer fiel zu akzeptieren, dass sie selbst alt wurde. Sie war angenehm überrascht, dass nach den Feiertagen kein psychischer Einbruch eingetreten war. Sie sprach auch noch über ihre Besorgnis, das Zusammensein mit Freunden könne ihre

Unabhängigkeit einschränken, die sie ihrem Gefühl nach immer entschlossen verteidigen musste. Sie erinnerte sich, wie sie als Teenager bei ihren verschiedenen Pflegeeltern sexuelle Angebote von den Männern in den einzelnen Haushalten erhielt. Sie hatte das Gefühl, dass sie seit dieser Zeit anderen nur sehr langsam vertraute. Nun wurde über das **nahende Therapieende gesprochen**. Sie versicherte, sich für den Therapieabschluss bereit zu fühlen und keinerlei Probleme zu erwarten.

In der zehnten Sitzung ging die Patientin hauptsächlich die Bereiche durch, in denen sie Fortschritte erzielt hatte. Sie fühlte sich zuversichtlich, dass ihre verbesserte Stimmung anhalten würde, obwohl sie immer noch besorgt war, ob nicht doch die Medikamente allein dafür verantwortlich seien. Nach 20–30 Minuten und nach einer langen Schweigepause fragte die Patientin, ob sie die Sitzung vorzeitig beenden könne, und der Therapeut war einverstanden.

In der elften Sitzung wurden der **Verlauf und die Therapie zusammengefasst** und das Ende der Behandlung besprochen. Die gesundheitliche Verschlechterung ihres Mannes und ihre Reaktion darauf wurden noch einmal kurz angesprochen. Weiterhin wurde zusammengefasst, welche Fortschritte erzielt wurden. Die Stimmung der Patientin war verbessert, sie fühlte sich wohler und hatte im Alltag mehr Freiheiten. Die Beziehungen zu ihren Kindern waren besser, und sie hatte nun ein breites Spektrum an Aktivitäten und Interessen. Außerdem lernte sie viele neue Freunde kennen. Sie sprach über ihre Reaktionen auf die Therapie. Zunächst sei sie ängstlich gewesen, hätte dann aber eine zunehmend positivere Einstellung bekommen. Sie sagte auch, dass sich ihr Zustand fast zu schnell gebessert hätte und sie nicht verstehen könnte, wie sich die Dinge so schnell verändern konnten.

Der Therapeut erklärte, dass die Therapie keinen anderen Menschen aus ihr gemacht habe, sondern ihr lediglich ermöglicht habe, ihre ohnehin **vorhandenen Stärken und Ressourcen zu nutzen**. Sie wäre größtenteils deswegen depressiv geworden, weil sie während der langen Krankheit ihres Mannes sozial isoliert gewesen sei. Die Therapie habe die nötige Unterstützung geliefert, den Verlust und ihre diesbezüglichen Gefühle zu relativieren. Dies sei ausreichend gewesen, damit sie ihre eigenen Interessen und Fähigkeiten wieder entwickeln konnte.

In der zwölften Sitzung wurde kein neues Thema mehr angeschnitten. Frau C.s Fortschritte wurden noch einmal zusammengefasst, und es wurde geplant, wie ein niedergelassener Internist ihre medikamentöse Behandlung fortsetzen sollte. Die Patientin drückte ihr Vertrauen in die Zukunft und ihre Dankbarkeit dem Therapeuten gegenüber aus.

Anmerkung zu den Schlusssitzungen

In diesem Fall wurde die **Intensität der Therapie in den Schlusssitzungen zurückgenommen**. Die Patientin hatte eine vollständige Remission erfahren und große Fortschritte darin erzielt, ihr aktives Leben wieder aufzunehmen. Darüber hinaus hatte sie in der achten Sitzung ein wichtiges Geheimnis preisgegeben, nämlich wie viel Wut sie tatsächlich auf ihren Mann hatte. Danach gab es keine ausführlichen Gespräche mehr über die letzten Jahre ihres Mannes und seinen Tod, und die Intensität der Sitzungen wurde stark reduziert. Das Ende der Behandlung wurde besprochen und war von da ab Teil jeder Sitzung. Der Therapeut war bemüht, das Datum der letzten Sitzung deutlich zu machen und nach den Reaktionen der Patientin darauf zu fragen. Die Patientin nahm in erster Linie positive Gefühle gegenüber der Therapie und dem Therapeuten wahr. Ihre Fortschritte wurden mehrmals durchgesprochen. Der Therapeut betonte ihr gegenüber, wie viel sie dazu beigetragen hatte, indem sie aktiv an der Therapie teilgenommen hatte und viele Hürden beim Aufbau neuer Aktivitäten überwunden hätte. Außerdem wurden ausführlich Behandlungsmöglichkeiten besprochen, die eingeleitet werden könnten, falls die Depression wiederkehre. Auch Frühsymptome, die auf eine erneute depressive Episode hinweisen könnten, wurden erwähnt.

Zusammenfassung

Frau C. ist ein Beispiel dafür, wie pathologische Trauer behandelt werden kann. Die Patientin war nicht in der Lage gewesen, **den Trauerprozess abzuschließen**. Sie litt unter übertriebener Schuld darüber, dass sie sich über ihren Mann vor und nach seinem Tod geärgert hatte. Sie hatte auf seine Krankheit mit Leugnung, aber auch mit verstecktem Ärger reagiert. Als sich sein Zustand zunehmend verschlechterte, war sie auf einmal entsetzt über den Verfall des Menschen, auf den sie angewiesen gewesen war. Gleichzeitig war sie ärgerlich darüber, dass er ihr so zur Last geworden war.

Dass sie seinen Tod herbeiwünschte, war ihr bewusst und wurde sogar während eines Wutanfalls ausagiert. Darüber hinaus sah sie ihre Entscheidung, ihn in ein Krankenhaus einzuliefern, als Unterzeichnung seines Todesurteils. Nachdem er starb, war sie außerdem darüber verärgert, dass sie seine Hilfe beim Umgang mit verschiedenen Aufgaben wie z. B. mit seinen Arztrechnungen, entbehren musste. Bedenkt man ihren Ärger und ihre daraus erwachsende Schuld, konnte die Patientin sich nicht die Erlaubnis geben, ein Leben alleine und mit Freude anzugehen. Obwohl sie über vielseitige persönliche und soziale Ressourcen verfügte, war sie nicht in der Lage, diese zu nutzen.

Der Behandlungsfokus bestand darin, Frau C. bei der **Entlastung von der Schuld** zu helfen und sie gleichzeitig bei ihren Bemühungen, **neue Interessen zu entwickeln**, zu unterstützen. Um den Trauerprozess zu vervollständigen, wurde ausführlich über die Beziehung zu ihrem Mann sowie über seinen Tod und ihre Reaktionen darauf gesprochen. Dabei wurden ihre schmerzhaften Gefühle wie z. B. Traurigkeit und schuldhafte Angst, für ihren Ärger möglicherweise bestraft zu werden, besonders berücksichtigt. Sie verfügte über gute persönliche Ressourcen, und ihr Zustand verbesserte sich deutlich, nachdem die Trauer aufgelöst war.

14.2 Die IPT im Vergleich mit anderen Ansätzen

Überschneidung mit anderen Therapieformen

Einige Merkmale der IPT **im Unterschied zu anderen Kurzzeittherapien** werden deutlich, wenn man sich ansieht, wie der Therapeut bei Frau C. vorgegangen ist.

Die der IPT am nächsten stehenden Psychotherapieformen sind psychoanalytisch orientiertemische und psychodynamische Therapien wie z. B. von Malan (1963), Sifneos (1979) und Davenloo (1982) beschrieben. Bei diesen Therapien werden allerdings **Interpretationen** als der hauptsächlich heilende Faktor angesehen. Dazu werden zwischen gegenwärtigen Konflikten, Konflikten in der Kindheit und der Übertragungsbeziehung zum Psychotherapeuten Zusammenhänge hergestellt. Das Problem der Patientin wird in der IPT **sehr ähnlich konzeptualisiert** wie in den psychodynamischen Therapien. Die Patientin war aufgrund übertriebener Schuldgefühle wegen ihrer Wut über ihren Ehemann vor und nach seinem Tod unfähig, den Trauerprozess abzuschließen. Viele der Verhaltensweisen von Frau C. können durch diese Schuld erklärt werden. Aus Furcht vor massiver Vergeltung für ihre Wutgedanken musste sie verleugnen, dass ihr Mann tot war, um nicht realisieren zu müssen, dass sie zu seinem Tod beigetragen hatte. Und sie musste sich selbst bestrafen, um ihre imaginativen Verstöße gegen ihn zu sühnen. Deshalb beließ sie ihr Haus wie zu seinen Lebzeiten, fühlte sich weiterhin miserabel und versagte sich selbst alle Gelegenheiten, glücklicher zu sein.

In der IPT-Behandlung wurde mit diesem Problem jedoch völlig **anders umgegangen** als in anderen Psychotherapietypen. Der IPT-Therapeut konzentrierte sich im Gespräch ausschließlich auf die Erfahrungen, die die Patientin im Zusammenleben mit ihrem Mann und mit seinem Tod gemacht hatte, und versuchte auf diese Weise, die **damit verbundenen Gefühle** herauszuarbeiten. Es wurde **nicht versucht, ihre Kindheitserfahrungen** genauer zu explorieren oder diese in Zusammenhang mit ihren Reaktionen auf die Krankheit und den Tod ihres Ehemanns zu bringen. Weiterhin wurde trotz vieler Gelegenheiten auch **nicht die Beziehung zum Therapeuten** exploriert. Zum Beispiel äußerte die Patientin in der fünften Sitzung den Wunsch, die Behandlung vorzeitig zu beenden, da es ihr besser gehe und sie das Gefühl hatte, die Zeit des Therapeuten »zu verschwenden«. Daraufhin besprach der Therapeut diese Möglichkeit völlig sachlich, indem er darauf fokussierte, was noch vor der Patientin lag, anstatt auf das, was zwischen der Patientin und dem Therapeuten abgelaufen ist. Nachdem die Patientin viele Befürchtungen äußerte, was als Nächstes passieren könnte, erkannte sie, dass sie noch nicht so weit war, die Therapie zu beenden. Wenn man als IPT-Therapeut mit einem Patienten konfrontiert ist, der die Therapie vorzeitig beenden möchte, kann man sich auch dafür entscheiden, Aspekte der therapeutischen Beziehung zu besprechen. Übertragungsaspekte zu besprechen, sollte allerdings den Fällen vorbehalten bleiben, bei denen Interventionen auf anderen Ebenen nicht angemessen sind oder nicht erfolgreich waren.

In ähnlicher Weise wurde auch nicht auf die **Bedeutung des Weihnachtsgebäcks** eingegangen, das die Patientin dem Therapeuten in der achten Sitzung mitbrachte. Dies schien nicht nötig, da ja die zentralen Themen bisher erfolgreich durchgesprochen werden konnten. Und in den Abschlusssitzungen stellte der Therapeut nicht infrage, dass Frau C. **nur positiv** über den Abschluss der Therapie denke. Er reagierte auf ihre Befürchtungen bezüglich eines möglichen Rückfalls, indem er realistisch ihre Optionen besprach. Er versuchte nicht, über ihre ambivalenten Gefühle zu sprechen, die sie hinsichtlich der Abhängigkeit von anderen hatte.

Ein Hauptunterschied zwischen der IPT und psychodynamischer Kurztherapie besteht also darin, auf **welche Themen nicht fokussiert** wird. In diesem Fall sind es die Übertragung und die Vorzeichen der gegenwärtigen Probleme in der Kindheit der Patientin.

Die Art, wie über Frau C.s depressive Symptome gesprochen wurde, verdeutlicht einen weiteren Unterschied zwischen der IPT und anderen psychodynamischen Therapien. Hier wurde die Patientin ausdrücklich über die **positive Prognose informiert**, und eine **medikamentöse Behandlung** setzte nach der zweiten Sitzung ein. Zu diesem Zeitpunkt war deutlich geworden, dass Rückversicherung alleine nicht zu einer symptomatischen Besserung führte.

Ein dritter Unterschied besteht darin, dass der IPT-Therapeut häufig und wiederholt **spezifische Veränderungen besprach**. Hierbei ging es um neue und befriedigendere Aufgaben, welche die Patientin finden könnte, um ihr Leben wieder aktiv zu gestalten. Wenn darüber gesprochen wurde, achtete der Therapeut darauf, nicht irgendeinen bestimmten Handlungsverlauf zu befürworten und damit andere Optionen auszuschließen. Es wurde vielmehr versucht, alle Möglichkeiten dahingehend zu durchleuchten, inwieweit es sinnvoll wäre, sie auszuprobieren.

IPT unterscheidet sich von psychodynamischen Therapien außerdem durch den **Umgang mit Persönlichkeitsfragen**. Ihr ganzes Leben hindurch zeigte Frau C. in ihrem Umgang mit zwischenmenschlichen Beziehungen, dass sie unbearbeitete Abhängigkeitsgefühle hatte. Sie kontrollierte diese Gefühle, indem sie leugnete, dass andere für sie etwas bedeuteten. Außerdem kontrollierte sie die Gefühle, indem sie zu anderen Distanz hielt und sich um andere selbst dann kümmerte, wenn sie sich dadurch übermäßig in deren Leben einmischte. So war es z. B. in ihrer Beziehung zu dem alkoholabhängigen Sohn. Ihre Überraschung darüber, wie sehr sie der Tod ihres Mannes getroffen hatte, ist ein Hinweis auf die kontradependenten Haltungen, die sie sich angeeignet hatte. Der IPT-Therapeut versuchte, mit der Patientin zusammen solche Behandlungsziele zu formulieren, die mit ihrem Persönlichkeitsstil vereinbar waren. Da sie andere Menschen brauchte, aber dies nicht zugeben wollte, ermunterte sie der Therapeut, über Kontaktmöglichkeiten nachzudenken, die gleichzeitig ein Hilfsangebot für andere darstellten. Deswegen beinhalteten viele der Möglichkeiten ehrenamtliche Arbeiten und Freundschaften, in denen sie anderen etwas anbot. Obwohl diese Art von Leistung in der Vergangenheit manchmal zur Verärgerung geführt hatte, »ausgenutzt« zu werden, hatten diese Gefühle üblicherweise nicht zum Abbruch der Beziehung geführt. Das Ziel der IPT bestand also darin, dass die Patientin wieder ihr früheres Leistungsniveau erreichte. Dieses hatte sie als adäquat angesehen, obwohl es möglicherweise nicht ideal gewesen war. Im Gegensatz dazu besteht das angestrebte Ziel bei anderen psychodynamischen Therapien darin, **intrapsychische Kernkonflikte** aufzulösen. Die Persönlichkeitsveränderung soll sich als Folge daraus ergeben.

IPT versus Verhaltenstherapien und kognitiven Therapien

Dass der IPT-Therapeut den Schwerpunkt der Behandlung auf die **unaufgelöste Schuld** gelegt hat, unterscheidet diesen Ansatz von einem verhaltenstherapeutischen. Dieser hätte möglicherweise darauf fokussiert, dass die Patientin **keine positiv verstärkenden Lebenserfahrungen** erreichen konnte. Der therapeutische Schwerpunkt unterscheidet sich auch von dem eines kognitiven Therapeuten, der auf die **dysfunktionalen Einstellungen** der Patientin sich selbst und ihrer Zukunft gegenüber fokussiert hätte. Die deutlichsten Unterschiede zwischen IPT und verhaltenstherapeutisch ausgerichteten Behandlungen sind im Beispiel von Frau C. jedoch **technischer Art**. Der IPT-Therapeut war weitaus weniger direktiv als es ein verhaltenstherapeutischer oder kognitiver Therapeut gewesen wäre. Obwohl allgemeine Bereiche definiert wurden, an denen gearbeitet werden sollte, wurden spezifisch angestrebte Ziele nicht explizit besprochen. Die Sitzungen waren grob um die Kernfragen herum strukturiert. Dies steht im Gegensatz zur kognitiven Therapie, bei der ein **konkreter Handlungsplan** Teil der Therapie ist. Die Patientin wurde dabei unterstützt, neue Aktivitäten aufzubauen, indem bestehende Möglichkeiten besprochen wurden. Der Therapeut ermunterte die Patientin implizit dazu, neue Verhaltensweisen auszuprobieren. Es gab keine Hausaufgaben, Fortschritte wurden auf informelle Weise erfasst, und spezifische Vorschläge wurden nur selten gemacht. Im Gegensatz dazu besprechen verhaltenstherapeutisch und kognitiv orientierte Therapeuten häufig wiederholt und ausdrücklich erzielte **Fortschritte und Hausaufgaben** und planen spezifische Dinge, die der Patient tun könnte.

14.3 Interventionsebenen

Der IPT-Therapeut versuchte, Veränderungen mithilfe von Interventionen auf **vier verschiedenen Ebenen** einzuleiten:

- **Bekämpfung der Hoffnungslosigkeit und Bewältigung depressiver Symptome:** In diesem Fall wurden die depressiven Symptome der Patientin erfragt, für sie zusammengefasst und als Zeichen für eine depressive Episode gedeutet, in der sich ihre gegenwärtige Leistungsfähigkeit klar von ihrer früheren unterschied. Der Therapeut versicherte sie einer guten Prognose. Darüber hinaus wurde sie mit einem trizyklischen Antidepressivum behandelt, da sie bereits früher schon gut auf Medikamente angesprochen hatte.
- **Steigerung der Akzeptanz von sich selbst und anderen:** Dieses Thema stellte eine Kernfrage in der Therapie dar. Die Patientin hatte bisher weder Gelegenheit gehabt abzuschätzen, welche Auswirkungen der Tod ihres Mannes hatte, noch konnte sie eine realistische Perspektive zum Umgang damit erhalten. Sie hatte übersteigerte Schuldgefühle, weil sie dachte, sie sei extrem aggressiv gewesen und habe ihren Mann nicht adäquat versorgt. Die Therapie half ihr dabei, ihre ärgerlichen Gefühle als ganz natürlich und unter diesen Umständen normal anzuerkennen und zu akzeptieren. Außerdem konnte sie aufhören, sich dafür selbst zu bestrafen.
- **Vermittlung interpersoneller Bewältigungsstrategien:** Die Patientin verfügte über ein angemessenes Repertoire an Strategien, Kontakte zu knüpfen, sich an Aktivitäten zu beteiligen und sich mit sinnvollen Dingen zu beschäftigen. Sie hatte jedoch vorübergehend ihre sozialen Kontakte aufgegeben, da sie sich ausschließlich mit ihrem Ehemann beschäftigt hatte. Jetzt wurde sie durch übertriebene Schuldgefühle daran gehindert, mit anderen in Kontakt zu kommen. Sobald sich ihre Symptome reduziert hatten und ihre Schuldgefühle vermindert waren, war sie in der Lage, ihre sozialen Fähigkeiten wieder effektiver einzusetzen. Die Interventionen des Therapeuten in diesem Bereich fokussierten darauf, unrealistischen oder übertriebenen Ängsten vor Zurückweisung durch andere entgegenzuwirken, indem ausführlich besprochen wurde, welche neuen Aktivitäten möglich wären.
- **Umgang mit Psychodynamik:** Der IPT-Therapeut erkannte, welche Bedeutung die übertriebenen Schuldgefühle hatten, daher wurde auf sie in der Behandlung fokussiert. Die Schuldgefühle wurden aber nicht explizit interpretiert, indem z. B. ein Bezug zwischen vergangenen und gegenwärtigen Beziehungen hergestellt worden wäre.

14.4 Techniken

Explorative Techniken

In diesem Fall wurden hauptsächlich **explorative Techniken** eingesetzt. Dahinter stand die Absicht, ein Behandlungsziel zu formulieren, um es dem Therapeuten zu erleichtern, die zu vertiefenden Gesprächsbereiche zu bestimmen. So fragte der Therapeut in den mittleren Sitzungen nach, warum es der Patientin widerstrebe, zum Grab ihres Mannes zu gehen. Den Besuch ihres Sohnes hielt er hingegen nicht für so wichtig. Das allgemeine Ziel nondirektiver Exploration besteht darin, dem Patienten und dem Therapeuten zu helfen, genau festzustellen, was tatsächlich im Leben des Patienten vor sich geht, und einzuschätzen, wo

Veränderungen vorgenommen werden müssen. Auf diese Weise findet ein Zusammenspiel zwischen **Exploration, Klärung und zusammenfassender Rückmeldung** in kleinen Schritten statt. Ein Beispiel für dieses Muster trat in der ersten Sitzung auf, als der Therapeut versuchte zu verstehen, was die Patientin davon abhielt, ihre alten Freunde zu treffen. Bei diesem Gespräch wurde klar, dass es einen Unterschied gab zwischen der **Antizipation eines Ereignisses** und der tatsächlichen Fähigkeit der Patientin, dieses zu genießen, wenn sie erst einmal mittendrin war.

Patientin: »Ich glaube, ich habe Angst vor Zurückweisung, und zwar so sehr, dass ich überhaupt keine Pläne mache. Wenn mich jemand anruft und sagt, willst du das und das machen, gehe ich gerne mit, aber ich ergreife nicht selbst die Initiative, irgendetwas zu unternehmen, egal mit wem.«
Therapeut: »Was meinen Sie mit Angst vor Zurückweisung?«
Patientin: »Nun, wenn die sagen, ich kann heute nicht, selbst wenn sie mir einen guten Grund dafür nennen, wirft es mich irgendwie, wissen Sie, in ein Loch hinein. Es ist fast wie mein Fehler, dass sie nicht können, wissen Sie.«
Therapeut: »Mhm. Oder dass die Ihnen was vormachen?«
Patientin: »Ja, genau.«
Therapeut: »Ist das wirklich etwas, das Ihnen oft passiert ist, dass andere es irgendwie schwierig finden, mit Ihnen zusammen zu sein?«
Patientin: »Ich glaube nicht. Ich glaube, ich mache mir das in meinem Kopf zurecht.«
Therapeut: »Haben Sie das schon länger so erlebt oder erst seit kurzer Zeit?«
Patientin: »Wahrscheinlich erst in letzter Zeit. Davor, ich glaube, ich hatte immer (seufzt) dieses Gefühl, dass, nun, was passierte schon, wenn mich jemand wirklich zurückwies? Was auch immer ich in die Wege leitete, ich konnte ja immer auf meinen Mann zurückgreifen, wissen Sie, um, nun, sodass ...«
Therapeut: »Mhm.«
Patientin: »Aber jetzt ist es ein bisschen anders. Du machst gerade irgendwie ... du hängst den Telefonhörer auf, und du kannst nicht ... wissen Sie, etwas anderes planen oder sonst etwas. Es ist irgendwie ... du sagst irgendwie, nun, was mach' ich jetzt bloß?«
Therapeut: »Mhm. Wenn Sie erst mal Pläne gemacht haben, ist es schwierig zu ... Sie planen nicht gerne weit im Voraus, oder?«
Patientin: »Nein.«
Therapeut: »Wie kommt das?«
Patientin: »Ich weiß nicht.«
Therapeut: »Es ist also so, dass Sie jemanden anrufen und gleich für heute oder morgen gerne etwas ausmachen möchten, so ungefähr?«
Patientin: »Nun, etwas Bestimmtes zu planen, wissen Sie, das fällt mir nicht schwer. Aber wenn dann die Zeit näher rückt, könnte ich mich irgendwie selbst dafür prügeln, dass ich den jeweiligen Plan gemacht habe. Weil ich es dann eigentlich gar nicht mehr machen will, wissen Sie, oder ich bilde mir zumindest ein, dass ich es nicht machen will.«
Therapeut: »Und wenn Sie es dann machen?«
Patientin: »Ist es ganz das Gegenteil. Wenn ich es mache, stelle ich fest, dass es mir gefallen hat.«
Therapeut: »Mhm. Es ist also wirklich ein gravierender Unterschied zwischen der Erwartung ...«
Patientin: »Ich habe da irgendwie in irgendeiner Weise einen Konflikt.«
Therapeut: »Mhm, es ist so, als ob die Erwartung des Ereignisses sich wirklich unterscheidet von dem, wie es dann in Wirklichkeit abläuft.«
Patientin: »Ja, sehr.«
Therapeut: »So wie Ihre Erwartung, dass die Leute Sie nicht mögen, und wie es dann wirklich ablief, z. B. als Sie im Krankenhaus waren und die Leute nicht wollten, dass Sie gehen, das ist irgendwie ... irgendwie passt das nicht zusammen.«
Patientin: »Nun ich habe keine Schwierigkeiten, mit anderen klarzukommen, ich meine, die Leute mögen mich im Allgemeinen. Ich bin kein, wissen Sie, ich bin kein anspruchsvoller Mensch, ich bin nicht ... ich bin einigermaßen angenehm im Zu-

sammensein mit anderen, ich, äh … ich bin nur oft innerlich nervös, weil ich das Gefühl habe, dass ich andauernd was sagen sollte. Und manchmal komme ich von einer Verabredung zurück und denke, wissen Sie, warum, warum hab' ich immer das Gefühl, dass ich immer, dass mein Mundwerk ständig gehen muss. Es ist einfach, dass ich Schweigen nicht aushalten kann, es ist …«

Therapeut: »Hm.«

Patientin: »Ich kann auch zu Hause keine Ruhe aushalten, mein Radio läuft die ganze Zeit.«

Therapeut: »Mhm. Haben Ihnen andere schon einmal angedeutet, dass Sie zu viel reden, oder dass Sie …«

Patientin: »Nein.«

Therapeut: »Also noch mal, ich meine, es scheint, als ob Sie irgendwie das Gefühl haben …«

Patientin: »Als ob ich zwei Persönlichkeiten habe, wissen Sie?«

Therapeut: »Wie meinen Sie das, zwei Persönlichkeiten?«

Patientin: »Als ob ein Teil von mir, Dinge tun kann, die, äh, wissen Sie, gut für mich sind, und der andere Teil von mir kämpft einfach dagegen an.«

Umgang mit Gefühlen und Ermuntern zum Affekt

Gefühle zeigen zu können, kam in der Therapie von Frau C. eine Schlüsselfunktion zu. Als die Beziehung zu ihrem Ehemann besprochen wurde, wurde es ausdrücklich gefördert, **Traurigkeit** über den Verlust zu verspüren. Außerdem wurde ihr geholfen, den **Ärger** gegenüber ihrem Ehemann auszudrücken. Auch hier sollte sie erkennen, dass es sich dabei um ein akzeptables und ganz normales Gefühl handelt. Weiterhin wurde sie darin unterstützt, auch **liebevolle Gefühle** für ihren Mann zu empfinden. Dieses Gefühl musste sie nicht aufgeben, selbst wenn sie neue Menschen und Erfahrungen in ihrem Leben zuließ. Sie zu ermuntern, ihre **Gefühle zuzulassen**, fand auf drei verschiedene Weisen statt:

- Wichtige Details im aktuellen und vergangenen Leben der Patientin wurden besprochen.
- Ihre Gefühle wurden benannt.
- Sie wurde dazu motiviert, diese Gefühle als zulässig und verständlich zu akzeptieren.

Bedeutsame Einzelheiten wurden während des gesamten Therapieverlaufs erfragt. Dazu gehörte z. B., sich damit auseinanderzusetzen, dass die Patientin so tat, als ob ihr Mann immer noch im Haus sei, indem sie nur auf einer Bettseite schlief und eine Hälfte des Kleiderschranks für ihn frei ließ. Bedeutsam war auch herauszufinden, wie es für sie war, zum Grab zu gehen. Und wichtig waren ebenfalls ihre Reaktionen auf den Verlust ihrer Katzen und noch viele andere Details. Der folgende Ausschnitt aus der vierten Sitzung veranschaulicht, wie bedeutsame Einzelheiten exploriert werden.

Patientin: »Die Feiertage sind irgendwie eine traurige Zeit für mich, weil … [Aufzeichnung des Gesprächs undeutlich] mich nicht davon abhält von, Sie wissen schon, das Haus ein bisschen zu schmücken. Ich mag Weihnachten. Es macht mir Spaß, das Haus zu schmücken. Deshalb werde ich … ich werde eben, auch wenn mein Mann nicht da ist, ich werde trotzdem schmücken.«

Therapeut: »Mhm, mhm.«

Patientin: »Weil es mir gefällt, alles in Rot und Grün – das sind schöne Farben.«

Therapeut: »Mhm, mhm. Es fällt Ihnen immer noch schwer, daran zu denken, Dinge für sich selbst zu tun.«

Patientin: »Nun, ich glaube, das ist genau das, wo das Schuldgefühl dazu kommt, dass er nicht mehr da ist, wissen Sie. Ich mache nicht so viel für mich selbst. Ich … nun, es wird schon besser, ich mache jetzt … schon ein bisschen was für mich … aber erst nach und nach …«

Therapeut: »Mhm.«

Patientin: »Ich kriege diese plötzlichen Schuldgefühle, und ich denke, nun, Mensch, du solltest nicht, du solltest nicht so glücklich über bestimmte Dinge sein.«

Therapeut: »Hm, mhm. Weil das heißt, wenn Ihnen etwas Spaß macht, können Sie nicht gleichzeitig an ihn denken?«

Patientin: »Ich denke immer weniger an ihn. Ganz plötzlich, wenn ich irgendetwas mache, das mir Spaß macht, schießt mir der Gedanke in den Kopf, dass, wissen Sie, du solltest nicht so gut gelaunt sein (kichert).«

Therapeut: »Hm, hm. Ich glaub', ich weiß, was Sie meinen.«

Patientin: »Ich bin sicher, er würde nicht wollen, dass ich … traurig bin …«

Therapeut: »Aber irgendwie, an diesen traurigen Gedanken festzuhalten, ist ein bisschen wie an ihm selbst festzuhalten?«

Patientin: »Wahrscheinlich. Da war etwas gestern, das ich schon lange machen wollte, aber bis jetzt war ich nicht dazu in der Lage … ich glaube, vielleicht habe ich es mir nicht eingestanden, dass … dass es einfach gemacht werden muss … ich habe wegen eines Grabsteins angerufen.«

Therapeut: »Hm.«

Patientin: »Und werde wahrscheinlich nächste Woche hingehen und ihn abholen. Und vielleicht hilft das, zur Ruhe zu kommen. Ich war vorher nicht in der Lage, es zu tun.«

Therapeut: »Hm. Was, was passierte denn vorher, wenn Sie versucht haben, es zu tun oder sich damit zu beschäftigen?«

Patientin (seufzt): »Ich konnte mich einfach nicht damit auseinandersetzen, ich konnte mit all dem nicht umgehen. Als ich tatsächlich einmal … ich ging einmal zum Friedhof …«

Therapeut: »Hm.«

Patientin: »Und ich war entsetzt, weil ich ging hin, und ich konnte sein Grab nicht finden, weil es keine Markierung gibt, oder irgendetwas, und ich hatte nicht … natürlich vorher nicht geschaut, um zu sehen, was rechts und links davon war, deshalb war ich … Da sind vielleicht vier oder fünf Gräber, mit überhaupt nichts drauf. Ich wusste nicht, welches war, war seines, welches unseres war. Und ich war so entsetzt, dass … ich gehe nicht gern zum Friedhof, und ich gehe nicht jedes Wochenende, ich würde nicht, weil … es gibt, ich … ich … es bringt mir eben nichts.«

Therapeut: »Mhm.«

Patientin: »Aber manchmal tut es nicht mehr so weh, wissen Sie. Ich war nicht mehr so entsetzt darüber, dass ich ihn nicht finden konnte, wo sie sind, und alles, wo ich den Grabstein herbekomme …«

Therapeut: »Mhm.«

Patientin: »Deshalb bin ich nie mehr dorthin zurückgegangen, weil eben kein Bedürfnis besteht hinzugehen. Ich gehöre nun mal nicht zu denen, die dorthin gehen und weinen, und was mich …«

Therapeut: »Mhm.«

Patientin: »Was mich wahrscheinlich für eine Zeit lang zu traurig machen würde.«

Therapeut: »Was heißt zu traurig?«

Patientin: »Das heißt zu realisieren, dass er da unten ist, und ich bin hier oben, glaub' ich« (lacht).

Therapeut: »Was würde passieren, wenn Sie zu traurig sind?«

Patientin: »Ich wäre, ich hätte wahrscheinlich einen Weinkrampf. Wirklich, es würde wahrscheinlich zwei Tage dauern, bis ich darüber hinwegkäme, wissen Sie, das ist so … wissen Sie … so ein lähmendes Gefühl, ich mache dann überhaupt nichts mehr. Ich würde nichts tun. Wohingegen ich jetzt wenigstens etwas unternehme.«

Therapeut: »Mhm.«

Patientin: »Es hört sich für jemand anderen vielleicht nicht nach viel an, aber für mich ist es … Ich bin … ich habe das Gefühl, dass ich irgendwie ein bisschen weitergekommen bin.«

Therapeut: »Hm.«

Patientin: »Ich habe überhaupt keine Angst mehr, dass ich meinen Verstand verliere, auf jeden Fall nicht im Moment.«

Therapeut: »Hm. Mhm.«

Patientin: »Und ich bin außerdem auch noch nicht so alt.«

Therapeut: »Also, wenn Sie einen Grabstein für ihn finden würden, hätte er dann einen Platz?«

Patientin: »Das ist wahrscheinlich genau das Gefühl, das ich habe, ja.«
Therapeut: »Und, dass es ...«
Patientin: »Und wenn ich dort hingehen würde, wäre ich irgendwie ... es wäre irgendwie gut zu wissen, dass ich, wissen Sie, das Richtige getan habe, wahrscheinlich.«
Therapeut: »Mhm.«
Patientin: »Wenn es überhaupt so etwas wie richtig und falsch gibt, wissen Sie.«
Therapeut: »Mhm.«
Patientin: »Ich glaube, das wäre das Richtige.«
Therapeut: »Mhm. Aber irgendwie, wenn er eigentlich keinen Platz hat, dann ...?«
Patientin: »Er ist irgendwie einfach noch nicht zur letzten Ruhe gebettet, irgendwie.«
Therapeut: »Mhm.«
Patientin: »Es ist nicht, es ist nicht abgeschlossen, und, ich, ich hätte gerne zu diesem Zeitpunkt, gerne alles abgeschlossen ...«
Therapeut: »Mhm, so wie mit den Rechnungen auch?«
Patientin: »Richtig. Ich habe nur noch ungefähr zwei Dinge zu erledigen, was die Rechnungen anbelangt.«
Therapeut: »Mhm.«
Patientin: »Und (seufzt) das wird auch noch erledigt. Und ich glaube, das ist, ich ... ich meine eben, es wird eine große Erleichterung sein, wenn ich alles einfach beiseite lassen kann, und einfach mit meinem Leben weitermachen kann.«
Therapeut: »Mhm. Aber ich glaube, die Erleichterung hat zwei Seiten. Ich meine, eine ist, dass Sie es wirklich abschließen, und er an einem Platz ist, und, wissen Sie, dieser Platz ist nicht direkt bei Ihnen, denn er ist tot.«
Patientin: »Ja.«
Therapeut: »Aber andererseits, glaube ich, dadurch, dass Sie diese Dinge immer noch zu erledigen haben, irgendwie, hält ihn das länger am Leben. Sie müssen ihn nicht ganz aufgeben.«

Klärung

Die Gefühle der Patientin wurden häufig benannt oder erklärt. Als die Patientin z. B. zugab, so wütend gewesen zu sein, dass sie versuchte, ihren Mann zu würgen, bemerkte der Therapeut: »Er hat Ihnen Dinge angetan, die jeden wütend gemacht hätten. Seine Drohungen, sein Misstrauen, seine Hilflosigkeit waren zum Wütendwerden, und Sie wurden so wütend, dass Sie vorübergehend die Kontrolle verloren.«

Klärungen wurden meistens derart vorgenommen, dass die verschiedenen besprochenen Gefühle der Patientin **miteinander in Zusammenhang** gebracht wurden. Ihr wurde aufgezeigt, in welcher Relation diese Gefühle zu den Schuldgedanken und Schuldgefühlen hinsichtlich ihres Mannes standen. Dahinter stand die Absicht, ihr zu der Erkenntnis zu verhelfen, dass die Schuldfantasien unrealistisch waren und dass sie einen angemessenen Abstand zu dem Ereignis bekommt. Ein Beispiel für diese Art von Klärung kommt aus der vierten Sitzung: Die Patientin hatte über ihre Vorfreude auf Weihnachten gesprochen und über den besorgniserregenden Befund ihres Arztes, der einen Schatten auf ihrer Lunge gefunden hatte. Ihr unmittelbarer Gedanke war, dass sie Krebs hatte und bald sterben würde, gerade als sie anfing, das Leben zu genießen.

Therapeut: »Mhm, ich frage mich, ob die einschießenden Schuldgefühle und das Gefühl, dass Sie ernsthaft krank sind und sterben, ob die beiden nicht irgendetwas miteinander zu tun haben, wissen Sie, als ob, fast als ob Sie das Gefühl haben, dass ...«
Patientin: »Eigentlich ich hätte sterben sollen?«
Therapeut: »Ja oder dass, wissen Sie, dass es genau, es gut passt, dass Sie krank werden, jetzt wo er nicht mehr da ist.«
Patientin: »Ich hoffe nicht.«

Therapeut: »Mhm. Ich glaube aber, dass dies vielleicht Ihre Gedanken sind, wissen Sie.«
Patientin: »Ja, ja.«
Therapeut: »Ich meine, sie sind nicht die Wirklichkeit. Aber wissen Sie, ich frage mich …«
Patientin: »Ich hatte sie schon vor einiger Zeit, ich, ich hatte diese Art von Befürchtung vor einiger Zeit, aber nicht in den letzten paar Monaten.«
Therapeut: »Mhm. Mhm.«
Patientin: »Ich meine, als, nachdem, nachdem er gestorben ist, vielleicht zwei, drei … ein paar Monate danach.«
Therapeut: »Mhm. Mhm.«
Patientin: »Ich hatte auf diese Art gedacht, aber ich denke jetzt nicht mehr so.«
Therapeut: »Nun, aber, wissen Sie, ich glaube, es ist doch so, dass, wenn Ihnen Dinge Spaß machen, wissen Sie, und Sie fühlen …«
Patientin: »Mhm.«
Therapeut: »Ich glaube, ich glaube nicht, dass diese Gedanken, ich glaube, Sie könnten schließlich auch andere Dinge denken, wissen Sie.«
Patientin: »Ja.«
Therapeut: »Es ist nur, dass es für mich so aussieht, dass, äh …«
Patientin: »Sie etwas miteinander zu tun haben.«
Therapeut: »Ja, dass, wissen Sie, sobald Sie anfangen, Dinge zu genießen und sich deswegen schuldig fühlen, wissen Sie, es sieht irgendwie so aus …«
Patientin: »Das ist wohl mein Schicksal.«
Therapeut: »Ja, richtig. Ich meine, dass dies eine Art von Strafe wäre für …«
Patientin: »Ja.«
Therapeut: »Dafür, dass Sie anfangen, Ihr Leben zu genießen.«
Patientin: »Nun, ich glaube, die Psyche macht viele verrückte Sachen, denke ich.«
Therapeut: »Hm, mhm, mhm. Ich denke, es ist schwierig, weil es … wissen Sie, wenn Sie wirklich etwas genießen, dann lassen Sie eigentlich von ihm los.«
Patientin: »Ja.«
Therapeut: »Wissen Sie, und Sie sind wirklich …«
Patientin: »Vielleicht bin ich einfach noch nicht, noch nicht ganz bereit loszulassen.«
Therapeut: »Ja. Ganz genau das, und ich glaube, dass die Tatsache, dass Sie irgendwie von dem Grab fernbleiben, wissen Sie, weil es Sie immer noch erschreckt, wie traurig Sie werden können.«
Patientin: »Ja.«
Therapeut: »Wissen Sie, ich glaube, dass es wirklich beeindruckend ist, dass Sie die Fortschritte machen, die Sie machen. Aber andererseits denke ich, ist es so, dass, wissen Sie, ich glaube Sie müssen ihn nicht vergessen. Sie müssen nicht vollkommen ohne die Erinnerungen an ihn sein.«
Patientin: »Ja nun, abgesehen von dem zeitweise einschießenden Schuldgefühl, tut das Denken an ihn nicht mehr so weh, wie es mal getan hat, aber …«
Therapeut: »Hm, mhm.«
Patientin: »Die schmerzhaften Gefühle und die Schuld … sind, ich weiß nicht, hängen die irgendwie zusammen? Ich finde, dass ich überhaupt nicht mehr so einsam in dem Haus bin. Genau gesagt, ich genieße es sogar, jetzt alleine zu sein.«
Therapeut: »Hm.«
Patientin: »Und, wenn ich, wenn mich meine Tochter bittet, zu ihr zu kommen, nur um mich bei ihr hinzusetzen, wissen Sie, ich meine nicht zum Babysitten, sondern einfach nur so mal rüberzugehen. Wenn ich müde bin, sage ich einfach, ich glaube nicht, dass ich heute Abend komme, wissen Sie.«
Therapeut: »Mhm.«
Patientin: »Also (seufzt) es gab Zeiten, da konnte ich es überhaupt nicht abwarten, aus diesem Haus rauszukommen, aber jetzt fängt es an, besser zu werden. Die Dinge fangen an, sich positiv zu entwickeln. Und, wissen Sie, nach und nach verschwinden auch seine Sachen.«
Therapeut: »Mhm.«
Patientin: »Abgesehen von ein oder zwei Bildern, wissen Sie.«
Therapeut: »Mhm.«
Patientin: »Aber ich war nicht in der Lage, mich von allen seinen Kleidern zu trennen, zum Beispiel. Ich weiß nicht, warum ich damit warte, ich habe

zwei Bademäntel, die da hängen, und ich dachte, warum habe ich die dagelassen? Ich weiß nicht, warum ich sie dagelassen habe.«
Therapeut: »Mhm.«
Patientin: »Aber ich weiß, dass ich mich von ihnen trennen werde, wissen Sie, sobald ich anfange ...«
Therapeut: »Mhm. Sie werden sich von ihnen trennen, wenn Sie ...«
Patientin: »Wenn es an der Zeit ist, genau.«
Therapeut: »Wenn es an der Zeit ist. Mhm, mhm. Und es ist ein ganz allmählicher Prozess.«
Patientin: »Ja, ja. Manchmal, wenn ich darüber nachdenke, über so was wie das, fühle ich mich wirklich gut dabei, ich fühle mich überhaupt nicht traurig.«
Therapeut: »Mhm.«
Patientin: »Genau gesagt, die meisten dieser Dinge habe ich an einen Laden weggegeben, wo sie, wissen Sie, verkauft werden an arme Menschen. Mein Sohn wollte nichts, deshalb habe ich eben gedacht, nun, ich würde ... lieber als sie an die Heilsarmee zu verschleudern, es gibt einen Laden, wo nette ... wissen Sie, die Kirche macht das ...«
Therapeut: »Hm.«
Patientin: »Und ich finde, dass, wenn ich in den Keller gehe, es mir nicht mehr so viel ausmacht wie vorher. Und der Keller ist auch noch was, was ich ausräumen muss, aber das mach' ich nach den Feiertagen ...«
Therapeut: »Mhm. Sie können also manche Dinge aufschieben.«
Patientin: »Ich kann?«
Therapeut: »Sie können.«
Patientin: »Ja.«
Therapeut: »Mhm.«
Patientin: »Mein Kopf wird, mein Verstand gerät sehr (kichert) durcheinander, wenn ich ans Abtreten denke. Wenn mir irgendwas passiert, denke ich, oh, was für eine Arbeit das für jemanden sein wird.«

Alternative Klärung aus der fünften Sitzung

Patientin: »Es steht mir zu, im Bett liegen zu bleiben.«
Therapeut: »Mhm. Sie haben früher mal erwähnt, dass Sie sich schuldig fühlen, wenn Sie ausgehen, und dass Sie aber jetzt ausgehen können ohne Schuldgefühle ...«
Patientin: »Nun, es ist eben, ich weiß nicht, was es ist, das Gefühl, dass ... ich mich nicht amüsieren sollte. Ich weiß nicht, warum.«
Therapeut: »Hm.«
Patientin: »Aber es ist ... ich bin irgendwie darüber weg, glaube ich, oder diese letzte Woche habe ich es mir nicht erlaubt, daran zu denken. Ich habe eben das Gefühl, dass das alles (seufzt) nicht mir passiert, dass mein Haus nicht mir gehört, dass ich, wissen Sie ... Es ist wirklich, ich habe immer das Gefühl gehabt, dass, wissen Sie, dass das Geld für dieses Haus sowieso immer nur ihm gehört hat und dass er das nie gezeigt hat oder so. Es war, es lag an mir selbst, dass ich, wissen Sie, dass ich nie freizügig Geld ausgegeben habe, es sei denn, es war mein eigenes Geld.«
Therapeut: »Mhm.«
Patientin: »Äh weil, wissen Sie, wir haben immer darüber gesprochen bevor wir etwas gekauft haben, es war also eine Ange... eine alte, alte Angewohnheit, deshalb ist es immer noch irgendwie in mir drin, dass ich dies oder jenes nicht tun sollte, ohne herauszufinden (kichert), ob ich es machen kann oder nicht.«
Therapeut: »Hm. Mhm. Das Gefühl, Sie müssen es mit ihm besprechen?«
Patientin: »Ja, richtig.«
Therapeut: »Mhm, mhm.«
Patientin: »Aber so allmählich kommt es mir vor, dass ich mein eigener Herr bin und dass ich nur, wissen Sie, auf eigenen Füßen stehen muss und tun und lassen kann, was ich will.«
Therapeut: »Mhm. Also, mit anderen Worten, wenn Sie zum Mittagessen ausgehen möchten oder ...«

Patientin: »Genau was ich die letzte Woche gemacht habe, richtig.«
Therapeut: »Wenn Sie ins Kino gehen möchten ...«
Patientin: »Oder wenn ich im Bett liegen bleiben möchte, sehen Sie ...«
Therapeut: »Mhm, mhm. Aber es ist, als ob Sie irgendwie erwarten, dass irgendwas Schlimmes passiert, wenn Sie ...«
Patientin: »Nicht unbedingt. Ich glaube nicht, dass ich so weit gegangen bin. Es war nur ein Überbleibsel von der vergangenen Zeit. Wenn, wenn man so lange mit einer anderen Person zusammenlebt, und ich immer denke, bevor ich irgendwelche Pläne gemacht habe, ob, wissen Sie, er gerne mitgehen würde, oder ob es ihm lieber wäre, wenn ich nicht gehen würde. Ich, ich war wirklich nicht so frei, als wir verheiratet waren, wie ich es jetzt bin. Ich habe jetzt wirklich viel Freiheit, aber ... ich habe es mir auch selbst so eingerichtet. Ich glaube, dass ...«
Therapeut: »Hm. Er hätte wahrscheinlich gedacht, dass es in Ordnung ist, wenn Sie unabhängiger gewesen wären?«
Patientin: »Ja. Richtig. Ja, ich bin sicher, das hätte er. Ich glaube, viele meiner Probleme habe ich nur in meinem eigenen Kopf entstehen lassen.«

Techniken zur Verhaltensänderung

Wenn darüber gesprochen wurde, welche verschiedenen Möglichkeiten es gibt, ein aktiveres Leben aufzubauen, hat der Therapeut alle **realistischen Optionen abgewogen**. Erschwinglichkeit und Transportmöglichkeiten wurden ebenso besprochen wie die Bedürfnisse, die Frau C. mit den verschiedenen Aktivitäten befriedigen könnte. Techniken wie z. B. direkte Ratschläge und Rollenspiel waren nicht notwendig, zumal die Patientin selbst zum großen Teil die Initiative ergriff. Wie die Möglichkeiten besprochen wurden, soll hier an einem Beispiel aus der dritten Sitzung vorgestellt werden.

Therapeut: »Letzte Woche hatten wir besprochen, dass es so aussieht, als ob ... um damit auf das zurückzukommen, worüber wir kurz zuvor gesprochen haben ... dass eigentlich, dies eines der ersten Male in Ihrem Leben ist, dass Sie wirklich vollkommen frei sind, so wie Ihre Situation jetzt ist.«
Patientin: »Ja, in meinem ganzen Leben, ich glaube, es ist mein ...«
Therapeut: »Mhm.«
Patientin: »So frei bin ich noch nie gewesen. Und ich ärgere mich manchmal selbst über mich, dass ich meine Zeit nicht besser nutze.«
Therapeut: »Wie z. B.?«
Patientin: »Nun, wie z. B. etwas für andere tun, wissen Sie, ich hab' immer noch ... vielleicht irgendeine, irgendeine ehrenamtliche Arbeit irgendwo ...«
Therapeut: »Hm.«
Patientin: »Ich habe mit einigen Leuten, von denen ich weiß, dass sie so was machen ... eine der Frauen arbeitet im Behindertenheim ... geht ein paar Mal die Woche hin und findet es toll.«
Therapeut: »Hm.«
Patientin: »Und es gibt ihr das Gefühl, wissen Sie, nützlich zu sein.«
Therapeut: »Mhm. Das scheint ein großer Schritt für Sie zu sein?«
Patientin: »Ja, es ist ein großer Schritt für mich anzurufen. Ich bin kein Freund von Telefonieren. Ich hasse es zu telefonieren, es muss wirklich schon etwas passieren, damit ich den Telefonhörer abnehme und jemanden anrufe oder so.«
Therapeut: »Mhm. Wie wäre es, wenn Sie dort vorbeigehen würden?«
Patientin: »Daran habe ich noch nie gedacht (lacht). Das wäre für mich einfacher, als zu telefonieren.«
Therapeut: »Mhm, mhm. Nun, ich meine, ich gehe davon aus, dass an den meisten Stellen, wo Sie ehrenamtliche Arbeit leisten können ... dort muss ja jemand anwesend sein. Sie könnten einfach vorbeigehen und schauen. Oder vielleicht könnten Sie mit einer Freundin hingehen, oder so ähnlich.«
Patientin: »Ja ... mhm. Nun, ich ... ich ... ich bin

immer noch dabei, mich selbst auf die Reihe zu kriegen, das, ich werde damit noch ein wenig warten.«

Therapeut: »Mhm. Nun, ich glaube, die Sache mit der Freiheit ist, dass es wirklich, immer Fragen aufwirft wie ... wissen Sie, was sind die Dinge, die für Sie befriedigend sind? Wissen Sie, was Sie vom Leben wollen?«

Patientin: »Nun, sehen Sie, ich wollte immer, ich wäre immer gerne ... ich bin mit dem Gedanken aufgewachsen, dass es mir nie möglich war zu studieren ...«

Therapeut: »Hm.«

Patientin: »Also jetzt habe ich endlich die Freiheit, und mein Sohn sagte: ›Warum machst du nicht einen Kurs? Das wird dich ablenken und interessieren.‹«

Therapeut: »Mhm.«

Patientin: »Also (seufzt) sagte er: ›Warum gehst du nicht zu ...‹, wissen Sie, das ist eine in ... Egal, ich habe das South Central College gewählt, weil ich dachte, es ist leichter für mich, dorthin zu gehen als zum Southern College.«

Therapeut: »Mhm, mhm. Ich glaube, das South Central College hat auch im Allgemeinen mehr Leute aus der Gemeinde.«

Patientin: »Ja.«

Therapeut: »Anstelle von, wissen Sie, das Southern College nimmt mehr 18-Jährige.«

Patientin: »Ja.«

Therapeut: »So ungefähr. Mhm.«

Patientin: »Natürlich stehen den Senioren viele Begünstigungen zur Verfügung wie z. B., dass ich nicht für die Kurse bezahlen muss, die ich belege.«

Therapeut: »Hm.«

Patientin: »Ich bezahle für meine Bücher, aber ich muss nichts bezahlen für ...«

Therapeut: »Mhm, mhm. Nun, haben Sie daran gedacht, mehr als einen Kurs zu belegen? Oder streben Sie vielleicht einen akademischen Abschluss an?«

Patientin: »Nun, ich habe, ich habe gedacht, ich würde schon gerne einen akademischen Abschluss erreichen. Ich weiß nicht in was, aber ich möchte es gerne. Ich muss also mit jemandem in dem College sprechen, ich muss dort hinfahren, um dort mit einem Berater zu sprechen, schauen, was mir offen steht.«

Therapeut: »Mhm, mhm.«

Patientin: »Nun, dieser Kurs, den ich jetzt belege, ein Englischkurs, ist viel Schreibarbeit, ich denke, meine Güte, wenn ich zwei Kurse belegt hätte, würde ich verrückt werden.«

Therapeut: »Mhm. Nun, ich glaube, das ist die Sache mit der Freiheit, dass Sie ... entscheiden müssen, was Sie ...«

Patientin: »Ja.«

Therapeut: »Was wollen Sie wirklich am meisten?«

Patientin: »Weil ich immer noch etwas Freiraum haben möchte. Für mich selbst.«

Therapeut: »Mhm.«

Patientin: »Um andere Dinge zu tun, die ich gerne machen möchte.«

Therapeut: »Nun, also eines der Dinge, die Sie in Ihrem Leben ... als einen Teil Ihres Lebens ... stellen Sie sich vor ... die Art, wie Sie Ihr Leben organisieren würden ... wäre dann zumindest ein Minimum an Zeit zu Hause zu verbringen oder sich um das Haus zu kümmern und in dem Haus zu sein, das Sie mögen.«

Patientin: »Ja.«

Therapeut: »Und wissen Sie, einfach das Gefühl haben, dass es Ihres ist, und sich zu entspannen, oder so ungefähr. Und ein anderer Aspekt davon, glaube ich, wäre, dass Sie auch wirklich noch genug Zeit haben zu, Sie wissen schon, sich unters Volk zu mischen.«

Patientin: »Mhm.«

Therapeut: »Um, vielleicht ... schließlich ist einer der Vorteile der Berentung, dass Sie Zeit haben, sich zu erholen.«

Patientin: »Das ist richtig.«

Therapeut: »All die Sachen ungefähr.«

Patientin: »So lange man dazu gesund genug ist.«

Therapeut: »Mhm. Aber andererseits, es sieht so aus, als ob es andere Dinge gibt, die Sie gerne aufbauen oder erreichen würden.«

Patientin: »Ja, ich muss, ich muss wirklich irgendwie entscheiden, was ich machen möchte, weil sich mir sonst der Kopf dreht ... das machen, und das, das, das und uh ...«
Therapeut: »Nun, was?«
Patientin: »Und ich glaube nicht, dass man in der Lage ist ...«
Therapeut: »Mhm.«
Patientin: »In allem gut zu sein (seufzt), was man machen möchte, wissen Sie.«
Therapeut: »Mhm, mhm. Nun, was sind denn die Dinge, die Sie in Betracht ziehen?«
Patientin: »Nichts Bestimmtes, es ist einfach so, dass sich mir einfach der Kopf dreht ...«
Therapeut: »Nun, was geht Ihnen denn dabei durch den Kopf?«
Patientin: »Nun, erstmal das ehrenamtliche Zeug, der, der Teil ...«
Therapeut: »Mhm. Irgendeine bestimmte Art ehrenamtlicher Arbeit?«
Patientin: »Nein, ich hatte wirklich nicht über eine bestimmte Art ehrenamtlicher Tätigkeit nachgedacht, und ich war irgendwie, ich weiß nicht, ich weiß nicht, ob ich mit Älteren oder Kindern arbeiten möchte.«
Therapeut: »Mhm.«
Patientin: »Manchmal denke ich, ich würde gerne mit alten Menschen arbeiten, und, wissen Sie, dann denke ich, vielleicht sollte ich lieber mit Kindern arbeiten, ich muss mich also selbst entscheiden.«
Therapeut: »Mhm.«
Patientin: »Und ich glaube, dass ... ich hab' mich nicht wirklich damit beschäftigt, ich glaube, die Senioren haben auch ein Programm für ehrenamtliche Arbeit, sodass ...«
Therapeut: »Hm.«
Patientin: »Ich könnte dort irgendetwas anfangen.«
Therapeut: »Mhm.«
Patientin: »Sobald ich dort mehr vertraut bin.«
Therapeut: »Mhm. Also, eine Möglichkeit wäre, irgendeine ehrenamtliche Arbeit zu machen, was, glaube ich, befriedigend wäre in dem Sinne, dass ...«
Patientin: »Ja, wenn es nur einen Tag in der Woche ist, ich glaube, das würde mich irgendwie erfüllen.«
Therapeut: »Mhm, mhm.«
Patientin: »Ich glaube, diese Frau, über die ich gesprochen habe, ich glaube, die hat mit einem Tag angefangen und sich dann entschieden, zwei Tage zu gehen, weil es ihr Spaß gemacht hat, und die haben sich wirklich auf ihr Kommen gefreut.«
Therapeut: »Mhm.«
Patientin: »Es gibt ihr also irgendwie das Gefühl, gebraucht zu werden und auch noch was zustande zu kriegen.«
Therapeut: »Mhm. Dann, ein ganz anderer Bereich, so, ist die Idee ... ich glaube, mehr zu lernen.«
Patientin: »Ja.«
Therapeut: »Und Sie wollen ...«
Patientin: »Ja, ich will ganz bestimmt nicht im Sessel sitzen und nur Fernseh schauen. Ich schaue sowieso nicht viel fern. Es gibt sowieso nichts Besonderes im Fernsehen, wissen Sie?«

Kommunikationsanalyse

In diesem Fall wurde **keine Kommunikationsanalyse** vorgenommen. Falls die Patientin jedoch z. B. Schwierigkeiten gehabt hätte, mit anderen ins Gespräch zu kommen, hätte man eine Kommunikationsanalyse anwenden können.

Einsetzen der therapeutischen Beziehung

Wenn die Patientin mehr Widerstand gegenüber der psychotherapeutischen Arbeit gezeigt hätte, hätte der Therapeut durchaus versuchen können, **Parallelen** zwischen den zwischenmenschlichen Problemen der Patientin außerhalb der Therapie und ihrem Verhalten in den Therapiesitzungen zu ziehen. Wie sich zeigte, war dies aber nicht notwendig.

Literatur

Davenloo, H (1982): Short-term dynamic psychotherapy. Aronson, New York

Hirschfield, RMA (1981): Situational depression: validity of the concept. Br J Psychiatry 139: 297–305

Malan, DH (1963): A study of brief psychotherapy. Tavistock, London

Sifneos, PE (1979): Short-term dynamic psychotherapy: Evaluation and technique. Plenum Press, New York

15 Die IPT im stationären Bereich – Entwicklung, Anwendung und Evaluation eines Konzepts

Nicola Thiel und Elisabeth Schramm

15.1 Rational für die Entwicklung eines stationären IPT-Konzepts

Psychische Erkrankungen sind in Deutschland ursächlich für 6% aller Krankenhausfälle, wobei die affektiven Erkrankungen mit etwa 40% eine herausragende Rolle spielen (Statistisches Bundesamt 2013). Unter den affektiven Erkrankungen sind wiederum die **unipolaren Depressionen mit Abstand die häufigste Diagnose**. In diesen Fällen ist leitlinienentsprechend eine pharmakologische Therapie indiziert, die sowohl bezüglich des Akuteffekts als auch der Katamneseergebnisse deutlich wirksamer ist, wenn sie mit **evidenzbasierter Psychotherapie kombiniert** wird (Berger et al. 2015). Dies ist durch Metaanalysen für den ambulanten und stationären Bereich gut belegt (Cuijpers et al. 2011, 2014) und kommt dementsprechend in den Nationalen S3-Versorgungsleitlinien durch den höchsten Empfehlungsgrad A zum Ausdruck (DGPPN et al. 2015).

Stationär behandlungsbedürftige depressive Patienten leiden meist unter Suizidgedanken, starken Beeinträchtigungen, komorbiden Erkrankungen und haben oftmals schon erfolglose Behandlungsversuche durchlaufen. Für die stationäre Depressionsbehandlung ist deswegen ein intensives Therapieprogramm indiziert, das neben den klassischen Maßnahmen (z. B. ergo-, sozio- und physiotherapeutische, pharmakologische sowie pflegerische Interventionen) ein multimodales psychiatrisch-psychotherapeutisches Angebot umfasst (Berger et al. 2015; DGPPN et al. 2015).

Die Interpersonelle Psychotherapie (IPT) hat sich neben der Kognitiven Verhaltenstherapie (KVT) und psychodynamischen Ansätzen im deutschsprachigen Raum als stationäres Behandlungskonzept durchgesetzt (Meister et al. 2018). Dies ist möglicherweise auch mit der Vielzahl augenscheinlicher Vorteile des Ansatzes für die Anwendung im Klinikrahmen begründet, die im Folgenden näher erläutert werden.

Neben ihrer Eignung für **schwerer depressiv Erkrankte** und **aufgrund ihres zeitlimitierten Konzepts** weist die Methode weitere Vorteile für den Einsatz im stationären Setting auf:

- Die IPT ist der üblichen Vorgehensweise von erfahrenen Psychiatern ähnlich, indem sie auf einem medizinischen Krankheitsmodell beruht. Dieses Krankheitsmodell ist insbesondere bei schweren Depressionen plausibel, leicht zu vermitteln und mit begleitender medikamentöser Therapie gut vereinbar.

Behandlung erklären

»Bei der IPT wird davon ausgegangen, dass eine Depression durch verschiedene Faktoren wie z. B. familiäre Veranlagung oder biochemische Veränderungen bedingt werden kann. Bei der Depression handelt es sich um eine Erkrankung und nicht um eine persönliche Schwäche. Unabhängig von den Ursachen sind stets Ihre Beziehungen zu anderen Menschen und Ihre sozialen Rollen, z. B. als Ehefrau oder Mutter, davon betroffen. Zur Behandlung einer Depression stehen wirksame Ansätze zur Verfügung, wie z. B. antidepressiv wirkende Medikamente oder verschiedene Psychotherapieformen. Bei der Anwendung der IPT geht man davon aus, dass sich die Depression im Kontext von belastenden Lebensereignissen oder -veränderungen entwickelt hat. Wir werden Sie in den nächsten Wochen mit einer Kombination von IPT und Medikation behandeln, da sich bei schweren Depressionen eine kombinierte Therapie bewährt hat. Die stationäre Therapie beinhaltet außerdem noch weitere Maßnahmen, die ich Ihnen anhand eines Behandlungsplans gleich ausführlicher erklären werde.«

- Die Methode der IPT beruht auf einem einfachen, dennoch plausiblen Modell des wechselseitigen Zusammenhangs zwischen Lebensbelastungen und der depressiven Entwicklung (vgl. auch Kap. 4). Das Rational der IPT lässt sich auch schwerer beeinträchtigten Patienten verständlich erklären:

Interpersonellen Kontext der Depression erklären

»Belastende Erlebnisse wie z. B. eine Trennung vom Partner können zum Auftreten der depressiven Symptome beitragen, und umgekehrt kann die Depression zwischenmenschliche Probleme wie z. B. Paarkonflikte auslösen oder verschlimmern. Die Konflikte in Ihrer Partnerschaft scheinen einen bedeutsamen Einfluss auf die Entwicklung der depressiven Beschwerden gehabt zu haben. Und gleichzeitig belastet Ihre Depression derzeit auch die Beziehung deutlich. Wir werden uns – teilweise gemeinsam mit Ihrem Partner – in den nächsten Sitzungen damit beschäftigen, wie die Kommunikation zwischen Ihnen beiden verbessert werden kann und Sie Ihre Beziehungsprobleme lösen können. Darüber hinaus können Sie beide in einer speziellen Gruppe für Angehörige und Patienten den Umgang mit depressiven Symptomen lernen, die typischerweise immer wieder das Familienleben belasten.«

- Darüber hinaus lassen sich die IPT-Prinzipien von allen Berufsgruppen des Behandlungsteams im klinischen Alltag breit einsetzen. So kann z. B. das Pflegepersonal mit dem Patienten in der Anfangsphase Strategien zum Symptommanagement erarbeiten, die aktive Krankenrolle zuschreiben und die Angehörigenarbeit planen.

Strategien zum Symptommanagement erarbeiten (Pflege)

»Lassen Sie uns heute besprechen, durch welche Symptome der Depression Sie sich besonders belastet fühlen. Wir werden gemeinsam schauen, was Sie selbst bisher schon ausprobiert haben, um besser mit diesen Beschwerden umgehen zu können. Welche Strategien haben Sie bisher eingesetzt, und wie sehr hat Ihnen das jeweils geholfen? Dann überlegen wir, welche weiteren Möglichkeiten es gibt, den depressiven Beschwerden aktiv entgegenzutreten. Wir werden uns für diese Arbeit den Protokollbogen zur Symptombewältigung zur Hilfe nehmen« (► Tab. 15-1).

- Die IPT ist in einem Behandlungsmanual (► Teil II) klar strukturiert und kann mithilfe eines Trainings leicht vermittelt werden. Auch Therapeuten ohne langjährige Berufserfahrung oder andere Mitglieder des Behandlungsteams können sich das IPT-Verfahren im Vergleich zu anderen Psychotherapieansätzen relativ schnell aneignen (s. auch Kap. 21 zur Ausbildung in IPT).
- Im Gegensatz zu vergleichbaren Methoden wie z. B. der KVT stellt die IPT geringere Anforderungen an das Ausmaß der Informationsverarbeitung des Patienten. Da die Intervention in einer pragmatischen Weise primär auf die Bewältigung aktueller psychosozialer Lebensprobleme abzielt, ist sie auch für Personen geeignet, deren Abstraktionsleistung beeinträchtigt ist. Damit kann die IPT auch bei schwer Depres-

Tab. 15-1 Beispiel eines ausgefüllten Protokollbogens zur Symptombewältigung.

Vorhandenes Symptom (bitte benennen)	**Welche Strategien haben Sie ausprobiert?** (bitte kurz beschreiben)	**Hat es geholfen?** 0 = gar nicht 1 = wenig 2 = gut 3 = sehr gut
Einschlafstörungen	• Sport am Abend • spät zu Bett gehen • kein Schlaf am Tag • Schlafritual (z. B. Kurzgeschichte lesen) • Entspannungsübung	0 (= gar nicht) 2 (= gut) 1 (= wenig) probiere ich noch aus probiere ich noch aus

siven, älteren Patienten mit kognitiven Einschränkungen oder Patienten mit geringerem Bildungsniveau erfolgreich angewendet werden.

- Ein weiterer Vorteil der IPT besteht darin, dass das Manual flexibel einsetzbar ist und gut auf die Bedürfnisse des einzelnen Patienten angepasst werden kann (z. B. Patienten, denen nur ein kurzer stationärer Aufenthalt möglich ist). Außerdem erlaubt es dem Behandelnden, seinen persönlichen therapeutischen Stil beizubehalten.
- Über die Jahre hinweg wurden zahlreiche Modifikationen der IPT für unterschiedliche psychische Erkrankungen erarbeitet (z. B. IPT für Angststörungen), die bei komorbid auftretenden Störungen auch für den stationären Rahmen geeignet sind.

15.2 Evaluation

Obwohl die IPT in europäischen Ländern in erster Linie unter stationären Bedingungen eingesetzt wird, ist sie bisher in diesem Kontext selten evaluiert worden. In den USA hingegen ist die durchschnittliche stationäre Aufenthaltsdauer bei depressiven Erkrankungen bei Weitem zu kurz, um IPT oder sonstige Psychotherapien durchzuführen (s. dazu kritisch: Markowitz 2008). In einer älteren deutschen Studie untersuchte Wahl (1994) die Wirksamkeit der IPT im Gruppenformat an Patienten einer psychosomatische Rehabilitationsklinik. In dieser Untersuchung, die im Sinne einer Machbarkeits- und Effectiveness-Studie unter Routinebedingungen durchgeführt wurde, erwies sich die interpersonelle Gruppentherapie gegenüber der kognitiven Gruppenbehandlung als gleich wirksam. Das interpersonelle gruppentherapeutische Vorgehen wird von Wahl als effektiv bezeichnet und bezüglich der Effektstärken als ebenbürtig neben die Befunde der bekannten Studie von Elkin et al. (1989; ► Abschn. 4.6) gestellt.

Seit 1995 wurde die IPT am Universitätsklinikum Freiburg, Abteilung Psychiatrie und Psychotherapie, in Anlehnung an ein **Phasenmodell** zur Testung von Medikamenten für hospitalisierte depressive Patienten systematisch evaluiert (► Abb. 15-1).

Phase I

Um den besonderen Problemstellungen und Bedürfnissen stationärer Patienten Rechnung zu tragen, wurde die IPT in der **ersten Entwicklungsphase** (Phase I) durch verhaltenstherapeutische und Gruppenelemente ergänzt sowie um die gezielte Integration des gesamten Behandlungsteams erweitert.

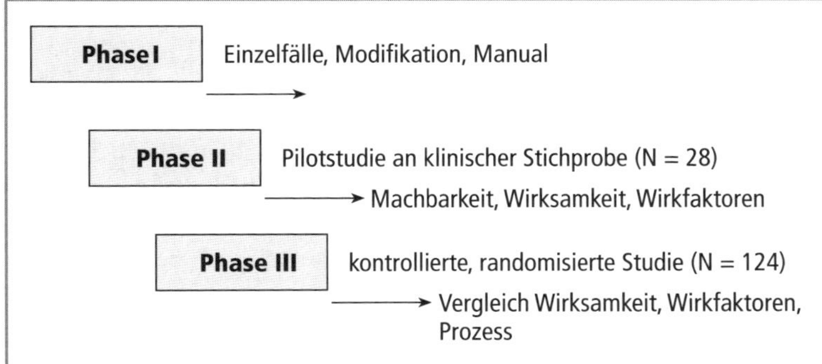

Abb. 15-1 Phasenmodell für die Entwicklung der IPT im stationären Setting.

Nach der Erstellung eines **zusätzlichen Manuals** für die stationäre Einzeltherapie, in dem die Modifikationen näher beschrieben sind (Schramm 2000 a), wurden die therapeutischen Techniken und Strategien zunächst bei einzelnen Patienten eingesetzt und teilweise weiterentwickelt.

Das Programm beinhaltete zwölf IPT-Einzelsitzungen und acht IPT-Gruppensitzungen. Zudem wurden Symptommanagementstrategien z. B. durch das Pflegepersonal erarbeitet und Sozialarbeiter und Angehörige in die Behandlung einbezogen.

Phase II

In Phase II fand eine **Überprüfung der Durchführbarkeit und Effektivität** dieses Konzepts an einer klinischen Stichprobe von 28 stationären Patienten statt, die die Kriterien einer Major Depression erfüllten. Die Patienten erhielten zusätzlich zur IPT eine **pharmakotherapeutische Standardbehandlung**. Der Behandlungserfolg wurde anhand von depressionsspezifischer Selbst- und Fremdbeurteilungsbögen zur Erfassung der sozialen Leistungsfähigkeit sowie interpersoneller Probleme evaluiert (detailliertere Beschreibung bei Schramm et al. 2004).

Die Behandlung führte in allen Erfolgsmaßen bereits nach zwölf Therapiesitzungen bzw. sechs Behandlungswochen zu **signifikanten Verbesserungen** und hohen Prä-post-Effektstärken mit 1,86 (Schramm et al. 2004). Die positiven Veränderungen blieben auch drei und 18 Monate nach der Entlassung **stabil**. Vergleicht man die Ergebnisse mit den Resultaten der Untersuchungen von Hautzinger et al. (1996) und de Jong-Meyer et al. (1996), schneidet die IPT besser oder gleich gut ab wie die **Kognitive Verhaltenstherapie im stationären Setting**. Das IPT-Konzept erwies sich somit als vielversprechendes Verfahren, das sowohl von Patienten als auch vom Behandlungsteam **gut akzeptiert** wurde.

Phase III

Ein kontrollierter randomisierter **Vergleich des Therapiekonzepts mit einem anderen Behandlungsverfahren** fand daraufhin in Phase III statt. Das ursprünglich achtwöchige Therapieprogramm wurde aus ökonomischen Gründen auf fünf Wochen verkürzt und beinhaltete insgesamt 15 Einzel- und 8 Gruppensitzungen.

In dieser Untersuchung durchliefen 124 stationäre Patienten mit einer Major Depression (nach DSM-IV) entweder das IPT-Therapieprogramm in Kombination mit einer standardisierten **Pharmakotherapie** oder eine **psychiatrische Standardbehandlung** (Pharmakotherapie plus ärztliche Gespräche im Sinne von Clinical Management [CM]).

Die **CM-Sitzungen** sind in einem Leitfaden (Schramm 2000b) definiert als psychoedukative und supportive Intervention von 15–20 Minuten Länge. Spezifische kognitive, interpersonelle oder psychodynamische Behandlungsstrategien waren nicht erlaubt. Die Kontrollgruppe erhielt ebenfalls wöchentlich drei Sitzungen.

Die mit IPT behandelten Patienten wiesen im Vergleich zu den CM-Patienten nach fünf Wochen deutlich **weniger Symptome** auf. Ebenso zeigte sich die **Responserate** (mindestens 50%ige Reduktion des HAMD-Ausgangswertes) in der IPT-Gruppe mit 70% wesentlich höher als in der CM-Gruppe (51%), wohingegen der Unterschied in den **Remissionsraten** (Hamilton-Depressionsskala [HAMD] ≤ 7; 49% vs. 34%) keine Signifikanz erlangte.

Drei Monate nach Klinikentlassung war die **Rückfallrate** bei den IPT-Patienten mit nur 3% beachtlich geringer als bei den CM-Patienten (25%). Außerdem war drei und zwölf Monate nach Entlassung eine signifikant geringere Symptomausprägung bei der IPT-Gruppe zu beobachten, und die stationären Wiederaufnahmen konnten verzögert werden (Schramm et al. 2007; ▸ Abb. 15-2). Nach fünf Jahren war der Unterschied zwischen beiden Behandlungsformen nicht mehr signifikant, jedoch erreichten die ehemaligen IPT-Patienten höhere beibehaltene Remissionsraten (Zobel et al. 2011).

Die Modifikationen und Besonderheiten des stationären Settings werden in Tabelle 15-2 erläutert.

Drei Modelle wurden im stationären Setting langjährig erprobt:

- IPT als Einzeltherapie, ergänzt um gruppentherapeutische IPT-Interventionen (Schramm et al. 2007),
- IPT ausschließlich im Gruppenformat (Schramm und Klecha 2010),
- IPT modifiziert für ältere depressiv Erkrankte (Dykierek et al. 2000) im Einzel- und/oder Gruppenformat.

15.3 Neuere Entwicklungen des stationären IPT-Konzepts

Mit der Erarbeitung und wissenschaftlichen Überprüfung des fünften Fokus **Arbeitsstress** (Beschreibung ▸ Kap. 16) wurde das statio-

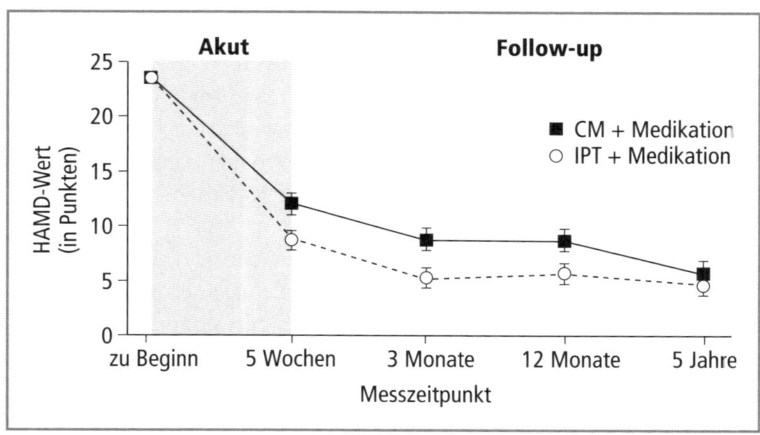

Abb. 15-2 HAMD-Werte der beiden Behandlungsbedingungen für die einzelnen Messzeitpunkte. CM = Clinical Management; HAMD = Hamilton-Depressionsskala.

Tab. 15-2 Stationäres Setting: Modifikationen und Besonderheiten.

Rahmenbedingungen

- **Beginn** der psychotherapeutischen Behandlung erst dann, wenn sich der Patient an das stationäre Setting adaptiert hat und die Symptomatik (inkl. akuter Suizidalität) mithilfe von Medikamenten und Symptommanagement soweit reduziert ist, dass das therapeutische Gespräch den Patienten nicht überfordert.
- Gegebenenfalls **kürzere Sitzungsdauer** zu Beginn (20–30 Minuten), falls aufgrund starker Symptombelastung (z. B. aufgrund ausgeprägter Konzentrationsschwierigkeiten) nötig.
- In Einzelfällen ist eine **Verlängerung der initialen Phase** notwendig. Dabei sollte der Fokus auf Symptombewältigung, Krankheitsakzeptanz und Hoffnungsvermittlung liegen.
- **Höhere Sitzungsfrequenz** mit zwei Einzelsitzungen und wenn möglich einem Bezugspflegegespräch pro Woche.
- **Ausschlusskriterien** (wie bei ambulanter Therapie): psychotische oder akute manische Symptomatik; akute Suizidalität, ohne dass der Patient absprachefähig ist; Substanzabhängigkeit, Borderline- und antisoziale Persönlichkeitsstörungen.
- Das **gesamte Behandlungsteam** sollte im IPT-Konzept geschult sein; andere therapeutische Interventionen (z. B. sozialarbeiterische Maßnahmen) sollten darauf abgestimmt werden.
- Das Einbeziehen bzw. eine **aktive Teilnahme von Angehörigen** oder Bezugspersonen des Patienten sollte (nach Einwilligung des Patienten) von Beginn der Behandlung an erfolgen. **Gesprächsinhalte**: Vermittlung der Diagnose, Fakten über Depression, Unterstützung durch die Angehörigen beim Einnehmen der Krankenrolle, Erklären des Behandlungskonzepts, Erarbeiten von generellen Zielen, Fragen der Angehörigen beantworten, Ausgabe von schriftlichem Informationsmaterial; später: Thematisierung von Konflikten und Nutzen von sozialer Unterstützung.
- Der Patient sollte im Sinne von **Belastungserprobungen** speziell gegen Ende des stationären Aufenthalts einzelne Wochenenden oder Wochentage **zu Hause** verbringen oder häufige Kontakte mit Bezugspersonen haben. Dies dient dazu, das in der Therapie Gelernte auf die gewohnte private Situation zu übertragen. Ebenfalls sinnvoll sind Arbeitsversuche, stufenweise berufliche Wiedereingliederungen oder andere Formen von Belastungserprobungen. Ansonsten sind im Vergleich zur ambulanten Therapie die **Umsetzungsmöglichkeiten** in das übliche Alltagsleben eingeschränkt.
- Für das **Therapieende** ist zu berücksichtigen, dass sich der stationäre Patient nicht nur von der Therapie und dem Therapeuten trennt, sondern auch von Mitpatienten, einem Behandlungsteam und dem schützenden stationären Rahmen. Abschiedsschmerz, Trauer und Ängste können daher stärker ausgeprägt sein als bei ambulant behandelten Patienten. Nach einem sehr langen stationären Aufenthalt kann die Entlassung aus der Klinik als Rollenwechsel thematisiert werden.
- Die IPT sollte nach der Entlassung des Patienten in Form einer **Erhaltungstherapie** möglichst ambulant fortgesetzt werden. Dennoch sollten die Gefühle in Bezug auf das Ende der stationären Zeit an dieser Stelle besprochen, der stationäre Behandlungserfolg zusammengefasst und der Patient auf die Zeit nach der Entlassung vorbereitet werden.

Inhaltliche Ebene

- **Suizidalität (Cave)**: Die **überwiegende Mehrzahl** hospitalisierter Patienten gibt auf Nachfrage Suizidgedanken an. Deswegen muss gleich zu Beginn der Behandlung eine ausführliche Analyse gegenwärtiger Suizidalität sowie ggf. früherer Suizidversuche erfolgen.
- Die Therapeutenhaltung ist im Vergleich zur ambulanten Therapie **noch stärker aktiv und unterstützend** (z. B. direkte Hilfe, kurzfristige Ziele).
- Erhöhte **Flexibilität** des Therapeuten (z. B. bezüglich der Dauer der Therapiesitzungen, der Länge der Anfangsphase, häufigerer Kontakte mit Angehörigen, Abstimmung mit den übrigen behandelnden Personen).

Tab. 15-2 Stationäres Setting: Modifikationen und Besonderheiten. *(Fortsetzung)*

Inhaltliche Ebene *(Fortsetzung)*
• Berücksichtigung der Tatsache, dass der Patient von einem **Behandlungsteam** betreut wird, statt vom Therapeuten alleine. • **Akute Besorgnisse** des Patienten (z. B. körperliche Befunde, Anrufe des Arbeitgebers, Auseinandersetzungen mit Mitpatienten) können die Bearbeitung des ausgewählten Problembereichs unterbrechen. Auf diese Punkte sollte krisenbewältigend eingegangen werden, und sie sollten möglichst in den zu bearbeitenden Problemfokus integriert sein. • Externe Rückmeldungen darüber, wie der Patient mit Personen des Behandlungsteams oder Mitpatienten interagiert, liefern wichtige Informationen über den **interpersonellen Stil** des Patienten. • Das stationäre Setting kann außerdem gezielt als **Übungsfeld** benutzt werden.

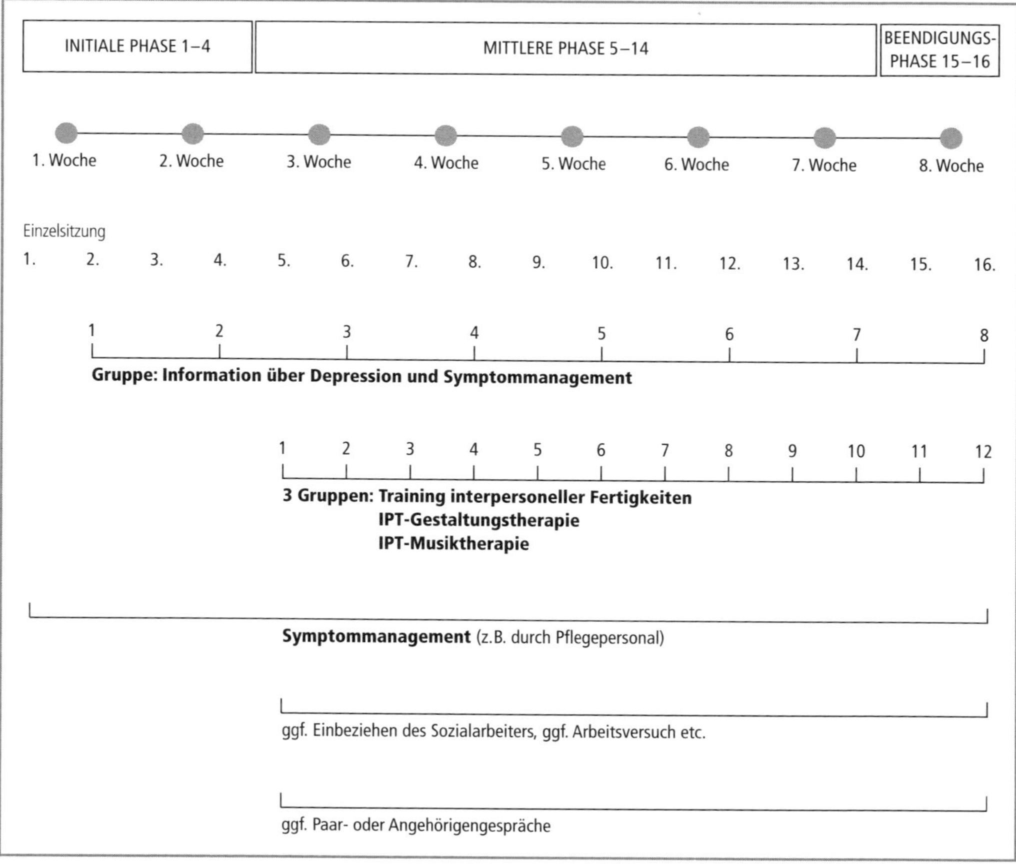

Abb. 15-3 IPT-Behandlungsprogramm für das stationäre Setting (mit 16 Einzelsitzungen und 12 Gruppensitzungen).

näre IPT-Konzept um einen Problembereich erweitert. Das in Abbildung 15-3 dargestellte Konzept stellt den neusten Stand dar.

Über den gesamten Behandlungsverlauf von acht Wochen finden zweimal pro Woche Einzelsitzungen statt, die von einem ärztlichen oder psychologischen, geschulten IPT-Therapeuten durchgeführt werden.

Die Behandlung gliedert sich in drei Phasen (► Abb. 15-3).

Initiale Phase

In der initialen Phase, die auf ca. zwei Wochen angelegt ist, erfolgen im Rahmen von Einzelsitzungen die Erhebung der Krankheitssymptome der Depression, die Zuteilung der Krankenrolle, der Einbezug von Angehörigen, die Erläuterung des IPT-Rationals, die Erhebung der Beziehungsanalyse und die Identifikation des relevanten Problembereichs. Parallel dazu erarbeitet die Bezugspflegekraft mit dem Patienten in Einzelgesprächen Strategien zum Symptommanagement. Weitere wichtige **Therapiebausteine** (z. B. Psychoedukation, Training von Alltagsfertigkeiten) können von der **Bezugspflegekraft** und/oder dem **Sozialarbeiter** durchgeführt werden.

Ein Beispiel zum Thema »Zuteilung der Krankenrolle« soll einen wichtigen Baustein der initialen Phase illustrieren:

Zuteilung der Krankenrolle

»Sie haben erarbeitet, welche Krankheitszeichen der Depression Sie bei sich beobachten. Dabei haben wir festgestellt, dass das ganze ›System Mensch‹ davon betroffen ist. Ich würde nun gerne mit Ihnen besprechen, was dazu gehört, krank bzw. Patient zu sein. Was können Sie im Moment aufgrund der depressiven Symptome nicht mehr leisten, wo setzt Ihnen die Erkrankung Grenzen und wodurch können Sie Entlastung finden? Welche Verpflichtungen sind Ihrer Meinung nach mit dem Krankenstatus verbunden?«

Parallel dazu kann der Betroffene in der ersten Woche an der offenen psychoedukativen Depressionsinformationsgruppe teilnehmen. In wöchentlich stattfindenden einstündigen Sitzungen werden dort folgende Inhalte vermittelt:

- Symptomatik und Verlauf von Depressionen,
- Ursachen und Aufrechterhaltung,
- medikamentöse Behandlungsoptionen,
- Psychotherapie und sonstige Behandlungsmöglichkeiten,
- Umgang mit Symptomen der Depression (Symptommanagement).

Aufgrund der oftmals akuten depressiven Einschränkungen stationärer Patienten (z. B. in der Konzentrationsfähigkeit) sollten die Gruppensitzungen in der initialen Phase eine Stunde möglichst nicht überschreiten. Zur weiteren Verdeutlichung werden die jeweiligen Sitzungsinhalte auf einem Flipchart notiert und Handouts über die Inhalte ausgehändigt.

Die initiale Phase endet mit der Festlegung der Behandlungsziele und der schriftlichen Erarbeitung des IPT-Behandlungsvertrags im Einzelsetting. Nachfolgend wird der IPT-Behandlungsvertrag von dem Einzeltherapeuten in der Teamsitzung vorgestellt.

Mittlere Phase

In der mittleren Phase starten drei IPT-spezifische Gruppen zusätzlich zu den Einzelsitzungen: die Gruppe zum Training interpersoneller Fertigkeiten (IPF-Gruppe), die IPT-Gestaltungstherapie und die IPT-Musiktherapie. Jeder IPT-Patient sollte an allen Gruppenangeboten teilnehmen (bis auf begründete Ausnahmen). In jeder der drei Gruppen werden alle vier Module (s. u.) nacheinander bearbeitet. Die Gruppen finden zweimal wöchentlich für jeweils 60–90 Minuten statt. Der Schwerpunkt liegt auf der Bearbeitung depressionsrelevanter zwischenmenschlicher Themen, die den IPT-Problembereichen entstammen.

Die IPT-Gruppen sind auf vier bis maximal zehn Teilnehmer ausgelegt und bearbeiten insgesamt vier Module (► Tab. 15-3):

Tab. 15-3 Ablauf und Inhalte der Interpersonellen Gruppentherapie im stationären Setting.

Gruppensitzungen	
Gruppenmodul I 2 Sitzungen	**Aufbau der interpersonellen Grundfertigkeiten** • Ziel: Überwinden von Isolation und Einsamkeit, Aufbau von sozialer Unterstützung, Vermittlung von Kommunikationsfertigkeiten • In diesem Modul werden Teilnehmer mit Fokus »Einsamkeit« gebeten, eigene Beispiele einzubringen. Es werden interpersonelle Konsequenzen depressiver und nicht depressiver Kommunikation erarbeitet und an praktischen Beispielen vertieft. Die Teilnehmer haben die Gelegenheit, sich in zwischenmenschlichen Situationen zu erproben und unterschiedliche Kommunikationsebenen kennenzulernen (besonders in Situationen des Neinsagens und des Um-Hilfe-Bittens).
Gruppenmodul II 3 Sitzungen	**Interpersonelle Konflikte bearbeiten** • Ziel: Zwischenmenschliche Auseinandersetzungen führen, bewältigen und aushalten • Hier werden Beispiele von Teilnehmern mit dem Fokus »Konflikte« näher betrachtet. Es werden die Konfliktstadien sowie der Zusammenhang zur Depression vermittelt. Überdies werden Konflikte analysiert und unter Anwendung des Kiesler-Kreismodells eine Lösungsfindung ausprobiert. Dabei wird gesondert auf hilfreiche Kommunikation in Konfliktgesprächen eingegangen.
Gruppenmodul III 4 Sitzungen	**Rollenwechsel und Betrauern von Verlusten** • Ziel: Erfolgreiche Anpassung an und Bewältigung von Lebensveränderungen • Hier werden Teilnehmer mit dem Fokus »Rollenwechsel« gebeten, Beispiele einzubringen. Es wird gemeinsam erarbeitet, was ein Rollenwechsel ist und wann dieser zur Entstehung oder Aufrechterhaltung der Depression beitragen kann. Es werden Chancen der neuen Rolle und benötigte Fertigkeiten ermittelt. Dem Betrauern der alten Rolle wird Raum gegeben. Die positive Wirkung der Unterstützung durch andere soll aufgezeigt werden.
Gruppenmodul IV 3 Sitzungen	**Arbeitsrolle und Arbeitsstress** • Ziel: Selbstfürsorge am Arbeitsplatz und werteorientiertes Leben fördern • Es werden individuelle Risikofaktoren im Stresserleben bewusst gemacht sowie Energiefresser und -spender im Arbeitsleben und im Alltag identifiziert. Zudem werden persönliche Dysbalancen (z. B. Arbeitseinsatz und Wertschätzung durch die Arbeit) ermittelt und Kommunikationsstrategien am Arbeitsplatz geübt. Erhöht werden soll die Unterstützung sowie Balance im Alltag und bei der Arbeit. Eine werteorientierte Lebensweise soll erarbeitet werden.

- »Aufbau der interpersonellen Grundfertigkeiten«,
- »Interpersonelle Konflikte bearbeiten«,
- »Rollenwechsel und Betrauern von Verlusten«,
- »Arbeitsrolle und Arbeitsstress«.

Der Fokus »Trauer« um eine verstorbene Person hat sich für eine Bearbeitung in einer Gruppe nicht als geeignet erwiesen.

Das Programm wird im halboffenen Format (d.h. neue Patienten können jeweils zu Beginn eines Moduls hinzustoßen) durchgeführt und hat strukturierenden und übenden Charakter. Jeder Patient sollte seinen relevanten Therapiefokus kennen und sich in den jeweiligen Sitzungen besonders einbringen, indem er z. B. ein persönliches Beispiel zur Bearbeitung zur Verfügung stellt. Dieses wird mithilfe von IPT-Strategien (z. B. bei Rollenwechsel die negativen Aspekte der alten Rolle benennen; ▶ Tab. 15-4) in der Gruppe bearbeitet.

Interpersonelle Fertigkeitengruppe (IPF-Gruppe)

In dieser Gruppe werden die jeweiligen IPT-Fokusse mithilfe praktischer Übungen an Beispielen sowie an den Problemsituationen der Gruppenteilnehmer bearbeitet.

Den Patienten werden **schriftliche Informationsmaterialien** und **Übungsblätter** (z. B. Kommunikationsstrategien) zur Verfügung gestellt und **»Hausaufgaben«** bis zur nächsten Sitzung vorgeschlagen. Ein Gruppenmanual (Schramm und Klecha 2010) bietet zu diesem Zweck auch schriftliche Materialien für die Patienten. Spezifische Übungen ergeben sich aus dem jeweiligen Sitzungsinhalt und sollten im Stationsalltag bzw. im alltäglichen Leben umgesetzt werden.

Nachfolgend ein Beispiel aus der Gruppenarbeit im Modul »Interpersonelle Konflikte bearbeiten« mit dem Ziel, effektive Kommunikation zu üben.

Tab. 15-4 Modul »Rollenwechsel und Betrauern von Verlusten« aus dem Gruppenprogramm.

Allgemeine Ziele dieses Moduls:
- Lebensveränderungen befriedigend bewältigen, sich an veränderte Lebensbedingungen und Rollenwechsel erfolgreich anpassen
- den Verlust der alten Rolle betrauern und akzeptieren
- die neue Rolle positiver sehen
- das Selbstwertgefühl wiederherstellen

Sitzung 1:
- Zusammenfassung der letzten Sitzung durch die Teilnehmer, Klärung von Fragen, Besprechen der Hausaufgaben
- Welcher Zusammenhang besteht zwischen Rollenwechsel und Depression?
- Beispiele für Rollenwechsel sammeln und Zusammenhänge zum Auftreten von Depressionen herstellen:
  Beispiele: Scheidung, Geburt eines Kindes, Auszug aus dem Elternhaus, Älterwerden, Krankheit, Berentung, Arbeitsplatzverlust, Auszug der Kinder
- Was ist eine soziale Rolle (Position und daran geknüpfte Erwartungen)? Welche Rolle haben die einzelnen Teilnehmer inne (Diagramm am Flipchart)?
- Sammeln: Edukation über die Bedeutung von Rollen (bezüglich Selbstidentität, Status, Selbstkonzept, Selbstwertgefühl). Am Beispiel eines Teilnehmers die alte und neue Rolle genau definieren bzw. konkret benennen.
  Beispiel: alte Rolle als Ehefrau und Mutter, neue Rolle als geschiedene Frau und alleinerziehende Mutter; Rollen beschreiben

Tab. 15-4 Modul »Rollenwechsel und Betrauern von Verlusten« aus dem Gruppenprogramm. *(Fortsetzung)*

- Mit den Teilnehmern sammeln, wann ein Rollenwechsel zur Depression beitragen kann:
  - die neue Rolle wird unfreiwillig oder unvorbereitet übernommen
  - man ist von der neuen Rolle überfordert
  - man lehnt die neue Rolle ab und sieht keine Chancen darin
  - man kann sich von einer alten Rolle nicht lösen und idealisiert
  - die Veränderung wird als Verlust/Bedrohung für das Selbstwert- bzw. Identitätsgefühl erlebt
- Was waren die positiven und negativen Aspekte der alten Rolle? Was sind die positiven und die negativen Aspekte der neuen Rolle?
- Depressionstypische, einseitige Sichtweisen und Bewertungen sollen erkannt und korrigiert, außerdem sollen die Chancen im Rahmen der neuen Rolle erkannt werden.
- Übung in Zweiergruppen oder in der Großgruppe:

Positive und negative Aspekte der alten und neuen Rolle auflisten und in Balance setzen:
Die Teilnehmer sollen darauf achten, dass alle Felder ausgefüllt werden.
Beispiel: Ein Patient ist seit seiner Berentung depressiv. Er hat durch seinen Beruf als Tierarzt viel Befriedigung erhalten, war jedoch auch den großen Belastungen, z. B. im Rahmen nächtlicher Geburten, nicht mehr gewachsen.

	Positive Aspekte	Negative Aspekte
Alte Rolle	• Kontakte • mehr Geld • befriedigende Arbeit	• Stress • Schlafstörungen • weniger Zeit • Versagensängste
Neue Rolle	• Hobbys vertiefen • längere Reise • sich um das Enkelkind kümmern	• Langeweile • weniger Anerkennung • zum »alten Eisen« gehören • Schuldgefühle

Alternativübung in Zweiergruppen oder in der Großgruppe: schriftlich in drei Spalten notieren, was verloren, was gewonnen wurde und was erhalten bzw. geblieben ist
Hausaufgaben: ggf. Übung beenden; was wurde gelernt?

Effektive Kommunikation

»Nun haben wir gerade gehört, dass Sie am Sonntag eigentlich Zeit mit Ihrem Partner verbringen wollten, dieser aber ohne Sie zu einem Fußballspiel gegangen ist, was Sie frustriert hat. Lassen Sie uns Schritt für Schritt schauen, wie Sie das nächste Mal Ihren Wunsch äußern und eine Lösung für Ihre Bedürfnisse finden können. Wir wollen zunächst ausprobieren, wie Sie Ihrem Mann Ihren Wunsch mitteilen, wie Sie dabei konkret und beharrlich bleiben und lösungsorientiert verhandeln. Ich teile der Gruppe zunächst einen Leitfaden zur effektiven Kommunikation aus, an dem Sie sich alle orientieren und anhand dessen Sie üben können.«

Die Gruppentherapien sollten eng mit der Einzeltherapie vernetzt sein, z. B. durch regelmäßigen Austausch der Berufsgruppen, um in der Einzeltherapie die Übungen der Gruppen vertiefen und eventuelle Schwierigkeiten bearbeiten zu können. Weitere **übliche stationäre Maßnahmen** wie z. B. Pharmakotherapie oder andere biologische Therapien, ergo-, sozio- und physiotherapeutische sowie pflegerische Interventionen werden ebenfalls abgestimmt auf das IPT-Programm eingesetzt.

IPT-Musiktherapie

In der Musiktherapie werden die Teilnehmer angeregt, sich über die Musik und den musikalischen Gruppenprozess mit ihren Fokussen auseinanderzusetzen.

Sich in der Gruppe mit Musik auszudrücken sowie sich und andere spielerisch zu erleben, soll dabei die Kreativität und Gestaltungskraft der Teilnehmer anregen. Die sozialen Kompetenzen werden durch aktives, konkretes Handeln in der Gruppe gefördert, die Selbst- und Fremdwahrnehmung v. a. im Bereich der Affekte und der Interaktion verbessert.

Ein wertungsfreier Raum des Spielens mit anschließendem reflektierendem Gespräch soll aufzeigen, dass es unterschiedliche Möglichkeiten gibt, mit Problemen umzugehen. Neue Verhaltensweisen können in diesem Rahmen gefunden und erprobt werden.

IPT-Gestaltungstherapie

In der begleitenden IPT-Gestaltungstherapie wird im Gruppenformat an den IPT-Problembereichen mit gestalterischen Mitteln gearbeitet. Es werden sinnliche Medien wie Malen und Plastizieren als Ausdrucksmittel verwendet, um inneren Vorstellungen eine sichtbare Gestalt zu geben. Die so entstandenen »Ausdrucksträger« werden im weiteren Prozess zwischen Patient, Gruppe und Therapeut u. a. dafür genutzt, um zwischen inneren und äußeren interpersonellen Prozessen besser zu vermitteln. Beispielsweise um Emotionen und Kognitionen besser in Einklang zu bringen, dysfunktionale Denkmuster aufzulockern und um spielerisch und probeweise Ideen für eine weitere Entwicklung zu erkunden.

Ein Beispiel aus der Gestaltungstherapiegruppe zum »Rollenwechsel«:

Rollenwechsel

Thema: Wahrnehmung der alten Rolle und Erwartung an die neue Rolle.
Aufgabe: Imagination einer Reise auf einen Hügel: »Was liegt hinter mir, wo stehe ich zur Zeit, was liegt vor mir?« Konkretisieren Sie diese Vorstellung als »Standortbestimmung« in einem Bild oder mit Ton.
Aufgabe: »So kenne ich mich bisher – so sehe ich mich in meiner neuen Rolle« malen oder gestalten.

Jede Sitzung beinhaltet einen Gestaltungsteil und einen Gesprächsteil. Im Gestaltungsteil werden die Patienten angeregt zu experimentieren, um zu erleben, welches Material zu ihrer jeweiligen Stimmung und zum jeweiligen Thema passt. Die Gestaltungstherapie unterstützt darin, einen Zugang zur eigenen Person, Bedürfnissen und Emotionen zu entwickeln. Im Gesprächsteil wird die Gruppe als Übungsfeld für interpersonelle Fertigkeiten genutzt und die Teilnehmer erhalten Feedback insbesondere für die Lösungsmöglichkeiten ihrer Problembereiche, so wie sie in den Gestaltungen erkennbar wurden. Im Mittelpunkt des Gesprächs steht das Erarbeiten der aktuellen Bezüge, die sich in den Gestaltungen materialisiert haben sowie die Exploration der beteiligten Gefühle und Gedanken.

Beendigungsphase

Wie auch bei der ambulanten Therapie wird schon während des Verlaufs auf das nahende Ende der Behandlung hingewiesen. In einem »Fokusgespräch« nach etwa zwei Drittel der Behandlungszeit bespricht der Arzt mit dem Patienten im Beisein des Einzeltherapeuten und der Bezugspflege den aktuellen Stand der

Behandlung und plant die weiteren Schritte bis zur Entlassung ins ambulante Setting. Die Beendigungsphase in den letzten 2–3 Sitzungen ähnelt ansonsten der ambulanten Endphase der IPT mit dem Unterscheid, dass für manche Patienten mit längerer Aufenthaltsdauer der Abschluss der stationären Behandlung oftmals eine Art Rollenwechsel darstellt. Außerdem betrauern stationäre Patienten üblicherweise nicht nur den Abschied vom Therapeuten, sondern von einem ganzen Behandlungsteam und ihren Mitpatienten.

Ältere Patienten

Bei der stationären Behandlung älterer depressiver Patienten müssen im Hinblick auf das psychotherapeutische Angebot die spezifischen Besonderheiten dieser Patientengruppe berücksichtigt werden (z. B. eingeschränkte Mobilität, Verlust sozialer Kontakte, somatische Beschwerden, kognitive Einschränkungen, körperliche Erkrankungen). Die vorgeschlagenen Problembereiche der IPT scheinen für die psychotherapeutische Arbeit mit älteren Menschen thematisch besonders geeignet (z. B. Rollenwechsel im Rahmen einer Berentung, körperlicher Krankheit oder eines Umzugs in ein Pflegeheim; Konflikte mit Angehörigen). Die IPT-Late Life (IPT-LL) wurde bereits in den 80er-Jahren von Frank et al. (1991) für den ambulanten Bereich konzipiert (eine ausführliche Darstellung des interpersonellen Ansatzes für Ältere findet sich bei Hinrichsen und Clougherty 2006). Für stationär behandelte ältere Depressionspatienten wurde von unserer Arbeitsgruppe ein Modell entwickelt, das trotz vieler Parallelen zur Behandlung jüngerer Depressiver einige bedeutsame Modifikationen beinhaltet.

Therapieinhalte: Da ältere Patienten häufig über vielfältige somatische Beschwerden klagen und dies in die Therapie einbringen, sollte ein bestimmter Zeitanteil verhandelt werden (z. B. die ersten zehn Minuten jeder Sitzung), während dessen körperliche Beschwerden lösungsorientiert besprochen werden können, bevor am Problemfokus weitergearbeitet wird. Dem Patienten sollte von Anfang an das fokussierte Vorgehen im Rahmen der IPT erklärt werden.

Die häufigsten Themenbereiche älterer depressiv Erkrankter sind Trauer um verstorbene Personen, Lebensveränderungen im Rahmen von Berentung, körperlichen Erkrankungen und Einschränkungen, eigene Pflegebedürftigkeit oder Pflege eines Angehörigen, Umzug in eine Pflegeeinrichtung, Einsamkeit und Konflikte mit Angehörigen um die Frage der weiteren Versorgung.

Der Alterungsprozess an sich kann als **»Rollenwechsel und -übergang«** definiert werden, wodurch der psychotherapeutische Zugang erleichtert wird. **»Einsamkeit und Isolation«** treten oftmals im höheren Alter auf und werden im Rahmen von Rollenwechseln (z. B. durch eingeschränkte Mobilität) als realistisches Altersproblem gesehen.

Bei **»interpersonellen Konflikten«** können altersrelevante Themen bearbeitet werden (z. B. zunehmender Autonomieverlust und Abhängigkeit von anderen, unerfüllte Versorgungswünsche, Dominanzwechsel in der Partnerschaft). Ein Teil der älteren Menschen hat lang andauernde zwischenmenschliche Konflikte mit seinem Partner, die erst durch aktuelle Lebensveränderungen (z. B. Berentung, Pflege eines Angehörigen) virulent werden.

Wird **»komplizierte Trauer«** fokussiert, werden – falls notwendig – nicht nur Verstorbene betrauert, sondern es kann auch um den Verlust eines noch lebenden Angehörigen mit Demenz gehen. Auch multiple Verluste spielen im Alter eine größere Rolle. Der Tod eines nahen Angehörigen zieht nicht selten aversive Konsequenzen in der Lebensführung nach sich (z. B. finanzieller Art oder was die Versorgung des Hinterbliebenen anbelangt). Das Interesse und die Möglichkeiten, einen neuen Partner zu suchen, sind häufig nicht gegeben.

Bei allen Problembereichen stehen die Gesamtbetrachtung und Würdigung der **individuellen Lebensgeschichte** und **frühere Beziehungen** mehr im Vordergrund.

Therapieziele: Bei der Auswahl des Problembereichs sollte darauf geachtet werden, dass dieser gemessen an den altersbedingt vielleicht eingeschränkten Möglichkeiten des Patienten realistisch veränderbar oder beeinflussbar ist. Auch innerhalb der Problembereiche werden altersspezifische Modifikationen vorgenommen. So steht bei einem langjährigen, unlösbar erscheinenden Ehekonflikt die Toleranzerhöhung und die Würdigung von positiven Aspekten der Beziehung im Vordergrund und weniger eine Veränderung der dysfunktionalen Interaktionen. Außerdem wird versucht, die Unabhängigkeit vom Partner z. B. durch Verfolgen eigener Interessen, Hobbys und Beziehungen zu stärken. Bei einem unfreiwilligen Rollenwechsel (z. B. Zustand nach Schlaganfall) wird der Patient ermutigt, das »Beste aus der Situation zu machen« und nicht – wie im Manual für Jüngere vorgesehen – »die neue Rolle positiver zu sehen«.

Setting und Therapietechniken: Im Manual von Frank et al. (1991) werden eine Reihe von Modifikationen der therapeutischen Rahmenbedingungen vorgestellt, die insbesondere die **Sitzungslänge und -frequenz** betreffen. Allgemein werden die eingesetzten Therapietechniken (z. B. Exploration, Gefühlsfokussierung) in dem Sinn verändert, dass generell eine **größere Flexibilität** in der Auswahl der Techniken und Interventionen besteht, die mit den Bedürfnissen und Möglichkeiten des älteren Patienten abgestimmt werden. So kann z. B. bei der Exploration der Beziehungsanalyse die **Vergangenheit** häufiger eine Rolle spielen als bei jüngeren Patienten. Bei kognitiv beeinträchtigten Patienten erwies sich das **Einbeziehen des (betreuenden) Angehörigen** zur Lösung der interpersonellen Konflikte und von Rollenwechseln als entscheidend (Miller und Reynolds 2007).

Da die Suizidrate in dieser Altersgruppe besonders hoch ist, muss Suizidalität stets thematisiert und sorgfältig im Auge behalten werden (s. auch Abschn. 18.5).

Beziehungsgestaltung: Der IPT-Therapeut ist bei der Behandlung älterer Patienten tendenziell etwas **aktiver** und **bietet noch mehr direkte Hilfen bei Problemlösungen** an (oft in enger Kooperation mit dem Sozialdienst) als bei jüngeren Patienten. Abhängigkeitstendenzen vom Therapeuten sollen durch die Einbeziehung anderer Berufsgruppen verringert werden. Therapeuten müssen erfahrungsgemäß außerdem stärker darauf achten, dass der **Fokus** nicht verloren geht, da es im Zusammenhang mit Veränderungen im alternden Gehirn oftmals zu ausschweifendem Erzählen kommt (Off-Target Verbosity). **Übertragungsphänomene** dürfen bei Patienten im fortgeschrittenem Alter thematisiert werden (z. B. älterer Patient, jüngerer Therapeut). Aspekte positiver Übertragung (z. B. Geschenke an den Therapeuten) dürfen therapeutisch genutzt werden, z. B. als Ausdruck des noch Kreativseins und Gebenkönnens. Gegenübertragungsaspekte (z. B. der Patient erinnert den Therapeuten an eigene Bezugspersonen) sollten in der Supervision thematisiert werden.

Wichtige **Therapiebausteine** des stationären Behandlungsprogramms für ältere Depressive (z. B. Psychoedukation, Umgang mit körperlichen und psychischen Beschwerden, Training von Alltagsfertigkeiten, konkretes Üben von Problemlösungen) können von der **Bezugspflegekraft** und/oder dem **Sozialar-**

beiter durchgeführt werden. Wenn Patienten in der Krankenrolle verharren oder Verantwortung delegieren, wie zuweilen bei älteren depressiv Kranken zu beobachten ist, wird dies begrenzt, indem vorhandene **Ressourcen und Kompetenzen** wiederentdeckt und gestärkt werden. Häufige Aktivitäten in diesem Kontext sind z. B. das Erproben von kleineren Einkäufen, Besuche von Seniorenwohnheimen oder Begegnungsstätten, ehrenamtliche Tätigkeiten.

In der **Depressionsbewältigungsgruppe für ältere Depressive** wird die Nutzung kurativer Wirkfaktoren (z. B. Unterstützung, interpersonelles Lernen, Altruismus, Reduzierung sozialer Isolation und Selbststigmatisierung) angestrebt, die in der Einzelarbeit nur begrenzt herstellbar sind. Ein wichtiges Ziel besteht in der **Aufklärung über depressive Störungen**, was meist beinhaltet, dass depressive Verstimmungen keinen »normalen« Teil des Alterungsprozesses darstellen. Außerdem wird am verbesserten **Umgang mit den Symptomen** gearbeitet, wobei in besonderem Maße auf altersspezifische Beschwerden (z. B. übermäßiger Schlaf, Verdauungsprobleme) eingegangen wird. Sofern es die Gruppenstruktur und die Befindlichkeit der 6–8 Teilnehmer erlauben, sollen interpersonelle Problemfokusse thematisiert werden. Als bedeutsam hat sich dabei erwiesen, dass ältere Patienten einen Zusammenhang zwischen psychosozialen und interpersonellen Belastungen mit ihrer Erkrankung sehen und nicht auf ein primär biologisches Krankheitsmodell festgelegt sind.

15.4 Zusammenfassung

In deutschsprachigen und vielen anderen Ländern gehört die stationäre Therapie zur Routinebehandlung schwerer und/oder komplexer Depressionen. Die IPT wurde auf Basis zahlreicher offensichtlicher **Vorteile des Ansatzes für die stationäre Behandlung** schwer depressiv Erkrankter adaptiert. Für **ältere Patienten** liegen weitere Spezifizierungen des Programms vor. Das Konzept wurde schrittweise entwickelt und überprüft. An eine offene Studie mit ermutigenden Resultaten schloss sich eine **randomisiert kontrollierte Untersuchung** an. Dabei wurde in Kombination mit antidepressiver Medikation ein kurzes **intensives IPT-Behandlungsprogramm** evaluiert. Die Evaluation des Konzepts erbrachte sowohl eine **akute als auch langfristige Überlegenheit** im Vergleich zu einer psychiatrischen Standardbehandlung. Das hier untersuchte IPT-Programm mag kurzfristig kostenintensiver sein als eine Standardtherapie, langfristig jedoch – wie sich in vergleichbaren Studien zeigte – möglicherweise wirtschaftlicher.

Literatur

Berger, M, Wolff, J, Normann, C et al. (2015): Leitliniengerechte psychiatrisch-psychotherapeutische Krankenhausbehandlung: Normative Personalermittlung am Beispiel Depression. Nervenarzt 86(5): 542–548

Cuijpers, P, Clignet, F, Meijel, B van et al. (2011): Psychological treatment of depression in inpatients: a systematic review and meta-analysis. Clin Psychol Rev 31(3): 353–360

Cuijpers, P, Sijbrandij, M, Koole, SL et al. (2014): Adding psychotherapy to antidepressant medication in depression and anxiety disorders: a meta-analysis. World Psychiatry 13(1): 56–67

de Jong-Meyer, R, Hautzinger, M, Rudolf, GAE et al. (1996): Die Überprüfung der Wirksamkeit einer Kombination von Antidepressiva- und Verhaltenstherapie bei endogen depressiven Patienten: Varianzanalytische Ergebnisse zu den Haupt- und Nebenkriterien des Therapieerfolgs. Z Klin Psychol 25(2): 93–109

DGPPN, BÄK, KBV, AWMF (2015): S3-Leitlinie/Nationale VersorgungsLeitlinie UnipolareDepression – Langfassung, 2. Aufl., Version 5. www.depression.versorgungsleitlinien.de. Zugegriffen: 31. 12. 2018

Dykierek, P, Schramm, E, Weihermann, I et al. (2000): Interpersonelle Psychotherapie für ältere depressive Patienten im stationären Setting. Ein Gruppenprogramm. Unveröff. Manual, Universitätsklinikum Freiburg, Abteilung für Psychiatrie und Psychotherapie

Elkin, I, Shea, T, Watkins, JT et al. (1989): National Institute of Mental Health Treatment of Depression Collaborative Research Program. General effectiveness of treatment. Arch Gen Psychiatry 46: 971–982

Frank, E, Frank, N, Cornes, C et al. (1991): Interpersonal psychotherapy in the treatment of late life depression. Unpublished manuscript, University of Pittsburgh

Hautzinger, M, de Jong-Meyer, R, Treiber, R, et al. (1996): Wirksamkeit kognitiver Verhaltenstherapie, Pharmakotherapie und deren Kombination bei nicht-endogenen, unipolaren Depressionen. Z Klin Psychol 25(2): 130–145

Hinrichsen, GA & Clougherty, KF (2006): Interpersonal psychotherapy for depressed older adults. American Psychological Association, Washington, DC

Markowitz, JC (2008): A letter from America: rescuing inpatient psychiatry. Evid Based Ment Health 11: 68–69

Meister, R, Jansen, A, Berger, M et al. (2018): Psychotherapie depressiver Störungen. Verfahren, Evidenz und Perspektiven. Nervenarzt 89: 241

Miller, MD & Reynolds, CF (2007): Expanding the usefulness of interpersonal psychotherapy (IPT) for depressed elders with comorbid cognitive impairment. Int J Geriatr Psychiatry 22(2): 101–105

Schramm, E (2000a): Interpersonelle Psychotherapie für das stationäre Setting. Unveröff. Manual, Universitätsklinikum Freiburg, Abteilung für Psychiatrie und Psychotherapie

Schramm, E (2000b): Anleitung für ein Clinical Management im stationären Setting. Unveröff. Leitfaden, Universitätsklinikum Freiburg, Abteilung für Psychiatrie und Psychotherapie

Schramm, E & Klecha, D (2010): Interpersonelle Psychotherapie in der Gruppe. Das Kurzmanual. Schattauer, Stuttgart

Schramm, E, van Calker, D & Berger, M (2004): Wirksamkeit und Wirkfaktoren der Interpersonellen Psychotherapie in der stationären Depressionsbehandlung – Ergebnisse einer Pilotstudie. Psychother Psychosom Med Psychol 54: 65–72

Schramm, E, van Calker, D, Dykierek, P et al. (2007): An intensive treatment program of interpersonal psychotherapy plus pharmacotherapy for depressed inpatients: acute and long-term results. Am J Psychiatry 164(5): 768–777

Statistisches Bundesamt (2013): Tiefgegliederte Diagnosedaten der Krankenhauspatientinnen und -patienten 2012. https://www.destatis.de/DE/ZahlenFakten/GesellschaftStaat/Gesundheit/Gesundheit.html;jsessionid=54E3C55063CA5F1F87DCFA69F0E0273D.InternetLive1. Zugegriffen: 01.01.2019

Wahl, R (1994): Kurzpsychotherapie bei Depressionen – Interpersonelle Psychotherapie und kognitive Therapie im Vergleich. Westdeutscher Verlag, Opladen

Zobel, I, Kech, S, van Calker, D et al. (2011): Long-term effect of combined interpersonal psychotherapy and pharmacotherapy in a randomized trial of depressed patients. Acta Psychiatr Scand 123(4): 276–282

16 Fünfter Fokus Arbeitsstress

Elisabeth Schramm und Nicola Thiel

16.1 Arbeit im interpersonellen Kontext

Zahlreiche Studien und Analysen kamen in den letzten Jahren zu der Schlussfolgerung, dass psychische Belastungen in der Arbeitswelt zunehmen. Die Zunahme von Ausfalltagen aufgrund psychischer – insbesondere affektiver – Erkrankungen hat sich vervielfacht (Lohmann-Haislah 2012).

Arbeit findet meist in einem **zwischenmenschlichen Gefüge** statt und beinhaltet damit eine potenziell gesundheitsfördernde Funktion (z. B. durch Erfahren von Gruppenzugehörigkeit). Arbeit kann aber auch als Stressquelle erlebt werden (z. B. im Rahmen von Mobbingsituationen).

Arbeitsstress erklärt sich oftmals aus **interpersonellen Konfliktkonstellationen**, die sich auf soziale Rollenverteilungen und -hierarchien, Kompetitivität und Anerkennung am Arbeitsplatz beziehen. Aber auch der **Verlust der Arbeitsrolle** und damit verbunden das Herausfallen aus den zwischenmenschlichen Bezügen im Sinne eines Rollenwechsels sowie ausgeprägte Orientierungsschwierigkeiten beim **Finden einer neuen Arbeitsrolle** können zur Entwicklung von depressiven Prozessen beitragen (Überblick bei Schramm und Berger 2013).

Arbeitsbezogene Belastungen werden von Betroffenen als **häufigster Auslöser** für eine Depression angegeben (Iacovides et al. 2013; Hansson et al. 2010). Zu den am besten untersuchten psychosozialen Arbeitsstressoren (Überblick bei Siegrist 2013) gehören neben **erhöhten Arbeitsanforderungen bei gleichzeitig geringer Kontrollmöglichkeit** (Anforderungs-Kontroll-Modell von Karasek und Theorell 1990) auch **mangelnde Gratifikation** (Siegrist 1996, 2013). Von einer »Gratifikationskrise« wird gesprochen, wenn einer hohen Verausgabung eines Berufstätigen keine angemessenen Entlohnungen gegenüberstehen. Dabei geht es nicht nur um materielle Gratifikation, sondern in erster Linie um Wertschätzung und Anerkennung des Geleisteten sowie um die Sicherung des sozialen Status, z. B. in Form angemessener Aufstiegschancen. Das Ausmaß der Verausgabung kann wiederum durch eine **übersteigerte Leistungs- und Selbstausbeutungsbereitschaft** des Betroffenen mitbestimmt sein.

Merke
Die aktuelle Forschungsevidenz belegt einen Zusammenhang zwischen den beiden Phänomenen chronischer psychosozialer Arbeitsbelastung und Depression (Siegrist 2008, 2013; Stansfeld und Candy 2006).

Weitere psychosoziale Arbeitsfaktoren, die zu Depressionen beitragen, sind **interpersonelle Konflikte** mit Kollegen oder Vorgesetzten (z. B. Heinisch und Jex 1997), ein negatives Arbeitsklima mit **geringer sozialer Unterstützung, soziale Isolation** sowie **Arbeitsplatzunsicherheit** (Überblick bei Rau et al. 2010). Auch die depressiogene Bedeutung von **Rollenstress** im Sinne von Rollenkonflikten oder Rollenüberlastung ist nachgewiesen (Jackson und Schuler 1985). Demnach birgt eine Arbeitstätigkeit, die von unklaren Rollenzuschreibungen, multiplen und widersprüchlichen Anforderungen oder uneindeutigen Verantwortungszuordnungen geprägt ist, ein erhöhtes Depressionsrisiko. Der zusätzlich konzipierte fünfte IPT-Fokus Arbeitsstress berücksichtigt die o. g. **psychosozialen Stressquellen** bei der Bearbeitung des Problembereichs (► Abb. 16-1; ► Tab. 16-1).

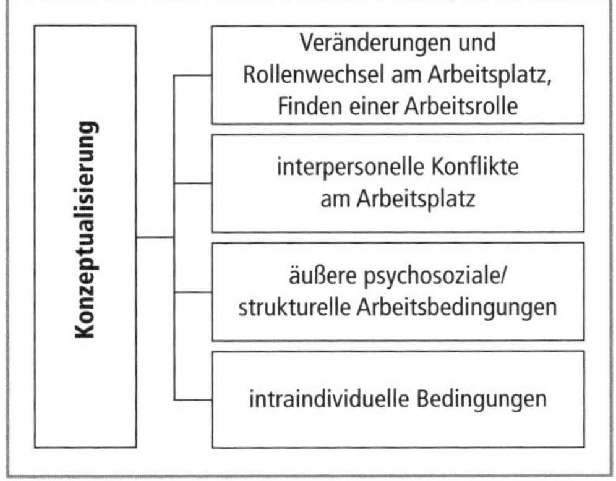

Abb. 16-1 Psychosoziale Stressquellen am Arbeitsplatz.

16.2 Fokus Arbeitsstress

Wie für die anderen IPT-Problemfelder werden auch beim fünften Fokus Arbeitsstress allgemeine Therapieziele und Strategien beschrieben. Auch zur Anwendung im **Gruppenformat** liegt für diesen Bereich eine manualisierte Beschreibung vor (Schramm und Thiel 2018). Das primäre Behandlungsziel bei diesem Fokus ist die **Entlastung von Arbeitsstress durch eine bessere Balance von Leistungs- und Beziehungswerten**. Dies soll durch die folgenden **Strategien** in der mittleren Phase erreicht werden (► Abb. 16-2):

Tab. 16-1 Beispiele für Stressquellen am Arbeitsplatz.

Stressquelle 1	• **Veränderungen und Rollenwechsel am Arbeitsplatz** z. B. neuer Arbeitsplatz, neuer Vorgesetzter, Beförderung, Versetzung, betriebliche Umstrukturierungen, Verlust von unterstützenden Kollegen, Einschränkungen durch akute körperliche Erkrankung oder durch den Alterungsprozess, Doppelrolle Familie und Beruf • **anhaltende Orientierungslosigkeit beim Finden einer Arbeitsrolle** z. B. nach Schulabschluss, nach Erkrankung, nach Verlust des Arbeitsplatzes
Stressquelle 2	• **anhaltende interpersonelle Konflikte am Arbeitsplatz** z. B. Mobbing oder Belästigung am Arbeitsplatz, Demütigung, Rollenunklarheiten, Ausnutzung/Missbrauch durch Kollegen oder Vorgesetzte, Isolation, mangelnde Wertschätzung
Stressquelle 3	• **belastende äußere psychosoziale Arbeitsbedingungen** z. B. quantitative und qualitative Arbeitsüberlastung, übermäßige Überwachung, Schichtarbeit, überhöhte emotionale Anforderungen, mangelndes Zurverfügungstellen von Ressourcen, mangelnde Entlohnung, mangelnde Gestaltungsmöglichkeit der Arbeitsabläufe, überhöhte Verantwortung
Stressquelle 4	• **intraindividuelle Bedingungen** z. B. hohe Verausgabungsbereitschaft und Selbstausbeutung, Perfektionismus, reduzierte Widerspruchs- und Abgrenzungsfähigkeit, übermäßiges Verantwortungsgefühl bzw. »over-commitment«, defensiv-passiver Bewältigungsstil, reduzierte Stresstoleranz

- Rollen- und Konfliktklärung, Werteklärung,
- Förderung arbeitsbezogener interpersoneller Kompetenzen,
- Aufbau von sozialer Unterstützung am Arbeitsplatz,
- Balance schaffen zwischen Veränderungsmöglichkeiten und Akzeptanz der Arbeitsrolle,
- Nutzen von Regenerationsmöglichkeiten, Erlernen von Achtsamkeitsfertigkeiten,
- Einbeziehen organisationsbezogener Maßnahmen, ggf. Return-to-Work-Planung.

Therapiestrategien
Initiale Phase:
– Beziehungsanalyse
– Analyse der Arbeitssituation
– Analyse des organisations- und interpersonellen Risikoprofils
– Ressourcenportfolio
Mittlere Phase:
– alte und neue Rollen in Relation setzen bzw. bei Konflikten: Konfliktklärung
– Werteklärung, Achtsamkeit am Arbeitsplatz
– soziale Unterstützung am Arbeitsplatz aufbauen
– arbeitsbezogene Kommunikationsfertigkeiten fördern
– Ausgleiche schaffen (Work-Life-Balance), Regenerationsmöglichkeiten
– Konfliktlösung realisieren (Einbeziehen von Ansprechpartnern am Arbeitsplatz), ggf. Return-to-Work-Planung
Abschiedsphase:
– Therapieende besprechen, Fortschritte und Veränderungen zusammenfassen
– Autonomie des Patienten stärken
– Rückfallprophylaxe, Notfallplan erstellen

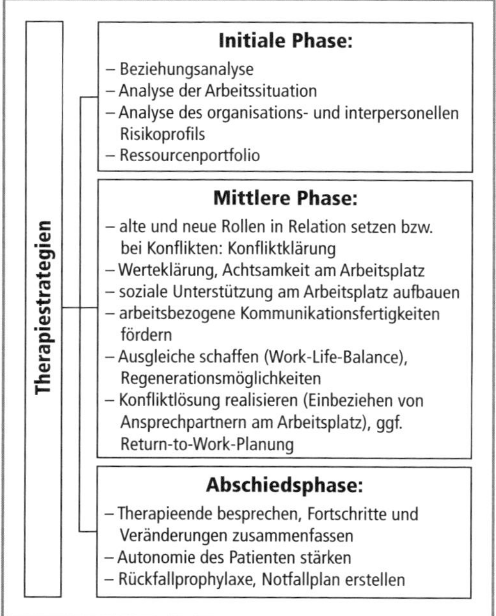

Abb. 16-2 Therapeutische Strategien beim Fokus Arbeitsstress.

Die **Ziele** stellen generell den interpersonellen (versus intrapsychischen) Kontext in den Vordergrund. Beispielsweise sollte beim Aufbau von Regenerationsquellen auf solche Aktivitäten geachtet werden, die stützende soziale Kontakte, Synergien und Vernetzung bei der Arbeit beinhalten. Das therapeutische Vorgehen ist wie bei den anderen Problemfokussen integrativ und betont ressourcenorientiert.

Initiale Phase

Bereits in der Anfangsphase soll neben der Klärung des aktuellen Lebenskontextes auch eine genaue **Analyse der Arbeitssituation** mit positiven und belastenden Faktoren, aber auch der stützenden und belastenden Beziehungen durchgeführt werden. Dabei kann die im Gruppenkontext ausgeteilte Auflistung wissenschaftlich gesicherter Belastungsfaktoren am Arbeitsplatz helfen, mögliche arbeitsbezogene Stressquellen zu identifizieren (► Tab. 16-2). Dem persönlichen Risikoprofil werden individuelle arbeitsbezogene Ressourcen gegenübergestellt.

Der **Einbezug von nahestehenden Personen** des Patienten in der Anfangsphase dient dazu, die Sichtweise des Betroffenen zu ergänzen und die Krankenrolle durch Angehörige zu unterstützen. Oftmals fällt es Betroffenen mit Arbeitsstress schwer, noch eine angemessene Beurteilung von Arbeitszeiten, Überstunden, Anforderungen im Arbeitsbereich und des Ausmaßes an Aufopferung vorzunehmen, weil diese Belastungsfaktoren schleichend zugenommen und sich die Werte zunehmend verschoben haben. Die Therapie sollte ebenfalls – ganz in der Tradition des sozialarbeiterischen Aspekts bei der Interpersonellen Psychotherapie (IPT) – durch enge **Kooperation mit den Arbeitsinstitutionen und Betriebsärzten** verstärkt auf äußere, belastende Arbeitsbedingungen eingehen.

Mittlere Phase

Die mittlere Phase beginnt mit der **Klärungsarbeit im Sinne einer vertieften Exploration** der Arbeitsrolle (z. B. positive/negative Aspekte der alten Rolle eruieren). Dabei werden auch unterdrückte **Emotionen aktualisiert**

Tab. 16-2 Risikofaktoren für Arbeitsstress- und Burnout-Erleben.

Gesellschaftliche und organisationale Risikofaktoren (Verhältnisfaktoren)
• Arbeitsüberlastung (z. B. zu hohe Arbeitsmenge, Arbeitsverdichtung, unzureichende Qualifizierung für delegierte Aufgaben) • Personalabbau • betriebliche Umstrukturierungsmaßnahmen • Arbeitsplatzunsicherheit • Einschränkungen von Entscheidungs- und Handlungsspielräumen (z. B. zunehmende Kontrolle durch Vorgaben, Kameras) • wachsende psychische Anforderungen am Arbeitsplatz (z. B. hohe Informationsmenge, häufige Unterbrechungen, wachsende Anforderungen an soziale Kompetenzen) • Entgrenzung der Arbeit (z. B. Flexibilisierung von Arbeitszeiten, mangelnde Abgrenzung zum Privatleben) • hoher Anteil an ausbildungsfremden Tätigkeiten • hohe emotionale Anforderung im Beruf (z. B. in Sozialberufen, Lehrer) • Rollenunklarheit, Rollenkonflikte (z. B. im Lehrerberuf) • mangelnde Wertschätzung durch Vorgesetzte, Kollegen oder auch mangelnde gesellschaftliche Wertschätzung (z. B. in Sozialberufen) • zwischenmenschlicher Stress am Arbeitsplatz (z. B. Mobbing) • Mangel oder Wegfall sozialer Unterstützung (z. B. durch hohe Fluktuation), mangelnder Teamgeist • ausgeprägte Ungerechtigkeit am Arbeitsplatz
Personenbezogene Risikofaktoren (Verhaltensfaktoren)
• perfektionistisch überhöhter Leistungsanspruch an Quantität und Qualität der eigenen Arbeit • hohe Verausgabungsbereitschaft, Neigung zur Selbstüberforderung • Selbstwertprobleme, mangelnde Selbstwertschätzung und hohe Kränkbarkeit • soziale Fertigkeitsdefizite (z. B. mangelnde Fähigkeit, sich abzugrenzen/nicht Nein sagen können) • wenig Erfolgserlebnisse, wenig Erlebnisse, etwas zu bewirken • mangelnde Konfliktfähigkeit • Mehrfachbelastungen (z. B. familiäre Belastungen, Pflege von Angehörigen) • personenbezogene gesundheitliche Risikofaktoren (z. B. ungünstiges Gesundheitsverhalten, somatische und/oder psychische Vorerkrankungen) • ungünstiges Bewältigungsverhalten, z. B. Grübeln, Rückzug, Alkohol

(z. B. Wut auf Kollegen, Scham über Versetzung) und der Patient wird zum angemessenen **Ausdruck von Gefühlen** ermutigt. Ähnlich wie bei der Konzeption der anderen IPT-Fokusse werden in der Klärungsphase alte mit neuen Rollen hinsichtlich der Rollenerwartungen abgeglichen und positive bzw. kraftgebende sowie negative bzw. kraftraubende Quellen benannt. Der Patient soll dabei energiespendende Quellen nutzen (z. B. mit den Kollegen zum Mittagessen gehen) und energieverzehrende Aspekte reduzieren bzw. verändern (z. B. ein Kollege kommt regelmäßig nach Arbeitsschluss mit dringenden Anliegen). Dabei werden Verluste und Enttäuschungen alter Rollen ebenso benannt wie die **Möglichkeiten und Chancen** neuer Rollen. Analog dazu werden auch zwischenmenschliche Konflikte am Arbeitsplatz zunächst einer **detaillierten Konfliktanalyse** unterzogen (► Tab. 16-3).

Tab. 16-3 Therapeutische Strategien der mittleren Phase nach dem Schwerpunkt »Rollenwechsel« oder »Interpersonelle Konflikte« aufgegliedert.

Veränderungen am Arbeitsplatz und Arbeitsrolle
• In-Beziehung-Setzen der alten und neuen Rollen/Bedingungen (positive/negative Aspekte), Klärung der Rollen • Identifikation von Werten und Erwartungen, Klärung von Gefühlen und persönlicher Motivation, Achtsamkeit am Arbeitsplatz • Balance schaffen zwischen Veränderungsmöglichkeiten (Erkennen von Handlungsspielräumen) und Akzeptanz (im Sinne einer Reduktion von perfektionistischen Selbst- und Fremderwartungen) der Arbeitsrolle • Schaffen von sozialer Unterstützung • Förderung arbeitsbezogener Kommunikations- und sozialer Fertigkeiten • Schaffen von Ausgleich (z. B. Neudefinition der eigenen Grenzen der Belastbarkeit, Festsetzen »heiliger« privater Termine, Auszeiten, Regeneration und Selbstfürsorge)
Konflikte am Arbeitsplatz
• Bestimmung des Konfliktstadiums • Worum geht es in dem Konflikt (Werte, Erwartungen, Gefühle, Stellung des Konfliktpartners)? • Training von Kommunikations- und Mediationsstrategien (z. B. Neinsagen, Um-Hilfe-Bitten, Aushandeln von arbeitsbezogenen Kompromissen mit Kollegen oder Vorgesetzen) • Lösungsstrategien (allgemeine interpersonelle Kompetenzen) fördern

Diese Strategien dienen ebenso wie das **Identifizieren von Werten und Erwartungen** (▸ Abb. 16-3; ▸ Abschn. 16-3) dazu, die persönliche Motivation und Gefühlslage des Patienten zu klären, um klar kommunizieren zu können, was er von anderen möchte (z. B. bei Gratifikationskrisen). Hieraus ergeben sich Hilfestellungen, diese persönlichen Ziele unter Einbezug **sozialer Unterstützung** und mithilfe verbesserter Kommunikationsstrategien zu erreichen. Vor allem sich abzugrenzen und um Hilfe zu bitten, spielen hier eine zentrale Rolle und sollten in Rollenspielen erprobt werden. Das Einbeziehen von relevanten **Ansprechpartnern an der Arbeitsstelle** (z. B. Vorgesetzter, Kollegen, Betriebsarzt, Betriebsrat) für einige Sitzungen ist in der mittleren Phase der Therapie vorgesehen. Ein entscheidender Ansatzpunkt in der Bewältigungsphase der IPT stellt bei dem Fokus Arbeitsstress die **Balance zwischen Arbeitsstress und regenerierenden Aktivitäten** dar (▸ Abb. 16-3).

Achtsamkeit: Die Praxis der **Achtsamkeit** spielt als zusätzliches Element bei der Behandlung von arbeitsstressbezogenen Beschwerden eine wichtige Rolle. Achtsamkeit hilft, Körperempfindungen und Emotionen im jeweiligen Moment als wichtige »Datenquellen« für das Handeln wahrzunehmen. Patienten, die unter Arbeitsüberlastung leiden, berichten häufig, dass sie sich in einem immer schneller drehenden »Hamsterrad« erleben und keine Möglichkeiten mehr finden, daraus auszusteigen bzw. ihre Hyperaktivität und Übererregung zu kontrollieren. Die Achtsamkeitspraxis ermöglicht, dass frühzeitig wahrgenommen wird, wann das eigene System einen Ausgleich braucht, anstatt sich ungeachtet der eigenen körperlichen und psychischen Erschöpfungsgrenzen weiter

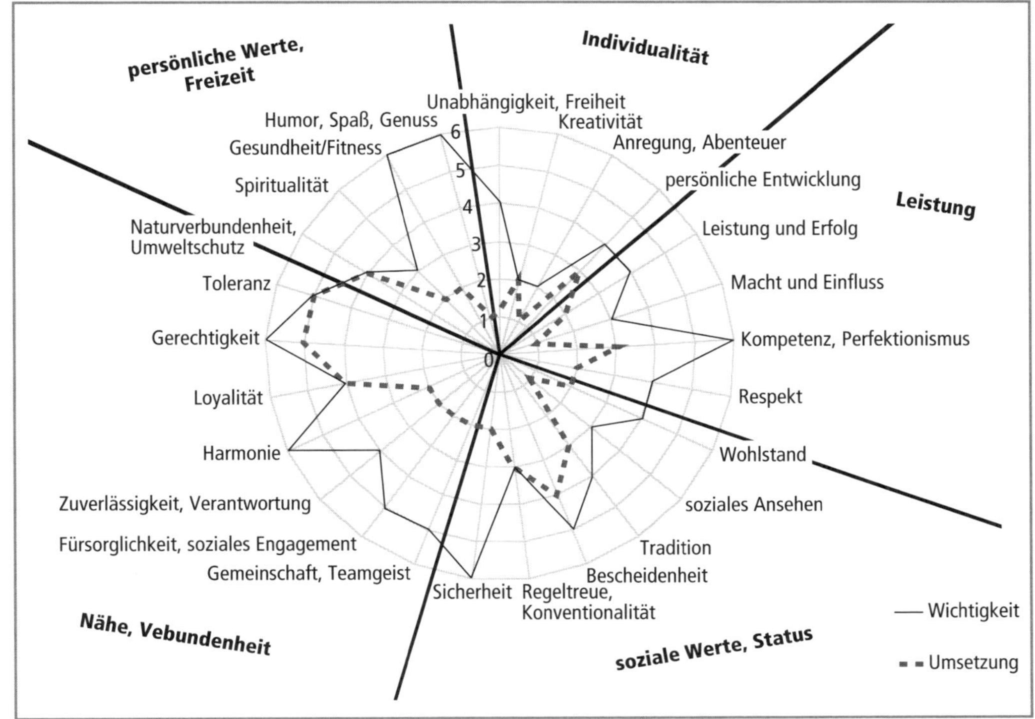

Abb. 16-3 Wertenetz.

zu überfordern. Um langfristig mit Belastungen umgehen zu können, braucht man die Fähigkeit, sich von der Stresssituation zu dissoziieren. Dies ist mithilfe von Achtsamkeitsstrategien realisierbar. Aus der distanzierten Perspektive ist es besser möglich, Ursachen, Quellen und zur Verfügung stehende Bewältigungsmöglichkeiten zu erkennen. Eine achtsame Haltung führt dazu, den jeweiligen Augenblick ohne Bewertung wahrzunehmen und von den üblichen Reaktionsautomatismen Abstand zu nehmen. Der Patient übt, bewusster zu werden und die Aufmerksamkeit immer wieder auf den eigentlichen Moment zurückzubringen, anstatt über Vergangenes zu grübeln oder Zukünftiges besorgt zu planen. Im Berufsalltag kann Achtsamkeit in Form von sog. **Mini-Meditationen** integriert werden (► Tab. 16-4).

Beendigungsphase

Die Beendigungsphase beim Fokus Arbeitsstress beinhaltet neben dem üblichen Vorgehen ggf. eine sog. Return-to-Work-Planung, da ein Großteil der depressiv Erkrankten, die unter Arbeitsstress leiden, über längere Zeiträume krankgeschrieben ist. Die Return-to-Work-Planung erfolgt anhand des sog. Hamburger Modells, das eine stufenweise Wiedereingliederung von Betroffenen in das Arbeitsleben vorsieht und in Kooperation zwischen Arbeitnehmer, Arbeitgeber und Arzt die Erfordernisse und Ansprüche eines Patienten nach längerer krankheitsbedingter Arbeitsunfähigkeit berücksichtigt.

Tab. 16-4 Mini-Meditation im Berufsalltag.

Vorgehen
• einen geeigneten Ort aufsuchen (z. B. eigenes Büro oder unbenutzter Raum, Balkon, aus dem Gebäude gehen und sich auf eine Bank setzen) • bequeme Sitzposition, aufrecht, Hände locker auf die Oberschenkel aufgelegt • Augen offen oder halboffen, sanfter Blick, ca. 45 Grad nach unten gerichtet • normal atmen und den Atem beobachten, wie er von selbst seinen eigenen Rhythmus findet, Fokus auf das Ausatmen • Gedanken und Gefühle entsprechend als solche etikettieren; alles annehmen, was auftaucht • die Aufmerksamkeit immer wieder geduldig zum Atem zurückbringen • wenn die Gedanken wiederkehren, diese ohne Bewertung loslassen und immer wieder von vorne beginnen • wenn kurze Momente der Gelassenheit, des inneren Friedens, der Ruhe, Leere etc. eintreten, einfach nur zulassen
Effekte der Mini-Meditation im Berufsalltag
• einen Moment der Pause, Gelassenheit und des Innehaltens im Berufsalltag finden • Entschleunigen der Arbeit • aus dem automatisch funktionierenden Modus herauskommen und die eigene Regie für die Arbeit übernehmen • Stress abbauen • mit dem jeweiligen Augenblick, mit sich selbst und der Umgebung verbunden sein • in Gelassenheit und Akzeptanz mit den Dingen sein können, wie sie momentan sind • offen bleiben, statt bewertend sein • lebendig werden • Kontrolle über unerwünschte Gewohnheiten erreichen • besserer Schlaf • mit anderen geduldiger und mitfühlender werden

16.3 Fallbeispiel

Herr B., ein 49-jähriger Kaufmann, arbeitet seit zehn Jahren als Außendienstmitarbeiter in der Medizintechnik. Die 20-jährige Ehe ist kinderlos geblieben, beide Partner wollten vielmehr ihre beruflichen Karrieren verfolgen.

Herr B. leidet unter gedrückter und gereizter Stimmung, einem Erschöpfungsgefühl, reduziertem Antrieb, sozialem Rückzug, schweren Ein- und Durchschlafstörungen und einem sich permanent aufdrängenden Gefühl der Unzulänglichkeit. Er hat zu nichts mehr Lust, gleichwohl fühlt er sich getrieben und sieht keine Möglichkeit, aus dem »Hamsterrad« auszusteigen. Er kann sich schlecht konzentrieren, sitzt oft stundenlang am Schreibtisch, ohne »produktiv« zu sein.

Psychosozialer Kontext: Ein Jahr zuvor hatte er den Arbeitgeber gewechselt und war mit seinem Kundenstamm zu einem Konkurrenzunternehmen gegangen. In der neuen Firma hatte man hohe Erwartungen an ihn, jedoch wurden Liefertermine und Absprachen nicht eingehalten, sehr zur Verärgerung seiner Stammkunden (Stichwort »Anforderungs-Kontroll-Modell mit widersprüchlichen Anforderungen«). Gespräche, die er mit seinem Vorgesetzten, aber auch mit Kollegen suchte, verliefen ohne zufriedenstellende Ergebnisse (Stichwort

»Konflikte mit Vorgesetzten«). Vielmehr gewann er den Eindruck, dass ihm nicht nur sein Vorgesetzter, sondern auch seine Kollegen gezielt Lösungsmöglichkeiten vorenthielten (Stichwort »negatives Arbeitsklima mit geringer sozialer Unterstützung«). Über Monate musste er verärgerte Kunden vertrösten, einige Geschäftsbeziehungen zerbrachen (Stichwort »Wertekonflikt«: zuverlässiger Geschäftspartner für seine Kunden zu sein, wurde unmöglich gemacht). Nach einer Phase von verstärkten Anstrengungen, die Fehler der Firma zu kompensieren, neue Kunden zu rekrutieren, und 12-stündigen Arbeitstagen ohne größere Pausen entwickelte er zunehmend Ängste vor Kundenterminen und begann, diese zu meiden. Schließlich wurde er von seinem Hausarzt krankgeschrieben.
Parallel zu den Schwierigkeiten bei der Arbeit, verschlechterte sich das Verhältnis zu seiner Ehefrau (Stichwort »weitere psychosoziale Belastungsquelle«). Seine Frau habe seine Überlastung gespürt, sei jedoch nicht mehr an ihn herangekommen. Vielmehr habe es Streit gegeben, weil sie sich vernachlässigt gefühlt habe. Auch seine Freunde und Hobbies habe er vernachlässigt.

Initiale Phase

Es konnte ein Zusammenhang zwischen dem Arbeitsplatzwechsel, den damit verbundenen Problemen und Konflikten und dem Beginn der depressiven Symptome gefunden werden. Die ehelichen Spannungen trugen ebenso zur depressiven Verstimmung bei, wurden allerdings als Konsequenz der beginnenden Depression gesehen. In der Beziehungsanalyse gab der Patient seine Ehefrau als wichtigste Bezugsperson an. Zugleich erzählte er, dass er sich ihr gegenüber jedoch schuldig fühle, da er den früheren materiellen Standard nicht mehr aufrechterhalten könne. Die Beziehungsanalyse erbrachte außerdem, dass Herr B. aus einem sehr leistungsorientierten Elternhaus kam (Vater: »Ohne Fleiß kein Preis!«) und seine Eltern alle Hoffnungen auf ihn als »Leistungsträger« legten. Nach den ersten Sitzungen einigten sich Herr B. und die Therapeutin auf den Fokus Arbeitsstress (Rollenwechsel und Konflikte).

Folgendes Vorgehen und entsprechende Ziele wurden im Behandlungsvertrag festgehalten:

- Analyse der Arbeitssituation mit positiven und negativen Aspekten der neuen Rolle,
- Bearbeitung der Konflikte am Arbeitsplatz:
  - Förderung arbeitsbezogener, interpersoneller Kompetenzen (z. B. Probleme ansprechen mithilfe geeigneter Kommunikationsstrategien, um Hilfe bitten und Nein sagen, soziale Unterstützung schaffen),
  - Klärung von Veränderungsmöglichkeiten bei der Arbeit,
  - Kontaktaufnahme zum Arbeitgeber,
- Dysbalancen im Beruf erkennen,
- Erlernen von Achtsamkeitsstrategien,
- Wertearbeit,
- Erarbeitung einer Balance zwischen Arbeit und Regenerationsmöglichkeiten.

Mittlere Phase

Analyse der Arbeitssituation mit positiven und negativen Aspekten der neuen Rolle

Es wurde deutlich, dass Herr B. sich in der neuen Firma noch nicht eingefunden hatte und nur wenig soziale Unterstützung von den Kollegen erfuhr. Dies lag zum einen an seiner vorwiegend außendienstlichen Tätigkeit, zum anderen daran, dass er soziale Aspekte am Arbeitsplatz vernachlässigte (z. B. keine gemeinsamen Mittagessen mit Kollegen). Im Kontakt wirkte er spröde und wenig nahbar. Vor allem mit einer Sachbearbeiterin kamen häufig Spannungen auf, da er sie »von oben herab« behandelte. Nachdem er sich zudem bei seinem Vorgesetzten über sie beschwert hatte, habe sie seine Aufträge immer als letzte bearbeitet. Als weiterer negativer Aspekt wurden die verzögerten und fehlerhaften Lieferungen an die Kunden identifiziert. Hier suchte er zwar das Gespräch mit seinem Vorgesetzten, ließ sich jedoch »abwimmeln«.

Als positive Aspekte ließen sich die finanzielle Entlohnung, der bekannte Kundenstamm, die Tätigkeit an sich und – unter normalen Bedingungen – der Kundenkontakt identifizieren. Organisationale Risikofaktoren waren in der zunehmenden Arbeitsüberlastung, hohen Erwartungen der Firma bei gleichzeitig eingeschränktem Handlungsspielraum, zwischenmenschlichem Stress am Arbeitsplatz mit Kollegen und Vorgesetztem, fehlender sozialer Unterstützung und mangelndem Teamgeist zu sehen. Personenbezogene Risikofaktoren bestanden in seinem überhöhten Leistungsanspruch an die Arbeitsqualität, sozialen Fertigkeitsdefiziten (mangelnde Fähigkeit, sich zu vernetzen und Konflikte direkt anzusprechen) und einem ungünstigen Bewältigungsverhalten mit Grübeln.

Bearbeitung der Konflikte am Arbeitsplatz

Herr B. erkannte, dass er sich mit seinem Vorgesetzten und seiner Kollegin in einer Sackgasse befand (Stichwort »Bestimmung des Konfliktstadiums«), da er den Kontakt bei anhaltenden zwischenmenschlichen Spannungen aktuell vermied. Die Klärung der unterschiedlichen Erwartungen, Wünsche und Werte, die zum Konflikt beigetragen hatten, führte dazu, dass er das Verhalten seines Chefs und seiner Kollegin besser einordnen konnte. Im Anschluss wurden verschiedene Situationen anhand von Kommunikationsanalysen (Wer sagte wann was? Was war sein Ziel und wie hätte er es vermitteln können?) rekonstruiert. Statt bei schwierigen Themen gereizt und vorwurfsvoll zu reagieren und die Gespräche abzubrechen, probierte er im Rollenspiel zielführende Kommunikationsstrategien aus, z. B. um Hilfe zu bitten und dabei beharrlich zu bleiben (Stichwort »Förderung arbeitsbezogener, interpersoneller Kompetenzen«). Er realisierte, dass er seine Ziele leichter erreichte, wenn er seinem Gegenüber freundlich, aber bestimmt gegenübertrat. Dabei wurde erarbeitet, welche Faktoren er beim Um-Hilfe-Bitten und Neinsagen berücksichtigen sollte (z. B. Wählen des richtigen Zeitpunkts).

In einem zweiten Schritt wurde ein gemeinsames Gespräch mit dem Vorgesetzten durchgeführt (Stichwort »Kontakt mit der Arbeitsinstitution«). Dieser gab vor dem Gespräch telefonisch an, dass Herr B. vor der Einstellung aufgrund seines Kundenstamms große Erwartungen geweckt habe und für seine Tätigkeit ein hohes Gehalt beziehe. Man sei nun enttäuscht von ihm. Die lange Krankschreibung führe dazu, dass die Kunden nicht versorgt seien und »abspringen« würden. Herr B. formulierte in dem Gespräch, welche Veränderungen er sich wünsche und wie diese umgesetzt werden könnten. Beide Seiten äußerten ihre Erwartungen und Wünsche aneinander und sahen die Notwendigkeit, aufeinander zuzugehen. Der Vorgesetzte unterstützte den Vorschlag von Herrn B., gemeinsam wichtige Kunden zu besuchen, um sich für die Schwierigkeiten zu entschuldigen. Zudem wurde besprochen, dass Herr B. bald mit einem stufenweisen beruflichen Wiedereinstieg beginnen sollte. Trotz des zufriedenstellenden Gesprächs erkannte Herr B., dass es weiterhin Probleme bei der Arbeit geben werde, wie z. B. verspätete Lieferungen. Die im Achtsamkeitskonzept erarbeitete Haltung der Akzeptanz half ihm dabei, seine perfektionistischen Erwartungen zu reduzieren und damit mehr Gelassenheit im Arbeitsalltag zu erfahren. Mit dieser Haltung wollte er zukünftig Lieferengpässe frühzeitiger ankündigen.

Dysbalancen im Beruf erkennen

Nach dem Gespräch schätzte Herr B. die Dysbalancen bei der Arbeit als abnehmend ein und fühlte sich den Arbeitsanforderungen wieder gewachsen. Er habe seinen persönlichen Handlungsspielraum als zu gering eingeschätzt, da er zuvor keine »Rückendeckung« durch die Firma erlebt habe. Die Sicherheit seines Arbeitsplatzes und die gute Entlohnung erlebte er weiterhin als Vorteile. Jedoch wollte er in Zukunft für mehr Wertschätzung und ein besseres Verhältnis zu den Kollegen sorgen. Dazu plante er mindestens einen Tag in der Woche in der Firma vor Ort zu sein (z. B. um sich zu integrieren, persönliche Gespräche mit seiner Sachbearbeiterin zu führen, Mittagspausen mit Kollegen zu verbringen). Aber nicht nur die Balance zwischen sozialen und Arbeitswerten stand im Fokus, sondern auch der Ausgleich zwischen Arbeit und seiner eigenen Regeneration. Lange Arbeitszeiten, Stress und ein fehlender Feierabend durch ständige Erreichbarkeit per Handy und E-Mail führten dazu, dass Herr B. im letzten Jahr Hobbies und Freundschaften vernachlässigt hatte. In einem Wochenplan wurden tägliche »Selbstfürsorgezeiten« geplant und Energiespender im Alltag integriert.

Erlernen von Achtsamkeitsstrategien

Durch Achtsamkeitsstrategien gelang es ihm, sich dem von ihm als »Hamsterrad« empfundenen Leistungsdruck zu entziehen. Er lernte, den aktuellen Augenblick bewusst wahrzunehmen, ohne an einer Bewertung der jeweiligen Situation zu haften (z. B. »Das muss doch jetzt schneller gehen!«), sondern einen Schritt von seinen Verhaltensautomatismen zurückzutreten und Abstand zur Situation zu bekommen. In täglichen Atem-Achtsamkeitsübungen lenkte er seinen Aufmerksamkeitsfokus auf den Moment, anstatt über die Vergangenheit oder die Zukunft zu grübeln.

Wertearbeit

Da sich der Lebensinhalt des Patienten immer stärker auf die zentralen Werte Arbeit und Leistung reduzierte und er sich kaum bewusst war, wie er andere Werte vernachlässigte, wurde herausgearbeitet, was ihm sonst in seinem Leben wichtig ist (z. B. Was haben Sie als Kind am allerliebsten gespielt oder getan? Wann war die beste Zeit in Ihrem Leben und welche Werte waren da für Sie erfüllt? Was bringt Sie »auf die Palme«? Was würde ein guter Freund sagen, durch welche Werte Sie sich auszeichnen? Womit verbringen Sie freiwillig viel Zeit?). Zu den wichtigsten Werten des Patienten gehörten Nähe und Gemeinschaft, Abenteuer und Natur, Fitness sowie Exzellenz beim eigenen Tun. Der Ursprung der Werte wurde identifiziert und Herrn B. wurde bewusst, dass er seit Längerem nicht mehr nach seinen Werten gelebt hatte. Bis zum Beginn der depressiven Störung konnte er im Beruf seine Leistungswerte pflegen, aber die Balance zu den anderen Werten war verloren gegangen, was zum Burnout-Erleben beigetragen hatte. Als Konsequenz nahm er wieder Kontakt zu seinen alten Freunden auf, verabredete sich zum Motorradfahren und verbrachte täglich einen Teil seiner Zeit mit Joggen oder mit seiner Frau in der Natur. Dazu musste er lernen, öfter zu leistungsbezogenen Anforderungen (z. B. Überstunden) Nein zu sagen, um zu anderen Tätigkeiten Ja sagen zu können.

Erarbeitung einer Balance zwischen Arbeit und Regenerationsmöglichkeiten

Um eine ausgewogenere Balance zwischen Arbeitsanforderungen und regenerierenden Aktivitäten zu erreichen, nahm sich Herr B. vor, sein Arbeitshandy im Feierabend auszuschalten und am Wochenende keine E-Mails zu lesen. Zudem wurden »heilige« private Zeiten von ihm festgelegt, die er mit seiner Frau verbringen wollte, sowie Regenerations- und Selbstfürsorgezeiten, in denen er seinen Hobbies nachging.

Beendigungsphase

In den letzten Sitzungen stieg die Angst vor dem Wiedereinstieg in die Arbeit. Herr B. befürchtete, dass sich trotz des Gesprächs mit seinem Vorgesetzten nur wenig ändern würde. Die begleitenden Gefühle und Gedanken wurden validiert, der Fokus noch einmal auf Kommunikationsstrategien gelegt und das bevorstehende Ende der Behandlung, insbesondere auf der emotionalen Ebene, besprochen. Er wurde ermutigt, sich die Unterstützung durch seine Ehefrau zunutze zu machen. Gemeinsam wurden die therapeutischen Fortschritte zusammengefasst, gleichzeitig aber auch Gefühle der Traurigkeit und Angst vor dem Ende der Therapie thematisiert und ein Notfallplan für mögliche zukünftige Verschlechterungen erarbeitet.

Herr B. berichtete sechs Monate nach dem Abschluss der Therapie, dass der Wiedereinstieg schwer gewesen sei, sich aber die Zuverlässigkeit der Firma gebessert hätte, vor allem nachdem der Juniorchef die Firma übernommen habe. Er selbst arbeite nur noch zu 80 %, ein Kollege habe nach einer Übergabezeit einen Teil seiner Kunden übernommen. Das gebe ihm Zeit, seine zuvor vernachlässigten Werte zu pflegen. Dadurch verbesserte sich auch das Verhältnis zu seiner Ehefrau. Großen Nutzen zog er aus den Mini-Meditationen im Berufsalltag. Zu seinem nun entschleunigten Arbeitstag gehörte auch, die sozialen Werte am Arbeitsplatz zu honorieren, sich Zeit für das gemeinsame Mittagessen mit den Kollegen und den persönlichen Austausch zu nehmen. Er empfand sich besser vernetzt und besser am Arbeitsplatz aufgehoben. Die depressive Symptomatik blieb weiterhin im remittierten Zustand.

16.4 Zusammenfassung

Arbeitsstress als Auslöser depressiver Erkrankungen sollte angesichts zunehmender Arbeitsanforderungen besondere Berücksichtigung finden. Die sorgfältige Analyse sowohl des psychosozialen und interpersonellen Arbeitskontextes als auch die Betrachtung der äußeren Arbeitsbedingungen auf einer strukturellen Ebene sind für die psychotherapeutische Behandlung mit der IPT wichtig. Dabei darf die Einbeziehung der Merkmale der Arbeit und der Organisation nicht zu kurz kommen, sonst kann eine einseitige Verhaltensänderung des Patienten resultieren, die sogar kontraproduktiv sein kann, beispielsweise wenn die Arbeitsverhältnisse objektiv nicht gesund bzw. tolerierbar sind.

Untersuchungen zur Wirksamkeit des fünften IPT-Problembereichs Arbeitsstress werden derzeit an der Universitätsklinik in Basel und an der Universitätsklinik in Freiburg durchgeführt. Erste Ergebnisse weisen auf eine Überlegenheit des interpersonellen Ansatzes gegenüber einer herkömmlichen Behandlung (Treatment As Usual) sowie gegenüber eines Job-Coachings hin. Das Gruppenprogramm führte zu einer stärkeren Reduzierung der depressiven Symptomatik und zu positiveren Erwartungen hinsichtlich der Rückkehr an den Arbeitsplatz und der Belastungsfähigkeit (Schramm et al. 2018).

Literatur

Hansson, M, Chotai, J & Bodlund, O (2010): Patients' beliefs about the cause of their depression. J Affect Disord 124: 54–59

Heinisch, D & Jex, S (1997): Negative affectivity and gender as moderators of the relationship between work-related stressors and depressed mood at work. Work Stress 11: 46–57

Iacovides, A, Fountoulakis, KN, Kaprinis, S & Kaprinis, G (2013): The relationship between job stress, burnout and clinical depression. J Affect Disord 75: 209–221

Jackson, SE & Schuler, RS (1985): A meta-analysis and conceptual critique of research on role ambiguity and role conflict in work settings. Organ Behav Hum Decis Process 36: 16–78

Karasek, RA & Theorell, T (1990): Healthy work: stress, productivity, and the reconstruction of working life. Basic Books, New York

Lohmann-Haislah, A (2012): Stressreport Deutschland 2012. Psychische Anforderungen, Ressourcen und Befinden. Bundesanstalt für Arbeitsschutz und Arbeitsmedizin, Dortmund

Rau, R, Morling, K & Rösler, U (2010): Is there a relationship between major depression and both objective assessed and perceived job demand and job control? Work Stress 24: 1–18

Schramm, E & Berger, M (2013): Interpersonelle Psychotherapie bei arbeitsstressbedingten depressiven Erkrankungen. Nervenarzt 84: 813–822

Schramm, E & Thiel, N (2018): Manual zum IPT-Gruppenprogramm für depressive Patienten mit Arbeitsstress. Unveröff. Manuskript

Schramm, E, Mack, S, Thiel, N & Fangmeier, T (2018): Interpersonelle Psychotherapie bei arbeitsstressbezogenen Depression: Ergebnisse einer randomisierten, kontrollierten Studie. (Vortrag im Rahmen des DGPPN-Kongresses am 19. 11. in Berlin)

Siegrist, J (1996): Adverse health effects of high effort/low reward conditions. J Occup Health Psychol 1: 27–41

Siegrist, J (2008): Chronic psychosocial stress at work and risk of depression: evidence from prospective studies. Eur Arch Psychiatry Clin Neurosci 258(Suppl 5): 115–119

Siegrist, J (2013): Berufliche Gratifikationskrisen und depressive Störungen. Aktuelle Forschungsevidenz. Nervenarzt 84: 33–37

Stansfeld, SA & Candy, B (2006): Psychosocial work environment and mental health – a meta-analytic review. Scand J Work Environ Health 32: 443–462

III. Spezielle Fragestellungen aus der Praxis

17 Kombination von IPT und Psychopharmaka an einem Fallbeispiel

Ute Nowotny-Behrens und Elisabeth Schramm

Die Kombinationsbehandlung von Psycho- und Pharmakotherapie ist entsprechend der »S3-Leitlinie/Nationale Versorgungs-Leitlinie Unipolare Depression« (DGPPN 2015) insbesondere bei schwer depressiven Patienten und chronifiziertem Verlauf der Depression indiziert. Die vergleichbare Wirksamkeit und Akzeptanz von Antidepressiva in der Akutbehandlung der Major Depression Erwachsener ist in einer aktuellen Metaanalyse beschrieben (Cipriani et al. 2018).

Vorteile einer Kombinationsbehandlung: Die Vorteile einer Kombinationsbehandlung sind in diesen Fällen evident: Es besteht eine höhere Wirksamkeit einer kombinierten Behandlung gegenüber einer alleinigen Behandlung mit Interpersoneller Psychotherapie (IPT) oder Psychopharmaka sowohl hinsichtlich der Response- und Remissionsraten als auch der Nachhaltigkeit des Behandlungserfolges (geringere Relapse-Raten) und der sozialen Anpassung (Cuijpers et al. 2011, 2016). Es gibt Hinweise darauf, dass die Effekte additiv sind und beide Ansätze gleichermaßen zum Kombinationseffekt beitragen (Cuijpers et al. 2014). Des Weiteren zeigte sich in einigen Studien, dass die Medikamentencompliance positiv beeinflusst wird und Absetzeffekte abgemildert werden können. Zudem tritt die Wirkung von Pharmakotherapie bekanntlich früher ein, sodass durch eine Kombinationsbehandlung die akute Leidenszeit des betroffenen Patienten verkürzt werden kann und darum insbesondere bei vorliegender Suizidalität berücksichtigt werden sollte. Eine signifikante Reduktion der Suizidalität bei Behandlung mit IPT über deren Einfluss auf die depressive Symptomatik, aber auch unter antidepressiver Medikation im Vergleich zu einer Behandlung mit Placebo und Clinical Management konnte nachgewiesen werden (Weitz et al. 2014). Bei Nonresponse auf anfängliche Medikation oder Psychotherapie lohnt sich eine Augmentierung mit der jeweils anderen Behandlungsbedingung (Wiles et al. 2013; Dekker et al. 2013).

Aufklärung des Patienten: Erfolgt eine Parallelbehandlung, ist es Aufgabe des Therapeuten oder auch des Therapeutenteams (z. B. bei stationärer Behandlung), den Patienten über die Indikation, Durchführung, Wirkung und möglichen Nebenwirkungen einer pharmakologischen Therapie zu informieren. Der erste Teil jeder IPT-Sitzung dient dazu, die noch bestehenden depressiven Symptome von möglichen medikamentösen Nebenwirkungen abzugrenzen und die Medikamentencompliance zu sichern.

Das folgende Fallbeispiel soll eine gleichzeitige Behandlung mit IPT und einem Serotonin-Wiederaufnahmehemmer (SSRI) im Versorgungsalltag veranschaulichen. Dabei geht es auch um die Abwägung von Wirksamkeit und möglichen Nebenwirkungen (Nutzen-Risiko-Verhältnis). Die individuelle Auswahl des Antidepressivum erfolgt entsprechend der vorliegenden Symptomkonstellation und unter

Berücksichtigung von indiduellen Kontraindikationen durch den Facharzt in Absprache mit dem Patienten, im Sinne einer gemeinsamen Entscheidungsfindung (»shared decision making«). Die Therapie im Fallbeispiel wurde im Tandem mit einer Psychiaterin (zuständig für Pharmakotherapie) und einem psychologischen Psychotherapeuten (zuständig für IPT) durchgeführt. Im Fall eines psychotherapeutisch tätigen Psychiaters kann beides in einer Person erfolgen. Hier wird vorgestellt, wie Psychiaterin und Psychotherapeut zusammenarbeiten, wie der Patient von beiden Seiten ergänzend über die medikamentösen und psychotherapeutischen Behandlungsmaßnahmen aufgeklärt wird und wie mit Complianceproblemen umgegangen wird. Für den Fall, dass die Gesamtbehandlung in der Hand eines Psychiaters liegt, sollte der erste Teil der IPT-Sitzung (5–10 Minuten), wie oben geschildert, dem Monitoring der Medikation im Abgleich mit der noch vorhandenen depressiven Symptomatik sowie möglichen Nebenwirkungen erfolgen.

Herr E., ein alleinstehender 47-jähriger geschiedener Geschäftsführer einer Immobilienfirma, begab sich in ambulante psychiatrische Behandlung, nachdem sich sein depressiver Zustand unter einer zehnwöchigen Behandlung mit Benzodiazepinen durch seinen Hausarzt zunehmend verschlechterte. Die depressiven Symptome des Patienten bestanden hauptsächlich in Antriebslosigkeit, Interessenverlust, Denk- und Konzentrationsschwierigkeiten, Gewichtsabnahme und Schlafstörungen mit frühmorgendlichem Erwachen. Die Beschwerden traten zum ersten Mal vor sechs Monaten auf, als Herr E. infolge einer Hüftoperation für längere Zeit bettlägerig war und erfuhr, dass eine Gehbehinderung bestehen bleiben würde und er viele seiner Aktivitäten werde einschränken oder sogar aufgeben müssen. Die behandelnden Klinikärzte sahen die depressive Symptomatik im Rahmen postoperativer Nachwirkungen und gingen davon aus, dass sie nach kurzer Zeit von selbst wieder abklingen würde. Eine Depression wurde nicht diagnostiziert. Der Patient selbst führte seinen Zustand auf einen »Fehler bei der Narkose« zurück. Als er nach fast drei Monaten die orthopädische Rehabilitationsklinik verließ, fühlte er sich psychisch immer noch nicht »in Ordnung«, bestand allerdings darauf, sofort nach der Klinikentlassung seine Arbeit aufzunehmen. Nach drei Tagen stellte er die Arbeit jedoch aufgrund schwerer Denk- und Konzentrationsstörungen ein und begab sich ratlos zu seinem Hausarzt. Dieser verschrieb ihm 6 mg Bromazepam pro Tag. Unter dieser Medikation verspürte der Patient zwar eine angstlösende Wirkung, die depressive Symptomatik verbesserte sich dadurch jedoch kaum.

Nach der Überweisung des Patienten in fachärztliche Behandlung wurde das Bromazepam zunächst schrittweise reduziert. Entzugserscheinungen zeigten sich in erträglicher Form von Nervosität, Gereiztheit, Tremor, innerer Unruhe und Ängstlichkeit. Suizidalität wurde vom Patienten verneint.

Da die berufliche Position von Herrn E. durch seine lange, gesundheitlich bedingte Abwesenheit gefährdet war und er selbst darauf drängte, wieder zur Arbeit zu gehen, wurde ihm eine pharmakologische Behandlung mit einem Antidepressivum, einem Serotonin-Wiederaufnahmehemmer (SSRI), nahegelegt. Auch die ausgeprägte Symptomatik mit einem somatischem Syndrom gemäß ICD-10, das sich in Interessenverlust, Gewichtsabnahme, Schlafstörungen mit frühmorgendlichem Erwachen, Morgentief sowie psychomotorischer Hemmung äußerte, sprach für eine solche Therapie. Der Patient stand aufgrund seiner Erfahrung mit der Benzodiazepinmedikation einer pharmakologischen Therapie ambivalent gegenüber, stimmte aber zu, nachdem er über die Unterschiede zwischen Benzodiazepinen und Antidepressiva (s. u.) aufgeklärt wurde. Er wurde auf Escitalopram (aufsteigend dosiert bis zunächst 10 mg pro Tag, nach Kontrolle des Wirkstoffspiegels im Labor, der sich als zu niedrig erwies, auf 15 mg pro Tag) eingestellt.

Offensichtlich bestand im Sinne eines belastenden Lebensereignisses ein klarer Zusammenhang zwischen der Gehbehinderung – die den zuvor äußerst aktiven Patienten zu einer erheblichen Einschränkung seines Aktionsspektrums zwang, mit Aufgabe verschiedener Tätigkeiten (z. B. Vorstandstätigkeit in einem Wanderverein verbunden mit zunehmend weniger Kontakten) – und dem Auftreten der depressiven Symptome. Im Sinne eines Rollenwechsels sah sich Herr E. auch noch mit einer abnehmenden Attraktivität als Mann konfrontiert, der auf der Suche nach einer Partnerin war. Deswegen wurde ihm von seinem Psychiater eine Behandlung mit IPT vorgeschlagen. Herr E. nahm die Möglichkeit therapeutischer Gespräche zunächst skeptisch an, da er »sich selbst nicht mehr verstand« und »mal mit jemandem reden müsse, nachdem all die Medikamente nichts geholfen haben«. Er war von Ärzten im Allgemeinen enttäuscht, da sie »erst bei der Narkose gepfuscht« hätten und er »jetzt auch noch wegen denen einen Entzug durchmachen« müsse. Es handelte sich um die erste depressive Episode, die als mittelschwer bis schwer eingeschätzt wurde. Eine stationäre Aufnahme war vom Patienten nicht erwünscht und schien vermeidbar.
Herr E. wurde über seine Diagnose und den Sinn bzw. die Wirkmechanismen der Kombinationsbehandlung informiert. Dabei war es nötig, im besonderen Maße darauf einzugehen, welche fehlerhaften Konzepte er über Psychopharmaka hatte.

Über medikamentöse Therapie aufklären

»Ich kann verstehen, dass Sie nach Ihrer negativen Erfahrung mit dem Bromazepam einer medikamentösen Behandlung Ihrer Depression skeptisch gegenüberstehen. Aber das Präparat, das ich Ihnen verschreibe, stammt aus einer ganz anderen Medikamentenklasse. Es macht nicht abhängig, und Sie werden auch keine Entzugserscheinungen wie bei den Benzodiazepinen bekommen, wenn Sie es absetzen. Es ist ganz wichtig, dass Sie genau über die Wirkung und Nebenwirkungen dieses Medikaments Bescheid wissen, denn nur dann können Sie entscheiden, ob Sie es wirklich für einige Zeit regelmäßig einnehmen möchten. Mit ›einige Zeit‹ meine ich, sofern Sie auf die Behandlung angesprochen haben, mindestens noch vier bis sechs weitere Monate nach der Genesung, denn es schützt Sie nach Abklingen der depressiven Symptomatik auch gegen einen Rückfall. Escitalopram ist speziell zur Behandlung depressiver Störungen entwickelt worden, und Sie haben, insbesondere in der Kombinationsbehandlung mit der IPT ungefähr eine 70 %ige Chance, darauf anzusprechen. Es kann allerdings 14 Tage bis zu vier Wochen dauern, bis sich die volle Wirkung entfaltet. Es sprechen nicht alle Patienten gleichermaßen gut und schnell darauf an, da jeder Mensch eben verschieden ist. Falls wir tatsächlich mit der Wirkung nicht zufrieden sein sollten, können wir ein anderes Präparat ausprobieren, auf das Sie vielleicht besser reagieren. Lassen Sie sich also auf keinen Fall entmutigen, wenn die erwartete Wirkung nicht gleich eintritt!«
»Auch die Nebenwirkungen sind in der Regel bei jedem etwas unterschiedlich. Gelegentlich können zu Beginn eine leichte Übelkeit, eine verstärkte Magen-Darm-Tätigkeit mit leichten Durchfällen oder eine innere Unruhe auftreten, die jedoch in der Regel nach wenigen Tagen abklingen und nicht Anzeichen einer Unverträglichkeit sind. Wir werden in jeder Sitzung über die von Ihnen erlebten Wirkungen und Nebenwirkungen sprechen und entscheiden, wie damit umzugehen ist. Setzen Sie auf keinen Fall das Medikament eigenmächtig ab oder reduzieren bzw. erhöhen die Dosis ohne Rücksprache mit mir. Und achten Sie bitte auf eine regelmäßige morgendliche Einnahme.«
»Beim späteren Absetzen der Medikation können manchmal Absetzeffekte, ähnlich den Nebenwirkungen beim Eindosieren, auftreten. Diese können einerseits durch die Psychotherapie abgemildert werden und andererseits wird dem durch ein stufenweises Absetzen entgegengewirkt.«
»Sie können mich jederzeit anrufen, wenn Sie Fragen haben. Sie sollten es mir z. B. sofort mitteilen, wenn Sie im Rahmen einer Grippeerkrankung kurz-

fristig andere Medikamente einnehmen müssen, da zwischen verschiedenen Medikamenten Wechselwirkungen auftreten können, die wir berücksichtigen müssen.«
»Haben Sie im Moment noch Fragen zu der medikamentösen Therapie? Falls nicht, fassen Sie doch bitte noch einmal zusammen, was Sie verstanden haben.«

Die Psychiaterin vereinbarte mit dem Patienten zunächst engmaschige zweiwöchentliche, später monatliche Termine und beschränkte ihre Gespräche nach Rücksprache mit dem Psychotherapeuten ausschließlich auf Aspekte der pharmakologischen Intervention und darauf, den Patienten weiterhin zur Psychotherapie zu motivieren. Es wurde außerdem vereinbart, dass zwischen den beiden Therapeuten ein **regelmäßiger Austausch** stattfinden sollte.

Der Psychotherapeut war zunächst damit konfrontiert, dass der Patient die Entzugserscheinungen wie z. B. seine Nervosität, die quälende innere Unruhe und die Ängstlichkeit dahingehend interpretierte, dass sich seine Depression weiter verschlechtert hätte oder aber dass es Symptome der Unverträglichkeit der neu eingeführten antidepressiven Medikation seien. Es musste ihm deshalb immer wieder versichert werden, dass diese Art von Symptomen darauf zurückzuführen sei, dass das Bromazepam abgesetzt wurde. Herr E. stand der medikamentösen Behandlung immer noch kritisch gegenüber. Ebenso wenig konnte er sich vorstellen, in welcher Weise ihm therapeutische Gespräche helfen sollten. Denn er ging immer noch davon aus, dass seine Depression durch einen Fehler bei der Narkotisierung verursacht worden war. Um einer mangelhaften **Compliance** vorzubeugen, erklärte die Psychotherapeutin, welche Absicht dahinter stehen würde, Psychotherapie und Pharmakotherapie zu kombinieren.

Rational der Therapie erklären

»Zur akuten Behandlung einer Depression stehen verschiedene, erwiesenermaßen wirksame Behandlungen zur Verfügung. Dazu gehören antidepressive Medikamente und verschiedene Psychotherapieformen wie z. B. die Interpersonelle Therapie. Die Medikamente wirken in der Regel schneller als die Psychotherapie. Da Sie möglichst bald wieder arbeiten möchten und das Gefühl haben, dass Sie das Zu-Hause-Herumsitzen nur noch depressiver macht, wollen wir versuchen, durch die Kombinationsbehandlung eine möglichst rasche Verbesserung Ihrer Symptome zu erreichen. Durch das Medikament sollen bestimmte Botenstoffe, wie z. B. das Serotonin, die in Ihrem Körper im Rahmen der Depression aus der Balance geraten sind, was nachweislich bei Depressionen der Fall ist, wieder ins Gleichgewicht gebracht werden.
Ich habe außerdem den Eindruck, dass die plötzlichen und unfreiwilligen Veränderungen in Ihrem Leben durch die Operation und die Gehbehinderung erheblich zu Ihrem depressiven Zustand beigetragen haben. Sie sind ein sehr aktiver Mensch, und Ihre zahlreichen sportlichen und Vereinstätigkeiten und die damit verbundenen sozialen Kontakte haben Ihnen sehr dabei geholfen, Ihre Scheidung zu verkraften. Nun fühlen Sie sich, wie Sie selbst sagen, auf einmal alt, hilflos und unattraktiv. Sie befürchten, wegen Ihrer Behinderung keine Frau mehr kennenzulernen und sehen Ihre Zukunft ziemlich düster.«
»Die therapeutischen Gespräche sollen Ihnen dabei helfen, sowohl Ihre Depression als auch den plötzlichen Wechsel in Ihrem Leben besser zu bewältigen. Wir werden uns damit beschäftigen, was Sie real verloren haben, wie sie das emotional verarbeiten können und wie Sie das Beste aus Ihrer veränderten Situation machen können.«

Im weiteren Verlauf der Therapie wurde am Problembereich **Rollenwechsel** gearbeitet, und der Patient erkannte zunehmend den Zusammenhang zwischen seinen depressiven Symptomen und dem, was in seinem Leben an Veränderungen vor sich ging. Vor allem ging es darum, wie er diese Veränderungen emotional empfand (er versuchte, Gefühle der Traurigkeit, Angst, Ärger und Scham zu vermeiden) und bewertete. Nachdem die Symptomatik nach wenigen Wochen weitgehend zurückgetreten war, wollte der Patient die Medikamente absetzen. Er besprach diese Absicht mit dem Psychotherapeuten, der ihm noch einmal erklärte, dass eine weitere Einnahme der Medikamente zu diesem Zeitpunkt aufgrund hoher **Rückfallgefahr** besonders wichtig sei. Er fragte weiterhin, ob der Patient in der letzten Woche regelmäßig die volle Dosis eingenommen habe. Da dies nicht der Fall war, wurde Herr E. ausführlich darüber informiert, dass die Wirksamkeit der Medikamente nur bei einem bestimmten Spiegel gewährleistet sei. Der Psychotherapeut schlug außerdem vor, die Frage der Medikamenteneinnahme auch mit der Psychiaterin zu besprechen. Der Patient ließ sich davon überzeugen, dass eine weitere regelmäßige Einnahme des Escitalopram notwendig war. Während die IPT-Behandlung nach 16 Sitzungen erfolgreich abgeschlossen war, wurden die psychiatrischen Termine für weitere sechs Monate in größeren Abständen weitergeführt. Bei Fortbestehen der Remission der depressiven Symptomatik nach diesem Zeitintervall wurde ein Ausschleichen der antidepressiven Medikation mit dem Patienten vereinbart.

Literatur

Cipriani, A, Furukawa, TA, Salanti, G et al. (2018): Comparative efficacy and acceptability of 21 antidepressant drugs for the acute treatment of adults with major depressive disorder: a systematic review and network meta-analysis. Lancet 391(10128): 1357–1366

Cuijpers, P, Geraedts, AS, van Oppen, P et al. (2011): Interpersonal psychotherapy for depression: a meta-analysis. Am J Psychiatry 168: 581–592

Cuijpers, P, Sijbrandij, M, Koole, SL et al. (2014): Adding psychotherapy to antidepressant medication in depression and anxiety disorders: a meta-analysis. World Psychiatry 13(1): 56–67

Cuijpers, P, Donker, T, Weissman, MM et al. (2016): Interpersonal psychotherapy for mental health problems: a comprehensive meta-analysis. Am J Psychiatry 173: 680–687

Dekker, J, Van, HL, Hendriksen, M et al. (2013): What is the best sequential treatment strategy in the treatment of depression? Adding pharmacotherapy to psychotherapy or vice versa? Psychother Psychosom 82: 89–98

DGPPN (Hrsg) (2015): S3-Leitlinie/Nationale VersorgungsLeitlinie Unipolare Depression – Leitlinienreport, 2. Aufl. Version 3. https://www.leitlinien.de/mdb/downloads/nvl/depression/archiv/depression-2aufl-vers3-llr.pdf. Zugegriffen: 10. 12. 2018

Weitz, E, Hollon, SD, Kerkhof, A & Cuijpers, P (2014): Do depression treatments reduce suicidal ideation? The effects of CBT, IPT, pharmacotherapy and placebo on suicidality. J Affect Disord 167: 98–103

Wiles, N, Thomas, L, Abel, A et al. (2013): Cognitive behavioural therapy as an adjunct to pharmacotherapy for primary care based patients with treatment resistant depression: results of the CoBalT randomised controlled trial. Lancet 381(9864): 375–384

18 Umgang mit schwierigen Therapiesituationen[10]

Elisabeth Schramm

18.1 Schwierigkeiten beim Identifizieren des Problembereichs

Suche nach dem relevanten Problembereich

Bei vielen depressiven Patienten zeichnet sich der relevante Problembereich schon in der ersten Sitzung deutlich ab (z. B. bei massiven Eheproblemen). Bei anderen wiederum scheint die Depression aus »heiterem Himmel« bzw. »von einem Tag auf den anderen« gekommen zu sein, und auf den ersten Blick lassen sich möglicherweise **keinerlei Zusammenhänge mit interpersonellen Schwierigkeiten** erkennen. Patienten gehen allerdings häufig davon aus, dass die depressive Störung eine klare Ursache bzw. einen nachvollziehbaren »Grund« haben muss.

Merke
Bei der Interpersonellen Psychotherapie (IPT) geht es darum, lediglich den zwischenmenschlichen Kontext zu verstehen, in dem sich die depressive Symptomatik ausbreiten konnte: welche interpersonellen Belastungen oder Veränderungen zur Depression beigetragen (und sie nicht unbedingt verursacht) haben bzw. welche sozialen oder zwischenmenschlichen Konsequenzen die Depression für den Betroffenen hat. Dazu ist eine sorgfältige Exploration nötig.

Lebenszusammenhänge explorieren

»Was lief in Ihrem Leben ab, als die ersten depressiven Symptome auftraten? Welche Veränderungen gab es in Ihrer Lebensführung oder bei Ihren Bezugspersonen?«

Zusätzlich können auch **Familienangehörige** befragt werden und dabei aufschlussreiche Informationen liefern, beispielsweise zu früheren Depressionsepisoden und deren Kontext, da sich auslösende Faktoren häufig **wiederholen**. So tritt bei einem bestimmten Patienten die Depression z. B. jedesmal in Überforderungssituationen im Rahmen von Rollenwechseln auf.

Eine weitere Hilfe stellt das Erstellen einer sog. **Life-Chart** oder Zeitachse dar, bei der relevante Lebensereignisse (z. B. Einschulung der Tochter, Umzug der Freundin, Krankheit der Schwiegermutter), Behandlungsversuche und andere wichtige Informationen den depressiven Phasen, Verstimmungen oder Anzeichen zeitlich zugeordnet werden. In den Tabellen 18-1 und 18-2 werden zwei verschiedene Formate für eine solche Zeitachse angegeben. Auf diese Weise können sich der Pa-

---

10 Anm. d. Verf.: Die folgenden Empfehlungen und Ratschläge sollten vor ihrer Anwendung sorgfältig auf den Einzelfall hin überprüft werden. Jeder Patient, jede therapeutische Beziehung und jeder Therapieverlauf gestaltet sich individuell unterschiedlich. Aus diesem Grund wird auf Flussdiagramme oder Entscheidungsbäume verzichtet. Aus dem gleichen Grund sind die Vorschläge in diesem Kapitel lediglich als hilfreiche Anregungen zu verstehen und nicht etwa im Sinne eines »Kochrezeptes« einzusetzen.

tient und seine Familie leichter an Einzelheiten erinnern. Außerdem ergibt sich dadurch ein vollständigeres Bild von der Entwicklungsgeschichte der Depression.

Tab. 18-1 Beispiel 1 für das Erstellen einer Zeitachse.

Instruktion	Beispiel
»Bitte erstellen Sie mit mir eine Zeitleiste von Ihrer Kindheit bis zum heutigen Tag, in der alle für Sie wichtigen Lebensereignisse und Veränderungen eingetragen sind (auch Behandlungen).« • »Was sind wichtige Daten oder Ereignisse für Sie?« • »Wie ging es Ihnen zu dieser Zeit?« • »Wie war Ihre Stimmung? Eher schwer depressiv, leicht depressiv, normal oder hypoman/manisch?« • »Wann begannen die Symptome?«	depressiv – normal – manisch Schule, Auszug, Studium, Arbeit, Hochzeit, Pflege des Vaters, Umzug Zeitverlauf

Tab. 18-2 Beispiel 2 für das Erstellen einer Zeitachse.

Datum	Ereignis	Zustand, Beschwerden, Symptome	Behandlung
15. Juli bis 5. August 2017	Urlaub	• gute Stimmung • keine Anzeichen für Depression	keine
September 2017	Operation	ängstlich gestimmt, aber nicht depressiv	keine
Oktober 2017	• krank geschrieben • Aufgabe vieler Aktivitäten	• depressiv • Gefühle der Unzulänglichkeit • »sich alt fühlen«	Gespräch mit dem Hausarzt
Dezember 2017	• Rückkehr an den Arbeitsplatz	• Versagensängste • Erschöpfungsgefühl • depressiv	• Einnahme von Benzodiazepinen • gelegentlicher Alkoholkonsum
Februar/März 2018	Probleme am Arbeitsplatz und zu Hause	• zunehmende Hoffnungslosigkeit • depressiv • verzweifelt • Schlafstörungen	Aufsuchen eines Psychiaters
April 2018	Krankschreibung	• weitere Verschlechterung • Suizidgedanken	• Klinikeinweisung • Beginn Interpersonelle Therapie + Antidepressivum

Hypothesengeleitetes Fragen

Als Nächstes können die Problembereiche **hypothesengeleitet** mithilfe gezielter Fragen abgeklärt werden.

Interpersonelle Konflikte

Manche Patienten **leugnen** zu Beginn der Therapie aus Loyalität, Scham oder anderen Gründen bestehende Partnerschafts- oder familiäre Konflikte oder spielen sie herunter. Möglicherweise gesteht der Patient vielleicht auch sich selbst gegenüber familiäre Konflikte nicht ein, weil er sonst gezwungen wäre, schmerzliche oder bedrohliche Konsequenzen daraus zu ziehen, indem er z. B. die Scheidung einreicht oder den erwachsenen Sohn auffordert auszuziehen. Oftmals hilft es, dem Patienten **mehr Zeit zu lassen**, bis er eine vertrauensvolle Beziehung zum Therapeuten herstellen kann.

Fragen zu Konflikten

»Wo immer Menschen zusammenleben und miteinander zu tun haben, gibt es unterschiedliche Vorstellungen und Erwartungen aneinander. Sich auseinanderzusetzen, ist völlig normal. Wie ist das in Ihrer Familie?«

Rollenwechsel

Rollenwechsel sind manchmal schwierig zu identifizieren, weil sie z. B. sehr **subtil** sein können. Entweder werden sie dann nicht erkannt, oder sie liegen nicht unbedingt nahe, wie z. B. das Älterwerden oder eine positive Veränderung wie der berufliche Aufstieg des Partners. Der Therapeut kann Lebensveränderungen auf verschiedene Weise erfragen.

Fragen zu Rollenwechseln

»Manchmal laufen Lebensveränderungen über einen längeren Zeitraum, allmählich und zunächst vielleicht nahezu unbemerkt ab. Das Altern ist ein Beispiel dafür. Oder es gibt Ereignisse, die im eigentlichen Sinne positiv sind, z. B. die Geburt eines Kindes oder ein beruflicher Aufstieg. Und dennoch können diese Veränderungen als belastend empfunden werden. Oder es gibt Vorfälle, die einen nicht direkt betreffen, jedoch eine Bezugsperson, z. B. wenn die Tochter ihren Arbeitsplatz verliert. Lassen Sie uns noch einmal schauen – gab es solche Veränderungen in Ihrem Leben?«

Trauer

Trauer um eine verstorbene Person, und ganz besonders wenn der Verlust unter traumatisierenden Umständen erfolgte, ist in der Regel mit sehr schmerzhaften Gefühlen verbunden, die der Patient vielleicht am liebsten vermeiden würde. Deswegen kann es vorkommen, dass der Therapeut aktiv nach dem Tod einer Bezugsperson fragen muss.

Fragen zu Trauer

»Ist in den letzten Jahren irgendjemand in Ihrem Familien- oder Bekanntenkreis gestorben? In welcher Beziehung stand diese Person zu Ihnen? Welche Erfahrung haben Sie mit Tod und Trauer?«

Um den Problembereich Trauer zu identifizieren, muss man berücksichtigen, dass

- der Tod einer Bezugsperson im Falle einer verzögerten Trauerreaktion auch schon **längere Zeit** (z. B. zwei Jahre) zurückliegen kann,
- die Trauer einer Person gelten kann, die dem Patienten nicht besonders nahestand, wie z. B. ein Nachbar oder ein entfernter Verwandter; es kann sich auch um ein Haustier handeln, das beim Patienten die unbewältigte Trauer um eine wichtigere Person **aktualisiert**, z. B. die Mutter, die eventuell schon vor mehreren Jahren verstarb.

Aus diesem Gründen liegen die Zusammenhänge möglicherweise nicht unbedingt auf der Hand, können aber durch sorgfältiges Explorieren hergestellt werden.

Soziale Defizite, Isolation

Soziale Defizite sind vor allem im Rahmen der Beziehungsanalyse relativ einfach abzuklären. Dabei wird der Patient nach gegenwärtigen Beziehungen und der Qualität dieser Beziehungen gefragt.

Fragen zu sozialer Isolation und Defiziten

»Wer ist zur Zeit Ihre wichtigste Bezugsperson, also jemand, dem Sie sich jederzeit anvertrauen können?«

Bei den Fragen sollte ins Detail gegangen werden, da der Patient zunächst vielleicht die vage Antwort gibt, »einige« Kontakte zu haben, bei denen es sich allerdings lediglich um den Hausarzt, den Nachbarn oder den Lebensmittelhändler handelt. Möglicherweise schämt sich der Patient dafür, keine Freunde oder Bezugspersonen zu haben. Es wird also um **konkrete Beispiele** gebeten, in denen die genaue Anzahl der Personen ebenso angegeben wird wie gemeinsame Unternehmungen, deren Häufigkeit sowie Gesprächsinhalte (Indikatoren für Qualität der Beziehung). Ergeben sich keine Hinweise auf eine soziale Isolation, und erscheint der Patient im sozialen Kontakt zu anderen und zum Therapeuten zugänglich und relativ unauffällig, kann dieser Problembereich mit einiger Wahrscheinlichkeit ausgeschlossen werden. Diesen Fokus wählt man ohnehin bevorzugt dann, wenn die anderen Fokusse in keiner Weise zutreffen. Ansonsten ist es therapeutisch ergiebiger, auf **konkrete Lebensereignisse** zu fokussieren, da die IPT ursprünglich zur Bearbeitung belastender sozialer Ereignisse konzipiert wurde.

Ein Patient berichtet über den Todesfall seines Neffen in der unmittelbaren Vorgeschichte, der ihn belastet. Die Trauerreaktion scheint bei näherer Abklärung unkompliziert zu verlaufen. Beim gleichen Patienten liegen aber auch Hinweise darauf vor, dass er sozial isoliert ist. Offensichtlich hat sich die Einsamkeit deutlich verstärkt, als der Patient in Rente ging und so seine Rolle wechselte. Die weitere Exploration ergibt, dass er auch mit anderen Veränderungen im Rahmen seiner Frühberentung zu kämpfen hat. Mit dem Neffen hat er eine der wenigen nahestehenden Personen verloren. In diesem Fall ist auf den Problembereich »Rollenwechsel« zu fokussieren und nicht auf soziale Defizite oder Trauer. Das heißt, dass auch die soziale Isolation im Zusammenhang mit dem Rollenwechsel betrachtet und bearbeitet wird.

Anderer Problembereich

Letztendlich besteht auch die Möglichkeit, einen anderen Problembereich als die vier o. g. mit der depressiven Episode in Zusammenhang zu bringen. Die Autoren der IPT weisen ausdrücklich darauf hin, dass es sich bei den vier von ihnen vorgeschlagenen Problemfeldern **nicht um eine ausschließliche** Aufstellung handelt. Ein anderes Problemfeld kann z. B. der Bereich Arbeitsstress sein.

Eine 24-jährige Studentin versagt im Rahmen ihres Studiums bei einer wichtigen Prüfung, obwohl sie ehrgeizig ist und sehr viel gelernt hat. Sie konnte gar keine Pausen mehr einlegen, vernachlässigte sich selbst und ihre Beziehungen immer mehr und litt unter zunehmenden Schlafstörungen. Auch die Möglichkeit, die Prüfung zu wiederholen, und die Unterstützung ihrer Kommilitonen können nicht verhindern, dass sie immer depressiver wird. Das Scheitern an dieser einen Prüfung möchte sie nicht als »Rollenwechsel« definieren, zumal sie zuversichtlich ist, dass sie die Prüfung über kurz oder lang bestehen wird. Die Patientin beklagt außerdem weder Trauerfälle noch zwischenmenschliche Konflikte oder soziale Isolation. Die nähere Exploration erbringt aber, dass ein ausgeprägtes Ungleichgewicht zwischen leistungsbezogenen Werten und Beziehungswerten besteht. Dieses Muster habe sie von ihrem alleinerziehenden Vater übernommen, den sie als »Workaholic« bezeichnet. Auch sie würde Leistung zu viel Bedeutung beimessen und dabei ihre Beziehungen und eigenen emotionalen Bedürfnisse vernachlässigen. Sie ist motiviert, das zu verändern. Die Therapeutin und die Patientin einigen sich auf den Fokus Arbeitsstress sowie darauf, bei der Bearbeitung die Verbindung zur Depression im Auge zu behalten.

Mehrere Problembereiche

Bei Patienten mit länger anhaltender Depression oder komorbiden Störungen können sich mehrere Fokusse zur Intervention anbieten. Prinzipiell kann der Therapeut in der Akutphase auf **zwei Problemfelder** fokussieren. Es ist möglich, dass sich mehrere Probleme aus verschiedenen Bereichen nach dem Schema einer Kettenreaktion auflösen, sobald das Hauptproblem gelöst ist. Die folgenden Beispiele verdeutlichen, wie der Therapeut vorgehen kann, wenn bei einem Patienten mehrere Problemfelder vorliegen.

1) Eine 44-jährige Patientin beschreibt eine ganze Reihe von Lebensveränderungen, die in den letzten zwölf Monaten stattgefunden haben. Ihre beste Freundin ist nach Spanien ausgewandert, weswegen sie den gemeinsam betriebenen Gebrauchtwarenladen schließen musste. Sie vermisst darüber hinaus die gemeinsamen Gespräche und Aktivitäten mit der Freundin. Außerdem sind ihre Zwillingssöhne »voll in der Pubertät« und befolgen keinerlei Anweisungen mehr von ihr. Schließlich schildert sie in einer späteren Sitzung auf Nachfragen des Therapeuten, dass ihre Ehe derzeit durch eine außereheliche »Affäre« des Ehemanns stark belastet ist. Trotz der zahlreichen Rollenwechsel einigt man sich darauf, mit dem Fokus der **interpersonellen Konflikte** zu beginnen. Es wird erhofft, dass der Partner sie im Rahmen einer verbesserten Beziehung bei der Erziehung der Teenager unterstützen und ihr außerdem dabei helfen kann, den Verlust der Freundin zu ersetzen und die Aufgabe des Ladens zu organisieren.

2) Ein junger Patient klagt über häufige Auseinandersetzungen mit der Ehefrau, die sich zugespitzt haben, seit er arbeitslos ist. Beide Partner seien u. a. auch wegen der finanziellen Probleme zunehmend gereizt und ungeduldig miteinander. Vor der Zeit der Arbeitslosigkeit hätten sie ihre Konflikte im Großen und Ganzen befriedigend regeln können. Hier sollte der Schwerpunkt darauf liegen, den **Rollenwechsel** zu bearbeiten.

3) Ein Patient erlebt durch die Trennung von seiner Frau einen Rollenwechsel. Das Paar versuchte, mit der Trennung seine Beziehungskonflikte zu lösen. Beide wollen ihre Beziehung jedoch gerne fortsetzen. Deswegen sollte zunächst vorwiegend im Bereich **interpersoneller Auseinandersetzungen** gearbeitet werden, da der Rollenwechsel (also die Trennung) möglicherweise nur vorübergehend ist. Das Ziel wäre dabei, zu einer befriedigenden Lösung des Paarkonflikts zu gelangen. Sollte dieses Vorhaben jedoch scheitern und es zu einer endgültigen Trennung kommen, kann der therapeutische Fokus auf den Rollenwechsel verlagert werden.

Einigungsschwierigkeiten zwischen Therapeut und Patient

Wenn Patient und Therapeut unterschiedliche Meinungen über den relevanten Problembereich haben, sollte man zunächst nach den Gründen forschen. Versucht der Patient – bewusst oder unbewusst –, durch seine Auswahl einen anderen (z. B. schmerzhaften) Bereich zu **vermeiden**, oder bestehen einfach **unterschiedliche Auffassungen** über die Prioritäten? Prinzipiell sollte der Therapeut es vermeiden, einen Fokus festzulegen, dem der Patient nicht zustimmt. Vielmehr sollte er dem Vorschlag des Patienten folgen in der Hoffnung, dass dieser die Bedeutung des zentraleren Problembereichs im Verlauf des therapeutischen Prozesses erkennt. Dieses Vorgehen wird im nachfolgenden Beispiel beschrieben.

> Ein Patient sieht keinen Zusammenhang zwischen dem Tod seiner Frau vor zwei Jahren und seiner gegenwärtigen depressiven Episode. Er sei nach dem Begräbnis sofort zu seiner Arbeit zurückgekehrt und habe kaum getrauert. Im Gegenteil, er habe seine beruflichen und privaten Aktivitäten in dieser Zeit steigern können. Er glaube eher, dass die Depression im Zusammenhang mit einem leichten Schlaganfall stehe, der ihn vorübergehend zu einem veränderten Lebensstil gezwungen habe. Er war nach dem Schlaganfall bettlägerig und inaktiv und deshalb verstärkt mit Gedanken an den Tod seiner Ehefrau konfrontiert. Er konnte dem Thema nicht mehr ausweichen und wurde depressiv. Dennoch hielt der Patient das Thema Trauer für abgeschlossen und bevorzugte es, sich mit den »aktuellen« Veränderungen in seinem Leben zu beschäftigen. Der Therapeut erläuterte, worin er die wichtigste Verbindung zur depressiven Episode sah, nämlich in dem unbetrauerten Verlust der Ehefrau. Er folgte jedoch dem Wunsch des Patienten, zunächst auf das Thema Rollenwechsel zu fokussieren. Im weiteren Therapieverlauf kam der Patient jedoch selbst immer wieder auf seine Frau, ihren Tod sowie die Zeit davor und danach zurück. Schließlich erkannte der Patient, dass er die Trauer um sie unterdrückt hatte. Er war von da an zunehmend in der Lage, am Bereich verzögerter Trauer zu arbeiten.

Eine weitere Option besteht darin, einen zu bearbeitenden Bereich **aufzuschieben** und mit der Exploration fortzufahren, bis der Patient besser erkennt, was die Problematik für ihn bedeutet. Dies kann z.B. sinnvoll sein, wenn der Patient einfach mehr Zeit braucht, um sich in der Beziehung zum Therapeuten zu öffnen und schambesetzte Inhalte (z.B. im Zusammenhang mit einer missbräuchlichen Partnerschaft) preiszugeben. Oder der Therapeut versucht, den »kleinsten gemeinsamen Nenner« zu finden, indem er einen oder zwei relativ **allgemeine Problembereiche** formuliert, um im Verlauf der Therapie die Behandlungsziele spezifischer festzulegen und den Bereich klarer zu umschreiben.

Seltener kommt es vor, dass ein Patient so sehr auf die depressiven Symptome fixiert ist, dass er überhaupt keinen Zusammenhang zwischen der Depression und interpersonellen Belastungen sehen will. Er erwartet vielmehr, dass die Symptome ohne sein Zutun genauso »plötzlich« verschwinden, wie sie aufgetreten sind. Auch in diesem Fall ist eine direkte Konfrontation oder Belehrung zu vermeiden. Andererseits sollte der Therapeut offen schildern, worin er Zusammenhänge sieht und was er demzufolge als Problembereich vorschlägt. Haben sich Patient und Therapeut auch nach geraumer Zeit immer noch nicht geeinigt, ist es offensichtlich nicht möglich, die IPT durchzuführen. Der Therapeut sollte dann andere Behandlungsmöglichkeiten vorschlagen und das Angebot machen, wieder zurückkommen zu können, wenn es bessere Bedingungen für eine Zusammenarbeit gibt. Weitere Ausführungen zum Umgang mit Schwierigkeiten bei der Bestimmung des Problemfokus finden sich in Abschnitt 7.2.

18.2 Vermeidungsverhalten des Patienten

Patienten zeigen im Rahmen der Therapie häufig subtiles oder weniger subtiles Vermeidungsverhalten, wenn es darum geht, sich mit ihren Problemen auseinanderzusetzen oder ihr Verhalten zu ändern. Wenn es zu offenem oder verdecktem, verbalem oder nonverbalem Widerstand gegenüber der Therapie oder dem Therapeuten kommt, verfolgt der Therapeut grundsätzlich drei Ziele (▶ Abschn. 7.3):

- Er hält den Patienten in konstruktiver Weise davon ab, die **Therapie zu blockieren**.
- Er setzt das Verhalten des Patienten dem Therapeuten gegenüber in Bezug zu dessen **Problemen außerhalb des Therapieraums**.
- Er bearbeitet die Probleme in der therapeutischen Beziehung **modellhaft** für den Umgang des Patienten mit Schwierigkeiten in anderen zwischenmenschlichen Beziehungen.

Der Therapeut kann die beiden zuletzt genannten Ziele z. B. folgendermaßen thematisieren:

Parallelen finden

»Sie gaben zu Beginn der Therapie an, dass Sie stets versuchen, Problemen und Auseinandersetzungen aus dem Weg zu gehen. Im Moment habe ich gerade das Gefühl, dass Sie auch meinen Fragen ausweichen, sobald wir auf schwierige Themen zu sprechen kommen. Gibt es da eine Parallele?«

Zur Offenheit ermutigen

»Wenn wir so aneinander vorbeireden, spüre ich eine Distanz zwischen uns. Andererseits merke ich, dass Sie vor irgendetwas Angst haben. Wäre es für Sie entlastend, wenn Sie mir einfach sagen, was Sie befürchten?«

Der Therapeut sollte generell weniger interpretativ als pragmatisch und sachbezogen vorgehen, indem er das störende Verhalten des Patienten als indirekte, ineffiziente und ungünstige **Kommunikation von negativen Gefühlen** auffasst. Dem Patienten wird dadurch geholfen, seine Gefühle direkter auszudrücken. Es darf nicht vergessen werden, dass Patienten meist gute Gründe haben, die Auseinandersetzung mit bestimmten Themen oder Veränderungen zu vermeiden. Die im Folgenden beschriebenen Widerstandsformen treten häufig innerhalb der Therapie auf.

Passivität

Depressive Patienten verhalten sich bedingt durch die depressive Symptomatik typischerweise passiv, zurückhaltend und unsicher. Sie versuchen, Konflikte, Zurückweisung oder Ärger zu umgehen. Auch wenn solche Patienten innerhalb der Sitzung mobilisiert werden können, z. B. Ärger auszudrücken, und dies im Rollenspiel gut meistern, setzen sie oftmals das gelernte Verhalten außerhalb des Therapieraums nicht um. Der Therapeut kann diesem Verhalten folgendermaßen begegnen:

- Er arbeitet mit **psychoedukativen Maßnahmen**.
- Er erhöht den Handlungsdruck durch **Aktualisierung der Gefühle** des Patienten.
- Er **validiert die Gefühle** des Patienten.
- Er weist darauf hin, gezielt **nach Optionen zu suchen**, um sich aktiver zu verhalten.
- Er lässt selbstsicheres Verhalten im **Rollenspiel** ausprobieren.

Die genannten Punkte können dem Patienten wie folgt verdeutlicht werden:

Psychoedukation über Konflikte

»Ärger auszudrücken, ist ein normaler und wichtiger Bestandteil einer jeden Beziehung. Wo Menschen zusammen sind, gibt es unterschiedliche Erwartungen und damit auch Konflikte. Auseinandersetzungen dauerhaft zu vermeiden, hat mehr negative als positive Konsequenzen. Es trägt nicht nur langfristig zu Depressionen bei, sondern ist auch für die Beziehung schädlich.«

Frage nach Gefühlen

»Sie sagten, Ihr Partner hat Sie einfach stehen lassen und ist mit seinen Kumpels zum Fußballspiel gegangen. Wie haben Sie sich dabei gefühlt?«

Validieren der Gefühle
»Das muss sich in der Tat frustrierend und verletzend angefühlt haben. Welche anderen Empfindungen haben Sie noch verspürt?«

Verhaltensoptionen
»Welche Möglichkeiten gäbe es, darauf zu reagieren?«

Rollenspiel
»Sie möchten ihm also sagen, dass sein Benehmen Sie verletzt. Lassen Sie uns mal durchspielen, wie das genau aussehen könnte.«

Häufiges Zuspätkommen oder Versäumen von Terminen

Kommt es öfter vor, dass ein Patient zu spät oder gar nicht zu den Sitzungen erscheint, sollte er auf sein Verhalten angesprochen und um eine Erklärung gebeten werden. Dadurch können Missverständnisse oder falsche Vorstellungen geklärt werden.

> 1) Ein Patient glaubt, dass Termine beim Psychotherapeuten ähnlich wie bei seinem Hausarzt ohnehin lange Wartezeiten beinhalten, und es von daher nicht wichtig ist, pünktlich zu sein.
>
> 2) Ein Patient folgert aus einer einmaligen Verspätung des Therapeuten zu Beginn der Behandlung, dass es sich bei den vereinbarten Zeiten um »akademische Zeiten« handelt und damit Raum für eine bis zu 15-minütige Verzögerung bleibt.

In anderen Fällen kann die flexible Handhabung von Terminen kulturell bedingt sein, wobei dem Patienten erklärt werden sollte, dass ein pünktliches Erscheinen für die erfolgreiche Durchführung der Therapie wichtig ist. Denn die zur Verfügung stehenden 50 Minuten werden benötigt, um ein Thema nicht nur zu beginnen, sondern therapeutisch durchzuarbeiten.

Sollten praktische Probleme für das Zuspätkommen verantwortlich sein, wie z. B. mangelhafte Beförderungsmöglichkeiten, die kurzfristigen Absagen des Babysitters oder das Vergessen oder Verwechseln von Terminen, kann gemeinsam nach **pragmatischen Lösungen** (z. B. günstigere Zeiten) gesucht werden. Tritt durch diese Maßnahmen keine Veränderung ein, oder stellt sich heraus, dass die Gründe für das Verspäten eine tiefer liegende Bedeutung haben, sollte der Therapeut die meist bestehende **Ambivalenz des Patienten thematisieren**. Dabei spielt es keine Rolle, ob sich der Patient dessen bewusst ist oder nicht. Mögliche Gründe mit tiefer liegender Bedeutung könnten folgende sein:

> 1) Der Patient versucht, die schmerzhafte Auseinandersetzung mit dem Verlust einer geliebten Person zu vermeiden, indem er zu spät kommt oder gar nicht zur Sitzung erscheint.
>
> 2) Der Problembereich, in dem gearbeitet wird, ist nicht relevant und bringt dem Patienten keine neuen Erkenntnisse. Seine mangelnde Motivation drückt sich in verspätetem Erscheinen aus.
>
> 3) Der Patient ist symptomatisch remittiert und hat den Eindruck, eigentlich keine weitere Behandlung zu benötigen, ist jedoch diesbezüglich ambivalent. Er sagt die Sitzungen häufig kurzfristig ab.
>
> 4) Die Arbeit an Ehekonflikten ist mit unangenehmen Gefühlen verbunden, die der Patient zu umgehen versucht, indem er unentschuldigt nicht zur Sitzung erscheint.

Neben seinen Motiven für das Vermeidungsverhalten sollte der Patient außerdem begreifen, welche **Konsequenzen es für die Therapie** hat. Möglicherweise frustriert er den Therapeuten oder gefährdet den therapeutischen Fortschritt. Außerdem könnte es sich dabei um ein Muster handeln, das ihn in der Beziehung zu anderen ebenfalls in Schwierigkeiten bringt, z. B. wenn er auf diese Weise seine Unzufriedenheit zum Ausdruck bringt. In letzterem Fall kann das Verhaltensmuster in Beziehung zum Therapiefokus gesetzt (z. B. interpersonelle Auseinandersetzungen) und ausführlicher bearbeitet werden:

Problemverhalten ansprechen

»Wie möchten Sie, dass ich damit umgehe, wenn Sie wieder zu spät kommen?«

»Wie soll ich mich verhalten? Was wäre hilfreich für Sie?«

»Welches Verhalten erwarten Sie von anderen Personen, wenn Sie sich deutlich verspäten?«

»Kommt das häufiger vor?«

> Ein äußerst misstrauischer Patient mit sozialen Defiziten versucht, den Therapeuten durch sein provozierendes Verhalten auf die Probe zu stellen, indem er ständig zu spät zu seinen Sitzungen erscheint. Er will auf diese Weise herauszufinden, ob er ihm wirklich etwas bedeutet oder ob dieser ihn zurückweist. Ähnliche Verhaltensweisen praktiziert er auch bei anderen, ihm wichtigen Personen, die sich dann meist verärgert von ihm zurückziehen. Es wird an direkteren und effektiveren Methoden gearbeitet, um die Angst zu bewältigen, von anderen verlassen oder ausgenutzt zu werden.

Schweigen

Schweigepausen können in jeder Therapie auftreten und therapeutisch sinnvoll sein. Im Rahmen der Trauerarbeit kommen z. B. lange Schweigeperioden häufiger vor, und sie sollten in der Regel nicht unterbrochen werden. In diesen Gesprächspausen kann innerlich verarbeitet werden, was besprochen wurde. Möglicherweise braucht der Patient etwas länger, um über Erinnerungen sprechen zu können, die er lange Zeit unterdrückt oder verleugnet hatte. Besonders nachdem intensiv emotionsbezogen gearbeitet wurde, kann eine **Schweigepause therapeutisch erwünscht** sein.

Schweigen ansprechen

»Schweigen bedeutet nicht, dass wir in der Zeit keine therapeutische Arbeit leisten. Etwas gemeinsam aktiv zu erarbeiten oder auch in Form gemeinsamen Schweigens zu ›verdauen‹, sind normale Teile einer Therapie.«

Treten jedoch **sehr häufige Schweigepausen** auf, oder erfolgen die Antworten meist zäh und einsilbig, wird versucht, die Gründe für dieses Verhalten herauszufinden.

Gründe für Schweigen erfragen

»Was macht es für Sie so schwer, über Ihre Gefühle zu sprechen?«

»Fällt es Ihnen schwer, sich in der Sprache der Gefühle auszudrücken?«

»Haben Sie Sorgen, dass Ihre Gefühle unangemessen sein könnten?«

»Haben Sie Angst vor meiner Reaktion?«

Generell ist immer abzuklären, ob das Schweigen vielleicht Teil der noch bestehenden **depressiven Symptomatik** oder **Teil des Problembereichs** (z. B. bei sozialen Defiziten) ist. Manchmal werden konflikthafte oder emotionale Themen jedoch durch Schweigen vermieden, weil der Patient noch im Stadium der Verleugnung ist, ungern die Thematik bespricht oder eine negative Reaktion des Therapeuten befürchtet.

> Schuldbesetzte Erinnerungen daran, wie der Patient mit einer verstorbenen Person umgegangen war, wurden im Rahmen der Trauer-

arbeit von einem Patienten zurückgehalten. Bei Fragen nach Gefühlen schwieg er. Der Patient hatte Angst davor, durch den Therapeuten negativ bewertet zu werden.

In einem solchen Fall kann der Therapeut den schweigenden Patienten fragen, was gerade in seinem Kopf vorgeht und ihm ggf. Hypothesen anbieten.

Schweigen hinterfragen
»Sie werden auffallend schweigsam, sobald das Thema auf Ihre Frau kommt. Wie erklären Sie das? Möchten Sie dadurch unangenehmen Gefühlen auszuweichen?«

Irrationale Annahmen oder Befürchtungen können auf diese Art korrigiert und auf ähnliche interpersonelle Situationen außerhalb der Therapie übertragen werden (z. B.: Ist Schweigen oder Rückzug eine typische Reaktion des Patienten bei interpersonellen Schwierigkeiten?).

Behandlungsabbruch

Ein Therapieabbruch kann unterschiedliche Gründe haben. Entscheidend ist es herauszufinden, welche Gefühle den Patienten dazu veranlassen, die therapeutische Arbeit abzubrechen. Zu den wichtigsten Gründen für Therapieabbrüche gehört, dass Therapeut und Patient **unterschiedliche Erwartungen an die Behandlung** haben. Vielleicht stellt sich heraus, dass der Patient über den Therapeuten oder seinen eigenen bisherigen therapeutischen Fortschritt enttäuscht ist. In diesem Fall kann der Therapeut vorschlagen, alternative Therapiestrategien anzuwenden, um damit eine Verbesserung zu erreichen. Wenn der Patient sich von dem Vorhaben, die Therapie zu unterbrechen, nicht abbringen lässt, kann die Arbeit ggf. zu einem anderen Zeitpunkt wieder aufgenommen werden, oder es kann dem Patienten bei der Suche nach einem anderen Therapeuten geholfen werden.

Eine Patientin fühlt sich unwohl und befangen in der Gegenwart ihres männlichen Therapeuten, da sie mit Männern bisher nur negative Erfahrungen gesammelt hat. Unberechtigte Befürchtungen und Vorbehalte gegenüber dem Therapeuten werden geklärt. Außerdem wird das Missverständnis aufgelöst, dass Vorschläge des Therapeuten als Anweisungen oder Befehle zu verstehen sind. Man einigt sich darauf, negative Gefühle gegenüber dem Therapeuten in Zukunft unmittelbar und direkt zu äußern. Die Patientin entschließt sich, der Therapie eine weitere Chance zu geben.

Andere Formen von Vermeidungsverhalten

Es gibt noch andere verbale oder nonverbale Arten, die **therapeutische Arbeit zu vermeiden** und mangelnde Mitarbeit oder Widerstand auszudrücken.

Ein Patient beantwortet die Fragen des Therapeuten grundsätzlich extrem ausschweifend. Auf diese Weise gelingt es innerhalb einer Sitzung kaum, die wesentlichen Punkte zu thematisieren. Der Patient gibt an zu befürchten, dass der Therapeut ihn möglicherweise nicht verstehen oder fehlbeurteilen könnte, wenn er keine ausführlichen Erklärungen abgibt. Als der Therapeut versichert, ihn durchaus zu verstehen und ihm verspricht, bei Unklarheiten nachzufragen, ändert sich das Verhalten des Patienten jedoch nur geringfügig. Es stellt sich schließlich heraus, dass er unbewusst versucht, den Therapeuten von seinen wirklich relevanten, jedoch schmerzvollen Gefühlen im Rahmen eines Verlusterlebnisses abzulenken. Nachdem dem Patienten klar geworden war, dass sein Verhalten einer Bewältigung seiner Probleme entgegenstand, wurde vereinbart, dass der Therapeut ihm ein Zeichen gibt, wenn das Verhaltensmuster wieder auftritt.

In ähnlicher Weise versuchen manche Patienten, das **Thema zu wechseln**, bieten eine Vielzahl von vermeintlich dringenden Problemen als »Buschfeuer« an oder drücken ganz **offen Widerstand** aus, um bestimmte schmerzhafte oder angstbesetzte Themen zu vermeiden. Hier kann auf den anfänglich geschlossenen **Behandlungsvertrag** hingewiesen werden, bei dem man sich auf einen bestimmten Fokus geeinigt hat. Außerdem kann verdeutlicht werden, welche Folgen es für Beziehungen hat, wenn kontinuierlich zentrale zwischenmenschliche Probleme vermieden werden.

Eine weitere Form, die Arbeit mit angst- oder schambesetzten und schmerzhaften Emotionen zu vermeiden, besteht darin, relevante Themen auf einer vagen, abstrakten und **übermäßig intellektualisierten Ebene** zu halten. Bei der IPT liegt der Schwerpunkt jedoch gerade auf der **emotionalen** Bearbeitung interpersoneller Interaktionen. Der Therapeut sollte also gezielt nach Beispielen fragen und dabei auf den Affekt des Patienten fokussieren.

Affekte erfragen

»Sie fanden den Urlaub mit Ihrem alten Schulfreund also ›ereignislos‹. Was meinen Sie damit? Haben Sie ein Beispiel dafür?«

»Was bedeutet das für Sie?«

»Lassen Sie uns schauen, was Sie dabei empfunden haben, denn Emotionen können genutzt werden, um eine zwischenmenschliche Interaktion besser zu verstehen.«

Mangelnde Behandlungsbereitschaft und Vermeidungsverhalten können sich auch darin äußern, dass jemand auf depressive, meist **körperliche Symptome** fixiert ist und in den Therapiesitzungen ständig nur klagt. Dieses Verhalten kann so weit gehen, dass der Patient sich völlig unkooperativ zeigt, über ein anderes Thema zu sprechen. Möglicherweise benötigt der Patient mehr Zeit in der symptombewältigenden Anfangsphase der IPT, bevor er sich auf die Arbeit am Problembereich konzentrieren kann. Der Therapeut einigt sich mit dem Patienten auf einen Zeitraum zu Beginn der Sitzung (z. B. 5–10 Minuten), in dem der Patient über seine körperlichen Beschwerden sprechen kann, um sich danach dem Fokus zuzuwenden. Manchmal hilft es auch, den Patienten darauf aufmerksam zu machen, welche Fortschritte er bisher gemacht hat und seine persönlichen Stärken, Fähigkeiten und Kompetenzen herauszustellen.

18.3 Komorbidität

Komorbidität mit psychischen Erkrankungen

Depression weist mit 75 % eine **äußerst hohe** akute wie auch Lifetime-Komorbiditätsrate auf (Kessler et al. 2014). Dabei versteht man unter Lifetime-Komorbiditätsrate die Rate der Begleiterkrankungen, die innerhalb der gesamten Lebensspanne auftritt. Solche komorbiden Erkrankungen können die Depressionsbehandlung erschweren oder zu schwierigen Therapiesituationen führen. Am häufigsten treten depressive Episoden zusammen mit **Angsterkrankungen** (33–85 %), **Persönlichkeitsstörungen** (50–85 % bei stationären und 20–50 % bei ambulanten Patienten), **Impulskontrollstörungen** (32 %) oder **Substanzmissbrauch** (24 %) auf. Auch die sog. Double Depression (eine depressive Episode, die zu einer vorbestehenden Dysthymie hinzukommt; ▶ Abschn. 3-2) kommt mit ca. 25 % relativ häufig vor.

Bei komorbid auftretenden Persönlichkeitsstörungen handelt es sich bei stationären Patienten meist um Auffälligkeiten vom Borderline- und histrionischen Typ, bei ambulanten Patienten sieht man zwanghafte, unsicher-vermeidende und abhängige Züge am häufigsten (Klein et al. 2009).

Depression kann außerdem als Folge von Essstörungen, posttraumatischen Belastungsreaktionen und Zwangsstörungen vorkommen. Überhaupt tritt in den meisten Fällen die komorbide Erkrankung vor der Depression auf (Übersicht bei Kessler et al. 2014). Es besteht jedoch eine Kontroverse, ob die Höhe bzw. die **Zunahme der Komorbiditätsrate** in den letzten Jahren ein Artefakt der veränderten Diagnosesysteme darstellt, die immer mehr diagnostische Kategorien mit reduzierten Ausschlusskriterien zur Verfügung stellen (Übersicht bei Kessler et al. 2014). Für die Annahme, dass komorbide Störungen vielmehr auf gemeinsame Risikofaktoren und gemeinsame kausale Pfade zurückzuführen sind, liegen mehr Belege vor (Kessler et al. 2014). So deuten z. B. genetische Studien darauf hin, dass beide Störungen sich nicht gegenseitig bedingen, sondern vielmehr **gemeinsame Risikofaktoren** genetischer oder auch umweltbezogener Art haben.

Komorbidität mit körperlichen Erkrankungen

Körperliche Erkrankungen wie z. B. rheumatische Störungen, Schilddrüsenerkrankungen oder Migräne stehen häufig mit depressiven Störungen im Zusammenhang. Die Behandlung der Depression kann unter Umständen durch körperliche Begleiterkrankungen **erschwert** werden (Übersicht bei Kessler et al. 2014). Besondere Aufmerksamkeit hat in diesem Zusammenhang die koronare Herzkrankheit erhalten, deren Beziehung zur Depression komplex ist. Entweder bessern sich beide Erkrankungen im Verlauf oder gar keine. In jedem Fall müssen bei gleichzeitigen physischen Störungen beide Krankheiten **gleichermaßen intensiv behandelt** werden.

Behandlung komorbider Störungen

Zur Behandlung einer durch komorbide Störungen komplizierten Depression liegen im Allgemeinen nicht viele empirische Befunde vor, da komorbide Bedingungen in Effektivitätsstudien meist ausgeschlossen werden. Davon ausgenommen sind Untersuchungen, bei denen adaptierte Formen der IPT speziell für das gleichzeitige Vorliegen einer anderen Störung (z. B. HIV-Infektion, Brustkrebs, Schlaganfall, koronare Herzkrankheit, Angststörungen, Essstörungen, posttraumatische Belastungsstörungen, Substanzmissbrauch, Borderline-Persönlichkeitsstörungen) entwickelt wurden. Einige dieser modifizierten Formen haben sich als wirksam erwiesen (z. B. bei HIV-Infektion, Essstörungen), andere weniger (z. B. bei Substanzabhängigkeit; ▶ Abschn. 4.6). Die meisten dieser adaptierten Formen beruhen auf dem Rational, dass die jeweils komorbide Störung ähnlich wie Depressionen in einem interpersonellen Kontext zu betrachten ist. Darüber hinaus bietet die IPT-Behandlung z. B. im Falle der Angststörungen eine sinnvolle Alternative zu Expositionsverfahren, die nicht von allen Patienten akzeptiert werden. Ansonsten existiert für komorbide Erkrankungen die Richtlinie, dass die begleitende Störung zusätzlich zur Depression behandelt werden sollte. Eine medikamentöse Behandlung kann z. B. zusätzlich zur IPT in Betracht gezogen werden. Auch andere spezifische psychotherapeutische Zusatzmaßnahmen (z. B. Expositionsübungen bei Zwangshandlungen) für die jeweilige Störung können berücksichtigt werden.

Die **im Vordergrund stehende Störung** wird in der Regel zuerst angegangen, wenn nicht ohnehin beide Störungen gleichzeitig mit der IPT behandelt werden.

Bei **koexistierenden Persönlichkeitsstörungen** sollte generell zunächst auf die im Vordergrund stehende Depression fokussiert werden. Im weiteren Verlauf drängt sich dem Therapeuten allerdings häufig die Frage auf, ob bestimmte Probleme eher der Depression oder einer Achse-II-Störung zuzuordnen sind. Eine Persönlichkeitsstörung kann zu dysfunktionalen Verhaltensmustern führen, die das Risiko für eine Depression erhöhen. Umgekehrt kann eine depressive Episode Persönlichkeitszüge betonen (oder aber verdecken!), die dann dem klinischen Bild einer Persönlichkeitsstörung gleichen. Es empfiehlt sich, die endgültige Diagnose erst nach Abklingen der Depression zu stellen.

Verhaltensmuster ansprechen

»Sie beschuldigen sich ständig, dass Sie sich auf Hilfe anderer angewiesen fühlen und nichts alleine entscheiden wollen. Das ist wahrscheinlich eher ein Zeichen der schon länger anhaltenden Depression als eine abhängige Persönlichkeitsstruktur. Wenn die depressiven Symptome zurückgegangen sind, werden wir sehen, wie viel von dem Verhaltensmuster noch bestehen bleibt.«

Obwohl die IPT generell (mit Ausnahme der Modifikation für Borderline-Persönlichkeitsstörungen; ► Abschn. 4.6) den Fokus auf die Achse I legt, werden Persönlichkeitsakzentuierungen nicht ignoriert. Einem Patienten mit ausgeprägt misstrauischen Zügen würden z. B. die Implikationen seiner Haltung deutlich gemacht werden. Der Therapeut könnte ihm mit ausdrücklicher Offenheit begegnen, ohne ihm dabei zu nahe zu treten oder sich andererseits zu distanziert zu verhalten. Dabei würde an einer Veränderung misstrauischen Beziehungsverhaltens gearbeitet, u. a. indem soziale Fertigkeiten gestärkt werden. Ein ausführliches Fallbeispiel der Behandlung eines depressiven und komorbid narzisstischen Patienten mit IPT findet sich in Kapitel 20.

Auch andere komorbide Störungen können zu Beginn der Therapie durch die depressive Symptomatik überdeckt sein (z. B. hypochondrische Ängste) und erst nach einer symptomatischen Remission »zum Vorschein« kommen.

Prognose

Komorbide Störungen (v. a. gleichzeitiger Alkoholismus) haben insgesamt eine deutlich **schlechtere Prognose** als eine »rein« depressive Störung (Kessler et al. 2014). Die depressive Symptomatik ist in diesen Fällen oftmals stärker ausgeprägt, und die Störungen lassen sich in der Regel schlechter behandeln als die einzelnen Störungen alleine. Außerdem remittieren viele dieser Patienten nicht vollständig und sind im Verlauf stärker in ihrer sozialen Leistungsfähigkeit beeinträchtigt. Begleitende Angst- und Substanzmissbrauchsstörungen gelten ebenfalls als Risikofaktoren für **rasch wiederkehrende** depressive Episoden. Die schlechteren Therapieergebnisse können u. a. mit der geringeren Compliance und einem schwächeren therapeutischen Bündnis zusammenhängen, was vor allem bei Persönlichkeitsstörungen und Substanzmissbrauch zutrifft.

Gerade bei gleichzeitig bestehenden Persönlichkeitsstörungen wird allerdings auch diskutiert, ob für beide Bedingungen weitere Faktoren (z. B. frühe Traumatisierung oder chronischer zwischenmenschlicher Stress) als Mediatoren dienen (Kessler et al. 2014), die für den schwächeren Behandlungserfolg verantwortlich sind. Liegt eine komorbide Erkrankung vor, muss die **Behandlungsdauer meistens verlängert** werden, um den parallel existierenden Störungsbedingungen gerecht zu werden.

18.4 Stagnation oder Verschlechterung des Zustands

Wenn der Patient nach mehreren Sitzungen angibt, sein Zustand habe sich noch nicht verbessert, kann das damit zusammenhängen, dass er seine Lage **negativer beurteilt** als von Familienangehörigen oder dem Therapeuten beobachtet. Depressiv Erkrankte bemerken oft als Letzte, wenn sich ihre Symptome anfangen zu verbessern. Eine hoffnungslose, pessimistische Perspektive stellt schließlich meist einen Teil des Störungsbildes dar und bezieht sich in der Regel auch auf die Wahrnehmung der eigenen Verfassung. Der Therapeut klärt den Patienten in diesem Fall darüber auf, dass dessen Sichtweise möglicherweise durch die depressive Symptomatik selbst geprägt ist, und versucht, ihn durch **konstruktive Rückmeldung** zu ermutigen. Dazu gehört, konkret zu benennen, was an Verbesserungen zu beobachten ist.

Konstruktive Rückmeldung geben

»Im Vergleich zur ersten Sitzung erlebe ich Sie als viel lebendiger, Sie stellen mehr Fragen und beteiligen sich aktiver an der Therapie« oder »Sie pflegen sich wieder mehr, Ihre Haare sind gekämmt, und Ihre Kleidung ist farbenfroher.«

Der Zustand eines Patienten kann sich jedoch selbst nach Stunden therapeutischer Arbeit **objektiv nicht verbessert oder sogar verschlechtert** haben. Oder er hat sich nach anfänglichen Fortschritten wieder verschlechtert. Dies passiert häufig, wenn der Patient aus seinen **vertrauten Vermeidungsmustern ausbricht.** Denn wenn innerhalb des relevanten Problemfokus starkes Vermeidungsverhalten praktiziert wird, kann die aktive Bearbeitung der Problematik zunächst zu verstärkten Angstgefühlen, Schlaflosigkeit, Unruhe oder anderen Symptomen führen. Beispiele dafür sind vermiedene Trauer, vermiedene interpersonelle Konflikte oder ein vermiedener Rollenwechsel (z. B. Hinauszögern des Studienabschlusses). Dem Patienten wird erklärt, dass diese Gefühle und Symptome ein normaler Teil der Auseinandersetzung mit lange vor sich hergeschobenen Problemen und vermiedenen Gefühlen sind und bald von angenehmeren Empfindungen gefolgt sein werden. Weiteres Vermeiden führt hingegen in der Regel dazu, dass die Depression chronifiziert. Es ist daher wichtig, den Betroffenen zu aktivem Verhalten zu ermutigen.

Zusätzliche Maßnahmen wie entweder die Frequenz der Sitzungen zu erhöhen, mit anderen Maßnahmen (z. B. Medikation) zu augmentieren oder das Verfahren bzw. den Therapeuten zu wechseln sollten bedacht werden.

Sind keine aktuellen oder neuen Belastungsfaktoren zu identifizieren, besteht die Möglichkeit, dass der fokussierte Problembereich **nicht der relevanteste** ist. Der Therapeut überprüft noch einmal sorgfältig, ob der Problembereich in direktem Zusammenhang mit der depressiven Episode des Patienten steht.

Frau M. muss unfreiwillig den Wohnort wechseln, da ihr Ehemann versetzt wurde. Sie fällt wenige Wochen nach dem Umzug in eine Depression. Als naheliegender Problembereich bietet sich der Problembereich »Rollenwechsel« an. Das eigentlich relevantere Problem besteht jedoch in ehelichen Konflikten, die sich um Kontrolle und Unabhängigkeit drehen. Die Patientin gibt dem Therapeuten ihre Wut auf den Ehemann zunächst nicht preis, um eine Auseinandersetzung mit der Thematik zu vermeiden. Dies hat allerdings zur Folge, dass sich die Beziehung zu ihrem Mann weiterhin verschlechtert, und nach einer anfänglichen Entlastung durch die Therapie die depressive Symptomatik wieder verstärkt auftritt. Der Therapeut verhandelt den Therapievertrag ein weiteres Mal mit der Patientin, dieses Mal hinsichtlich eines Fokuswechsels.

Natürlich müssen vom Therapeuten auch andere Faktoren berücksichtigt werden, die verhindern könnten, dass der Patient eine symptomatische Remission erfährt, z. B.:

- Der Patient befürchtet **negative Konsequenzen**, wenn es ihm besser geht (z. B. vom Partner verlassen zu werden, den Antrag auf Frühberentung abgelehnt zu bekommen).
- Beim geringsten Anzeichen, dass es ihm besser geht, wird der Patient von der Familie so belastet, dass er aus dem **Teufelskreis** von Verbesserung, Belastung und Rückfällen nicht herauskommt.
- Der Patient ist mit einer nicht enden wollenden Serie von **belastenden Lebensereignissen** oder Stressfaktoren konfrontiert, die jeden Therapieerfolg bereits in den Anfängen zunichtemachen.
- Der Patient hat die unangemessene Erwartung, nichts aktiv zum Behandlungsprozess beitragen zu müssen, oder es mangelt ihm an der **Motivation** zur Therapie.
- Insgesamt muss bei Komplikationen immer damit gerechnet werden, dass sich die ursprünglich geplante **Behandlungsdauer verlängert**.

18.5 Suizidalität

Im Rahmen einer Depressionsbehandlung kann Suizidalität beim Patienten zu schwierigen Situationen in der Therapie und zur Stagnation führen. Depressive Störungen gelten als die bedeutsamste Kategorie **prädisponierender Risikofaktoren** für Suizid (Nock et al. 2014; Shea 2016). Man geht davon aus, dass 2–8 % aller depressiv Erkrankten durch Selbsttötung zu Tode kommen (Nock et al. 2014).

Weit über die Hälfte aller depressiven Patienten leidet unter **Suizidgedanken**, ein Viertel hat bereits **Suizidversuche** unternommen (Überblick bei Nock et al. 2014). Die Suizidraten variieren je nach Alter. Die höchste Rate erreichen Personen ab einem Lebensalter von 75 Jahren, wo Depressionen oftmals undiagnostiziert und unbehandelt bleiben. **Vollzogene Selbsttötungen** kommen bei **Männern dreimal so häufig** vor wie bei Frauen. **Suizidversuche** wiederum werden in einem Verhältnis von 3 : 1 häufiger von Frauen durchgeführt. Männer wählen in der Regel härtere **Suizidmethoden** (z. B. Erhängen, Erschießen, Sturz aus der Höhe oder vor den Zug), die mit einer höheren Wahrscheinlichkeit zum Tod führen. Frauen dagegen führen eher »weiche« Suizidmethoden wie Medikamentenintoxikationen durch, bei denen die Rettungschancen höher sind.

Exploration

Nach Todeswünschen, Suizidgedanken, Suizidideen oder suizidalem Verhalten wird im Rahmen der IPT bereits bei der **anfänglichen Symptomerhebung** gefragt. Das Ausmaß suizidaler Gedanken und Verhaltensweisen wird umfassend und mithilfe behutsamer, gleichzeitig direkter Fragen exploriert. Mögliche Fragen hierfür sind nachfolgend aufgeführt.

Fragen zur Einschätzung des Suizidrisikos

- »Bei vielen depressiven Menschen kommt es vor, dass sie alles aussichtslos empfinden, dass sie nicht mehr leben möchten. Kennen Sie auch solche Gedanken?«
- »Ist es Ihnen in letzter Zeit jemals so schlecht gegangen, dass Sie die Hoffnung auf Besserung verloren haben? Oder dass Sie dachten, das Leben macht so keinen Sinn mehr?«
- »Haben Sie schon einmal daran gedacht, sich etwas anzutun? Was waren dabei Ihre negativsten Gedanken?«
- »Haben Sie an den Tod denken müssen, ohne es eigentlich zu wollen? Wie viel Prozent des Tages haben Sie sich damit beschäftigt?«

- »Auf einer Skala von 0 bis 10, bei der 0 bedeutet: ›Ich kann es gar nicht mehr kontrollieren‹ und 10: ›Ich kann es jederzeit unterbrechen oder abstellen‹ – wo würden Sie sich selbst einschätzen?«
- »An was denken Sie genau, wenn Sie sagen, Sie könnten sich umbringen?« »Wüssten Sie schon, wie Sie es angehen würden?«
- »Haben Sie in Gedanken oder in der Tat bereits Vorbereitungen getroffen? Haben Sie darüber schon mit jemandem gesprochen?«
- »Haben Sie schon einmal versucht, sich das Leben zu nehmen?«
- »Gibt es denn auch Dinge, die Sie noch am Leben halten? Was hat Sie bislang davon abgehalten, Ihr Vorhaben durchzuführen?«
- »Gab es schon einmal suizidale Krisen in Ihrem Leben? Wie haben Sie diese gemeistert?«

Angehörige oder andere Vertrauenspersonen sollten ebenfalls befragt werden, vor allem wenn vermutet wird, dass der Betroffene bestehende suizidale Ideen leugnet. Wenn Selbsttötungsgedanken angegeben werden, gilt es herauszufinden, ob diese **aktiver oder passiver Natur** sind. Wie sehr ist der Patient damit beschäftigt, über Selbsttötung nachzudenken? Sind die Suizidgedanken einschießend, kontrollierbar, imperativ? Sind spezifische Methoden geplant, oder sind die Pläne bereits in einzelnen Verhaltensweisen (z. B. Abschiedsbrief) umgesetzt worden, besteht höchstes Risiko. Um das Ausmaß der akuten Suizidgefahr und den Handlungsdruck des Patienten einzuschätzen, wird die in Abbildung 18-1 dargestellte gängige **Abstufung** berücksichtigt. Allerdings durchläuft nicht jeder Suizident zwangsläufig alle Stufen. Es kann auch abrupt höchste Suizidgefahr auftreten, ohne Vorlauf der vorherigen Phasen.

Risikofaktoren

Obwohl durch die Suizidforschung **zahlreiche Risikofaktoren** bekannt sind, ist es für den Therapeuten schwierig, genau abzuschätzen, in welchem Maße ein individueller Patient suizidgefährdet ist (Übersicht bei Shea 2016). Tabelle 18-3 listet die wichtigsten Faktoren auf, von denen bekannt ist, dass sie das Suizidrisiko erhöhen (Nock et al. 2014; Shea 2016). **Komorbidität** und **suizidales Verhalten in der Vorgeschichte** gehören zu den bedeutsamsten Risikofaktoren. Die Anzahl der im Rahmen wissenschaftlicher Untersuchungen identifizierten Risikofaktoren ist allerdings zu umfassend, um hier erschöpfend dargestellt zu werden. Das Risiko für einen Suizid steigt mit der **Anzahl bestehender Risikofak-**

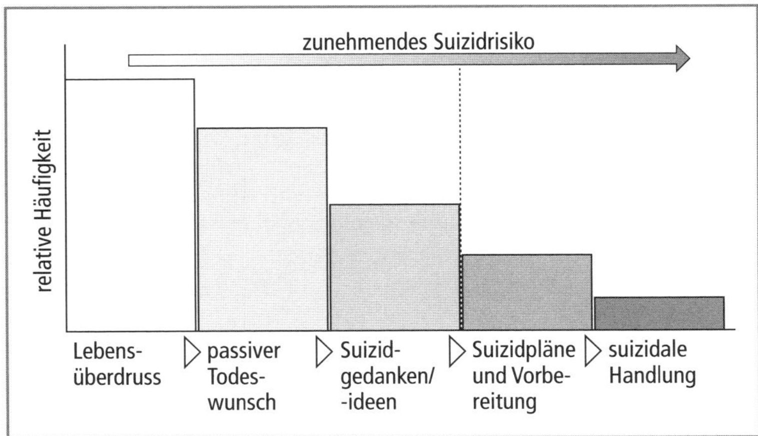

Abb. 18-1 Stadien der Suizidalität.

toren. Folgende Risikofaktoren für einen Suizid werden unterschieden:

- dauerhafte, nicht durch Interventionen veränderbare Risikofaktoren (z.B. Suizid in der Familienanamnese),
- prädisponierende Risikofaktoren, also Eigenschaften oder Merkmale, die mit Suizid in Verbindung stehen (z.B. Alkoholismus) und durch Interventionen veränderbar sind; prädisponierende Faktoren werden zudem in akute und chronische eingeteilt,
- vorausgehende Risikofaktoren, also auslösende Ereignisse und Stressoren (z.B. Verluste),
- risikoerhöhende Faktoren, also kontextuelle Merkmale (z.B. die Verfügbarkeit einer Waffe).

Protektive Faktoren

Es ist außerdem wichtig, nach möglichen **protektiven Faktoren** zu fragen: Hat der Patient ein gutes soziales System, das ihn stützt, d.h., gibt es eine Familie, Freunde oder professionelle Helfer? Gibt es Gründe, wie z.B. Kinder, die berufliche Situation, Religiosität oder die Angst vor negativer Beurteilung, die den Patienten von einer Ausführung des Plans ab-

Tab. 18-3 Faktoren, die bei der Abklärung des Suizidrisikos zu berücksichtigen sind.

Dauerhafte Risikofaktoren
• Suizid oder suizidales Verhalten in der Familiengeschichte • früherer Suizidversuch • Substanzmissbrauch • Gewalterfahrungen (z.B. sexueller Misbrauch, körperliche Misshandlung)
Prädisponierende Risikofaktoren
• Substanzmissbrauch (v.a. Alkohol) • Persönlichkeitsstörungen • Angststörungen • körperliche Erkrankungen (z.B. Multiple Sklerose, chronischer Schmerz) • bestimmte Symptomkonstellationen (z.B. Hoffnungslosigkeit, Anhedonie, Angst, Schlafstörungen, physiologische Überaktivierung), außerdem wahnhafte Einengung, Aggression, mangelnde Impulskontrolle • soziale Isolation, Entfremdung, mangelnde Bindungen
Vorausgehende Risikofaktoren
• Verluste (z.B. von Beziehungen, Arbeitsplatz, Autonomie, Leistungsfähigkeit, Finanzen) • Jahrestage • Suizidankündigungen, Suizidgedanken
Risikoerhöhende Faktoren
• Zugang zu einer Waffe • kürzliche Klinikentlassung • Suizid bekannter Personen • Furchtlosigkeit gegenüber körperlichen Schmerzen, Verletzungen und Tod • hohes Alter

halten? Gibt es mentale Strategien wie z. B. die Gewissheit, dass die Krise vorbeigeht?

Protektive Faktoren eines Suizids (modifiziert nach Nock et al. 2014)

- gute Beziehung/Bindung zur Familie
- soziale Unterstützung
- religiöse Bindung
- medizinisch-therapeutische Versorgung
- vertrauensvolle therapeutische Beziehung
- gute Problemlösefertigkeiten und Coping-Strategien
- kurzfristige Pläne für die Zukunft
- zuverlässige Persönlichkeitsstruktur
- Tagesstruktur
- Arbeit und finanzielle Absicherung
- Haustier

Häufig wird suizidales Verhalten durch **interpersonelle Schwierigkeiten** ausgelöst, insbesondere durch Partnerschaftskonflikte oder Trennung vom Partner. Die interpersonelle Theorie suizidalen Verhaltens (Van Orden et al. 2010) geht davon aus, dass ein entscheidender Bestandteil suizidaler Gedanken darin besteht, sich **vom eigenen Umfeld hoffnungslos entfremdet** zu haben, und dass die Wahrnehmung vorliegt, **für andere eine Last** zu sein.

Besondere Vorsicht ist geboten, wenn der Patient plötzlich eine **trügerische Ruhe** zeigt. Ein solches Verhalten deutet möglicherweise darauf hin, dass er mithilfe eines konkreten Suizidplans eine gewisse Abgeklärtheit und das Gefühl der Kontrolle erreicht hat. Auch wenn Patienten mühevoll eine Reihe von Schwierigkeiten auf ihrem Weg zur Genesung überwunden haben und dann plötzlich mit einer neuen Belastung oder erneuten depressiven Symptomen konfrontiert werden, sind sie einem erhöhten Suizidrisiko ausgesetzt.

1) Eine Patientin hat die Scheidung von ihrem Ehemann und den Wohnort- und Arbeitsplatzwechsel erfolgreich bewältigt. Doch dann klagt ihr geschiedener Mann überraschend das Sorgerecht für ihren gemeinsamen Sohn ein.

2) Ein älterer Patient, der in der mittleren Therapiephase eheliche Konflikte mit seiner Frau bearbeitet, wird vor der zwölften Sitzung unerwartet von ihr verlassen. Der Patient zeigt äußerlich keine ausgeprägte Reaktion auf das Ereignis. Als der Therapeut ihn nach seinen Zukunftsperspektiven fragt, wird deutlich, dass er aufgrund seiner Hoffnungslosigkeit keinerlei Perspektiven mehr sieht. Da seine Frau die einzige Bezugsperson ist, gibt es niemanden, der ihn davon abhalten könnte, sich das Leben zu nehmen. Er betrachtet vielmehr einen Suizid als die einzige plausible Lösung für seine Misere und auch dafür, seiner Frau »den Weg frei zu machen«.

Haltung und Verhalten des Therapeuten

Manche Kliniker haben Hemmungen, direkt nach Suizidgedanken zu fragen. Sie befürchten, damit vielleicht »schlafende Hunde zu wecken«, dem Patienten zu nahe zu treten oder ihn erst »auf die Idee« zu bringen. **Direktes, offenes und nicht wertendes Nachfragen** sind bei jedem depressiven Patienten erforderlich. Dabei sollte der Therapeut vermeiden, sich primär von der Motivation seiner eigenen Sicherheit leiten zu lassen anstatt von dem Bedürfnis, den Patienten in seiner Not zu verstehen und zu entlasten. Suizidalität sollte als Ausdruck der aktuellen Not des Patienten akzeptiert und validiert werden. Auch wenn viele Kliniker die Tendenz haben, dieses unangenehme und bedrängende Thema möglichst rasch zu beenden, ist genau das Gegenteil hilfreich. Der Therapeut nimmt sich Zeit, sorgt für eine **ruhige, angstfreie Gesprächsatmosphäre**, hört zu und unterbricht nicht gleich alarmiert. Es werden auch keine vorschnellen Lösungsvorschläge gemacht oder versucht, dem Betroffenen die Suizidalität »auszureden«. Vielmehr bekommt der Patient die Möglichkeit, seine Gefühle zu zeigen, und der Behandelnde vermittelt, dass er in der Lage ist, diese erst einmal »auszuhalten«.

Weit verbreitet ist außerdem die Auffassung: »Wer so lange schon darüber spricht, wird sich nichts antun.« Es ist jedoch vielmehr der Fall, dass die Mehrheit der späteren Suizidenten zuvor über ihr Vorhaben gesprochen hat.

Im Gespräch soll unter Berücksichtigung der o. g. Risikofaktoren der akute Handlungsdruck des Patienten vor dem Hintergrund der individuellen Situation sowie seiner **Bündnis- und Absprachefähigkeit** mit dem Therapeuten eingeschätzt werden.

Antisuizidverträge: Sogenannte Antisuizidverträge haben keinen nachgewiesenen klinischen Wert für suizidale Personen (Rudd et al. 2006), vor allem wenn sie inhaltsleer sind (z. B. lediglich auf der Frage beruhen: »Können Sie mir versprechen, dass Sie sich nichts antun?«) und in erster Linie der Beruhigung des Behandelnden dienen.

Behandlungsabsprachen: Effektiver als Antisuizidverträge sind Behandlungsabsprachen (Commitment to Treatment; Rudd et al. 2006), die auch einen gemeinsam erarbeiteten **Krisenplan** beinhalten. Dieser ist anhand von Wenn-dann-Aussagen formuliert: zum Beispiel »Wenn ich suizidale Gedanken habe ohne einen speziellen Suizidplan oder eine -absicht, will ich ... [Tätigkeit benennen] aktiv durchführen und in meiner ›Hoffnungsschatztruhe‹ (s. u., ›Maßnahmen bei Suizidgefahr‹) nachschauen«. »Wenn die suizidalen Gedanken anhalten und konkreter werden oder ich anfange, einen Suizid vorzubereiten, dann werde ich eine Hilfsperson für den Notfall unter der Nummer ... [Nummer festlegen] anrufen« usw.

Der Therapeut sollte dem Patienten weiterhin erklären, dass Suizidgedanken als ein **vorübergehendes Symptom** der depressiven Störung aufzufassen sind und vom Betroffenen häufig gar nicht mehr nachvollzogen werden können, wenn die depressive Episode abgeklungen ist. Diese Information kann dem Patienten in seiner Hoffnungslosigkeit zu einer hilfreichen Distanz verhelfen.

Maßnahmen bei Suizidgefahr

Besteht unmittelbare Suizidgefahr, müssen sofort alle Optionen mit dem Patienten und falls möglich mit den Angehörigen durchgegangen und **Maßnahmen** ergriffen werden. Besondere Gefahr besteht an **Wochenenden, Feiertagen oder nach Feierabend**. Dies gilt sowohl für ambulante als auch für stationäre Patienten. Dabei können, je nach Ausmaß der Suizidalität, folgende **Strategien** angewendet werden:

- Zusätzliche Behandlungsmaßnahmen wie z. B. **Medikamente** (v. a. auch kurzfristig wirkende angstlösende Medikamente) einleiten.
- **Positive Bezugspersonen** bzw. Angehörige einbeziehen.
- Zusätzliche therapeutische **Termine und Kontakte sowie Notfallnummern** (z. B. Telefon, E-Mail) anbieten.
- Ausmaß und Lösbarkeit eventueller Probleme bzw. **Lösungsmöglichkeiten** besprechen und ggf. organisieren (z. B. Schuldnerberatung).
- Gemeinsame Auseinandersetzung **mit der suizidalen Thematik** unter gezielter Stärkung der Ressourcen des Patienten.
- **Hoffnung** vermitteln und eine **»Hoffnungsschatztruhe«** anlegen mit Erinnerungen, Objekten, Fotos, Briefen oder an-

deren Dingen, die Hoffnung und Gründe zum Leben liefern.

Hoffnung vermitteln

»Wir haben gute Chancen, dass die depressiven Symptome bald zurückgehen und es Ihnen dann besser geht. Zu diesen Symptomen gehören auch suizidale Impulse, die ebenfalls in den Hintergrund treten, sobald die Depression abklingt. Aber ich kann Ihnen nur helfen, wenn Sie am Leben bleiben.«

- Konkrete **Konsequenzen** eines Suizids im Detail durchgehen, denn meistens sind suizidale Menschen in ihrer Wahrnehmung eingeengt auf ihr unmittelbares eigenes Leiden, ihre Not und die vermeintliche »Erlösung« für sich und andere durch einen Suizid.
- »**Notfallkarten**« erstellen, auf denen steht, was der Patient tun kann, wenn er sich suizidal fühlt. Beispiele für solche Notfallkarten wären: Therapeuten anrufen, Tagebucheinträge aus besseren Zeiten lesen, Freundin kontaktieren, sich ablenken, Achtsamkeitsübungen oder andere Techniken der Stresstoleranz.
- Die **therapeutische Beziehung** nutzen. Sie wird von vielen Autoren als der wirksamste Faktor angesehen, der den Patienten von Suizidhandlungen abhalten kann. Sie wird bewusst eingesetzt, sodass der Patient spürt, dass er seinem Gegenüber wichtig ist.

Therapeutische Beziehung einsetzen

»Es wäre ein fataler Schlag für mich, wenn Sie sich etwas antun würden. Ich vertraue Ihnen, so wie Sie mir vertrauen können. Und ich verlasse mich auf Sie, wie Sie sich auf mich verlassen können. Lassen Sie unsere gemeinsame Arbeit nicht in dieser Weise scheitern. Ich kann Ihnen nur helfen, wenn sie am Leben bleiben.«

- Gemeinsam »**Gründe zu leben**« auflisten und der »Motivation zu sterben« gegenüberstellten.
- **Stationäre** Aufnahme abklären.

Die Gefahr eines Suizids ist allerdings selbst bei Ergreifung aller möglichen Maßnahmen und höchster therapeutischer Kompetenz nicht in allen Fällen auszuschließen. Die Arbeit mit depressiven und suizidgefährdeten Menschen birgt immer das Risiko, dass es zum vollzogenen Suizid kommt. Der Therapeut sollte sich mit seinen eigenen ausgeprägten Reaktionen auf suizidale Patienten und Suizid im Rahmen von **Selbsterfahrung** und **Supervision** auseinandersetzen. Dazu gehören aggressive Gefühle, extreme Frustration, Rettungsfantasien, verletzte Gefühle der Omnipotenz, Hilflosigkeit, Verzweiflung, Angst, Scham und Schuldgefühle.

18.6 Schwierigkeiten beim Beenden der Therapie

Schon zu Beginn der Behandlung weist der Therapeut darauf hin, dass es sich bei der IPT um eine zeitlich limitierte Behandlungsform handelt. Spätestens in der zweiten Therapiehälfte wird **wiederholt daran erinnert**, wie viele Sitzungen noch verbleiben. Denn die Beendigung der Therapie kann sowohl für den Patienten als auch für den Therapeuten mit Unbehagen und **gemischten Gefühlen** verbunden sein. Wie bereits in Kapitel 12 beschrieben, sollten beide Beteiligten antizipieren, dass die Beendigung eine Zeit des Abschiednehmens darstellt. Deswegen sind traurige, angstvolle oder ärgerliche Gefühle ein normaler Bestandteil dieses Prozesses. In einigen Fällen treten im Rahmen des Behandlungsabschlusses jedoch gravierendere Schwierigkeiten auf, die den tatsächlichen Abschluss der Therapie infrage stellen können.

Erneutes Auftreten depressiver Symptome

Es ist eher die Regel als die Ausnahme, dass angesichts des nahenden Therapieendes einzelne Symptome wieder auftreten. Insbesondere Schlafstörungen und Energielosigkeit können vorübergehend wiederkehren und den Patienten mit Besorgnis erfüllen, ob es sich dabei um Vorläufer einer neuen Episode handelt. Zunächst wird der Patient **beruhigt**, dass einzelne wiederkehrende Symptome kurz vor dem Behandlungsabschluss in der Regel keinen Rückfall ankündigen, sondern eine normale Reaktion auf die bevorstehende Trennung von der Therapie und dem Therapeuten darstellen. Im Anschluss daran wird auf die **damit verbundenen Gefühle** des Patienten eingegangen. Es wird außerdem betont, welche Fortschritte der Patient gemacht und welche Kompetenzen er erworben hat. Gemischte Gefühle werden anerkannt, und für die Zeit nach der Therapie werden sorgfältige Vorbereitungen getroffen (► Kap. 12).

Vereinzelt kann es vorkommen, dass der Patient durch das nahende Therapieende so besorgt ist, dass er tatsächlich einen Rückfall erleidet. In diesem Fall sollte die Behandlung **verlängert** werden.

Spätes Ansprechen des Kernproblems

Für dieses Verhalten gibt es hauptsächlich dreierlei Gründe:

- Der Patient ist erst jetzt in der Lage, über intime, möglicherweise lange unausgesprochene Probleme wie z. B. Missbrauch zu sprechen, da er überdurchschnittlich lange Zeit benötigt hat, eine **vertrauensvolle Beziehung** zum Therapeuten aufzubauen.
- Der Patient ist im therapeutischen Prozess an einer Stelle angelangt, an der ihm jetzt erst voll **bewusst** ist, was sein eigentliches Problem ist.
- Der Patient versucht bewusst oder unbewusst durch sein Verhalten, den Abschluss der Behandlung **hinauszuzögern**, indem er es schwer oder gar unmöglich macht, die Therapie zu beenden. Solche Patienten zeigen manchmal ähnliche Verhaltensmuster, wenn die einzelnen Therapiesitzungen beendet werden.

Im ersten und zweiten Fall ist es unter Umständen angebracht, die Therapie zu **verlängern** oder den Patienten zu einem **spezialisierten Therapeuten** (z. B. zur Bearbeitung eines Traumas) zu überweisen. Beim letzten Fall empfiehlt es sich, über die Vermutung des Therapeuten zu sprechen, dass der Patient Schwierigkeiten damit hat, die Therapie zu beenden, und dass dies verständlich und üblich ist. Ein Zusammenhang zum bereits identifizierten Bindungsstil des Patienten kann hergestellt und besprochen werden. Es ist jedoch sinnvoller, sich mit der Problematik des Verlustes der Therapie oder des Therapeuten statt mit spontan eingeworfenen neuen Problemen auseinanderzusetzen.

Ignoranz des Therapieendes

Manche Patienten weichen jedesmal aus, wechseln das Thema oder leugnen, dass das Behandlungsende für sie mit irgendwelchen Gefühlen verbunden ist. Solche Patienten werden behutsam nach einer Erklärung gefragt. Der Therapeut sollte immer wieder versuchen, auf das Thema der Trennung zu fokussieren, und verdeutlichen, warum dies zwar schmerzhaft, jedoch wichtig ist. Es kann danach gefragt werden, welche Erfahrungen mit Abschiednehmen oder Trennungen bestehen. Insgesamt soll auf dem aufgebaut werden, was der Patient in der Therapie über die **Kommunikation von Gefühlen** gelernt hat. Außerdem kann der Therapeut modellhaft darüber berichten, welche Gefühle er selbst angesichts des Therapieendes hat. Zusätzlich können Geschichten oder Gleichnisse, die vom Sinn und Schmerz des Abschiednehmens handeln, erzählt werden. Insgesamt brauchen diese Patienten mehr Unterstützung als andere, um ihre Gefühle bezüglich des Endes der Behandlung zu identifizieren.

Entschuldigt oder unentschuldigt der letzten Sitzung fernzubleiben, drückt ziemlich drastisch den Unwillen aus, über das Ende der Therapie zu sprechen. Auch hier sollte (notfalls telefonisch) gefragt werden, ob der Patient einen Zusammenhang zwischen seinem Verhalten und dem Abschluss der Behandlung sieht. Der Patient wird nachdrücklich darum gebeten, zu seinen letzten Sitzungen zu erscheinen, da diese einen besonders wichtigen Teil der Therapie darstellen. Den Patienten ermutigen und ihm Hilfe anzubieten, ist wesentlich nützlicher als autoritäre oder fordernde Maßnahmen.

Ärgergefühle

Es ist ein eher seltenes Problem, dass der Patient über das Ende der Behandlung verärgert ist. Gründe für diesen Ärger können sein, dass er entweder über das Therapieergebnis enttäuscht und/oder darüber verärgert ist, dass ihn der Therapeut »verlässt«. Möglicherweise ist der Behandlungserfolg tatsächlich geringer als erwartet, oder der Zeitpunkt des Endes ist ungünstig (z.B. weil erneut Belastungen aufgetreten sind). Woher diese Gefühle des Patienten kommen, sollte unbedingt besprochen werden. Solche Ärgergefühle werden **zugelassen, und es werden konstruktive Vorschläge** gemacht, wie sie zu bewältigen sind. Sinnvoll ist es zu fragen, ob neben dem Ärger auch andere, »weichere« Gefühle vorhanden sind, wie z.B. Traurigkeit oder Enttäuschung. Solche Gefühlsanteile zu beschreiben, führt in der Regel dazu, dass die Reaktion sowohl vom Therapeuten als auch vom Patienten selbst besser verstanden wird. Auch in diesem Fall kann die Therapie verlängert werden, wenn es nötig und angebracht erscheint.

Abhängiges Verhalten

Bei manchen Patienten wird im Laufe der Therapie deutlich, dass sie ausgeprägte abhängige Persönlichkeitszüge aufweisen. Daher muss damit gerechnet werden, dass Schwierigkeiten dabei auftreten können, die Therapie zu beenden. Diese Patienten reagieren überängstlich, panisch und meist mit einer erheblichen Zustandsverschlechterung auf das Ende der Behandlung. An der Abhängigkeitsproblematik sollte **so früh wie möglich gearbeitet** werden. Die Gefahr einer Überreaktion am Ende der Therapie lässt sich entschärfen, wenn die **Behandlungsabstände frühzeitig ausgedehnt** werden. Es können immer längere **Therapiepausen** eingeführt werden, in denen der Patient ausprobieren kann, wie er alleine zurechtkommt. Bei Bedarf können auch zwischenzeitliche telefonische Kontakte angeboten werden. Außerdem sollte während der Therapie ein unterstützendes **soziales Netz** (z.B. Selbsthilfegruppe) aufgebaut werden, auf das der Betroffene nach Therapieabschluss zurückgreifen kann. Auch hier ist es hilfreich, über frühere Erfahrungen mit Trennungen zu sprechen und nötigenfalls unrealistische Befürchtungen, nicht alleine überleben zu können, zu korrigieren. Dabei wird auf die **autonomen Kompetenzen** des Patienten und den Lernerfolg in der Therapie detailliert und mit Beispielen hingewiesen. Diese Patienten müssen ganz besonders ermutigt werden. Auch wenn die Therapiedauer möglicherweise verlängert wird, sollte weiterhin an einem **festgelegten Beendigungsdatum** gearbeitet werden.

Frühere traumatische Trennungserfahrung

Sowohl während der Therapie als auch bei ihrem Abschluss kann sich herausstellen, dass eine frühe traumatische Trennungserfahrung durchgemacht wurde. Der drohende Verlust des Therapeuten bzw. der Therapie aktualisiert möglicherweise diese traumatische Erfahrung. An diesem Problem kann entweder in einer **verlängerten Beendigungsphase** gearbeitet werden, oder es wird vorgeschlagen, sich damit im Rahmen eines **gesonderten therapeutischen Prozesses** (z. B. mit einem auf Traumata spezialisierten Therapeuten) auseinanderzusetzen.

Literatur

Kessler, RC, Jonge, PD, Shahly, V et al. (2014): Epidemiology of depression. In: Gotlib, IH & Hammen, CL (eds). Handbook of depression, 3rd ed. Guilford Press, New York, S. 7–25

Klein, DN, Durbin, CE & Shankman, SA (2009): Personality and mood disorder. In: Gotlib, IH & Hammen, CL (eds). Handbook of depression, 2nd ed. Guilford Press, New York, S. 93–112

Nock, MK, Millner, AJ, Deming, CA et al. (2014): Depression and suicide. In: Gotlib, IH & Hammen, CL (eds). Handbook of depression, 3rd ed. Guilford Press, New York, S. 448–469

Rudd, MD, Mandrusiak, M & Joiner, T (2006): The case against no-suicide contracts: the commitment to treatment statement as a practice alternative. J Clin Psychol 62(2): 243–251

Shea, SC (2016): Exploring suicidal ideation: The delicate art of suicide assessment. In: Shea, SC (ed). Psychiatric Interviewing, 3rd ed. Saunders, Philadelphia, S. 683–761

Van Orden, KA, Witte, TK, Cukrowicz, KC et al. (2010): The interpersonal theory of suicide. Psychol Rev 117: 575–600

19 Einbeziehen von Angehörigen

Elisabeth Schramm

Obwohl eigentlich als Individualtherapie konzipiert, wird bei der Interpersonellen Psychotherapie (IPT) betont, dass **Familienangehörige oder andere Bezugspersonen in bestimmte Abschnitte der Therapie einbezogen** werden sollen. Vor allem in der Anfangsphase sollten Bezugspersonen gemeinsam mit dem Patienten über die depressive Erkrankung aufgeklärt werden. Angehörige von depressiven Patienten sind von der Erkrankung mitbetroffen und haben ein erhöhtes Risiko, selbst psychische oder psychosomatische Beschwerden zu entwickeln (Tursi et al. 2013). Denn der Umgang mit einem depressiv erkrankten nahestehenden Menschen kann mit großen Sorgen verbunden und anstrengend sein, einen sogar an die Belastungsgrenzen bringen. Psychoedukation führt zu **geringerer psychosozialer Belastung bei den Angehörigen** und zu einer **besseren Depressionsprognose bei den Erkrankten** (Tursi et al. 2013). Eine bevölkerungsrepräsentative Befragung der Stiftung Deutsche Depressionshilfe (2018) zeigt jedoch, dass die Angehörigen insgesamt über die Erkrankung schlechter Bescheid wissen als die Betroffenen, sodass sie die Betroffenen auch nicht optimal unterstützen können.

19.1 Einbezug in der Anfangsphase

Der Therapeut verfolgt mit dem Einbeziehen nahestehender Personen in der Anfangsphase folgende **Ziele**:

- Er erhält zusätzliche Informationen (z. B. zur Anamnese).
- Er entlastet den Patienten und die Bezugspersonen durch gezielte Psychoedukation.
- Er gewinnt die Mitarbeit und Unterstützung der Angehörigen (z. B. beim Zuschreiben der Krankenrolle).
- Er kann zwischenmenschliche Konflikte oder Kommunikationsstörungen direkt beobachten und analysieren.

Bei der anfänglichen Erhebung der Anamnese ist es für den Therapeuten hilfreich, zusätzliche **Informationen und Beurteilungen** von Bezugspersonen des Patienten zu erhalten.

Eine stark symptomatisch beeinträchtigte Patientin hat Schwierigkeiten, sich an Einzelheiten zu erinnern, als ihre Krankheitsvorgeschichte erhoben wird. Außerdem sind ihre Angaben von negativ verzerrten Denkweisen und Selbstvorwürfen geprägt. Um ein vollständigeres und realistischeres Bild zu erhalten, lädt der Therapeut mit Zustimmung der Patientin den Ehemann zum Gespräch ein. Die ergänzenden Informationen des Ehemanns erleichtern es dem Therapeuten, den interpersonellen Problembereich zu bestimmen.

Besonders bei der **Psychoedukation** über die depressive Erkrankung und der **Zuteilung der Krankenrolle** profitiert der Patient von der Teilnahme seiner Angehörigen. Denn auf diese Weise lassen sich das Verständnis, die Unterstützung und die Mitarbeit der Familie leichter gewinnen.

1) Eine Patientin erlebt die erste depressive Episode. Sie ist durch die Symptomatik in ihrer Rolle als Ehefrau, Hausfrau und Mutter stark

beeinträchtigt. Sie schämt sich vor allem vor den Kindern, ihren Verpflichtungen nicht nachkommen zu können. Sie und ihr Mann scheuen sich jedoch, ihren zwölfjährigen Zwillingen zu erklären, was mit der Mutter los ist. Sie befürchten, die Kinder dadurch zu belasten. Im weiteren Gespräch wird deutlich, dass die Söhne offensichtlich bereits ihre eigenen Erklärungen für den Zustand der Mutter haben und deren Verstimmung und Rückzug z. B. mit ihren schlechten Zeugnissen in Zusammenhang bringen. Mit dem Ehepaar wird besprochen, wie die Kinder in einer altersgerechten Weise informiert werden können, um die Depression ihrer Mutter als Erkrankung zu verstehen. Darüber hinaus wird geklärt, wie der Ehemann für Verständnis für seine kranke Frau werben und vorübergehend als Bindeglied zwischen den Kindern und der Patientin fungieren kann.

2) Ein Patient hat Mühe, seine depressiven Beschwerden als Erkrankung zu akzeptieren. Auch innerhalb der Familie werden seine Hauptsymptome, Energie- und Interesselosigkeit sowie Erschöpfbarkeit, als »sich hängen lassen« interpretiert. Dies führt zu vermehrten Schuldgefühlen beim Patienten und zu familiären Spannungen. Der Patient ist nicht in der Lage, seiner Familie die Depression als Erkrankung zu erklären und den Sinn der Krankenrolle ausreichend deutlich zu machen. In einem gemeinsamen Gespräch werden alle Familienmitglieder ausführlich über das Krankheitsbild und die Behandlung aufgeklärt. Es werden Absprachen getroffen, von welchen Verpflichtungen der Patient entlastet werden kann und auf welche Weise die Familie ihm helfen kann, die Depression zu bewältigen.

Eine Umfrage in der Allgemeinbevölkerung (Deutsche Depressionshilfe 2018) erbrachte, dass knapp die Hälfte der von Depression Betroffenen die Störung immer noch als persönliches Versagen und nicht als medizinische Erkrankung ansehen. **Misskonzeptionen** wie diese können in einem Familiengespräch richtiggestellt werden. Familienmitglieder fühlen sich häufig hilflos und sowohl durch den Zustand des Betroffenen als auch durch ihre eigenen emotionalen Reaktionen darauf überfordert. Durch eine gezielte Aufklärung können neben Ärger auch Schuldgefühle, übertriebene Befürchtungen, Überfürsorglichkeit und Hilflosigkeitsgefühle reduziert werden. Den Angehörigen werden die als aversiv erlebten Verhaltensweisen des Patienten, wie z. B. emotionaler Rückzug oder Antriebslosigkeit, als **Symptome** erklärt. Die Psychoedukation sollte **auf den Einzelfall zugeschnitten** erfolgen. Denn in manchen Fällen kann sogar wohlgemeinte Unterstützung durch den Partner problematisch sein, dann nämlich, wenn die depressive Symptomatik durch Schonung, Entlastung und Rückzug weiter verstärkt und längerfristig aufrechterhalten wird (Bodenmann 2009). Bezugspersonen haben oft den Eindruck, dass alles, was sie versuchen, um die Situation zu verbessern, keine oder gar eine negative Wirkung zeigt.

Durchbrechen interpersoneller Teufelskreise

Im Rahmen der Psychoedukation sollte vermittelt werden, was den Zustand des Kranken **verschlechtern** und wie es zu Teufelskreisen kommen kann (► Tab. 19-1). Dazu gehört z. B. das wenig zuträgliche Verhaltensmuster, als Reaktion auf ständiges Verlangen nach Rückversicherung dem Patienten zu Beginn der Erkrankung übertriebene Schonung und Überfürsorglichkeit zukommen zu lassen. Nach einiger Zeit schlägt dies bei Angehörigen meist in Frustration und Missstimmung um, da der Erkrankte scheinbar nicht auf die verstärkte Fürsorge reagiert. Der Patient spürt die negative Reaktion seiner Familie, fühlt sich zurückgewiesen, zeigt noch mehr abhängiges oder forderndes Verhalten und wird noch depressiver. Dies wiederum kann bei den Angehörigen Versagens- und Schuldgefühle auslösen. Überfürsorglichkeit und Überengagement kann außerdem dazu führen, dass sich der Patient noch nutzloser fühlt und die Depression dadurch verstärkt wird. Man spricht in diesem Zusammenhang vom **Stress-Generierungsmodell** (Hammen 1991; Beach et al. 2014; s. ausführlicher in Abschn. 4.2). Teufelskreise wie diese sollten also durchbrochen werden. Darüber hinaus provozieren depressive Personen im Sinne des **Kiesler-Kreismodells** (► Abschn. 4.1) durch passives und ablehnendes Verhalten häufig unbeabsichtigt negative Reaktionen bei ihren Angehörigen (z. B. dass diese sich zu dominant oder ebenfalls distanziert verhalten), was zu erhöhtem zwischenmenschlichem Stress führt. Diese sich gegenseitig bedingenden Muster werden dem Erkrankten und seiner Familie nahegebracht.

Tab. 19-1 Was Angehörige und Freunde tun sollten und was nicht.

Was Angehörige tun sollten	• Versuchen Sie, möglichst viel über die Erkrankung Depression zu erfahren. Je besser Sie wissen, was Sie erwarten und wie Sie damit umgehen können, desto weniger bedrohlich wird Ihnen die Krankheit erscheinen. Die Störung steht nicht unter der vollen Kontrolle des Betroffenen. Aber sie ist behandelbar und vorübergehend. • Akzeptieren Sie die Tatsache, dass Ihr Angehöriger unter einer depressiven Erkrankung leidet und deswegen bestimmte Verpflichtungen und Rollen wie z. B. Haushaltspflichten vorübergehend nicht erfüllen kann. Treffen Sie Entscheidungen, wie am besten damit umzugehen ist. So kann z. B. eine zusätzliche Hilfe im Haushalt eingestellt werden. Beachten Sie jedoch bei Entscheidungen, dass die Meinung eines depressiven Menschen meist negativ/pessimistisch verzerrt ist (z. B. »Wir haben kein Geld für eine Haushaltshilfe« oder »Das bringt doch sowieso nichts«). • Klären Sie Ihre Kinder oder andere nahe Familienangehörige über die Erkrankung auf. Ihre Kinder sollten wissen, dass sich der depressive Elternteil eine Zeit lang möglicherweise weniger um sie kümmern kann und verändert erscheint, aber dass dieser Zustand vorübergeht und der Betroffene wieder zu seiner normalen Verfassung zurückfinden wird. Es gibt auch altersgerechtes Aufklärungsmaterial (Bücher, Internet). • Versuchen Sie, die Beziehung so normal wie möglich aufrechtzuerhalten, und sprechen Sie offen miteinander. Bleiben Sie geduldig, und wenden Sie sich nicht ab, selbst wenn Ihnen der Erkrankte abweisend begegnet. Nehmen Sie abweisende Bemerkungen nicht persönlich. • Geben Sie dem Betroffenen zu verstehen, dass Sie wissen, wie sehr er leidet. Erinnern Sie ihn daran, dass Depression eine Erkrankung ist, die behandelbar ist und wieder vorübergeht. Machen Sie die Depression zu Ihrer gemeinsamen Zielscheibe. • Versuchen Sie, Hoffnung zu vermitteln und den Erkrankten zu ermutigen. Bleiben Sie dabei authentisch und nicht übertrieben optimistisch. • Regen Sie gemeinsame Aktivitäten an, ohne dabei zu über- oder unterfordern. Unterstützen Sie jede Form von Eigeninitiative. • Helfen Sie, den Tagesablauf zu strukturieren und zu gestalten. Eine tägliche Routine kann dem Depressiven Halt und Sicherheit geben. • Machen Sie den Betroffenen auf verzerrtes, negatives Denken aufmerksam, indem Sie es als Teil der Depression betrachten, ohne dabei kritisch oder missbilligend zu sein.

Tab. 19-1 Was Angehörige und Freunde tun sollten und was nicht. *(Fortsetzung)*

	• Ermutigen Sie Ihren Angehörigen unbedingt, sich in Behandlung zu begeben. Da depressive Personen meist weder Hoffnung noch Kraft aufbringen können, ergreifen Sie notfalls selbst die Initiative, vereinbaren Sie einen Termin und begleiten Sie Ihren Angehörigen dorthin. • Bewahren Sie Geduld! Achten Sie aber auf Ihren eigenen Ausgleich und betreiben Sie Selbstfürsorge. Suchen Sie sich ggf. selbst therapeutische Hilfe.
Was Angehörige nicht tun sollten	• Ziehen Sie sich nicht zurück! Sprechen Sie mit Vertrauenspersonen, einem Arzt oder Therapeuten über Ihre Sorgen und Frustrationen im Zusammenhang mit der Erkrankung Ihres Angehörigen. Gestehen Sie sich Ihre eigenen Gefühle ein. Eine schwere Depression kann die Beziehung in eine Krise bringen. Bauen Sie sich ein unterstützendes Netzwerk auf (z. B. Familie, Freunde, Therapeuten, sozialpsychiatrische Dienste, Tagesstätten, Selbsthilfegruppe für Angehörige). • Machen Sie dem Betroffenen keine Vorwürfe, und beschuldigen Sie ihn nicht für seinen Zustand. Versuchen Sie nicht, ihn von der Grundlosigkeit seiner Gefühle zu überzeugen. Der Zustand hat nichts mit Faulheit, Versagen, Schwäche, Manipulation oder mangelndem Willen zu tun. • Verzichten Sie auf Floskeln und Äußerungen wie z. B.: »Reiß dich zusammen, ist doch halb so schlimm«, »Man muss nur richtig wollen«, »Dir geht es doch gut«, »Es gibt noch Schlimmeres«, »Mir geht es auch mal schlecht«, »Kopf hoch, du brauchst nur Abwechslung«. Der Depressive kann solche Forderungen nicht erfüllen, sondern reagiert meist mit verstärkten Schuldgefühlen. • Übertriebene Versuche, den Depressiven aufzuheitern oder abzulenken, sind fehl am Platz. Auch eine Urlaubsreise oder eine Veränderung der gewohnten Umgebung sind eher schädlich. • Versuchen Sie, sich nicht von depressiven Denkweisen und Stimmungen »anstecken« oder herunterziehen zu lassen. Nehmen Sie sich unbedingt Zeit, um erfreuliche oder regenerierende Dinge für sich selbst zu tun. • Werden Sie nicht zum Therapeuten. Werden Sie nicht überfürsorglich, opfern Sie sich nicht auf und überfordern Sie sich nicht. Respektieren Sie Ihre eigenen Grenzen der Belastbarkeit. • Vermeiden Sie wichtige Entscheidungen (z. B. Haus verkaufen, Arbeitsstelle kündigen) in dieser Zeit. Nachdem die Depression abgeklungen ist, stellt sich die Sachlage meist wieder anders dar. • Unterschätzen Sie die Krankheit nicht! Wenn Ihr Angehöriger von Suizid spricht, nehmen Sie es unbedingt ernst, und holen Sie therapeutische Hilfe. In einer akuten Situation können Sie notfalls auch die Polizei oder den ärztlichen Notdienst verständigen.

Zum Abschluss der Sitzung wird **schriftliches Material** zum Nachlesen und gemeinsamen Besprechen empfohlen. Solche Materialien und Informationen sind auf einigen Webseiten zu finden (z. B. www.buendnis-depression.de, www.psychenet.de, www.deutsche-depressionshilfe.de). Speziell für Angehörige depressiv Erkrankter ist seitens der Autorin der kostenfrei zugängliche Familiencoach Depression (AOK 2018) entwickelt worden. Der Familiencoach Depression hilft Angehörigen, Alltagsprobleme mit dem Erkrankten besser zu bewältigen, die Beziehung wieder zu stärken, mit Krisensituationen umzugehen und vor allem, sich selbst in dieser schwierigen Situation mit Selbstfürsorge zu entlasten. Manchmal ist es auch nötig, der Bezugsperson weitergehende Hilfe in Form einer eigenen Therapie oder einer Angehörigengruppe nahezulegen.

Weitere Vorteile

Ein weiterer Vorteil, Angehörige in den therapeutischen Prozess zu integrieren, besteht erfahrungsgemäß darin, dass sich die langfristige **Behandlungsbereitschaft** (Compliance) des Patienten erhöht. Dies trifft sowohl auf die psychotherapeutische als auch auf die pharmakologische Behandlung zu. Es sind nämlich nicht selten die Familienmitglieder, die den Patienten motivieren, Therapie und Medikation weiterzuführen, selbst wenn der Betroffene sich bereits besser fühlt und glaubt, keine Unterstützungsmaßnahmen mehr zu benötigen. Auch wenn Rückfälle oder Suizidalität auftreten, ist es häufig eine enge Bezugsperson, die den Therapeuten zuerst kontaktiert.

Angehörige oder andere Bezugspersonen können auch hinzugezogen werden, wenn der Therapeut bei der Beziehungsanalyse keine ausreichenden Informationen vom Patienten erhält.

> Eine Patientin macht einen misstrauischen und schüchternen Eindruck. Sie gibt nur äußerst vage Angaben über ihren Ehemann und ihren ältesten Sohn, der ein Jahr zuvor eines Drogentodes starb. Es ist jedoch aus der Krankenakte bekannt, dass erhebliche familiäre Probleme bestehen. Der Therapeut nimmt an, dass die Patientin versucht, familiäre Schwierigkeiten zu verdecken. Mit Zustimmung der Patientin nimmt der Ehemann an einer Sitzung teil und berichtet, wie sich ihre Ehe seit Beginn der Drogenprobleme des Sohnes zunehmend verschlechtert hat. Er berichtet außerdem, dass sich seine Frau weigert, dessen Tod als real anzuerkennen.

19.2 Einbezug bei interpersonellen Konflikten

Wenn als therapeutischer Fokus zwischenmenschliche Konflikte gewählt werden, ist es eine **explizite Option**, die Person, mit welcher die Konflikte bestehen, in die Behandlung einzubeziehen. Im vorliegenden Abschnitt ist in erster Linie von Paarbeziehungen die Rede. Es kann sich jedoch auch um andere Personen (z. B. Eltern) handeln.

In der Regel sind bis zu **vier gemeinsame Sitzungen** im Mittelteil der IPT vorgesehen. Wenn der Partner nach Aussage des Patienten nicht zu einem gemeinsamen Gespräch bereit ist, bittet der Therapeut um Erlaubnis, den Betreffenden **persönlich einladen** zu dürfen. Häufig erwartet der Partner, für die Erkrankung des Patienten verantwortlich gemacht und direkt oder indirekt beschuldigt zu werden. Manchmal ist der Patient auch nur unzureichend in der Lage, dem Partner zu erklären, worin der Sinn einer gemeinsamen Sitzung liegt. Aus diesem Grund hat es sich bewährt, wenn der Therapeut eventuelle Misskonzeptionen telefonisch klärt und betont, wie wichtig die Angaben einer Bezugsperson für den weiteren Therapiefortschritt sind.

Durchführung eines IPT-Paargesprächs

Wenn der Partner zum Gespräch erscheint, empfiehlt es sich, zu Beginn der Sitzung zu fragen, mit welchen **Erwartungen oder Zielen** er herkommt. Unrealistische Befürchtungen und Erwartungen können auf diese Weise gleich zu Beginn korrigiert werden. Oftmals fühlt sich der Partner zu den Paargesprächen regelrecht gezwungen und sieht sich aus dem Bündnis des Patienten mit dem Therapeuten ausgeschlossen. Der Therapeut macht deswegen anfänglich klar, worin der Zweck der gemeinsamen Gespräche besteht und dass es nicht darum geht, jemandem den Schwarzen Peter zuzuschieben, sondern **gemeinsam gegen die Depression** anzugehen.

Sitzungsziel erläutern

»Ich bedanke mich, dass Sie gekommen sind. Das wird es uns allen erleichtern, die Depression bald in den Griff zu bekommen. Das Ziel unserer heutigen Sitzung besteht darin, dass ich gerne mit Ihnen beiden abgleichen möchte, ob ich alle Zusammenhänge im Vorfeld der depressiven Episode richtig verstanden habe. Einige Informationen fehlen mir noch, weil sich Ihre Frau nicht mehr genau erinnern konnte, und ich hoffe, dass Sie diese beitragen können. Außerdem besteht heute die Möglichkeit, dass Sie mir Ihre Fragen stellen können. Gibt es noch ein weiteres Ziel, dass Sie gerne heute in der Sitzung erreichen würden?«

In dysfunktionalen Paarbeziehungen wird einer der Partner (häufig in unausgesprochener Übereinkunft zwischen den Partnern) als der »Bösewicht« deklariert. Manchmal wird auch indirekt versucht, den Therapeuten von dieser Rollenverteilung zu überzeugen. Diese Etikettierung kann nur hinderlich sein, wenn die Konflikte konstruktiv geklärt und gelöst werden sollen. Dem Paar wird daher nahegelegt, dass Partner typischerweise jeweils etwa zur Hälfte an ihren Beziehungsproblemen beteiligt sind. Aus diesem Grund sollte der Therapeut sich auch **nicht langfristig auf die Seite eines Partners** schlagen. Meist besteht die Tendenz, sich mit dem Depressiven zu verbünden, besonders da die therapeutische Rolle bei der IPT als »Anwalt des Patienten« definiert ist. Im Gegensatz zu den Anfangssitzungen, wo der Therapeut eher den Patienten als Advokat mit seiner Krankheit vertritt bzw. ihm zur Seite steht, geht es bei den gemeinsamen Gesprächen im Mittelteil darum, dem Paar zu helfen, einander zu verstehen, effektiv zu kommunizieren und gemeinsam Probleme zu lösen. Es geht nicht darum, als Schiedsrichter zu fungieren oder herauszufinden, wer recht hat.

Das erste Paargespräch dient zunächst der **Informationsgewinnung**: Welche unterschiedliche Erwartungen an die Beziehung liegen vor? Worin besteht der Konflikt? Bei diesen Fragen sollte der Therapeut auf **Konfliktkonstellationen** achten, die hinter den üblicherweise angegeben Problemthemen wie finanzielle Schwierigkeiten, Freizeitgestaltung, sexuelle Probleme, unterschiedliche Vorstellungen in der Kindererziehung oder Ärger mit der Schwiegermutter stehen. Bei solchen Kernkonflikten kann es z. B. darum gehen, um Macht und Kontrolle zu kämpfen, mehr Autonomie oder auch Nähe zu erlangen, Verantwortung übernehmen zu müssen oder um die Angst, verlassen zu werden (► Abb. 19-1).

Nähe ↔ Autonomie
Passivität ↔ Aktivität
Konventionalität ↔ Unkonventionalität
Kontrolle/Macht ↔ Submissivität/Unterwerfung

Abb. 19-1 Typische Gegensatzpaare bei Partnerschaftskonflikten.

Als Nächstes sollte bestimmt werden, in welchem **Stadium** sich der Konflikt befindet. Dazu ist es hilfreich, beide Partner zu fragen, wie viel Prozent ihrer Zeit sie konfliktfrei bzw. im aktiven oder passiven Konfliktstadium verbringen. Auf diese Weise erhält der Therapeut einen Anhaltspunkt, wie schwerwiegend die Störungen in der Beziehung sind und ob das Paar eher streitet oder Auseinandersetzungen vermeidet.

Eine weitere therapeutische Strategie, die sich im Paargespräch nutzen lässt, ist die **Kommunikationsanalyse** (► Abschn. 13.4). Mit ihrer Hilfe können typische Kommunikationsfehler (► Tab. 19-2) direkt anhand des

Austausches zwischen den Partnern während einer Sitzung aufgedeckt werden. Fragen wären z. B.: Welche Kommunikationsmuster werden deutlich? Welche Kommunikationsfehler sind zu erkennen?

Änderungsfördernde Strategien und Interventionen

Sind die relevantesten Kommunikationsmuster identifiziert, wird versucht, **alternative beziehungsfördernde Kommunikationsgewohnheiten** zu entwickeln. Dazu stehen mehrere Möglichkeiten zur Verfügung:

- Günstige Kommunikation im **Rollenspiel** üben: Beispielsweise beschreibt ein Partner – eventuell mithilfe des Therapeuten – dem anderen seine Gefühle, Wahrnehmungen oder Befürchtung in einer bestimmten Situation (»dialogue of intimacy«). Dabei bestehen für Sprecher und Zuhörer vier Tabus:
  - nicht kritisieren,
  - nicht defensiv sein,
  - keine globalen Forderungen,
  - kein unkontrollierter Ärger.

Patient: »Als wir letzten Freitag unseren Hochzeitstag hatten, war ich sehr enttäuscht, dass du deine Mutter eingeladen hast, ohne es vorher mit mir zu besprechen. Ich kam von der Arbeit heim, und da standet ihr beide am Herd und habt gekocht. Ich fühlte mich von euch gar nicht wahrgenommen, obwohl es doch mein Hochzeitstag war.

Tab. 19-2 Typische Kommunikationsfehler.

Beim Sprecher	• Gefühle, Wünsche oder Bedürfnisse werden nicht direkt, konkret und angemessen mitgeteilt. • Stattdessen werden globale Forderungen gestellt. • Es wird sich schweigend zurückgezogen. • Es wird angegriffen und kritisiert.
Beim beteiligten Zuhörer	• Es wird nicht zugehört, was der andere gesagt hat. • Es wird kein Interesse gezeigt an dem, was der andere sagt. • Es wird sich verteidigt, statt zu validieren, was der andere empfindet. • Es werden keine Fragen an den anderen gestellt, sondern angenommen, dass man weiß, was der andere denkt. • Fragen, die gestellt werden, sind indirekte Aussagen oder Kritik am anderen wie »Warum muss immer alles so gemacht werden, wie du es willst?«. • Es wird nicht akzeptiert, was der andere empfindet, z. B. »Du solltest nicht ärgerlich sein«. • Es wird zu viel Verantwortung für die Gefühle des anderen übernommen, und sie werden deswegen abgewehrt. • Es wird sich unterworfen, und später wird der andere indirekt dafür bestraft. • Es wird häufig unterbrochen. • Gefühlsäußerungen, andere Selbstoffenbarungen oder sensible Informationen, die mitgeteilt wurden, werden später im Streit gegen den anderen verwendet, z. B. »Kein Wunder, dass dein Vater dich als nichtsnutzig bezeichnet hat«. • Es besteht keine Übereinstimmung über die »Realität« oder ein Problem, z. B.: Er behauptet, nicht zu spät heimgekommen zu sein, sie dagegen sagt, er sei über eine Stunde zu spät gewesen.

Ich hatte mich darauf gefreut, dass wir beide zusammen essen gehen, uns etwas gönnen und Zeit miteinander verbringen.«

- Es können **»Übersetzungshilfen«** angeboten werden von dem, was gesagt wurde.

Patientin: »Du bist nie zu Hause.«
Therapeut zum Ehemann: »Ich glaube, Ihre Frau fühlt sich häufig alleine gelassen.«

- Der Therapeut fungiert als **Modell** für einen interessierten, aktiv zuhörenden Partner.

Patient: »Ich komme heim, und es erwartet mich ein einziges Durcheinander.«
Therapeut: »Was empfinden Sie, wenn Sie heimkommen, und alles ist durcheinander?«
Patient: »Ich fühle mich überfordert, meine Frau interessiert sich nicht für mich.«
Therapeut: »Was heißt das für Sie, wenn sich Ihre Frau nicht für Sie interessiert?«
Patient: »Ich bin nicht wichtig, für niemanden.«
Therapeut: »Ich verstehe. Ist das ein Gefühl, das Ihnen bekannt vorkommt?«

- Alte Muster können unterbrochen und **Alternativen** angeboten werden.

Patient: »Wenn sie sich nicht ändert, ziehe ich einfach aus.«
Therapeut: »Das hört sich an wie eine Drohung. Könnten Sie stattdessen versuchen auszudrücken, was Sie sich für die Zukunft wünschen würden und wie Sie empfinden würden, wenn sich etwas ändert?«

- Es sollte **interveniert** werden, wenn Gefühle inadäquat ausgedrückt werden.

Patient (schreit): »Ich habe die Schnauze gestrichen voll von deinen Vorwürfen! Du bist doch ewig ...«

Therapeut: »Ich möchte Sie hier unterbrechen. Ich kann Ihren Ärger verstehen, aber zu den Regeln für gelungene Kommunikation gehört, dass Sie Ihren Affekt versuchen unter Kontrolle zu behalten. Vielleicht sagen Sie zuerst einmal mir der Reihe nach, was Sie so frustriert.«

- Ungünstige Kommunikationsgewohnheiten sollten **unterbunden** werden.

Therapeut: »Lassen Sie Ihren Mann bitte ausreden. Sie können gleich dazu Stellung nehmen« oder »Ich kann Sie nicht hören, und Sie können einander nicht verstehen, wenn Sie beide zur gleichen Zeit reden.«

- Die **Konsequenzen** ungünstiger Kommunikation können aufgezeigt werden.

Partnerin: »Was heißt hier, es ist nie aufgeräumt zu Hause? Wie sieht es denn in deinem Büro aus? Das ist doch das totale Chaos!«
Therapeut: »Mit einem Gegenangriff auf die Aussage Ihres Mannes zu reagieren, ist zwar naheliegend und verständlich, aber es wird sehr wahrscheinlich dazu führen, dass Ihr Mann versuchen wird, sich zu verteidigen oder Sie wiederum anzugreifen. Das wird Sie beide noch weiter voneinander entfernen. Es führt nicht dazu, dass Sie einander besser verstehen oder sich auf eine Lösung einigen.«

Der Therapeut ist insgesamt unterstützend und optimistisch und deklariert sich als **Advokat der Beziehung**, sofern beide Partner diese aufrechterhalten wollen.

Weitere Strategien, Interventionen und Tipps bei Paargesprächen sind im Überblick z. B. bei Bodenmann (2009) oder Schindler et al. (2017) beschrieben.

Wenn sich das Kommunikationsverhalten verbessert hat und sich die Partner besser verstehen, kann ein **Handlungsplan** erstellt werden, um Probleme zu lösen (z. B. bei der Pflege der kranken Mutter). Dabei können Techniken des Problemlösens bzw. der Entscheidungsanalyse verwendet werden (► Abschnitt 13.6). Mögliche Fragen sind z. B.: Welche Möglichkeiten stehen zur Lösung des Problems zur Verfügung, welches sind die Vor- und Nachteile dieser Möglichkeiten, was sind die zu erwartenden Folgen? Mit dem Lösungsprozess sollte nicht zu früh begonnen werden, d. h., nicht bevor für alle Beteiligten klar geworden ist, worum es bei dem Konflikt geht.

19.3 Einbezug in Krisensituationen

Wenn beim Patienten entweder zu Beginn oder im Verlauf der Behandlung **Suizidgefahr** besteht, ist es ratsam, die Angehörigen einzuschalten (s. auch Abschn. 18.5). Das Gleiche gilt unter Umständen, wenn ein depressiver **Rückfall oder andere Krisensituationen** auftreten.

Eine junge Patientin mit interpersonellen Defiziten und Isolation erzielte nach zehn Sitzungen erste Erfolge. Sie nahm den Kontakt zu einer Mitschülerin auf. Im Verlauf der nächsten Wochen entwickelt sich daraus eine unterstützende Beziehung, die der Patientin das Gefühl von Vertrauen und Zugehörigkeit vermittelte. Die Freundin muss jedoch unvorhergesehen in ihre Heimat im Ausland zurückkehren. Der Verlust dieser bedeutenden Beziehung verursacht bei der Patientin einen Rückfall in die Depression. Mit ihr und ihrer Mutter wird besprochen, durch welche Maßnahmen ein depressiver Rückzug zu verhindern ist. Die Mutter, die in der eigenen Gaststätte tätig ist, erklärt sich bereit, für die Wochenenden eine Vertretung zu finden, um sich ihrer Tochter zu widmen. Durch das Gespräch wird der Mutter außerdem klar, welche Bedeutung die Freundin für ihre Tochter hat. Daraufhin werden Pläne gemacht, wie die Patientin ihre Freundin in den Sommerferien besuchen kann, und es werden weitere Möglichkeiten überlegt, den Kontakt aufrechtzuerhalten.

Im Sinne einer Krisenintervention werden mit dem Patienten und seiner Familie **Sofortmaßnahmen** besprochen, wie die Situation zu bewältigen ist (s. auch Abschn. 18.5).

Tritt ein Rückfall auf, sollte zunächst versucht werden, die auslösenden Stressoren zu reduzieren. Daneben kommen alle Grundsätze der Anfangsphase der IPT zur Anwendung. Die Symptome, insbesondere Suizidalität, werden also erneut erhoben, die Krankenrolle wird erneut besprochen und entlastende und unterstützende Strategien werden erneut erarbeitet.

In den meisten Fällen erleichtert die Beteiligung von Partnern oder Angehörigen am Therapieprozess die therapeutische Arbeit und ist für die Genesung des Patienten von Vorteil.

Literatur

AOK (2018): Familiencoach Depression. https://depression.aok.de. Zugegriffen: 07. 01. 2019

Beach, SRH, Whisman, MA & Bodenmann, G (2014): Couple, parenting, and interpersonal therapies for depression in adults. In: Gotlib, IH & Hammen, CL (eds). Handbook of depression. Guilford Press, New York, S. 552–571

Bodenmann, G (2009): Depression und Partnerschaft. Hintergründe und Hilfen. Huber, Bern

Deutsche Depressionshilfe (2018): Befragung »Volkskrankheit Depression – So denkt Deutschland«. https://www.deutsche-depressionshilfe.de/presse-und-pr/downloads?file=files/cms/downloads/Barometer 2018/barometer-depression_grafikband-zum-download.pdf. Zugegriffen: 18. 12. 2018

Hammen, C (1991): Depression runs in families: The social context of risk and resilience in children of depressed mothers. Springer, New York

Schindler, L, Hahlweg, K & Revenstorf, D (2017): Partnerschaftsprobleme? So gelingt Ihre Beziehung. Handbuch für Paare. 5. Aufl. Springer, Heidelberg

Tursi, MF, Baes, CV, Camacho, FR et al. (2013): Effectiveness of psychoeducation for depression: a systematic review. Aust N Z J Psychiatry 47(11): 1019–1031

20 Persönlichkeit und Übertragung im therapeutischen Prozess

Martin Bohus und Elisabeth Schramm

20.1 Zusammenhang zwischen Persönlichkeit und Depression

Die Interpersonelle Psychotherapie (IPT) als Fokaltherapie der depressiven Störung erhebt dezidiert **keinen Anspruch darauf, spezifische Akzentuierungen der Persönlichkeit des Patienten zu verändern**. Vielmehr wird davon ausgegangen, dass sich Persönlichkeitsmerkmale in depressiven Prozessen widerspiegeln oder verstärken. Allerdings beeinflussen Persönlichkeitsmerkmale den therapeutischen Prozess, und das Wissen darum ist für den therapeutischen Prozess sicher hilfreich. Dies gilt sowohl für Charaktereigenschaften des Patienten als auch für die des Therapeuten. Dazu zählen überdauernde Muster, seinen Ärger auszudrücken, sich durchzusetzen, gehemmt, schüchtern, misstrauisch, perfektionistisch oder expressiv zu sein. Diese interpersonellen Muster können dazu beitragen, eine depressive Störung zu entwickeln oder aufrechtzuerhalten. Sind die Persönlichkeitsmerkmale rigide oder nehmen sie gar das Ausmaß einer Persönlichkeitsstörung an, gilt dies ganz besonders. Grundsätzlich stellt die Diagnose einer komorbiden Persönlichkeitsstörung **keine Kontraindikation** für die Durchführung der IPT dar (► Abschn. 18.3).

Allerdings sollte die Diagnose einer »Persönlichkeitsstörung« während einer depressiven Episode nur mit größter Vorsicht bzw. mit größtem **Vorbehalt** gestellt werden. Ein Blick auf die prämorbide Symptomatik ist hier immer hilfreich. Die klinische Erfahrung lehrt, dass sich während depressiver Phasen die Persönlichkeitszüge der Patienten bisweilen verstärken und das Ausmaß von schweren Persönlichkeitsstörungen annehmen. Klingt die affektive Symptomatik ab, reduziert sich dieses Phänomen jedoch auf ein sozial gut integrierbares Maß. Umgekehrt können auffällige Persönlichkeitszüge durch die depressive Erkrankung überdeckt werden und erst bei beginnender Remission in den Vordergrund treten.

Trotz umfangreicher, z. T. sehr ausgeklügelter Forschungsarbeit ist bislang nur unzulänglich geklärt, wie sich die prämorbide Persönlichkeit auf die affektive Erkrankung auswirkt, wie sie deren Verlauf und vor allem den therapeutischen Prozess beeinflusst. Klein et al. (2009, 2011) formulieren einige Modelle, die die **komplexen Interaktionsmöglichkeiten zwischen Persönlichkeit und affektiven Erkrankungen** beschreiben.

- **Prädispositionsmodell (Predisposition Model):** Es gibt Persönlichkeitszüge (»traits«, z. B. Neurotizismus), die eine affektive Erkrankung begründen oder gar eine **kausale prädisponierende Rolle** in der Entwicklung einer affektiven Erkrankung spielen. Diese Meinung, die vor allem von psychodynamischen Schulen, aber auch von einigen kognitiven und behavioralen Theoretikern vertreten wird, postuliert entwicklungsgeschichtlich bedingte Konflikte, kognitive Schemata oder Verhaltensmodalitäten, die ein Individuum sensibilisieren, unter bestimmten belastenden Umgebungsbedingungen eine Depression zu entwickeln. So zeichnet sich z. B. der von Tellenbach (1983) beschriebene Typus melancholicus durch soziale Überangepasstheit, Meidung von Rollenwechseln und relativ rigide kognitive Schemata aus. Dieses Konzept findet durch Forschungsarbeiten zunehmend Bestätigung (Überblick bei Klein et al. 2009, 2011).

- **Pathoplastisches Modell (Pathoplasticity Model):** Die Persönlichkeit eines Patienten **modifiziert** das **klinische Bild** (Muster und Ausprägung der Symptome) sowie die **Behandlung** und den **Verlauf** der affektiven Störung. Wie sehr die Erkrankung klinisch ausgeprägt ist, wie sehr sie sich manifestiert, wie und ob der Patient auf Psychotherapie und Medikation anspricht und ob er kooperationsbereit ist, hängt dieser Hypothese zufolge von der zugrunde liegenden Struktur der Primärpersönlichkeit ab. So neigt z. B. eine Patient mit dependenten Erlebens- und Verhaltensmustern dazu, während der depressiven Episode ein jammerndes und anklammerndes Verhalten zu entwickeln. Dieses ruft beim Gegenüber nicht selten Aggressionen hervor und verstärkt dadurch das Verhalten des Patienten. Narzisstisch akzentuierte Patienten neigen während depressiver Episoden eher zu ausgeprägten negativen Größenfantasien und meiden Kontakte oder werten sie ab. Je ausgeprägter und pathologischer die prämorbiden Persönlichkeitsstrukturen sind, desto schwieriger wird es für den Patienten sein, die enorme, durch die Depression bedingte Belastung zu bewältigen. Nicht nur der therapeutische Prozess, auch die Rückfallwahrscheinlichkeit und das Ausmaß der sozialen Unterstützung während der Erkrankung werden dadurch beeinflusst. Dieses Modell wird durch zahlreiche Studien bestätigt (Klein et al. 2009, 2011).

- **Modell der zustandsabhängigen Begleiterscheinung (Concomitant or State-Dependent Model):** Persönlichkeitsausdrücke (v. a. Neurotizismus, abhängige Züge) sind als zustandsabhängige Begleiter der depressiven Störung anzusehen. Das heißt, die Einschätzung einer Persönlichkeitsstörung ist beeinflusst und **verzerrt von dem affektiven Zustand** des Betroffenen (dies gilt insbesondere bei Selbstbeurteilungsinstrumenten). Bei Remission der affektiven Störung kehrt die Persönlichkeit zu ihren natürlichen Ausgangsbedingungen zurück. Mehrere Studien unterstützen auch dieses Modell (Klein et al. 2009, 2011), obwohl es darüber hinaus Persönlichkeitszüge (z. B. Extraversion, Autonomie) gibt, die unabhängig von einer Depression bestehen.

- **Modell der gemeinsamen Ursachen (Common Cause Model):** Dieses Modell geht davon aus, dass beiden Störungen **übereinstimmende ätiologische Faktoren** zugrunde liegen. Dies gilt z. B. für die Borderline-Persönlichkeitsstörung und affektive Erkrankungen als gesichert (Klein et al. 2009, 2011). In diesem Fall reduziert sich die depressive Symptomatik mit erfolgreicher Behandlung der Borderline-Störung (Harned et al. 2008).

- **Komplikationsmodell (Complications or Scar Model):** Affektive Erkrankungen spielen eine kausale Rolle bei der Entstehung und Aufrechterhaltung der Persönlichkeitsstörung bzw. die Persönlichkeit des Patienten wird vor allem durch die Erfahrung affektiver Erkrankungen geprägt. Ausgeprägte Stimmungsstörungen haben auch nach ihrer Remission einen **bleibenden Effekt** auf die Persönlichkeit. Diese Sichtweise postuliert, dass die Erkrankung tiefgreifende Auswirkungen auf Selbstwertgefühl, soziale Interaktionsmuster, Stimmungsschwankungen, Energieschwankungen und Wahrnehmungsmuster hat. Die Erfahrung einer manischen Episode z.B. ruft in der Regel nach deren Abklingen erhebliche Selbstzweifel hervor, wie verlässlich die eigene Wahrnehmung oder die Wert- und Moralvorstellung sind. Gerade bei adoleszenten Patienten und/oder deren Partnern kann dies tiefgreifende Verunsicherungen hervorrufen. Entsprechend der Studienlage kann man dieses Modell wohl nicht generalisieren (Klein et al. 2009, 2011).

Zusätzlich zu den konzeptuellen Problemen, die sich aus der Erforschung von Zusammenhängen zwischen affektiven Erkrankungen und Persönlichkeit ergeben, erwachsen aus der Forschung eine Vielzahl **methodischer Probleme**. Da sind zum einen Unterschiede zwischen State- und Trait-Charakteristika zu nennen. Dies sind einerseits solche Persönlichkeitsmerkmale, die während der akuten Phase auftreten, und andererseits solche, die auch nach Abklingen der Phase persistieren, also schon vor Beginn der Erkrankung vorhanden waren. Auch die Frage, welche Auswirkungen Medikamente oder die Erfahrung schwerer affektiver Erkrankungen auf Persönlichkeitsmerkmale haben, ist derzeit auf der Grundlage von Forschungsergebnissen kaum allgemein zu beantworten. Benötigt werden prospektive Longitudinalstudien, die vor der Risikozeit für affektive Störungen beginnen. Darüber hinaus muss die Heterogenität affektiver Störungen berücksichtigt werden, und es müssen Moderatoren und Mediatoren der Beziehung von Persönlichkeit und Stimmungsstörungen identifiziert werden. Außerdem sollten die Persönlichkeitskonstrukte auf einem spezifischeren Niveau und unter Abwendung der traditionellen Selbstbeurteilungsinstrumente untersucht werden (Klein et al. 2009, 2011).

Persönlichkeit und Übertragung in der interpersonellen Theorie

Die **interpersonelle Theorie H.S. Sullivans** (s. auch Abschn. 4.1), auf die sich die IPT als metapsychologisches Theorem stützt, sieht ihren Schwerpunkt darin, zwischenmenschliche Interaktionsprozesse auch und vor allem im therapeutischen Prozess zu untersuchen. Daher kann auf die theoretischen Grundsätze der interpersonellen Theorie zurückgegriffen werden, wenn man sich überlegt, wie sich Persönlichkeit und Übertragungsprozesse in der IPT auswirken können. Als Sullivan (1953) Mitte der 50er-Jahre erstmals eine Systematik der interpersonellen Theorie formulierte, entwickelte er nicht nur eine Alternative zur psychoanalytischen Theorie, die ihre Aufmerksamkeit traditionsgemäß auf die intrapsychischen und intraindividuellen Prozesse richtete, sondern er legte auch den Grundstein für eine außergewöhnliche Entwicklung, die vor allem die US-amerikanische Sichtweise psychischer Störungen entscheidend prägen sollte. Kiesler (1996) formulierte die wichtigsten **Theoreme** Sullivans:

- Die Persönlichkeit ist bestimmt durch ein relativ stabiles Muster von sich wiederholenden zwischenmenschlichen Situationen, die das menschliche Leben charakterisieren.
- Das »Selbst« eines Menschen ist vor allem ein zwischenmenschliches. Dies betrifft sowohl die Entwicklung als auch die Gegenwart und Zukunft.
- Abweichendes menschliches Verhalten ist das Ergebnis gestörter zwischenmenschlicher Beziehungen und manifestiert sich in gestörter zwischenmenschlicher Kommunikation.
- Gestörte Kommunikation betrifft sowohl

das verbale als auch das nonverbale Verhalten.
- Gestörte Kommunikation spiegelt die »parataktischen Störungen« einer Person wider. Dies bedeutet, dass auf gegenwärtige Interaktionspartner entwicklungsgeschichtlich ältere Erfahrungen und Erwartungen übertragen werden. Dies spiegelt sich auch und vor allem im therapeutischen Prozess wider.
- Zwischenmenschliche Störungen sind charakterisiert durch kontinuierliche Verleugnung komplementärer Bedürfnisbefriedigung.

Das komplexe, z. T. sehr heterogene Feld interpersoneller Theoriebildung und deren Auswirkungen auf die Entwicklung der Psychotherapie, die sich mittel- oder unmittelbar auf Sullivan beziehen, ist kaum zu überschauen. An dieser Stelle seien nur Namen wie Bateson, Watzlawick, Laing, Leary, Ekman, Rapoport, Kiesling und in jüngster Zeit Smith-Benjamin genannt. Auch wenn sich die meisten Therapeuten in der Praxis dessen nicht bewusst sind, so dürfte ein Großteil ihrer häufig kryptischen theoretischen Konzepte und manifesten Behandlungsstrategien auf einem mittlerweile allgemein akzeptierten Erfahrungsschatz basieren, der seine Wurzeln in den interpersonellen Theorien Sullivans hat. Auch die moderne evolutionstheoretisch orientierte Psychologie greift Sullivans Hypothesen auf und definiert etwa Selbstkonzepte als Resultanten interpersoneller Erfahrung. Negative Selbstkonzepte fungieren gemäß dieser Theorie als chronische Hinweisreize auf drohenden sozialen Ausschluss.

Zentrale Hypothesen der interpersonellen Schule

In seiner bemerkenswerten Übersichtsarbeit extrahiert Kiesler (1996) die zentralen, konsensbildenden Hypothesen der interpersonellen Schule.

- **Fokus auf zwischenmenschlichen Beziehungen:** Die interpersonelle Theorie fokussiert grundsätzlich zwischenmenschliche Beziehungen und nicht individuelles Verhalten. Jedes menschliche Verhalten wird also im interpersonellen Kontext gesehen, deren kleinste Einheit die dyadische Beziehung darstellt. Damit stellt sich die interpersonelle Theorie explizit gegen psychoanalytische Ansätze, die Verhalten primär durch intrapsychische Prozesse gesteuert sehen. »Selbst wenn wir physisch alleine sind, tragen wir andere Personen in uns und beziehen uns symbolisch auf sie. (...) Die reine physische Abwesenheit von anderen sagt nicht darüber aus, dass sie nicht unser Verhalten steuern« (Carson 1969, S. 24 f.). Die Untersuchung von Persönlichkeit oder Persönlichkeitsstörungen ist also darauf angewiesen, interaktionelle Prozesse, zumindest auf dem Niveau der Dyade, zu beobachten. Wobei diese Dyade als System zu untersuchen ist, und nicht das Individuum, das zu gegebener Zeit mit einem anderen Individuum interagiert. Carson (1969, S. 25 f.) bringt die Sichtweise Sullivans auf den Punkt: »Persönlichkeit ist nichts mehr (oder weniger), als die beobachtbaren **wiederkehrenden Muster**, mit denen ein Individuum seine Beziehungen zu wichtigen Anderen regelt. Diese Anderen können real vorhanden sein, im Sinne physischer Existenz, oder real existent abwesend sein, oder auch nur imaginär existieren.«

- **Zentrales Selbst:** Im Rahmen der interpersonellen Theorie nimmt das Konstrukt des Selbst eine zentrale Position ein. Das Selbst ist während seines gesamten Entwicklungsprozesses und im weiteren Verlauf des Lebens von seinem Wesen her »sozial«, »interpersonell« und »durch Beziehungen definiert.« Die Entwicklung dieses Selbstsystems vollzieht sich demgemäß in permanentem Dialog mit wichtigen Bezugspersonen. Die Erfahrungen dieses Dialoges werden als **Selbstschemata** internalisiert. Diese Selbstschemata, einmal installiert, steuern zum einen die Wahrnehmung und Interpretation von neuen interpersonellen Beziehungen, zum anderen die Kommunikations- und Handlungsebene des Individuums. Die Interaktion ist also bidirektional. Grundsätzlich besteht dabei die Tendenz, **schemakonform** wahrzunehmen oder zu kommunizieren. Schemakonforme Wahrnehmung fördert die innere Konsistenz, also das Gefühl der »Stimmigkeit«, vermittelt damit Vertrautes und Sicherheit. Nicht schemakonforme Wahrnehmungen induzieren in der Regel negative Emotionen, Unsicherheit, Angst. Eine der wichtigsten Funktionen des Selbstsystems ist es, die Selbstdarstellung gegenüber anderen Personen zu steuern. Mithilfe einer Vielzahl meist nonverbaler Kommunikationsmuster versucht das Individuum, sich selbst in dem Licht zu präsentieren, in dem es seiner Erfahrung gemäß vom Gegenüber gesehen werden möchte. Diese Interaktionsmuster sollen den anderen in eine Position bringen, die gemäß der Selbstschemata des Individuums am wenigsten bedrohlich oder ihm am angenehmsten ist. Leary (1957) beschrieb als Erster Mikroprozesse der Reaktionsinduktion durch Selbstrepräsentation. Er prägte den Begriff des »komplementären Verhaltens« am Beispiel submissiven, devoten Verhaltens, welches beim Gegenüber Dominanz hervorruft und umgekehrt. Diese Verhaltensmuster können bewusst oder unbewusst eingesetzt werden. Man kann jedoch davon ausgehen, dass nur ein Bruchteil dieser Selbstschemata oder der dadurch gesteuerten Interaktionsmuster dem jeweiligen Individuum bewusst ist. Auch der jeweilige Interaktionspartner nimmt in der Regel nicht bewusst wahr, wie seine Einstellung oder sein Verhalten vom Gegenüber gesteuert wird. Beier beschrieb diesen Prozess bereits im Jahre 1966 (S. 13): »Das Ziel ist die Etablierung von Bedingungen, die das Gegenüber dazu bringen, sich den Vorstellungen des Akteurs gemäß zu verhalten, ohne sich darüber gewahr zu werden, dass es manipuliert wurde. Der Akteur verstärkt dieses wunschgemäße Verhalten des Gegenüber, sodass sich nach und nach dessen ursprünglich breites Verhaltensrepertoire einengt. Hierdurch schafft sich der Akteur ein schemakonformes Umfeld, das seine Sicht von sich selbst und der Welt bestätigt.«

- **Wirksame Signale:** Die eingesetzten Signale sind als äußerst starke Kräfte einzuschätzen. Selbst die gutwilligste Person wird nicht umhinkommen, einen scheuen, selbstunsicheren und verschlossen sich darstellenden Menschen nach einiger Zeit als langweilig, uninteressant oder eigenbrötlerisch einzuschätzen, sich von ihm abzuwenden und damit dessen Selbstschema zu bestätigen.

- **Reziproke Interaktionsmuster:** Eine weiterer Schritt in der Entwicklung der interpersonellen Theorie war die zunächst grobe Gliederung reziproker Interaktionsmuster in die zwei Dimensionen **Kontrolle und Zuneigung**. Leary (1957) entwickelte seinen »interpersonellen Zirkel« um die beiden Achsen »**Dominanz – Submission/Unterwerfung**« und »**Liebe/Freundlichkeit – Feindseligkeit/Hass**«, indem er 16 Cluster interpersoneller Verhaltensmuster definierte. Dieser erste Versuch, zwischenmenschliche Interaktionsmuster empirisch zu erfassen, gilt mittlerweile als Meilenstein, der die Psychotherapieforschung bis heute maßgeblich beeinflusst hat. Neben Kiesler und Lorr sind vor allem Forscher wie Horowitz und Smith-Benjamin zu nennen. Letzterer entwickelte mit der Structural Analysis of Social Behavior (SASB; Smith-Benjamin 2002) eine semiquantitative Methodik, um zwischenmenschliches Verhalten einzuschätzen. Neben den beiden Achsen »Zuneigung« und »Interdependenz« berücksichtigt das Inventar verschiedene Fokusse wie »inneres Selbst«, »Gegenüber« oder »imaginierte Objekte«. Damit eröffnet sich die Möglichkeit, auch intrapsychische Prozesse, soweit sie sich sprachlich abbilden lassen, während psychotherapeutischer Behandlungen zu erfassen.

- **Determiniertes Verhalten:** Zwischenmenschliches Verhalten ist stets determiniert von mindestens zwei Komponenten: Zum einen durch die **Vorannahmen und Interpretationsmöglichkeiten**, die ein Individuum mitbringt, zum anderen durch die **realen Gegebenheiten**. Das heißt, dass verhaltensbedingte Umweltfaktoren ihre Wirkung immer durch die je eigene, spezifische Wahrnehmung des Individuums entfalten. In der Regel stimmen die subjektive Wahrnehmung von Ereignissen und die »objektive« Bewertung durch Dritte bis zu einem gewissen Grad überein. Wie ausgeprägt eine Persönlichkeitsstörung ist, lässt sich am Ausmaß von **selektiver Aufmerksamkeit und Wahrnehmungsverzerrung** ermessen, die eingesetzt werden, um Umweltereignisse schemakonform, d. h. der eigenen Erfahrung entsprechend, zu interpretieren. Im Extremfall finden sich kaum mehr Übereinstimmungen zwischen »subjektiver« und »objektiver« Wahrnehmung. Die Handlungsweisen einer Person erscheinen für die Umwelt gänzlich unverständlich und rufen häufig aversive Reaktionen hervor.

- **Betonung zirkulärer Kausalität:** In ihrem Bemühen, zwischenmenschliche Verhaltensmuster zu verstehen, betonen die Theoretiker der interpersonellen Schule, wie wichtig **»zirkuläre Kausalität«** an Stelle traditioneller **»linearer Kausalität«** ist. Statt menschliches Verhalten als die direkte Konsequenz situativer Ereignisse zu interpretieren, wird Verhalten als Folge **bidirektionaler Beeinflussung** zwischen mindestens zwei Personen oder psychischen Repräsentationen gesehen. Soziales Verhalten ist also eingebettet in ein Netzwerk von Feedforward-Schleifen, wobei der »Effekt« jeweils die »Ursache« beeinflusst und verändert. Abhängige und unabhängige Variablen sind demnach zufällig und austauschbar. Ereignisse, die uns beeinflussen, sind also großteils von uns selbst induziert und können als Konsequenzen unserer Wahrnehmung und Motivation bewertet werden. Die einfache Beobachtung, dass eine Person B auf eine kritische Bemerkung der Person A ärgerlich reagiert, ist z. B. ein verkürzter, scheinbar kausal-logischer Aspekt. Die zirkuläre Sichtweise würde bemerken, dass B.s provokatives nonverbales Verhalten die kritische Bemerkung von A induziert hat und B darauf reagiert. Zwei Individuen, die aufeinander reagieren, können also stets als Verursacher des Verhaltens des jeweils anderen gesehen werden. Die wissenschaftliche Auswertung von interaktiven Mikroprozessen konnte zeigen, dass die Verhaltensmuster von zwei Personen ein hohes Maß an Redundanz aufweisen. Bestimmte reziproke Reaktionsmuster wiederholen sich dabei überzufällig häufig. Dies eröffnet die Möglichkeit, bestimmte **Reaktionsmuster zu Clustern** zusammenzufassen und Persönlichkeitstypologien zuzuordnen. Je geringer der Freiheitsgrad der induzierten Reaktionsmuster ist, je rigider und starrer also die Verhaltensmöglichkeiten und die Reaktionen sind, die eine Person beim Gegenüber induziert, desto größer ist das Ausmaß seiner Persönlichkeitsstörung. Diese Erkenntnis schlägt sich nieder in der Definition der ICD-10: »Persönlichkeitsstörungen umfassen tief verwurzelte, anhaltende Verhaltensmuster, die sich in starren Reaktionen auf unterschiedliche persönliche und soziale Lebenslagen zeigen.«

Probleme der Lebensbewältigung eröffnen sich also durch wiederkehrende gestörte, inadäquate oder ineffektive Kommunikation mit relevanten Mitmenschen. Dabei ist der Betroffene nicht oder nur kaum in der Lage, sein Verhalten zu **korrigieren** oder flexibel zu reagieren. Vielmehr tendiert er dazu, vor allem unter Stress oder in Krisensituationen seine rigiden Wahrnehmungen und Verhaltensmuster zu verstärken und das Gegenüber zu ebensolchen Reaktionen zu zwingen. Dabei **leidet** die betroffene Person oft erheblich unter den Konsequenzen dieser pathologischen zwischenmenschlichen Beziehungen, ohne sich jedoch ihres Anteils an diesem Prozess bewusst zu sein. Es erscheint wichtig, sich dies vor Augen zu führen, da ein zentraler Aspekt des therapeutischen Prozesses gerade darin besteht, dem Patienten solche wahrnehmungs- und handlungssteuernden Schemata **bewusst** zu machen.

Schemata haben die Tendenz, sich zu replizieren. Das heißt, Wahrnehmungen, die erheblich von den verinnerlichten Selbstschemata einer Person abweichen, lösen heftige **negative Emotionen** aus. Diese Emotionen induzieren eine Handlung und führen zu einer Korrektur dieser Wahrnehmung. Das Abnehmen negativer Emotionen wird als angenehm empfunden, verstärkt also die pathologischen Handlungsmuster und führt erst sekundär zu einer Verschlechterung der sozialen Situation. Logischerweise wird eine betroffene Person diese Verschlechterung nicht auf ihr als subjektiv stimmig und angenehm empfundenes Handeln zurückführen, sondern die Umwelt für erlittene Unbill verantwortlich machen. Leiden und Klagen, die den Patienten zur Therapie führen, werden sich also zunächst nicht auf das eigene Wahrnehmen oder Handeln beziehen, sondern auf Probleme, die durch die Reaktion der Umwelt entstehen.

20.2 Auswirkungen auf den therapeutischen Prozess

Die Grundannahme der IPT ist, dass sich die Beziehung zwischen Therapeut und Patient trotz ihrer Besonderheiten in ihren wichtigsten Mustern nicht von einer üblichen zwischenmenschlichen Beziehung unterscheidet. Der Therapeut fungiert daher in einer **Doppelrolle als Teilnehmer und Beobachter**. Umso mehr die Therapie fortschreitet, umso mehr wird der Therapeut für den Patienten zu einer wichtigen Bezugsperson. Daher ist davon auszugehen, dass sich relevante Interaktionsmuster wiederholen.

Merke
Im Zusammenwirken zwischen Patient und Therapeut installieren sich zunächst unbewusst Rollenzuweisungen und damit nonverbale und verbale Muster, die denen ähneln, welche der Patient im alltäglichen Umgang mit wichtigen Bezugspersonen kennt. Dabei sind die sog. Therapeutenvariablen wie Charakter, Geschlecht und Alter des Therapeuten einzubeziehen.

Übertragung und Gegenübertragung

Diese durch die interpersonellen Theoretiker formulierten Prozesse decken sich weitgehend mit den Phänomenen, die in psychoanalytischen Termini als **»Übertragung«** und **»Gegenübertragung«** bezeichnet werden. Der Versuch einer Abgrenzung der beiden Schulen in dieser Hinsicht erscheint etwas gewollt. Längst hat die moderne Psychoanalyse eine Revision der ursprünglichen Annahme Freuds vorgenommen, dass Übertragungen »Neuauflagen, Nachbildungen und Phantasien sind, die während des Vordringens der Analyse erweckt und bewußt gemacht werden sollen, mit einer für die Gattung charakteristischen Ersetzung einer früheren Person durch die Person des Arztes« (Freud 1905, S. 279 f.). Freud selbst hatte dieses Phänomen, das er zunächst als Besonderheit der analytischen Beziehung definierte, verallgemeinert:

> *»Die Übertragung stellt sich in allen menschlichen Beziehungen ebenso wie im Verhältnis des Kranken zum Arzt spontan her, sie ist überall der eigentliche Träger der therapeutischen Beeinflussung, und sie wirkt um so stärker, je weniger man ihr Vorhandensein ahnt.«* *(Freud 1910, S. 55)*

Eine sehr gute Zusammenfassung, wie sich der Übertragungsbegriff entwickelt hat und welchen Bedeutungswandel er für die analytische Behandlung erfahren hat, findet sich bei Thomä und Kächele (2006). Die Autoren beschreiben das anfängliche Bemühen der Analytiker, Übertragungsprozesse in ihrer Reinform zu generieren. Dazu sollte der Prozess so wenig wie möglich beeinflusst werden. Übertragungen seien, so die linear-kausallogische Annahme, schlicht die Folge lebensgeschichtlich früherer Erfahrungen, die sich dem Gegenüber quasi »aufpfropfen«. Aus dieser Annahme entwickelte sich das Ideal eines völlig abstinenten Analytikers, der möglichst keine eigenen Anteile einbringt und dadurch zum »Spiegel« für den Übertragungsprozess fungiert.

> *»Der Arzt soll undurchsichtig für den Analysierten sein und wie eine Spiegelplatte nichts anderes zeigen, als was ihm gezeigt wird (…)«* *(Freud 1912, S. 384)*

Man ist sich mittlerweile weitgehend einig, dass derartige »Settings« in hohem Maße **artifiziell** sind und als Prototyp einer gestörten zwischenmenschlichen Beziehung angesehen werden können.

Nur vor dem Hintergrund der komplexen Geschichte der psychoanalytischen Bewegung und ihres Bemühens um »Wissenschaftlichkeit« vor dem Hintergrund massiver gesellschaftlicher Bedrohung ist zu verstehen, wie sehr sich Freuds Spielregeln ritualisierten und sich gegen Veränderungen abschotteten. So dauerte es immerhin fast 50 Jahre, bis unter dem Begriff der »Gegenübertragung« die **Emotionen des Analytikers** überhaupt in den Fokus der Wahrnehmung gerieten. Die Gefühle des Analytikers im therapeutischen Prozess wurden zunächst als »Schöpfung des Patienten« aufgefasst. Sie entstünden im Analytiker als Folge projektiver Prozesse des Klienten. Die eigene Wahrnehmung gegenüber diesen Emotionen zu öffnen, sollte es dem Analytiker ermöglichen, externalisierte, abgespaltene oder projizierte Objekte bzw. Teilobjekte zu orten, und diese in den therapeutischen Prozess zu integrieren. Ein häufig beschriebenes Phänomen der Identifizierung des Analytikers mit Übertragungsobjekten des Patienten ist das Phänomen, dass »(…) sich Therapeuten fühlen wie die Mutter oder der Vater des Patienten, während der Patient Gefühle wiedererlebt, wie er sie früher in der Beziehung zur jeweiligen Elternimago empfunden hat« (Thomä und Kächele 2006, S. 110).

Das Phänomen der Gegenübertragung wurde nun zunehmend untersucht. Dabei geriet die Gegenübertragung zu einem hochdifferenzierten System von Teilprozessen, wie z. B. konkordanten oder komplementären Gegenübertragungen. Hinzu kam aber auch die Einsicht, dass die jeweiligen **persönlichen Eigenschaften des Therapeuten** doch in erheblichem Maße daran teilhaben, wie Übertragung und Gegenübertragung entstehen. Damit nähert sich der moderne psychoanalytische Diskurs weitgehend den Ansichten der interpersonellen Theoretikern an: Die Wahrnehmungen und Kommunikationsmuster von zwei interagierenden Individuen verursachen die Reaktionen des jeweils anderen, sie sind aber gleichzeitig auch ihre Konsequenz.

20.3 Bedeutung für die IPT

In ihrer Monografie »Interpersonal Diagnosis and Treatment of Personality Disorder« skizziert Smith-Benjamin (2002) die **fünf zentralen Schritte** in der Planung einer Therapie für Patienten mit Persönlichkeitsstörungen:

- Aufbau einer tragfähigen Beziehung,
- Erkennen von maladaptiven Verhaltensmustern,
- Blockierung von maladaptiven Verhaltensmustern,
- Identifizierung zugrunde liegender Ängste und Befürchtungen,
- Entwicklung von alternativen Verhaltensmustern.

Ziel und Inhalt der IPT ist es primär, depressive Episoden zu behandeln und nicht, die Persönlichkeitsmerkmale zu verändern; dies ergibt sich u. a. aus der kurzen Dauer der Therapie und der Bedeutung der depressiven Symptomatik, die ja emotionale Lernprozesse erheblich einschränkt. Dennoch spielen die von Benjamin beschriebenen veränderungsrelevanten Strategien auch für die Bearbeitung der IPT-Fokusse eine Rolle.

Merke
Im Rahmen der IPT arbeitet der Therapeut nicht direkt daran, Persönlichkeitseigenschaften des Patienten zu verändern, sondern er hilft dem Patienten, depressionsrelevante Verhaltens- und Wahrnehmungsmuster zu erkennen und Alternativen zu entwickeln.

Im Unterschied zu den klassischen interpersonellen Psychotherapien betont die IPT nach Klerman und Weissman (z. B. Klerman et al. 1984), dass **Phänomene der Übertragung wahrgenommen** werden sollen. Sie werden aber in der Regel **nicht zum Thema des therapeutischen Prozesses** erhoben, sondern wenn möglich toleriert. Dies bedeutet, dass der Fokus der therapeutischen Arbeit auf Konflikten oder Prozessen **außerhalb** der therapeutischen Beziehung liegt. Wie oben ausgeführt, ist es dennoch notwendig, die Persönlichkeit bzw. die Persönlichkeitsstörung eines depressiven Patienten auch und gerade im Rahmen der IPT zu berücksichtigen. Zum einen spielen die individuellen Wahrnehmungs- und Handlungsmuster eines Patienten eine entscheidende Rolle. Dies gilt insbesondere, wenn die Fokusse »interpersonelle Konflikte und Auseinandersetzungen«, »Rollenwechsel« und »interpersonelle Defizite« bearbeitet werden. Nur wenn es gelingt, maladaptive Muster zu verstehen und zu verändern, kann von einer längerfristigen Wirksamkeit der Therapie ausgegangen werden. Ebenso bestimmen die jeweiligen Verhaltensmuster des Patienten, wie sich die **therapeutische Beziehung** entwickelt. Anders ausgedrückt bestimmen diese Verhaltensmuster die Rolle, die der Patient dem Therapeuten zuweist. Dem Therapeuten in seiner Funktion als »teilnehmender Beobachter« sollte es gelingen, auf die jeweiligen spezifischen »Beziehungsangebote« des Patienten einzugehen, dabei jedoch auf seine eigenen Emotionen und Kognitionen zu achten, diese zu reflektieren und nicht sofort in entsprechende Kommunikation umzusetzen. Dies ermöglicht zum einen den Aufbau einer tragfähigen therapeutischen Beziehung, zum anderen liefert diese Wahrnehmung wichtige Informationen über das **Beziehungsverhalten des Patienten außerhalb des therapeutischen Bereichs**, was bei der Bearbeitung der interpersonellen Problembereiche von erheblichem Wert ist.

Etwas verkürzt dargestellt lässt sich die Bedeutung von Übertragungs- und Gegenübertragungsprozessen für die IPT also in drei Bereiche gliedern:

- Entwicklung der **therapeutischen Beziehung**,
- Auflösung von negativen **Gegenübertragungen**,
- Transformation von intratherapeutischer Erfahrung auf die **»realen« Lebensumstände** des Patienten.

Patienten mit sehr ausgeprägten Persönlichkeitszügen oder Persönlichkeitsstörungen stellen oft erhebliche Anforderungen an das »Fingerspitzengefühl« des Therapeuten. Diese Anforderungen gehen über die Behandlung der häufig uniformen depressiven Symptomatik weit hinaus. Die Erwartungen einer Patientin mit histrionischer Störung werden sich z. B. von den Erwartungen eines zwanghaften Patienten deutlich unterscheiden. Es erscheint daher nützlich, die **grundlegenden strukturellen Beziehungsmuster und -probleme** der wichtigsten Persönlichkeitsstörungen zu kennen. Zum einen erleichtert dies die Aufnahme der therapeutischen Beziehung, da sich die Übertragungsmuster häufig bereits zu Beginn der Therapie entfalten. Zum anderen können typische negative Übertragungsmuster dadurch rascher erkannt und korrigiert werden.

Fallbeispiel

Die Behandlung eines depressiven Patienten mit narzisstischer Persönlichkeitsstörung soll an einem Fallbeispiel skizziert werden.

Es handelt sich um einen 61-jährigen geschiedenen Mann, der nach einem Suizidversuch und einer notfallmäßigen Behandlung auf eine geschlossene Station einer psychiatrischen Klinik verlegt wurde. Er hatte versucht, sich auf einer bevölkerten Aussichtsplattform mit Benzin zu übergießen. Noch während der Behandlung auf der Intensivstation zeigte er sich zutiefst niedergeschlagen und bestürzt ob der Tatsache, dass er am Leben geblieben sei und beteuerte, dass er die nächste sich bietende Möglichkeit nutzen würde, seinem Leben endgültig ein Ende zu setzen. Psychopathologisch bot er das Vollbild einer depressiven Episode mit einem tiefgreifenden anhaltenden Gefühl der Wertlosigkeit. Auch war der Verlust von nahezu allem Interesse an Alltagsaktivitäten festzustellen. Der Patient berichtete außerdem über ausgeprägte Grübelzwänge, wobei vor allem Selbstvorwürfe und -beschimpfungen im Vordergrund standen. Er hatte deutlich an Gewicht abgenommen und keinerlei Interesse mehr an seinem sonst sehr ausgeprägten Sexualleben gezeigt. Im Kontakt mit dem Pflegepersonal wirkte er düster und bedrohlich, dabei schwankend zwischen theatralisch zur Schau gestellter Hilflosigkeit und »wagnerianischer Einsamkeit«. Im Zentrum seiner Kognitionen stand eine fortwährende Beschäftigung mit Suizidmöglichkeiten.

Anamnestisch schilderte er zunächst einen sehr bewegten Lebenslauf. Der Vater war als hochrangiger Wehrmachtsoffizier selten zu Hause, die Mutter beschrieb er als kalt, unnahbar und viel mit Repräsentation beschäftigt. Er wuchs als Einzelkind auf. Die primären Bezugspersonen stellten Hausangestellte dar, die jedoch häufig wechselten. Der Junge galt als hochbegabt und wurde früh in ein Eliteinternat geschickt. Dort, gibt er an, habe er rasch eine gewisse Führungspersönlichkeit entwickelt, die

sein weiteres Leben bestimmte. Nach Abitur und Studium der Betriebswirtschaft arbeitete er zunächst für verschiedene Unternehmen im Ausland, schließlich als Prokurist in einem Außenhandelsunternehmen. Im Zuge der wirtschaftlichen Rezession sei es in jüngster Zeit zu großen innerbetrieblichen Umstrukturierungen gekommen, die er nicht habe verantworten können. Daraufhin habe er gekündigt. Seit einem halben Jahr sei er »Privatier«. Ausführlich berichtet er über einen weitgestreuten Bekanntenkreis, zu dem namhafte Persönlichkeiten des öffentlichen Lebens zählen würden. Im privaten Bereich dominieren häufig wechselnde Partnerschaften. Seine erste Frau hatte sich aufgrund häufiger Seitensprünge des Ehemanns scheiden lassen, zum ersten Sohn aus dieser Ehe habe er keinen Kontakt mehr, obgleich er ihn »abgöttisch« geliebt habe. Im weiteren Verlauf hätten sich die Partnerschaften nur jeweils wenige Jahre als tragfähig erwiesen.
Die jüngste Beziehung sei gerade beendet. Obgleich er sich zunächst über nähere Umstände der Trennung beharrlich ausschweigt, stellt sich heraus, dass er große Teile seines Vermögens aus »steuerlichen Gründen« einer Frau überschrieben hatte, bevor diese ihn verlassen habe. Dadurch hätte er einen beträchtlichen Anteil seines Vermögens verloren und stände jetzt sozusagen vor dem Ruin.
Er gibt an, bereits mehrmals in seinem Leben depressive Phasen entwickelt zu haben. Diese seien jeweils nach Ereignissen aufgetreten, die er als kränkend empfunden habe und die ihm »die gesamte Schlechtigkeit der Welt« vor Augen geführt hätten. In jüngster Zeit habe er, wie häufig in Krisensituationen, begonnen, große Mengen Alkohol zu konsumieren.
Die psychiatrische Behandlung gestaltete sich zunächst schwierig. Das expressive, düstere und verzweifelte Verhalten des Patienten sowie seine Nervenverletzungen im Handgelenkbereich induzierten zunächst ein hohes Maß an helfender Zuwendung seitens des Pflegepersonals, des Therapeuten und der Krankengymnastin. Sehr bald stellte sich jedoch ein erhebliches Maß an Frustration und Unmut ein, da es ihm »niemand recht machen konnte«. Bereits kleinste Fehler des therapeutischen Personals oder organisatorische Unzulänglichkeiten führten zu ausgeprägten Krisen, Beziehungsabbrüchen und starker Verachtung seitens des Patienten. Im Kreise der Mitpatienten war er rasch isoliert. Antidepressive Medikation verweigerte er, da »dies bei ihm ohnehin nicht anschlüge, sein Leiden sei grundsätzlicher Art, er sei an der Welt verzweifelt«.
Das therapeutische Team einigte sich auf die Diagnose »depressive Episode bei Verdacht auf narzisstische Persönlichkeitsstörung«. Dafür sprach die Eigenwahrnehmung des Patienten als bedeutsame und großartige Persönlichkeit, die selbstverständlich Anspruch auf besondere Behandlung habe. Die »Allerweltsdiagnose« Depression empfand er als zu banal, und er war sich sicher, an »tiefgreifenderen, existenzielleren Problemen« zu kranken. Er erforderte beständig die Aufmerksamkeit des Teams und wirkte auf Mitpatienten arrogant, gefühlskalt und uneinfühlsam, war dabei aber in hohem Maße manipulativ. Auf kleinste Zurückweisungen reagierte er gekränkt, dabei höchst ärgerlich, bisweilen aggressiv oder autoaggressiv. So führte ein Organisationsfehler der Krankengymnastik, in Folge dessen er eine halbe Stunde zu warten hatte, zu einem erneuten Suizidversuch. Später gab er an, sich gefühlt zu haben »wie das letzte Stück Scheiße, so abhängig und hilflos«, sodass er beschlossen habe, »die Sache selbst in die Hand zu nehmen«.
Seine Selbstwahrnehmung als großartig, besonders und einzigartig, auch in der depressiven Ausprägung, ließ aus seiner Sicht nur eine Behandlung durch einen »Therapeuten in hervorgehobener Position«, in diesem Falle durch den Oberarzt, zu. Diese Maßnahme stieß im Behandlungsteam z. T. auf die Kritik, dass dadurch die pathologische Selbstwahrnehmung bestätigt würde. Dem stand entgegen, dass schwere, lebensbedrohliche depressive Episoden grundsätzlich Krisensituationen darstellen, in denen immer auf die spezifischen Ressourcen des Patienten zurückgegriffen werden muss. Nur so ist ein therapeutischer Beziehungsaufbau gegeben, der es ermöglicht, die problema-

tischen Wahrnehmungs- und Verhaltensmuster schrittweise zu bearbeiten.
Als der Patient auf diese Weise in seiner Stellung besonders hervorgehoben wurde (zunächst also ein schemakonformes Vorgehen), gelang es, ihn zur Kooperationsbereitschaft zu bewegen. Es fiel dem Therapeuten nicht schwer, die ihm zugedachte Rolle des sorgenden und gleichzeitig wertschätzenden Gegenübers einzunehmen, da der Patient sich große Mühe gab, kooperativ zu sein. Im Gegensatz zum üblichen Vorgehen bei der IPT wurden mit diesem Patienten früh mithilfe des Therapeuten bereits kleine Kränkungen (z. B. Verspätung des Therapeuten) verbalisiert. Bereits zu Beginn der Therapie wurden damit potenzielle schwerere Kränkungen und drohende Beziehungsabbrüche im weiteren therapeutischen Verlauf vorweggenommen. Hatte er anfangs noch große Schwierigkeiten, sich mit der Krankenrolle zu identifizieren, so erarbeitete sich der Patient schließlich selbst ein relativ komplexes pathogenetisches Depressionsmodell. In diesem verband er neurobiologische und psychosoziale Stressoren und konnte schließlich eigenständig, mit fachärztlicher Unterstützung, eine antidepressive Medikation beginnen.
Als Fokus der IPT wurde Rollenwechsel vorgeschlagen. Dies lag nahe, da die eigenständige Kündigung und damit Arbeitslosigkeit der depressiven Entwicklung unmittelbar vorausgingen. Zudem bot der Patient diesen Fokus selbst an. Möglicherweise ging ihm die Trennung von seiner Partnerin so nahe, dass er eine Bearbeitung des Problems zu diesem Zeitpunkt schlicht ablehnte. Eine detailliertere Exploration der Lebensveränderungen ergab, dass es bereits seit geraumer Zeit erhebliche Schwierigkeiten am Arbeitsplatz gegeben hatte. Umstrukturierungsmaßnahmen hätten von ihm erfordert, sich rasch in neue Datenverarbeitungssysteme einzuarbeiten. Davon fühlte er sich überfordert. Unfähig, sich dies einzugestehen, hatte er lange Nächte an den Rechnern verbracht und sich dabei zunehmend in schwerwiegende Fehler verwickelt. Er erhöhte seinen Alkoholkonsum und nahm Amphetaminpräparate ein. Die Bedürfnisse seiner Partnerin nahm er so gut wie nicht mehr wahr. Seine schlechte Laune, Gereiztheit, ja offene Aggression gegenüber Mitarbeitern wurde im Betrieb problematisiert. Als ihm schließlich ein kompetenter jüngerer Mitarbeiter zur Seite gestellt wurde, kam es zum offenen Eklat. Nach einer »dramatischen Szene« verkündete er den staunenden Kollegen lautstark seine Kündigung und verließ seinen Arbeitsplatz, ohne jemals wieder Kontakt aufzunehmen.
Auf Nachfrage gab er an, dass er insgeheim damit gerechnet habe, dass »der Laden ohne ihn zusammenbreche«. Umso enttäuschter, ja wütender wurde er, als sich vonseiten der Firmenleitung keine Reparationsversuche einstellten. Hatte er doch viele Jahre weit über das »normale Maß« hinaus gearbeitet und sich »aufgeopfert«. Die Wahrnehmung des eigenen Selbst als etwas Bedeutsames und Unentbehrliches kehrte sich ins Gegenteil: Er fühlte sich verraten und verkauft, ausgebeutet und ausgehöhlt. Er empfand allerdings auch zunehmende Selbstverachtung für sich. Seine Partnerin zog es vor, für einige Zeit die gemeinsame Wohnung zu verlassen. Daraufhin kündigte er die Beziehung auf, nicht ohne sie (aus seiner Sicht) zu beschämen, indem er ihr einen großen Teil seines Vermögens überschrieb, bevor er den lange gehegten Suizidversuch in die Tat umsetzte.
Der Schwerpunkt der therapeutischen Arbeit bestand zunächst darin, den Patienten überhaupt dazu zu bewegen, sich noch einmal sowohl mit seiner alten Rolle als Prokurist als auch mit der Verlustsituation auseinanderzusetzen. Zu sehr hatte die Kränkung seines Scheiterns diese Rolle »vergiftet«. Dass er selbst erheblich zur Krisensituation beigetragen hatte, wollte er zunächst nicht wahrnehmen. Erst als er sich über einige Stunden hinweg des kritiklosen Wohlwollens und der Unterstützung durch den Therapeuten versichert hatte, konnte er damit beginnen, seine reale Überforderung und die damit verbundenen Gefühle von Wut, Angst, Scham und Enttäuschung zu thematisieren. Positive und negative Aspekte der alten Rolle wurden in Relation zueinander gesetzt. Endlich konnte er dann auch seiner Enttäu-

schung darüber, wie sehr seine Leistungsfähigkeit abgenommen hatte, Raum geben. Schließlich konnte er herausarbeiten, dass in seinem Selbstkonzept und Lebensplan Phänomene wie Altern und ein damit verbundener Leistungsabbau nicht vorgesehen waren. Dies betraf nicht nur den kognitiven Bereich, sondern auch körperliche Fitness, sexuelle Attraktivität und Potenz.
Im Bereich »Rollenwechsel« rückte nun das »Altern« ins Zentrum der IPT. Dies wurde mit dem Patienten abgestimmt und erschien ihm einsichtig. Zunächst stand im Blickpunkt, wie er die alte Rolle idealisiert hatte und wie er seine Leistungsfähigkeit ebenso überschätzt hatte wie seine als unerschöpflich empfundene Energie und Potenz. Der Therapeut nutzte die idealisierte Übertragung unausgesprochen und validierte die Empfindungen und damit verbundenen Gefühle des Patienten mit einer emphatisch anerkennenden Haltung. Kleine Fragen oder Bemerkungen, »wie anstrengend« dies doch gewesen sein muss, reichten meistens aus, damit der Patient eigenständig beginnen konnte, die alte Selbstwahrnehmung zu relativieren. Jetzt konnte man deutlich spüren, welche Entbehrungen er hatte hinnehmen müssen und welche Sehnsucht nach Ruhe, Geborgenheit und bedingungsloser Anerkennung von ihm ausging. Er begann auch zu thematisieren, welch überzogene Erwartungen er gegenüber sich selbst und anderen habe. Ebenso wurde seine Härte gerade im Umgang mit anderen ein Thema. In diesem Zusammenhang wurden auch seine Kommunikationsstrategien analysiert. Bald konnte er die zynischen, anmaßenden Anteile und die interpersonellen Konsequenzen seiner Art, sich zu verständigen, zunehmend erkennen und verändern.
Der neue Lebensabschnitt erschien ihm zunächst wie die Materialisierung des Defizits: grau, aussichtslos, banal, lediglich aufhellbar durch die Inszenierung eines dramatischen Suizids. In der Therapie wurden seine narzisstischen Ressourcen genutzt, um seinen neuen Lebensabschnitt als »Herausforderung« zu thematisieren, der nur wenige gewachsen wären. Der Therapeut konnte nun die Rolle eines skeptischen, zur Vorsicht mahnenden Beobachters einnehmen, dem der Patient »zeigen konnte«, dass er diese ihm gestellte Aufgabe bewältigte. Auch an dieser Stelle wurde also eine Behandlungsstrategie gewählt, die nicht dazu geeignet war, die Persönlichkeitsstruktur des Patienten zu verändern, sondern die lediglich auf vorhandene Interaktionsmuster zurückgriff, sich ihrer sozusagen »bediente«, um im Rahmen der Depressionsbehandlung wieder die basalen, überlebenssichernden Faktoren zu installieren.
Gegen Ende der Behandlung, nach etwa 16 Sitzungen, hatte sich die Stimmung des Patienten weitgehend aufgehellt und stabilisiert. Auch die anderen depressiven Symptome waren deutlich zurückgegangen. Im letzten, eher verhaltensaufbauenden Abschnitt der stationären Therapie übernahm der Patient zunehmend die Eigeninitiative. Es kam zur Aussprache mit der ehemaligen Partnerin, und man einigte sich auf eine distanziertere Beziehung. Beruflich übernahm er ehrenamtliche Tätigkeiten und begann, sich im sozialen Bereich zu engagieren.
Die therapeutischen Sitzungen wurden im Sinne einer Erhaltungstherapie nach der Entlassung zunächst in monatlichen, später in halbjährlichen Abständen fortgesetzt. Es zeigte sich, dass der Therapeut als feste idealisierte Instanz internalisiert blieb und vor allem in kränkenden Situationen als »kognitiver innerer Dialogpartner« häufig zu Rate gezogen wurde. Dadurch trug er erheblich zur Stabilisierung des labilen Selbstwertgefühls des Patienten bei.

An diesem Fallbeispiel wurde das Spannungsverhältnis verdeutlicht, das erwächst, wenn einerseits persönlichkeitstypische Besonderheiten berücksichtigt und akzeptiert werden und andererseits die depressionsfördernden Anteile daran verändert werden müssen. Die **Balance zwischen den Fokussen »Veränderung« und »Akzeptanz«** ist grundsätzlich integraler Bestandteil therapeutischer Arbeit. Die Gewichtungen sind in Abhängigkeit von den Bewältigungsressourcen des Patienten und dem zeitlichen Verlauf der Therapie flexibel zu wählen. Vielleicht spiegelt sich gerade in der Komplexität dieser Zusammenhänge auch die therapeutische Kunst.

Literatur

Beier, EG (1966): The silent language of psychotherapy: Social reinforcement of unconscious processes. Aldine, Chicago, S. 13

Carson, RC (1969): Interaction concepts of personality. Aldine, Chicago

Freud, S (1905): Bruchstücke einer Hysterieanalyse. GW V, S. 161–286

Freud, S (1910): Über Psychoanalyse. GW VIII, S. 1–60

Freud, S (1912): Ratschläge für den Arzt bei der psychoanalytischen Behandlung. GW VIII, S. 375–387

Harned, MS, Chapman, AL, Dexter-Mazza, ET et al. (2008): Treating co-occurring Axis I disorders in recurrently suicidal women with borderline personality disorder: a 2-year randomized trial of dialectical behavior therapy versus community treatment by experts. J Consult Clin Psychol 76: 1068–1075

Kiesler, DJ (1996): Contemporary interpersonal theory and research: Personality, psychopathology, and psychotherapy. Wiley, Oxford

Klein, DN, Durbin, CE & Shankman, SA (2009): Personality and mood disorder. In: Gotlib, IH & Hammen, CL (eds). Handbook of depression, 2nd ed. Guilford Press, New York, S. 93–112

Klein, DN, Kotov, R & Bufferd, SJ (2011): Personality and depression: explanatory models and review of the evidence. Annu Rev Clin Psychol 7: 269–295

Klerman, GL, Weissman, MM, Rounsaville, BJ et al. (1984): Interpersonal psychotherapy of depression. Basic Books, New York

Leary,T (1957): Interpersonal diagnosis of personality. Ronald, New York

Smith-Benjamin, L (2002): Interpersonal diagnosis and treatment of personality disorder, 2nd ed. Guilford Press, New York

Sullivan, HS (1953): The interpersonal theory of psychiatry. Norton, New York

Tellenbach, H (1983): Melancholie. Zur Problemgeschichte, Endogenität, Typologie, Pathogenese, und Klinik. Springer, Berlin

Thomä, H & Kächele, H (2006): Lehrbuch der psychoanalytischen Therapie, Band. 1: Grundlagen. Springer, Berlin

IV. Training in der Interpersonellen Psychotherapie

21 Voraussetzungen, Aufgaben und Training von IPT-Therapeuten

Elisabeth Schramm

21.1 Anforderungen an den IPT-Therapeuten

In den letzten Jahren wandte sich die Psychotherapieforschung verstärkt der Frage zu, was im therapeutischen Prozess geschieht und welche Verhaltensweisen des Therapeuten zum Behandlungserfolg beitragen (Übersicht für die Interpersonelle Psychotherapie [IPT] in Abschn. 4.7). Dabei erwiesen sich – unabhängig vom jeweiligen Therapieverfahren – aus Sicht des Patienten zwei Faktoren als entscheidend:

- eine **positive therapeutische Beziehung**, geprägt durch eine unterstützende, empathische und wohlwollende Einstellung des Therapeuten, aber auch aktives Engagement und transparentes Verhalten des Behandelnden,
- glaubwürdiges, vertrauenserweckendes und **kompetentes Auftreten** des Therapeuten.

In einer Untersuchung von Anderson et al. (2016) zeigte sich, dass **förderliche** interpersonelle Fähigkeiten (»facilitative interpersonal skills«) des Therapeuten unabhängig von der Therapieform entscheidend zum therapeutischen Arbeitsbündnis und damit zum Behandlungserfolg beitrugen. Dazu gehören:

- interpersonelle Botschaften zutreffend zu entschlüsseln und auszusenden,
- ein Rational für die Probleme des Patienten formulieren zu können,
- effektive Lösungen zu verfolgen.

Wie die Psychotherapieprozessforschung der vergangenen Jahre deutlich macht, ist das Therapeutenverhalten allerdings nur ein Teil der **komplexen Interaktion** von weiteren Faktoren wie den Patientenmerkmalen und anderen Prozessvariablen (Übersicht in Abschn. 4.7). Diese Faktoren beeinflussen sich gegenseitig und schließlich den Behandlungserfolg.

Das **therapeutische Arbeitsbündnis** (Allianz) ist robust mit dem Therapieerfolg korreliert. Wenn die Allianz in Patienten- und Therapeutenbeiträge aufgeschlüsselt wurde, war es in erster Linie der Beitrag des Therapeuten, der den Behandlungserfolg vorhersagte. Therapeuten, die also besser in der Lage sind, **Arbeitsbündnisse** (»alliance«) mit Patienten zu formen, kommen in ihren Therapien zu besseren Ergebnissen (Wampold et al. 2017).

Verschiedene begünstigende Verhaltensweisen des Therapeuten gelten als prädiktiv für das Therapieergebnis. Dazu gehört eine ermunternde und anerkennende Haltung, den Patienten zu bestätigen und problematische Aspekte konstruktiv umzudeuten. Für das Therapieergebnis ist das **Beziehungsverhalten des Patienten** allerdings ebenfalls entscheidend (Übersicht in Abschn. 4.7). Es beinhaltet z. B., wie weit sich der Patient auf den Behandlungsprozess einlässt und aktiv daran teilnimmt, ob er sich distanziert und ob er den Therapeuten und dessen Verhalten als positiv wahrnimmt. Der Therapeut sollte also über Fähigkeiten verfügen, mit denen er das Verhalten des Patienten in der Weise fördert, dass dieser sich als zu einer positiven Beziehung fähig erleben kann.

Merke
Zu den therapeutisch nötigen Kompetenzen in der IPT gehört es, den Patienten zur *Selbstöffnung* zu motivieren, den relevanten *interpersonellen Fokus* zu identifizieren und ein gutes Gespür für den effektiven und zeitlich *günstigen Einsatz therapeutischer Strategien* zu haben (O'Malley et al. 1988).

Da das IPT-Manual (► Teil II) keine differenzierten Anleitungen enthält, wie man mit **schwierigen Bindungsstilen und distanzierendem oder passivem Patientenverhalten** umgeht (s. dazu auch Kap. 18), muss dieser Punkt ganz besonders im IPT-Training und in der Supervision berücksichtigt werden.

21.2 Rolle des IPT-Therapeuten

In Übereinstimmung mit den im Abschnitt 21.1 aufgeführten **günstigen Therapeutenvariablen** wird die Rolle des IPT-Therapeuten im Manual folgendermaßen charakterisiert (s. dazu auch Abschn. 13.5):

- Der Therapeut ist Advokat des Patienten und vertritt **keine neutrale Haltung**. Die entscheidende Rolle des Therapeuten besteht darin, ein wohlwollender, optimistischer und hilfreicher **Verbündeter** zu sein, der nicht nur generell unterstützend ist, sondern auch gezielt direkte Hilfe und Bestätigung anbietet. Er sollte die Sichtweise des Patienten verstehen und ihn darin bestätigen, dass es schwierig ist, mit einer depressiven Veranlagung in einer leistungsbezogenen Welt zurechtzukommen. Beim therapeutischen Bündnis handelt es sich allerdings nicht um eine **Freundschaft** im herkömmlichen Sinn. Indem bewusst eine nicht neutrale, nicht zurückhaltende Position eingenommen wird, soll verhindert werden, dass der Patient in der therapeutischen Beziehung regrediert.
- Der Therapeut nimmt eine **aktive Grundhaltung** ein, die in der Praxis zwischen einem direktiven und einem reaktiven Vorgehen liegt und je nach therapeutischer Phase variieren kann. Zu Beginn und am Ende der Therapie ist der Behandelnde in der Regel aktiver, während in der mittleren Kernphase die Hauptaktivität vom Patienten ausgehen sollte. Lange Schweigepausen und freies Assoziieren sollten in dieser aktiven Therapieform im Allgemeinen vermieden werden. Die Rolle des Therapeuten ist sowohl explorativ als auch direkt intervenierend.
- Die therapeutische Beziehung wird nicht als Übertragung interpretiert. Sie ist überwiegend **realistisch und problembewältigend** und wird nicht als Reinszenierung früherer Beziehungen gedeutet. Weder Abhängigkeit noch Regression des Patienten sollen gefördert werden. Wenn das Verhalten des Patienten allerdings mit dem Fortschritt des Behandlungsprozesses interferiert, kann sich der Therapeut ausdrücklich und ggf. interpretativ der therapeutischen Beziehung zuwenden.

Neben diesen drei allgemeinen Axiomen kann die therapeutische Beziehung auch als direkte **Informationsquelle über den interpersonellen Stil** des Patienten dienen (z. B. bei Auseinandersetzungen). Insgesamt dient die therapeutische Beziehung – ganz besonders beim Problembereich »Einsamkeit, Isolation« – als **Modell für andere zwischenmenschliche Beziehungen**. Weitere Dinge, die IPT-Therapeuten anstreben oder unterlassen sollten, sind in Tabelle 4.3 zusammengefasst.

Erforderliche Voraussetzungen und Kompetenzen des IPT-Therapeuten

Bei dem IPT-Therapeuten handelt es sich optimalerweise um einen erfahrenen Kliniker. **Psychotherapeutische Grundkenntnisse** wie beispielsweise der Aufbau von Rapport, Ausdruck von Empathie, Formulierung eines Problemkontextes oder Förderung eines Arbeitsbündnisses werden vorausgesetzt. Der Therapeut orientiert sich am im Manual beschriebenen Vorgehen ohne darüber den Aufbau einer tragfähigen therapeutischen Beziehung oder die individuellen Bedürfnisse des Patienten zu vernachlässigen (z. B. was den zeitlichen Einsatz der Strategien betrifft). Obwohl der **strukturierte Aufbau des Manuals** zu dem Glauben verführen könnte, das beschriebene Vorgehen alleine mache eine erfolgreiche Therapie aus, wird von den Begründern der IPT davor gewarnt, dass Manual wie ein »Kochbuch« zu benutzen. Der Therapeut muss z. B. im Einzelfall entscheiden, wie lange er mit dem jeweiligen Patienten in der Anfangs- oder Klärungsphase verweilt, was z. B. bei schwer symptomatischen oder ambivalenten Patienten länger dauern kann. Ebenso muss der Behandelnde eigenständig abschätzen, wann der Patient handlungsbereit ist und wie viel Unterstützung er benötigt. Außerdem beurteilt er, ob bestimmte Strategien für einen Patienten unpassend oder überflüssig sind (z. B. ausgiebige Psychoedukation bei einem umfassend informierten Patienten). Mit anderen Worten muss der Therapeut in der Lage sein, das Manual **flexibel und klinisch sinnvoll** zu handhaben und die im Manual weniger strukturierten Abschnitte der Therapie auf dem Hintergrund seiner psychotherapeutischen Erfahrung effektiv zu gestalten. In Abschnitt 5.4 wird die therapeutische Rolle im Vergleich zu anderen Depressionsansätzen ausführlicher dargestellt.

Anforderungen an den IPT-Therapeuten und dessen Rolle

- Grundkenntnisse in der Psychotherapie
- zur flexiblen Anwendung des Behandlungsmanuals in der Lage
- Advokat des Patienten; unterstützend, ermutigend, optimistisch, nicht neutral
- aktiv, engagiert, explorierend und intervenierend
- therapeutische Beziehung wird nicht als Übertragung interpretiert
- der Fokus liegt auf dem Patienten; Selbstoffenbarung des Therapeuten erfolgt nur wenn indiziert
- therapeutische Beziehung dient als Modell für andere zwischenmenschliche Beziehungen

21.3 Training in IPT

Die in Abschnitt 21.2 genannten therapeutischen Fähigkeiten und Einstellungen sollen beim IPT-Training und in der Supervision gezielt gefördert werden. In den deutschsprachigen Ländern kommen für eine Fortbildung in IPT in erster Linie **psychologische und ärztliche Psychotherapeuten** infrage, die in der Therapie der Depression ausreichende Erfahrungen haben.

Die Anwendung der IPT im stationären Rahmen beinhaltet ein IPT-Training des gesamten **Stationsteams** (inkl. z. B. des Pflegepersonals, psychologischer und ärztlicher Mitarbeiter, Ergotherapeuten, Sozialarbeiter). Die Trainingskandidaten sollten sich mit dem interpersonellen Ansatz, dem medizinischen Krankheitsmodell und dem Konzept einer zeitlich begrenzten Behandlung identifizieren können.

Trainingsziele

Das Training in IPT bezieht sich im Wesentlichen darauf, die im Manual beschriebenen

Strategien anhand von **Fallbeispielen, Demonstrationen und Übungen** praxisnah zu vermitteln. Die Schulung hat nicht zum Ziel, unerfahrene Kliniker zu Psychotherapeuten auszubilden oder therapeutische Grundkenntnisse zu lehren. Vorausgesetzt wird also, dass der Therapeut bereits weiß, wann Interventionen zeitlich angemessen eingesetzt werden und wie mit Widerstand und Übertragungsphänomenen umzugehen ist. Außerdem gehört es zu den **therapeutischen Grundfertigkeiten**, Empathie und Wohlwollen auszudrücken, die eigenen Reaktionen wirksam steuern zu können, ein Problem im Therapiekontext zu formulieren und ethische Standards und Professionalität einzuhalten. Denn ein Training in IPT stellt **keine eigenständige Therapieausbildung** dar, sondern ist lediglich eine spezialisierte psychotherapeutische Fortbildung. Deren Ziele beinhalten, dass

- die IPT **verstanden** und sachgemäß angewendet wird,
- nicht spezifische IPT-Techniken (z. B. Deutungen) **vermieden** werden,
- die IPT durch Therapeuten verschiedener Berufsgruppen und Therapieschulen **einheitlich** angewendet wird.

Das Trainingsprogramm beinhaltet

- die **Lektüre** des Therapiemanuals,
- ein didaktisches **Seminar**,
- die intensive videobasierte **Supervision** von zwei Fällen aus möglichst zwei verschiedenen Problembereichen.

Die **Zertifizierungskriterien** der Deutschen Gesellschaft für IPT (DGIPT 2018) sind in Tabelle 21-1 abgebildet.

Didaktisches Seminar

In dem üblicherweise drei- bis viertägigen didaktischen Seminar (24 Unterrichtseinheiten) werden die theoretischen Grundlagen vermittelt, die praktische Durchführung der IPT wird anhand von Videoaufnahmen oder Livedemonstrationen anschaulich dargestellt. Die spezifischen Techniken werden diskutiert und an Fallbeispielen unter Anwendung von Rollenspielen eingeübt. Die Teilnehmer sollen verstehen, welche ihrer üblicherweise angewandten Techniken und therapeutischen Vorgehensweisen sie beibehalten können, welche **nicht zur IPT** gehören und welche modifiziert oder neu dazugelernt werden müssen.

Anforderungen an Therapeuten verschiedener Therapierichtungen

Kognitive Verhaltenstherapeuten werden in der Regel ihre Aktivität und Direktivität etwas einschränken, auf Hausaufgaben und andere strukturierte Übungen verzichten und den Schwerpunkt eher auf interpersonelle denn kognitive Prozesse legen. Vorwiegend **psychoanalytisch arbeitende Therapeuten** werden vielleicht aufgrund der kurzen Therapiedauer aktiver und strukturierter vorgehen, von Interpretationen der Übertragung und anderen Deutungen absehen und den Schwerpunkt auf gegenwärtige statt auf vergangene Beziehungen verlagern. Frühkindliche Erfahrungen ausgedehnt zu fokussieren, ist ebenfalls aufgrund der zeitlichen Beschränkung bei der IPT nicht geeignet.

Lernziele

Wichtige Lernziele im didaktischen Teil sind:

- Die Depression wird als **psychiatrische Erkrankung** anerkannt. Daraus ergibt sich ein bewältigungsorientierter Umgang mit depressiven Symptomen.
- Der Fokus liegt auf der Bewältigung **gegenwärtiger interpersoneller Probleme**, die mit der depressiven Episode im Zusammenhang stehen.
- Der **explorative Aspekt** des Behandlungs-

Tab. 21-1 Zertifizierungsprogramm der Deutschen Gesellschaft für Interpersonelle Psychotherapie (DGIPT).

IPT-Therapeut	
Voraussetzungen	• Psychologen oder Ärzte mit abgeschlossener (oder nahezu abgeschlossener) Psychotherapieausbildung • Grundkenntnisse in der Behandlung depressiver Patienten • Lektüre des Behandlungsmanuals
Programm	1. mindestens 24 Unterrichtseinheiten in didaktischer Einführung und Übungen (z. B. zweimal 2-Tages-Workshops), die Folgendes beinhalten: – theoretischer und empirischer Hintergrund – Live- und Videodemonstrationen von Fallbeispielen – Übungen zum Einsatz der Strategien in der Anfangsphase (z. B. Krankenrolle, Beziehungsanalyse, Identifizieren des Problembereichs, Behandlungsvertrag), der mittleren Phase (Bearbeiten des fokussierten Problembereichs) und der Endphase (z. B. Abschiednehmen, Vorbereiten auf die Zeit nach der Therapie) 2. mindestens 10 video- oder audiogestützte Supervisionssitzungen von mindestens zwei depressiven Patienten (mindestens 15 Sitzungen) durch einen zertifizierten IPT-Supervisor 3. Erfüllen der formalen Adhärenz-Kriterien (im Rahmen einer von einem weiteren IPT-Supervisor gerateten Videoaufnahme) 4. Mitglied der DGIPT
Dauer des Curriculums	ca. 6–12 Monate (abhängig von der Fallarbeit)
IPT-Trainer	
Voraussetzungen	• zertifizierter IPT-Therapeut (mindestens ein Jahr nach Zertifizierung) • aktive therapeutische Tätigkeit mit IPT • Mitglied der DGIPT
Programm	• mindestens 12 Unterrichtseinheiten mit zusätzlichen Workshops oder Praxistagen • Co-Trainer bei einem IPT-Workshop mit mindestens 12 Unterrichtseinheiten unter Anleitung eines zertifizierten IPT-Trainers
IPT-Supervisor	
Voraussetzungen	• zertifizierter IPT-Therapeut (mindestens ein Jahr nach Zertifizierung) • aktive therapeutische Tätigkeit mit IPT • Supervisor nach Kriterien eines anerkannten Ausbildungsinstitutes • Mitglied der DGIPT
Programm	Adhärenzrating einer IPT-Sitzung eines Supervisanden aus der mittleren Phase (im Sinne einer Interrater-Reliabilität) durch einen Senior Supervisor

prozesses wird berücksichtigt. Mithilfe dessen soll der Patient lernen, seine eigenen Wünsche und Bedürfnisse zu identifizieren und auf eine neue, konstruktive Art mit seiner Umwelt zu kommunizieren.
- Die Therapie soll mit einer **zeitlichen Begrenzung** durchgeführt werden.

Dem didaktischen Ausbildungsteil schließt sich die Behandlung zweier supervidierter Pilotfälle an.

Supervision

Der Schwerpunkt des IPT-Trainings liegt auf der Supervision, die audio- oder videogestützt zunächst wöchentlich, später nach ca. jeder vierten Behandlungssitzung erfolgen sollte. Die drei anfänglichen Sitzungen sollten beim ersten Trainingsfall ausgiebiger supervidiert werden. Der Supervisor schaut sich beim ersten Fall möglichst die **gesamte Sitzung** an, um den Gesamtkontext zu beurteilen, in dem bestimmte Interventionen stattfinden oder auch nicht stattfinden. Später ist es ausreichend, wenn der Supervisand Ausschnitte zur Sichtung vorbereitet, bei denen er mit der Durchführung der IPT Schwierigkeiten hatte oder zu denen er Fragen hat.

Hinweise aus der Prozessforschung

Erfahrene, qualifizierte Therapeuten (durchschnittlich 14 Jahre Erfahrung, meist mit Supervisorenstatus) zeigen typischerweise schon beim ersten Fall eine ausgezeichnete Qualität. Sie steigern (wegen eines Deckeneffekts) oder verschlechtern sich in der Regel nicht bei der Durchführung weiterer Fälle (Chevron et al. 1983). Weniger erfahrene Kliniker benötigen hingegen **mindestens zwei Trainingsfälle**, um gute Leistungen zu erbringen.

Die größten Schwierigkeiten treten beim eher unstrukturierten mittleren Therapieteil auf. Alleine auf der Basis didaktischer Seminare, also **ohne interaktive Supervision**, ließ sich in einer Studie die Leistung der Ausbildungskandidaten nicht positiv beeinflussen (Davis et al. 1999). In einer weiteren Untersuchung wurden die psychotherapeutischen Fertigkeiten durch einen Supervisor anhand verschiedener Methoden wie z. B. einer Fallbesprechung, basierend auf dem Bericht des Therapeuten oder basierend auf Videoaufnahmen, eingeschätzt. Dabei zeigte sich nur eine Methode, nämlich **Audio- oder Videoaufnahmen der Therapiesitzungen**, als angemessen, um valide und reliable Beurteilungen der therapeutischen Kompetenz oder der angewandten Techniken und Strategien vorzunehmen (Chevron et al. 1983). Es bestand **kein Zusammenhang** zwischen Beurteilungen anhand von Videoaufnahmen und Beurteilungen, die anhand retrospektiver Berichte des Therapeuten über die jeweilige IPT-Sitzung vorgenommen wurden. Einige Therapeuten unterschätzten ihre Leistung, während andere eindrucksvoll über die eingesetzten Techniken und Strategien berichten konnten, aber in der aufgezeichneten Therapiesitzung vom Supervisor wesentlich **schwächer beurteilt** wurden.

Literatur

Anderson, T, Crowley, ME, Himawan, L et al. (2016): Therapist facilitative interpersonal skills and training status: a randomized clinical trial on alliance and outcome. Psychother Res 26(5): 511–529

Beutler, LE, Malik, ML, Alimohamed, S et al. (2004): Therapist variables. In: Lambert, MJ (ed). Bergin and Garfield's handbook of psychotherapy and behavior change, 5th ed. Wiley, New York, S. 227–306

Chevron, ES, Rounsaville, BJ, Rothblum, ED et al. (1983): Selecting psychotherapists to participate in psychotherapy outcome studies. Relationship between psychotherapist characteristics and assessment of clinical skills. J Nerv Ment Dis 171: 348–353

Davis, D, Thomson, O'Brian, MA, Freemantle, N et al. (1999): Impact of formal continuing medical education: do conferences, workshops, rounds, and other formal traditional continuing education activities change physician behavior and health care outcomes? JAMA 282: 867–874

DGIPT (2018): Zertifizierungskriterien. http://www.dg-ipt.de/zertifizierung. Zugegriffen: 08.01.2019

O'Malley, SS, Foley, SH, Rounsaville, BJ et al. (1988): Therapist competence and patient outcome in interpersonal psychotherapy of depression. J Consult Clin Psychol 56: 496–501

Wampold, BE, Zac, E, Imel, ZE et al. (2017): Die Psychotherapie-Debatte. Hogrefe, Bern, S. 207–231

Sachverzeichnis

A

B

C

D

E

F

K

L

R

S

W

Y

Z